全科医师临床处方手册

主　编　杜振双　何伟玲　吴　浩　任菁菁

U0285674

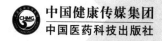

中国健康传媒集团
中国医药科技出版社

内 容 提 要

本书是一本集诊断与临床处置方法于一体的实用工具书，共16章，内容涉及全科医药范畴，疾病谱广泛，全面覆盖常见症状、急救技术及常见急症，内外妇儿科、眼耳鼻咽喉及皮肤疾病等，主要分类阐述各常见症状及疾病的初诊依据、并发症、鉴别诊断、诊疗处方及转诊。全书内容精练，对诊疗流程的叙述简明扼要，具有科学性和前瞻性，实用性强，开本设计精巧，方便各级医疗机构的全科医师、进修医师、实习医师以及广大临床护理工作者在实际工作中随身携带，随时参阅。

图书在版编目（CIP）数据

全科医师临床处方手册 / 杜振双等主编. -- 北京：中国医药科技出版社，2024.12. -- ISBN 978-7-5214-5080-4

Ⅰ. R451-62

中国国家版本馆CIP数据核字第20242PW596号

美术编辑　陈君杞
版式设计　友全图文

出版　**中国健康传媒集团**｜中国医药科技出版社
地址　北京市海淀区文慧园北路甲 22 号
邮编　100082
电话　发行：010-62227427　邮购：010-62236938
网址　www.cmstp.com
规格　787×1092mm $^1/_{32}$
印张　18 $^1/_4$
字数　488 千字
版次　2024 年 12 月第 1 版
印次　2024 年 12 月第 1 次印刷
印刷　河北环京美印刷有限公司
经销　全国各地新华书店
书号　ISBN 978-7-5214-5080-4
定价　**68.00** 元

获取新书信息、投稿、为图书纠错，请扫码联系我们。

编委会

序

　　《全科医师临床处方手册》即将面世，能为之作序我深感荣幸。我是中国工程院院士张运，长期聚焦心血管疾病等重大慢性疾病、肿瘤防控领域基础研究和临床实践，致力于培养医疗卫生专业队伍创新人才。在医疗技术日新月异的今天，全科医师作为居民健康的"第一道防线"，承担着维护人民健康、预防疾病、早期诊断与合理治疗的重要职责；全科医师作为医疗体系中的"多面手"，需要掌握"研检防治康护"等全面知识，其重要性愈发凸显。全科医师不仅需要具备扎实的医学基础知识，还需要掌握全面的诊疗技能，以应对各种复杂多变的临床情况。

　　随着医学科学的不断进步，新的诊疗技术和治疗方法层出不穷，这对全科医师提出了更高的要求。他们需要不断学习新知识，更新诊疗理念，以更好地服务于广大患者。正是基于这样的背景，作者充分参考了国内外前沿的医学研究成果和临床指南，确保了内容的科学性和先进性。主编联合国内全科领域学者共同编写了这本《全科医师临床处方手册》，旨在为全科医师提供一个全面、系统、实用的诊疗指导参考书。本书内容涵盖了全科医师在日常工作中可能遇到的各种疾病和症状，从常见的感冒、发热到复杂的慢性疾病，从诊断方法、治疗方案到用药及健康处方指导，都进行了详尽的阐述。特别注重内容的实用性和可操作性，力求使全科医师在阅读本书后能够迅速掌握相关知识和技能，提高诊疗水平。

在编写过程中，作者遵循撰写初衷：

一是注重医学知识的更新。结合前沿的医学研究成果和临床实践，对一些新兴的治疗方法和用药方案进行了介绍和探讨，以帮助全科医师及时了解医学前沿动态。

二是强调人文关怀和医学伦理。在介绍诊疗方法和用药指导的同时，特别强调了医患沟通的重要性，以及医生在诊疗过程中应承担的责任和义务，旨在培养全科医师的人文素养和职业道德。

三是注重实用性和可操作性。力求使本书的内容简洁明了、易于理解，方便全科医师在实际工作中查阅和应用。

四是强调生活方式医学理念。书中每个疾病后面新增【健康生活方式指导】，让全科医师进一步了解健康处方在疾病诊疗中的重要性。

相信，这本《全科医师临床处方手册》将成为全科医师在工作中不可或缺的参考书籍。它不仅能够帮助全科医师提高诊疗水平，还能促进医疗服务的标准化和规范化，为推动我国医疗卫生事业的发展做出积极贡献。让我们携手共进，为提高我国医疗卫生水平、保障人民健康而努力奋斗！

中国工程院院士　张运

2024 年 11 月

在当今医疗领域，随着医疗技术的不断进步和人们健康需求的日益增长，全科医生的角色日益凸显。全科医生作为社区居民健康的"守门人"，需要具备更广泛的知识和丰富的实践经验，面对各种疾病时才能够做出准确的诊断和有效的治疗。

为了适应健康中国医学人才的能力提升，不断提高全科医生的诊疗水平和医疗服务质量，我们组织了一批具有丰富临床经验和医学理论知识的专家，参阅了大量医药文献资料，充分吸收了近年来医学发展的先进理论和成熟经验，共同编写了这本《全科医师临床处方手册》。旨在为各级医疗机构的全科医师、进修医师及实习医师提供一本集诊断与临床处置方法于一体的实用工具书，帮助他们在日常工作中更加高效、准确地为患者提供医疗服务。

本书是一部指导实际工作的医学工具书，其内容涉及全科医药，病谱广泛。全书共16章，按常见症状，常用急救技术及常见急症，心血管系统、呼吸系统、消化系统、血液系统、内分泌及代谢性疾病，泌尿系统、神经系统、传染性疾病，常见外科、儿科、妇产科、眼部、耳鼻咽喉和皮肤疾病分编。每种疾病详细阐述了初诊依据、并发症、鉴别诊断、诊疗处方、注意事项、健康生活方式指导和转诊。全书内容精练，对诊疗流程的叙述简明扼要，具有科学性和前瞻性，实用性强。

同时很荣幸邀请到山东大学齐鲁医院张运院士作序，复旦大学附属中山医院全科医学科祝墡珠教授作为本书的名誉主编，首都医科大学全科与继续教育学院杜雪平教授和中国医科大学原副校长、中国医科大学附属第一医院全科于晓松教授作为本书的顾问。本书的编写团队由全国各大医院的全科和专科专家组成，他们结合自身的临床经验和前沿的医学研究成果，对本书的内容进行了精心的撰写。在编写过程中，力求文字简练、准确、有用，确保读者能够轻松理解并掌握所学知识。此外，本书还强调了全科医师在医疗体系中的重要地位和作用，以及其应具备的综合素质和能力。希望通过本书的出版，能够进一步提高全科医师的诊疗水平和处方能力，推动全科医学的发展，为人民群众的健康事业做出更大的贡献。

最后，感谢所有参与本书编写和审稿的专家、同仁的辛勤付出和无私奉献，使得本书得以顺利出版。本书既是临床工作经验的总结，同时又吸收了近年来学术研究报告中的新技术、新观点、新发现，严谨性和可读性强。虽然编者极尽全力，但限于经验不足，书中难免存在疏漏之处，恳请广大医学专家及读者批评指正。

愿本书成为您临床工作中的得力助手，为您的医学之路增添一份坚实的力量。

杜振双

2024 年 11 月

目录

第一章 常见症状

第一节 昏 迷

【初诊依据】

1. 意识 意识完全丧失，对外界语言、声音、光线、疼痛均无反应，随意运动消失，出现病理反射等。

2. 体征 体征出现异常变化，如血压下降、呼吸急促、心跳减慢等。

3. 检查

（1）实验室检查：血液生化检测电解质、血糖、尿素氮、肌酐、血气分析、肝功能、血氨、血清酶等可了解内脏器官功能。疑有一氧化碳中毒，应做一氧化碳定性试验；疑有有机磷农药中毒，应测胆碱酯酶活力；疑有中枢神经系统病变者，应做脑脊液检查，但颅内压明显增高者做腰椎穿刺应慎重，以防脑疝形成，加重病情；尿常规检查有助于肾脏损害、糖尿病、肝脏病的诊断；粪便镜检和隐血试验有助于消化道感染和出血的诊断。

（2）颅脑CT和MRI检查：可明确颅内病变的性质和部位。

（3）X线检查：有助于骨折、肺部肿瘤和炎症等的诊断。

（4）腹部B超：可发现腹腔积液、积血和内脏破裂。

（5）心电图检查：疑有心脏病者作心电图或心电监护。

（6）眼底检查：昏迷患者一定要注意检查眼底。如发现视乳头水肿和（或）眼底出血则提示有颅内压升高，急性昏迷伴眼底出血常提示由大量蛛网膜下腔出血所致的颅内压急剧升高引起。

【并发症】

1. 若舌后坠，易阻塞气道。

2.鼻饲食物，易发生反流、误吸。

3.易发生感染、结石、皮肤压疮等。

【鉴别诊断】

注意与去大脑皮质状态、运动不能性缄默症、闭锁综合征、嗜睡、昏睡、意识模糊、谵妄等症状及疾病相鉴别。

【诊疗处方】

1.全科医学科护理常规（建立特别护理记录单）。

2.氧气吸入（必要时气管插管或气管切开）。

3.鼻饲饮食或暂禁食。

4.病重或病危通知。

5.留置导尿。

6.记24小时出入量。

7.吸痰（必要时）。

8.持续性心电、血压、呼吸、血氧饱和度监测。

9.血常规，血气分析（酌情选查血培养、疟原虫、肝肾功能、血电解质、血氨、血糖、出凝血时间等，必要时查脑脊液、头颅CT、头颅MRI等）。抗HAV-IgM、抗HBc-IgM、HBsAg、HBV-DNA、抗-HCV、抗-HDV、HDVAg、抗-HEV（IgG、IgM）检测，甲胎蛋白（AFP），抗-HIV，梅毒螺旋体明胶凝集试验（TPPA）。

10.床旁脑电图、脑血流图、脑电地形图、脑诱发电位、眼底检查。

11.心电图，胸部X线检查。

12.口腔护理，qid。

13.膀胱冲洗，bid。

14.防压疮护理（每2小时翻身一次）。

15.20%甘露醇250ml，静脉滴注，立即；或125ml静脉滴注，q6h（有颅内压增高或脑水肿者）。

16.5%葡萄糖注射液500ml+纳洛酮4.0~8.0mg，静脉滴注，qd（慢）。

17.5%葡萄糖注射液500ml+10%氯化钾注射液10ml+

维生素C 1.0g+维生素B_6 100mg+ATP 20~40mg+辅酶A 50~100U+细胞色素C 15~30mg，静脉滴注，qd。

18. 10%葡萄糖注射液250ml+50%葡萄糖注射液40ml+胞磷胆碱250mg，静脉滴注，bid。

19. 内科各专科或神经外科会诊（必要时）。

【注意事项】

1. 急诊治疗强调诊断与治疗同步进行，紧急处理首先要注意保持呼吸道通畅，迅速建立静脉通道，维持有效血液循环。

2. 低血糖昏迷临床表现为以交感神经兴奋和（或）脑细胞缺糖为主要特点的综合征，主要补高渗葡萄糖。

3. 颅内压增高者尽早使用20%甘露醇250ml静脉推注或快速静脉滴注，或选用呋塞米、利尿酸钠脱水治疗，外伤引起的脑水肿可短期静脉滴注地塞米松，还可选用人血白蛋白10g静脉滴注。抽搐、兴奋躁动者用地西泮10~20mg静脉推注，抽搐停止后再静脉滴注苯妥英钠100mg，可在4~6小时内重复应用，无效者可用苯巴比妥0.1g稀释后缓慢静脉注射。

4. 注意保持呼吸道通畅，呼吸衰竭者给予静脉注射呼吸中枢兴奋药。但中枢呼吸功能衰竭不宜用洛贝林，肝肾功能不全禁用二甲弗林。

5. 维持循环功能。根据病情使用升压药，尽快使收缩压稳定在100mmHg左右，及时纠正心律失常；有心肌收缩力减弱者应给强心剂；心脏骤停立即行心肺复苏。

6. 排除糖尿病高渗性昏迷或高血糖高渗状态，采血测定血糖后常规给予50%葡萄糖注射液40~60ml静脉滴注（成人）；维持水、电解质平衡，纠正酸碱紊乱；酌情应用抗菌药物及脑代谢营养剂。

7. 及时处理开放性伤口，对脑血肿及内脏出血必须及时诊治。

8. 对于麻醉药过量、酒精中毒、地西泮药物中毒、脑卒中等昏迷应用纳洛酮0.4~0.8mg，肌内注射或静脉注射，若无反应可隔5分钟重复用药一次，或大剂量纳洛酮4.0~8.0mg加入5%葡萄糖注射液缓慢静脉滴注，可使昏迷和呼吸抑制减轻。肝病患者、肾功能不全者、老年患者、孕妇、哺乳期妇女慎用纳洛酮。患儿或新生儿使用纳洛酮，需对其进行至少24小时的密切监护。

9. 有以下情况者慎用胞磷胆碱。癫痫及其病史者，低血压患者，心、肾功能不全者，伴有脑出血、脑水肿和颅内压增高的严重颅内损伤急性期患者，妊娠和哺乳期妇女。

【健康生活方式指导】

1. 肝性脑病的发生和饮食有极大关系，忌过量进食海鲜、肉类、蛋类。

2. 保持大便通畅，防止各种感染。

3. 谨慎使用麻醉、镇痛及镇静催眠等药物。

【转诊】

1. 病因不明的昏迷患者。

2. 经积极治疗后意识障碍无好转者。

3. 颅脑病变引起的昏迷。

4. 严重全身性疾病引起的昏迷。

5. 昏迷患者经过初步院前急救后，立刻转入上级医院进一步诊断和治疗。如果昏迷患者濒临死亡，应直接进入心肺复苏流程进行抢救，同时呼叫急救车。

第二节 发 热

【初诊依据】

1. 以口腔温度为标准

（1）低热：体温为37.5～37.9℃。

（2）中度热：体温为38.0～38.9℃。

（3）高热：体温为39.0～40.9℃。

（4）超高热：体温为41℃以上。

2. 热型

（1）稽留热：是指体温明显升高，24小时内体温波动相差不超过1℃。多见于伤寒、大叶性肺炎等疾病的高热期和甲型H1N1流感的重危病例。

（2）弛张热：是指体温在39℃以上，24小时内体温波动相差超过2℃，但最低点仍高于正常水平的体温曲线类型。常见于伤寒的缓解期、脓毒血症、感染性心内膜炎等。

（3）间歇热：是指体温骤升达39℃以上，持续数小时，又迅速降至正常水平，一日至数日后又重复出现的体温曲线类型。常见于疟疾、淋巴瘤、胆道感染等。

（4）回归热：是指高热骤升达39℃以上持续数日后自行消退至正常体温，但数日后又再出现高温的体温曲线类型，其高热期与无热期呈规律性的交替。可见于回归热、霍奇金病等。

（5）波状热：是指体温逐渐上升，数天内达39℃以上，发热数日后逐渐下降至正常水平，数日又逐渐升高，反复多次的热型。可见于布氏杆菌病、登革热等。

（6）不规则热：是指发热患者体温曲线无一定规律。可见于流行性感冒、脓毒血症、癌性发热等。

3. 辅助检查

（1）血液检查：白细胞计数（WBC）、中性粒细胞（N）、淋巴细胞（L）、血沉（ESR）、C-反应蛋白（CRP）、细菌培养。以上6项实验室检查可为临床提供鉴别诊断依据。如白细胞计数增高及中性粒细胞升高，多见全身或局部细菌感染、白血病、肿瘤引起的类白血病反应；若正常，则多见病毒性感染、疟疾、结核病等。若血培养阳性，可诊断脓毒血症等。

（2）尿、粪便常规：出现白细胞、脓细胞多见泌尿系感染。粪便有黏液脓血见于细菌性痢疾等。

（3）胸部X线检查：排除呼吸系统或心血管系统疾病。

（4）特殊检查：腰椎穿刺取脑脊液检查、超声波检查、CT、MRI检查以排除或诊断肿瘤、脓肿、结石等疾病。用免疫学方法检测患者血清中抗某病原体抗原的IgG、IgM抗体。用分子生物学检测标本中病毒的DNA或RNA片段。

【并发症】

1. 高热易引起惊厥、昏迷等。

2. 脑外伤高热可导致脑水肿，促进脑疝形成。

【鉴别诊断】

1. 急性感染性发热

（1）呼吸道病毒感染：诊断主要依据临床表现、白细胞计数、X线检查、免疫学检查病原体。

（2）肾综合征出血热：诊断主要依据流行病学资料、临床三大主症（发热、出血、肾损害）、五期经过（发热期、低血压休克期、少尿期、多尿期、恢复期）、白细胞计数增高、血小板减少、蛋白尿，抗体IgM、IgG检测有助诊断。

（3）传染性单核细胞增多症：由EB病毒引起。发热、咽峡炎、颈后淋巴结肿大、肝脾肿大，抗EBV-IgM阳性。

（4）流行性乙型脑炎：诊断主要依据流行季节、高热、意识障碍、脑脊液异常、乙脑特异性抗体IgM、乙脑病毒抗原检测。

（5）斑疹伤寒：诊断主要依据是起病急、稽留热、剧烈头痛、病后3～5天出现皮疹、外斐氏试验≥1∶160或恢复期较早期滴度上升4倍以上。

（6）败血症：有原发性感染灶，出现全身性脓毒血症症状，并有多发性迁徙性脓肿，白细胞增高与核左移。血培养有助诊断。

2. 长期高热

（1）感染性疾病：①结核病：肺部X线检查、痰结核杆菌及血结核抗体检测有助诊断。②伤寒与副伤寒：多次血培养或骨髓培养是确诊的依据。③细菌性心内膜炎：多有先天性心脏病或风湿性心脏瓣膜病史，心脏杂音改变，血培养有致病菌等。④肝脓肿：高热、寒战、肝区疼痛、肝肿大有压痛，B超检查、肝脏穿刺可确诊。

（2）非感染性疾病：①原发性肝癌：肝区痛、消瘦、肝肿大、黄疸等，AFP阳性、AKP增高有诊断价值，B超检查、

CT扫描有助于定位诊断。②恶性淋巴瘤：不明原因的发热、淋巴结肿大，按炎症治疗或结核治疗1个月无效者，应作淋巴结活检、骨髓穿刺、肝脏穿刺、B超、CT等检查。③间变性大细胞性淋巴瘤：长期不明原因发热，伴有肝脾肿大，淋巴结肿大，而流行病学资料、症状、体征不支持急性感染且有造血功能障碍者，应作骨髓涂片或组织活检。④急性白血病：血涂片、骨髓检查可确诊。⑤结缔组织病：根据临床表现，结合检测血沉、抗核抗体、狼疮细胞等以明确诊断。

3. 超高热 应与中暑或热射病，中枢神经系统疾病（如病毒性脑炎、脑出血、下丘脑前部严重脑外伤等），输液、输血反应等相鉴别。

4. 反复发热

（1）布氏杆菌病：诊断主要依据流行病学资料，反复发热伴多汗、游走性关节痛、肝脾肿大、淋巴结肿大等，血、骨髓培养，血清凝集试验，免疫吸附试验可助诊断。

（2）疟疾：阵发性寒战、高热、大汗，呈隔日或隔2日周期性发作。血涂片找疟原虫。

（3）淋巴瘤：骨髓涂片或骨髓活检有助诊断。

（4）回归热：血、骨髓涂片找到回归热螺旋体即可确诊。

【诊疗处方】

1. 全科医学科护理常规。

2. 一级或二级护理。

3. 流质或半流质。

4. 物理降温，立即。

5. 口腔护理，bid。

6. 维生素 B_1 20mg，口服，tid。

7. 维生素 C 200mg，口服，bid。

8. 5%葡萄糖氯化钠注射液1000ml，静脉滴注，qd。

9. 10%葡萄糖注射液1000ml，静脉滴注，qd。

10. 林格液1000ml，静脉滴注，qd。

11. 血常规，血气分析，血培养+药敏，血生化全项，血沉，CRP，血涂片找疟原虫，抗 HAV–IgM、抗 HBc–IgM、HBsAg、HBV–DNA、抗 –HCV、抗 –HDV、HDVAg、抗 –HEV（IgG、IgM）检测，抗 –HIV，TPPA，AFP。

12. 胸部X线检查。

13. 心电图检查。

14. 骨髓穿刺、淋巴结穿刺、腰椎穿刺（必要时）。

【注意事项】

1. 病因治疗　在疾病未得到确诊和有效治疗前，不要强行退热，尤其不能使用类固醇激素。最根本、最关键的治疗是针对病因治疗。如化脓性扁桃体炎应用青霉素类、头孢菌素类药物静脉滴注或肌内注射，支原体感染应用红霉素静脉滴注或口服。

2. 紧急降温指征　①热度高低并不是衡量疾病轻重的最重要指标。但41℃以上超高热属重症，仅热度即可损伤某些组织器官，特别是脑组织，需采取紧急降温处理。②体温40℃以上有明显头痛、意识障碍和惊厥者，恶性肿瘤患者，心肌梗死或心功能不全者，应采取紧急降温处理。

3. 药物降温　首选对乙酰氨基酚0.3～0.6g，口服，q4h or q6h，1日量不宜超过2.0g，疗程不宜超过3日；次选复方阿司匹林，肌内注射复方氨基比林、柴胡注射液，或选用地塞米松加入葡萄糖注射液静脉滴注；伴惊厥、谵妄者用冬眠疗法（氯丙嗪50mg、异丙嗪50mg、哌替啶100mg、5%葡萄糖注射液250ml）静脉滴注。

【健康生活方式指导】

1. 卧床休息，保持室内清洁通风。

2. 多饮水，应吃清淡、易消化的流质或半流质，避免食用油腻刺激性食物。

3. 出汗多时要及时更换衣裤、床单等，注意保暖。

4. 当体温超过38.5℃时，用温水擦拭全身大血管处（禁用酒精），进行物理降温。遵从医生和护士的指导服药。年老体弱者不能一次降温太低或出汗太多，以防虚脱。

5.定时监测体温变化。

6.若体温未超过38.5℃时，无需用药物降温，只需物理降温。

7.高热患者要注意做好口腔护理。

【转诊】

1.发热患者伴有生命体征不稳定，或达到全身炎症反应综合征（SIRS）或脓毒症标准者。

2.发热患者伴有生命体征不稳定各种原因不明，且经过经验性治疗无效，体温近2周没有下降趋势者。

3.其他可能疾病，如各型脑（膜）炎，其他中枢系统感染，伴有咯血、呼吸困难的肺炎，急性心肌炎和心包炎，急性化脓性胆管炎，以及各种急性传染病等。

第三节 黄 疸

一、溶血性黄疸

【初诊依据】

1. 皮肤与黏膜黄染　常为轻度呈浅柠檬黄色，无皮肤瘙痒，且常因贫血而伴有皮肤苍白。急性溶血时，常表现为突然寒战、发热、头痛、呕吐、四肢酸痛，并有不同程度少尿、无尿、肌红蛋白尿。溶血性黄疸急性发作时可排出酱油色尿，粪便颜色加深。

2. 诊断　主要依靠实验室检查：①粪胆原及尿胆原含量增加；②血清胆红素增加，以非结合胆红素为主；③血中网织红细胞增多；④血清铁含量增加；⑤骨髓红系增生旺盛；⑥尿中尿胆原增多，但无胆红素；急性溶血，伴有血红蛋白尿，尿潜血试验阳性。

【鉴别诊断】

急性溶血所致的黄疸应与黄疸合并败血症区别；溶血所致的黄疸须与肝细胞性黄疸和阻塞性黄疸鉴别；溶血性黄疸须

与体质性黄疸鉴别。

【诊疗处方】

1. 全科疾病护理常规。

2. 一级或二级护理。

3. 高蛋白低脂饮食。

4. 卧床休息。

5. 血常规，血小板计数，网织红细胞计数，红细胞比积，血沉，肝、肾功能，血清胆红素，免疫球蛋白，血清钾、钠、氯测定，血型（ABO+RH），血交叉配合试验，HBsAg，抗-HCV，抗-HIV，TPPA。

6. 尿常规，尿三胆（尿胆红素、尿胆原、尿胆素），尿潜血，粪常规，粪胆原检查。

7. 腹部B超。

8. 心电图，胸部X线检查。

9. 骨髓穿刺检查、骨髓铁染色（必要时）。

10. 输新鲜同型红细胞悬液400ml，静脉滴注（必要时）。

11. 5%葡萄糖注射液500ml+地塞米松20mg，静脉滴注，qd。

12. 500ml右旋糖酐40，静脉滴注，qd。

13. 血液科或外科会诊。

【注意事项】

1. **紧急处置**　急性溶血危象合并休克、肾衰竭、DIC等并发症者收住综合性重症监护病房（ICU）监护治疗。立即终止溶血进展，停用可疑药物如磺胺类、非那西丁、奎尼丁等，或若误输异型血应立即停止输入，引起感染者选用有效抗生素。积极抗休克及纠正水、电解质紊乱，500ml右旋糖酐40静脉滴注扩容，5%碳酸氢钠100ml纠正酸中毒，应用血管活性药物多巴胺或间羟胺维持血压。输血或输浓缩红细胞，输血时应首先给予地塞米松10~20mg，防止因输血加重溶血。贫血症状显著时给予新鲜洗涤红细胞2U。血型不合造成的溶血反应，在利尿、保护肾功能与扩充血容量的同时，尽早换血治疗。

2. 皮质激素及免疫抑制剂的应用　自身免疫性溶血、药物性溶血、输血性溶血反应，用氢化可的松200～1000mg/d，或地塞米松10～30mg/d，静脉滴注，3～7天。疗效差者可加用免疫抑制剂，如硫唑嘌呤或环磷酰胺等。

3. 脾切除　溶血严重，内科治疗无效时，可切脾治疗。

【健康生活方式指导】

1. 溶血性黄疸的患者，饮食应有规律、有节制，富有营养、易于消化。

2. 严禁暴饮暴食，避免造成肠胃的负担过重，如果出现胃肠感染，可能会加重溶血性黄疸。

3. 葡萄糖–6–磷酸脱氢酶缺乏患者禁止进食蚕豆、黄豆酱油以及其他豆制品。

4. 积极锻炼身体，增强体质，减少因感染诱发或加重溶血性黄疸的几率。

【转诊】

1. 不明原因的黄疸。

2. 内科治疗无效黄疸。

3. 溶血严重的黄疸。

4. 合并其他严重疾病的黄疸。

二、肝细胞性黄疸

【初诊依据】

1. 临床表现　各种肝病如病毒性肝炎、肝硬化、肝癌以及其他原因如钩端螺旋体病、败血症等，可因肝细胞广泛受损而引起黄疸。本病除有原发病表现外，皮肤黏膜呈浅黄色至深黄色，可有轻度皮肤瘙痒。急性病毒性肝炎引起者，多伴有乏力、食欲减退、恶心、呕吐、腹胀、肝大、肝区疼痛。各类型肝硬化患者均可并发黄疸，多有消瘦，伴蜘蛛痣、肝变小、质硬、无明显压痛，且有腹壁静脉曲张、脾大、腹水等门静脉高压表现。严重肝病可有出血倾向，甚至昏迷。

2．实验室检查　肝细胞性黄疸的诊断，除病史与临床检查之外，主要依靠实验室检查。血中结合胆红素和非结合胆红素均增加；血液检查有不同程度的肝功能损害；尿中结合胆红素定性试验阳性，尿胆原因肝功能障碍而增高；若肝内胆汁淤积，则尿胆原、粪胆原减少。

【并发症】

可并发静脉曲张、脾大、腹水，消化道出血，弥散性血管内凝血、肝昏迷等。

【鉴别诊断】

应与黄疸型病毒性肝炎、黄疸型传染性单核细胞增多症、全身性巨细胞病毒感染、钩端螺旋体病、其他急性全身感染所致的黄疸、原发性急性妊娠脂肪肝、中毒性肝损伤、急性肝炎、心源性黄疸、肝硬化、甲状腺功能亢进症并发黄疸等相鉴别。

【诊疗处方】

1．内科常规护理，病毒性肝炎按传染病隔离护理常规。

2．特级护理或一级、二级护理。

3．传染病报告（病毒性肝炎）。

4．低蛋白高糖饮食。

5．病重或病危通知（重型肝炎）。

6．肝、胆、胰、脾彩超。

7．血常规，血生化全项，凝血四项（PT+APTT+TT+FIB），胆碱酯酶测定，血氨和血糖测定，抗HAV-IgM、抗HBc-IgM、HBsAg、HBV-DNA，抗HCV，抗-HDV、HDAg，抗-HEV（IgG、IgM），抗-HIV，TPPA，AFP。

8．尿常规，粪常规+隐血。

9．心电图、胸部X线检查。

10．维生素 B_1 20mg，口服，tid。

11．维生素C 0.2g，口服，tid。

12．大黄苏打片4片，口服，bid。

13. 乳果糖糖浆 10 ~ 30ml，口服，tid。

14. 支链氨基酸注射液 250ml，静脉滴注，qd or bid。

15. 10% 葡萄糖注射液 250ml+山莨菪碱注射液 10 ~ 20mg，静脉滴注，qd。

16. 500ml 右旋糖酐 40+复方丹参注射液 16ml，静脉滴注，qd。

17. 10% 葡萄糖注射液 500ml+普通胰岛素 10U+胰高血糖素 1.0mg，静脉滴注，qd or bid（慢）。

18. 10% 葡萄糖注射液 500ml+门冬氨酸钾镁 30ml+甘草酸二铵注射液 150mg，静脉滴注，qd。

19. 与患者或家属签署必要的知情同意书和告知同意书。

【注意事项】

肝穿刺活检对某些疑难患者的鉴别诊断有重要帮助，但应严格掌握适应证并慎重施行。

【健康生活方式指导】

1. 少食多餐。食用优质蛋白，如动物性蛋白质、豆制品等；忌油煎、炸，及强烈刺激性食品，限制肉汤、鸡汤等含氮浸出物高的食品；多吃新鲜的水果和蔬菜；保证维生素供给，维生素 B_1、维生素 B_2、烟酸等 B 族维生素以及维生素 C，也可口服多种维生素制剂；适当多饮果汁、米汤、蜂蜜水、西瓜汁等，可加速毒素排泄及保证肝脏正常代谢功能。

2. 禁止饮酒。

【转诊】

1. 黄疸病因诊断不明确者。

2. 肝癌、胰腺癌等需手术治疗者。

3. 病毒性肝炎、肝硬化、肝癌以及其他原因如钩端螺旋体病、败血症等严重感染，经药物治疗无效或出现严重并发症者。

4. 内科治疗无效的黄疸患者。

第四节 休 克

一、心源性休克

【初诊依据】

1. 急性心肌梗死 心电图ST段抬高及病理性Q波，肌酸磷酸激酶同工酶升高。

2. 心律失常 心律失常导致休克多见于室性心动过速，病态窦房结综合征及高度房室传导阻滞。心电图检查有助于诊断。

3. 心肌炎 以青年人居多，有上呼吸道感染的病史。心脏彩超示心肌弥漫性损害，心电图出现高度房室传导阻滞。确诊依据为心肌活检发现病毒抗体或血清中病毒抗体滴度于发病2~3周后增高4倍以上。

【并发症】

机体并发症与机械并发症同存在：以出血、败血症、肺部感染、肝功能异常、肾功能不全、肢体远端缺血、弥漫性血管内溶血、脑血管意外、多器官功能衰竭等较为常见。对患者实施辅助治疗的过程中出现的多种并发症，对患者的预后均可产生显著的影响。

【鉴别诊断】

应注意与低血容量性休克、感染性休克相鉴别。

【诊疗处方】

1. 全科医学科护理常规（建立急救特别记录单）。

2. 特级护理。

3. 平卧位。

4. 流质或半流质饮食。

5. 持续心电监护。

6. 测血压、脉搏、呼吸，15~30分钟一次。

7. 吸氧，2~4L/min。

8. 记24小时出入量。

9. 留置导尿。

10. 测定中心静脉压、肺毛细血管楔压。

11. 床旁心电图、胸部X线检查。

12. 血型（ABO+RH）、血交叉配合试验。

13. 血常规，血清钾、钠、氯，肝、肾功能及血气分析，红细胞压积，血乳酸浓度，AST、LDH、CK-MB、抗-HIV、TPPA测定。

14. 哌替啶50mg，肌内注射，立即。

15. 口腔护理，bid。

16. 5%碳酸氢钠注射液250ml，静脉滴注，立即。

17. 500ml右旋糖酐40，静脉滴注。

18. 5%葡萄糖注射液500ml+多巴胺20～60mg，静脉滴注。

19. 5%葡萄糖注射液500ml+苄胺唑啉10mg，静脉滴注。

20. 膀胱冲洗，bid。

21. 尿常规，粪常规。

【注意事项】

1. 血流动力学监测　心源性休克病死率极高，治疗难度大，各项抢救措施应在严密的心脏血流动力学监测下进行，给药途径优先考虑经血管直接给药以尽快获得疗效。

2. 镇静止痛　首选吗啡、哌替啶等止痛，同时用镇静剂以减轻患者紧张和心脏负担，以免引起迷走神经亢进，使心率减慢或抑制呼吸。

3. 应用间羟胺　如血压急剧下降，应立即开始静脉滴注间羟胺，以10～20mg稀释于100ml葡萄糖注射液内，亦可同时加入多巴胺20～30mg。必要时在密切观察血压下，缓慢静脉推注间羟胺3～5mg，使收缩压维持在90～100mmHg，保持重要器官的血流灌注。

4. 应用纳洛酮　纳洛酮为阿片受体的拮抗剂，可以逆转休克状态。纳洛酮对正常人无升血压的作用。剂量为首剂0.4～0.8mg，静脉推注，必要时2～4小时重复以上剂量，继而以纳洛酮1.2mg加入500ml 0.9%氯化钠注射液或葡萄糖注射液中滴注。

5. 补充血容量 休克时血容量不是绝对减少，就是相对减少，所以补充血容量极为必要。应根据中心静脉压监测结果来决定输液量。

6. 预防肺水肿 输液过程中还需密切观察患者呼吸、心率、静脉充盈、口渴及尿量等情况，并经常听肺部有无啰音，以防发生肺水肿。

7. 应用血管扩张剂 ①硝普钠：5～10mg加入5%葡萄糖注射液100ml静脉滴注。血压降低时可与去甲肾上腺素合用。②酚妥拉明：可减轻后负荷，使左心室充盈压迅速降低，作用较快，但持续时间较短，故必须持续静脉滴注。为防止血压明显下降，可与去甲肾上腺素、间羟胺或多巴胺合用。

8. 机械辅助循环 急性心肌梗死合并心源性休克是导致死亡的主要原因。对药物治疗无效的患者采用机械辅助循环的方法，可以减轻左心室负担及工作量，同时改善冠状动脉及其他重要器官的血液灌注。在多种方法中，以主动脉内气囊反搏术（IABP）和体外加压反搏术等较为适用于急性心肌梗死所致的心源性休克。

【 健康生活方式指导 】

1. 控制多重危险因素，即高血压、糖尿病、高血脂等，强调达到靶目标。

2. 调整生活方式，适当运动，戒烟、限酒、避免过度劳累，调整心态。

3. 遵医嘱规则用药，长期抗血小板、抗凝或抗心肌缺血等治疗。

【 转诊 】

经抢救处理后，休克患者病情相对平稳，在急救人员护送下转至上级医院进一步诊断和治疗。

二、感染性休克

【初诊依据】

1. 继发于全身或局部严重感染，有畏寒或寒战、高热；体温突然升高（39℃以上）或突然下降（36℃以下）。早期常有过度换气、呼吸性碱中毒及神志改变。

2. 继而出现面色苍白，肢体湿凉，发绀，脉搏细速，神志障碍，血压下降（90mmHg）以下，脉压小于20mmHg，尿量减少（少于30ml/h）。

3. 感染性休克可出现"暖休克"现象：皮色红，肢端湿暖，皮肤干燥、血压稍低等。多见于感染性休克早期。

4. 白细胞明显升高，可出现中毒颗粒，或幼稚细胞＞10％。

5. 脓毒症休克临床表现包括：①高排低阻型：外周血管扩张、阻力降低，心脏能维持较高的心排血量，氧耗相对较高，多见于脓毒症早期。②低排高阻型：常以间歇性高热伴寒战起病，可有体温不升，皮肤四肢厥冷，发绀，少尿或无尿，休克出现较早且持续时间长，常见于革兰阴性菌感染或内毒素血症。

【鉴别诊断】

感染性休克应与低血容量性休克、心源性休克、过敏性休克、神经源性休克等相鉴别。

【诊疗处方】

1. 全科医学科护理常规（建立特别护理记录单）。

2. 告病重。

3. 特级或一级护理，平卧位。

4. 暂禁食。

5. 吸氧，2～4L/min。

6. 记24小时出入量。

7. 留置导尿。

8. 测血压、脉搏、呼吸，30分钟一次。

9. 血培养+药敏，血常规，血生化全项，血气分析，CO_2-CP，血浆D-二聚体检测，抗-HIV，TPPA。

10. 中心静脉压测定。

11. 床边心电图、胸部X线检查（必要时）。

12. 尿常规，粪常规。

13. 膀胱冲洗，bid。

14. 口腔护理，bid。

15. 0.9%氯化钠注射液1000ml，静脉滴注，立即。

16. 500ml右旋糖酐40，静脉滴注。

17. 5%碳酸氢钠注射液200ml，静脉滴注（根据血气分析酌情应用）。

18. 10%葡萄糖注射液500ml+间羟胺10~20mg+多巴胺20~40mg，静脉滴注。

19. 0.9%氯化钠注射液250ml+氨苄西林3.0g，静脉滴注，bid。或氧氟沙星200ml，静脉滴注，qd。

20. 甲硝唑注射液250ml（厌氧菌感染时），静脉滴注，qd。

【注意事项】

1. 转入重症监护室（ICU），监测血压、呼吸、体温、血氧饱和度、中心静脉压。

2. 积极抗感染治疗。包括：①根据药物的适应证、抗菌活性以及耐药变迁等因素选用抗菌药物。②局部感染灶（原发感染灶和迁徙性病灶）的寻找和处理等。

3. 早期进行血液滤过。

4. 感染性休克除积极控制感染外，应针对休克的病理、生理给予补充血容量，纠正酸中毒，采用血管扩张药物调整微循环，保护心、脑、肾功能，防治DIC。

【健康生活方式指导】

1. 适当锻炼，加强营养，增强机体对感染的抵抗能力。

2. 积极治疗各种慢性疾病如糖尿病、肝硬化、血液病等，改善营养不良。

3.及时发现各种感染病灶，如肺炎、菌痢、胆道及泌尿道的感染以及皮肤的化脓性病灶，一旦发现，尽早就医。

4.不滥用广谱抗生素及肾上腺皮质激素类药物，以免降低免疫功能。

5.保持皮肤的清洁、完整。

【转诊】

经抢救处理后，待休克患者病情相对平稳，在急救人员护送下转至上级医院进一步诊断和治疗。

三、过敏性休克

【初诊依据】

1.**有过敏原接触史** 患者表现恐惧感、心慌、烦躁不安、头晕或大声叫喊，并可出现弱视、黄视、幻视、复视等，继而意识模糊，乃至意识完全丧失，对光反射及其他反射减弱或丧失。

2.**过敏的前驱症状** 皮肤潮红或一过性皮肤苍白、畏寒等，周身皮肤发痒或手掌发痒，皮肤及黏膜麻感，多数为口唇及四肢麻感。继之出现各种皮疹，多数为大风团状，重者可见大片皮下血管神经性水肿或全身皮肤均肿。此外，鼻腔、咽喉黏膜亦可发生水肿，而出现打喷嚏、流清水样鼻涕、音哑、呼吸困难、喉痉挛等。不少患者合并有食管发堵、腹部不适，伴恶心、呕吐等。

3.**血压急剧下降至休克水平**（90/60mmHg以下） 若患者曾有高血压，其收缩压在原有的水平上猛降至90mmHg，亦可认为已进入休克状态。

【鉴别诊断】

应与迷走血管性昏厥、遗传性血管性水肿相鉴别。

【诊疗处方】

1.全科医学科护理常规（建立急救特别记录单）。

2.特级或一级护理。

3. 流质饮食。

4. 病重或病危通知。

5. 平卧位。

6. 吸氧，2~4L/min。

7. 测血压、脉搏、呼吸，每15~30分钟一次。

8. 0.1%肾上腺素注射液1ml，皮下注射，立即。

9. 氯苯那敏10mg或异丙嗪25~50mg，肌内注射。

10. 5%葡萄糖注射液40ml+地塞米松10mg，静脉注射，立即。

11. 10%葡萄糖注射液500ml+间羟胺40~100mg，静脉滴注。

12. 500ml右旋糖酐40，静脉滴注。

13. 5%葡萄糖注射液500ml+维生素C 3.0g，静脉滴注。

14. 尿常规、尿潜血试验，粪常规。

15. 血常规，肝、肾功能，出凝血时间，凝血酶原时间，血清钾、钠、氯化物，CO_2-CP，血气分析，抗-HIV，TPPA。

16. 心电图，胸部X线检查。

【注意事项】

1. 过敏性休克发生很快，必须及时做出诊断，积极处理。凡在接受（尤其是注射）抗原性物质或某种药物，或蜂类叮咬后立即发生全身反应，而又难以药品本身的药理作用解释时，应马上考虑到本病的可能。

2. 立即脱离或停止可疑的过敏物质进入机体。可在注射或叮咬的局部使用0.1%肾上腺素注射液皮下注射以减缓过敏物质的吸收。

3. 如有明显支气管痉挛，可以喷雾吸入0.5%沙丁胺醇溶液0.5ml，以缓解喘息症状，必要时可以进行气管插管。

【健康生活方式指导】

1. 第一次发生过敏的患者，应该弄清楚过敏原、过敏性质和过敏进程。

2. 日常尽量防止过敏发生。

【转诊】

经抢救处理后，休克患者病情相对平稳，在急救人员护送下转至上级医院进一步诊断和治疗。

四、低血容量性休克

【初诊依据】

1. 临床表现 取决于血容量丢失程度、休克持续时间、机体的代偿反应、原发病及伴随疾病情况等，包括休克本身的表现和原发病的表现。

（1）轻度休克：血容量减少不足20%，失血量800～1000ml。四肢发凉、面色苍白及血液再灌注延迟、口干、出汗、脉率加快、脉压缩小、皮下静脉塌陷、中心静脉压下降。大多数患者平卧位血压仍可在正常低限。

（2）中度休克：血容量减少20%～40%，失血量1200～1700ml。四肢发冷、肢端发绀、烦躁不安或淡漠、脉搏细速、收缩压明显下降至75～60mmHg、脉压显著缩小、中心静脉压显著下降、尿量减少。

（3）重度休克：血容量减少40%以上，失血量1700～2000ml。面色极度苍白、口唇及肢端明显发绀、呼吸急促或不规则、四肢冰冷、表情极度淡漠、尿量显著下降、收缩压下降至60mmHg以下、中心静脉压极度下降或为零、心电图可显示心肌缺血的表现，如病理性Q波和ST-T段压低。

2. 中心静脉压和肺动脉楔压测定 有助于监测休克程度。早期和轻度低血容量性休克的诊断往往较困难，原发病尤其是出血或体液丢失现象，对休克病因的诊断十分重要。而皮肤弹性、尿量、血压、脉搏、血细胞比容及血电解质的检测和密切随访则可帮助判断失血或体液不足的程度。

【并发症】

严重者出现血压下降、心律失常等，抢救不及时将造成死亡。

【鉴别诊断】

　　与心源性休克、感染性休克以及其他原因导致的昏迷相鉴别。

【诊疗处方】

　　1. 全科医学科护理常规（建立特别护理记录单）。

　　2. 特级或一级护理。

　　3. 病危通知。

　　4. 心电监护。

　　5. 平卧或中凹卧位。

　　6. 吸氧，2~4L/min。

　　7. 测血压、脉搏、呼吸，15~30分钟一次。

　　8. 中心静脉压测定。

　　9. 记24小时出入量。

　　10. 留置导尿。

　　11. 血型（ABO+RH），血交叉配合试验，血气分析，血常规，电解质，肝、肾功能，血浆D-二聚体检测，凝血四项（PT+APTT+TT+FIB），HBsAg，抗-HCV，抗-HIV，TPPA。

　　12. 心电图，胸部X线检查。

　　13. 尿常规，粪常规。

　　14. 膀胱冲洗，bid。

　　15. 口腔护理，bid。

　　16. 人血白蛋白10g，静脉滴注。

　　17. 0.9%氯化钠注射液1000~2000ml，静脉滴注，立即（45分钟内）。

　　18. 多巴胺40mg，静脉注射（补足液量后）。

　　19. 500~1000ml右旋糖酐70，静脉滴注。

【注意事项】

　　1. 补充血容量　治疗低血容量性休克的首要措施是迅速补充血容量，可短期内快速输入生理盐水、右旋糖酐、全血或血浆、白蛋白以维持有效回心血量。在补充血容量的同时给予止血药物并迅速止血或防止继续失液。补足血容量后血压仍低时，可使用升压药物如多巴胺。

2. 补充电解质、维生素 轻度休克常用生理盐水、平衡液、右旋糖酐及血浆，其中以晶体溶液为首选。在抢救中、重度休克时，液体种类的选择常有较多矛盾，一般情况下补充细胞外液容量以平衡液为主，右旋糖酐有利于血容量的维持。存在大量失血时，适当输新鲜全血。

3. 输血注意 内出血未被污染时，可进行自体血回输。宜行静脉切开或深静脉置管，大号针头快速输血、输液。大量输血易引起出血和低钙血症，可给予静脉补充氯化钙或葡萄糖酸钙，必要时给予新鲜血浆或凝血酶原复合物。大量快速输血可使患者体温骤然下降，故大量输血时应注意监测体温。另外，大量输血要注意发生肺栓塞的可能等。

4. 手术治疗 药物止血或纠正失液无效时，应在补充血容量的同时尽快进行手术治疗。

【健康生活方式指导】

1. 饮食应有规律，营养丰富，热量充足，饮食中应富含蛋白质和维生素，提倡不吃或少吃煎炸、烟熏及腌制食品，忌暴饮暴食，避免过热、过硬和酸性太强的食物。

2. 戒除不良习惯，戒除烟酒，不饮浓茶、咖啡，无医嘱勿自行服用非甾体类抗炎药物，如阿司匹林、吲哚美辛、保泰松等。

【转诊】

经抢救处理后，休克患者病情相对平稳，在急救人员护送下转至上级医院进一步诊断和治疗。

第五节 胸 痛

【初诊依据】

1. 病史 注意发病年龄，重点询问胸痛的部位、性质、程度、放射范围、持续时间、诱发因素、加重或缓解规律、伴随疾病和既往病史。

（1）胸痛的形式：典型的心肌缺氧为胸骨下方有重物压迫感，亦可能只有轻微的胸闷；胃食管反流引起的胸痛为胸骨下方灼热样疼痛；肺栓塞引起胸膜性胸痛；心包炎为轻微至严重的前胸尖锐性疼痛；主动脉剥离多为严重撕裂样疼痛；左房室瓣脱垂综合候群为模糊的胸痛、心悸。

（2）胸痛的发作与持续：自发性气胸与肺栓塞常为突然发生、发作于休息时的胸痛；典型心绞痛与心肌梗死为渐进性，常发作于运动、紧张、饭后、天冷时的胸痛；冠状动脉痉挛疼痛的性质与心绞痛相似，但多在休息时发作；致命性胸痛为只持续数秒或超过 2 小时仍未缓解的胸痛。

（3）肺、胸膜或纵隔疾病的胸痛特点：部位较局限，可沿神经分布向肩背或上腹部放射，深呼吸、咳嗽、体位改变时胸痛加剧，伴胸闷、喘息、咳嗽、咳痰等。

（4）心血管疾病引起的胸痛：往往在劳累或精神紧张时诱发，发作突然，疼痛位于胸骨后或心前区，呈压榨性，持续数分钟或数小时，常伴胸闷、呼吸困难。

（5）癌性胸痛：常为持续进行性顽固性胸痛，随病情进展而加剧，服用常规止痛药物难以奏效，伴刺激性咳嗽或血丝痰。

（6）消化系统疾病引起的胸痛：多为神经反射所致，常伴反酸、呕吐，其部位多在胸骨下部或肩部。

（7）持续数天或数月的胸痛：可基本排除器质性心血管疾病，而阵发性胸痛多考虑器质性病变所致。

（8）其他：脊髓或脊椎病变、带状疱疹、肋间神经痛，胸痛部位常在神经分布区域并伴相应部位的皮肤感觉异常。

2. 体征

（1）心音低钝、心律不齐、心脏杂音提示心血管疾病。

（2）肺部闻及干、湿啰音，胸膜摩擦音常为呼吸系统疾病。局部压痛为胸壁神经肌肉疾病或肋骨炎所致。

3. 伴随疾病

（1）伴休克：见于急性心肌梗死、急性心包填塞、肺梗死、自发食管破裂。夹层动脉瘤可有休克的临床表现，但血压不低、心电图、心肌酶谱正常。若瘤体破裂，则发生出血性休克。

（2）伴咳嗽、发热：若咳嗽时加重，表示病变已侵及胸膜，见于肺炎、肺结核、肺脓肿、胸膜炎。

（3）伴放射性痛：心肌缺氧所致的胸痛可沿左手臂内侧延伸，或至颈部、下颚处。亦可能有不典型的表现如左手指尖疼痛、刺痛感、麻木感而无手臂及左肩外侧疼痛。主动脉剥离、胆囊疾病、胰腺炎皆可能有背部牵涉痛。膈下脓肿、肝脓肿可放射到病侧胸部。

（4）伴吞咽困难：见于食管癌及食管疾病等。

（5）伴胸闷、呼吸困难：气胸、支气管哮喘、肺气肿等，也可见于心血管病变。

4.辅助检查

（1）心脏疾病：心电图、心肌酶谱学检查。

（2）呼吸系统疾病：胸部X线检查、B超、放射性核素肺扫描。

（3）主动脉夹层动脉瘤：胸部X线检查、超声心动图、CT、减数血管造影。

（4）脊柱病变：脊椎X线检查、CT。

【并发症】

不同病因并发症各异。严重的心绞痛及心肌梗死可导致死亡。

【鉴别诊断】

应注意与带状疱疹、痛性肥胖症、流行性胸痛、骨源性疼痛、神经源性疼痛、呼吸系统疾病、心血管系统疾病、纵隔及食道疾病、横膈病变等相鉴别。

【诊疗处方】

1.心脏疾病

（1）全科医学科护理常规。

（2）特级或一级护理。

（3）卧床休息。

（4）病重通知。

（5）低盐低脂半流饮食。

（6）吸氧，4～6L/min。

（7）记24小时出入量。

（8）心电、血压、呼吸监护。

（9）血常规，电解质，血CK-MB、AST、LDH、血气分析，抗-HIV，TPPA。

（10）哌替啶50～100mg，肌内注射，立即。

（11）地西泮10mg，静脉注射。

（12）请专科会诊。

2．肺部疾病

（1）全科医学科护理常规。

（2）一级护理。

（3）半流或普食。

（4）卧床休息。

（5）吸氧，2～4L/min。

（6）胸部X线检查、胸部CT。

（7）血常规，血电解质，血沉，抗-HIV，TPPA。

（8）痰涂片或培养。

（9）可待因15～30mg，口服，tid。

（10）地西泮2.5～5mg，口服，tid。

（11）哌替啶50～100mg，肌内注射（必要时）。

（12）0.9%氯化钠注射液100ml+头孢唑林钠1.0g，静脉滴注，bid or tid。

（13）链霉素0.5g，肌内注射，bid。

3．食管和纵隔疾病

（1）全科医学科护理常规。

（2）三级护理。

（3）半流饮食（化学灼伤者禁食）。

（4）吸纯氧（纵隔气肿）。

（5）内镜检查，X线造影。

（6）甲氧氯普胺20mg，口服，tid。

（7）西咪替丁200mg，口服，tid。

4. 创伤胸痛

（1）全科医学科护理常规。

（2）一级护理。

（3）吸氧，2～4L/min。

（4）破伤风抗毒素（TAT）皮试（开放性损伤）。

（5）普鲁卡因皮试。

（6）TAT 1500U，肌内注射，立即（开放性损伤）。

（7）胸部X线检查或CT。

（8）心电图检查。

（9）监测血压、脉搏、呼吸。

（10）哌替啶100mg，肌内注射，立即。

（11）拉氧头孢钠0.5～1.0g，肌内注射，bid（深部肌内注射）。

【注意事项】

1. **防止发生心源性猝死**　所有胸痛首诊皆应按照可能危及生命的急诊对待。迅速建立静脉通道，给予吸氧，心电监护，床旁放置心电除颤仪等。对新发生的胸痛，特别是首次发生胸痛的30～50岁男性患者，应引起高度重视。

2. **尽快止痛**　对起病急、病情危重者应尽快控制胸痛发作，如胸部创伤、心肌梗死、肺栓塞所致急剧胸痛可用镇痛剂哌替啶100mg肌内注射或吗啡10mg皮下注射。

【健康生活方式指导】

1. 改善生活方式。低盐、低脂饮食，多食蔬菜水果。戒烟、限酒，避免熬夜，适当运动，保持心情愉快。

2. 控制血压、血糖、血脂等，已确诊冠心病等疾病者，遵医嘱按时服药。

3. 避免久坐，尤其是长途旅行中。

【转诊】

1. 致命性胸痛，包括不能排除急性冠状动脉综合征（ACS）、主动脉夹层、肺栓塞的胸痛等，需要在保证维持生命体征的情况下立即转诊。

2. 各种长期慢性疼痛，不能明确病因者。

第六节　呼吸困难

【初诊依据】

1. 既往有慢性心肺疾病病史者，多见于原发性心肺疾病急性发作或心肺功能衰竭。如慢性支气管炎患者出现呼吸困难可能并发急性肺部感染或气胸；器质性心脏病患者出现呼吸困难则可能为心力衰竭、肺淤血等。

2. 既往身体健康者出现急性呼吸困难，多见于非心源性肺水肿、气胸、急性左心衰竭等。

3. 青少年突然出现呼吸困难或既往反复发作者，以支气管哮喘居多，而中老年人以心血管疾病并发心功能不全为多见。

4. 呼气性呼吸困难是由于肺组织弹性减弱及支气管痉挛所致，可见于慢性支气管炎、肺气肿、支气管哮喘；而吸气性呼吸困难多因上呼吸道或主支气管狭窄所致，多见于喉头水肿、气管肿瘤或异物。

5. 劳累、用力、精神刺激、情绪紧张时诱发，卧位加重，伴胸闷、胸痛者，见于器质性心脏病、心力衰竭；有职业性或其他毒物接触史者考虑急性中毒性疾病。

6. 胸部透视或胸部X线检查有助诊断。

7. 疑有心脏病者，行心电图、超声心动图、心导管检查。

【鉴别诊断】

1. **上呼吸道疾病**　咽后壁脓肿、喉及气管内异物、喉水肿、咽或喉白喉、急性喉炎、喉癌。

2. **支气管与肺部疾病**　急性细支气管炎、慢性支气管炎、支气管哮喘、支气管阻塞、肺炎、慢性阻塞性肺气肿、肺不张、肺结核、肺癌、结节病、肺血栓栓塞、急性肺水肿、急性呼吸窘迫综合征、弥漫性间质性肺纤维化。

3. 胸膜疾病 自发性气胸、胸腔积液、胸膜间皮瘤。

4. 纵隔疾病 急性纵隔炎、纵隔气肿、纵隔肿瘤。

5. 心源性疾病 充血性心力衰竭、心包积液。

6. 中毒性疾病 化学毒物中毒、药物中毒、酸中毒。

7. 贫血 重症贫血、大出血、休克。

8. 神经精神性疾病 脑炎、脑膜炎、脑血管意外、颅脑损伤、脑水肿、脑肿瘤、癔病。

【诊疗处方】

1. 全科医学科护理常规。

2. 一级或二级护理。

3. 半流质饮食。

4. 半卧位。

5. 吸氧，4~6L/min。

6. 血常规，血糖，心肌酶，血沉，CO_2-CP，肝、肾功能，血气分析，抗-HIV，TPPA。

7. 痰培养+药敏（必要时）。

8. 尿常规，粪常规。

9. 尿糖，尿素氮（必要时）。

10. 胸部X线检查。

11. 心电图检查。

12. 肺功能、支气管镜检查（必要时）。

13. 肺血管造影、放射性核素肺扫描检查（必要时）。

14. 监测末梢血血氧饱和度，qd。

15. 5%葡萄糖注射液500ml+尼可刹米3.75g，静脉滴注。

16. 10%葡萄糖注射液40ml+氨茶碱0.25g，静脉滴注。

17. 地塞米松10mg，静脉注射，bid。

【注意事项】

1. 重视病因治疗 呼吸道炎症、水肿所致呼吸困难者，给予抗生素如青霉素、氨苄西林等治疗，必要时短期使用肾上腺糖皮质激素。异物所致者须立即在内镜下取出异物，非异物阻塞、梗阻位置较高者可行气管切开及插管。肺部炎症者应用头孢菌素类抗生素。中毒性肺炎者须及时应用血管活性药物，同时注意纠正酸中毒并加强抗生素治疗。肺梗死予以抗凝及纤溶治疗，重者先纠正循环衰竭。凡确诊为Ⅲ期以前的肺癌且无确定手术禁忌证者，均应考虑手术切除。各种原因所致的心功能不全，需予吸氧、强心、利尿等治疗。

2. 对症治疗

（1）保持呼吸道通畅：痰液黏稠者、咳痰不畅者，口服溴己新16mg，tid，或选用氯化铵、α-糜蛋白酶等；支气管痉挛、呼气不畅者，口服氨茶碱0.1g，tid，重者氨茶碱0.25g加入10%葡萄糖注射液40ml静脉推注，或0.5g加入10%葡萄糖注射液250～500ml静脉滴注，必要时选用肾上腺糖皮质激素；呼吸道分泌物多且无力咳出者，可用导管吸痰，在紧急情况下应做气管插管或气管切开。

（2）纠正缺氧：慢性心肺疾病者，可予持续性低流量吸氧，注意每日一次监测末梢血血氧饱和度，直至病情缓解。

（3）改善通气：病情变化急剧，危及生命，意识障碍者，首选无创性正压通气，若无效立即行气管插管或气管切开进行机械通气。在PaO_2过低，$PaCO_2$过高，或出现肺性脑病表现，或呼吸节律、频率异常时，应考虑使用呼吸兴奋剂，常用药有尼可刹米、洛贝林、阿米西群、二甲弗林、利他林、多沙普仑。其中以尼可刹米为常用，首次0.75g静脉注射，然后以3.75g加入5%葡萄糖注射液500ml静脉滴注。多沙普仑除具有兴奋呼吸中枢外，还可通过颈动脉体化学感受器反射性地兴奋呼吸中枢，对改善低氧血症和高碳酸血症优于其他呼吸兴奋药，用100mg加入液体500ml中以1.5～3mg/min静脉滴注。

（4）纠正酸中毒和电解质紊乱：积极改善通气可纠正呼吸性酸中毒。并发代谢性酸中毒时，可选用5%碳酸氢钠治疗。如有电解质紊乱者，根据血清电解质的变化予以纠正。

3. 用药注意 严重心功能不全和活动期消化性溃疡及惊厥患者禁用氨茶碱。

【健康生活方式指导】

1. 保持呼吸道通畅 可通过有效咳嗽、气道湿化、吸痰等方法保持气道通畅。

2. 休息和活动 合理安排休息和活动量，调整日常生活方式，如病情许可，可有计划地增加运动量和改变运动方式，逐步提高肺活量和活动耐力。

3. 心理护理 呼吸困难可引起患者的烦躁不安、恐惧，而不良情绪反应可加重呼吸困难。因此，需对患者进行心理疏导，保持其情绪稳定。

4. 环境 提供安静舒适、空气洁净的环境，温度和湿度要适宜。

5. 舒适体位 呼吸困难患者常采取身体前倾坐位或半卧位，可使用枕头、床边桌等支撑，以患者自觉舒适为原则。避免着紧身衣服或覆盖过厚被服等，以防加重胸部压迫感。

6. 呼吸训练 稳定期做缓慢深呼吸、缩唇呼吸等，进行呼吸肌训练。

【转诊】

经过紧急处理后症状无明显缓解，需要住院或行机械通气治疗，应考虑紧急转诊。

第七节 咯 血

【初诊依据】

1. 病史。咯血因其病因不同病史各异，详细地询问病史可为诊断与鉴别诊断提供重要的依据。如询问患者有无肺结核病，其他呼吸系统疾病及出血性疾病等，同时询问咯血前有无用力过度、剧烈运动及屏气动作，每次咯血的量、颜色和持续天数等，还要询问患者有无肝病或胃及十二指肠疾病等病史，便于与呕血相鉴别，并注意询问伴随症状。

2.胸部X线检查、胸部CT、纤维支气管镜检查可明确疾病性质，病原诊断须行痰液镜检或培养。

3.疑有心血管病者行胸部正侧位片、心脏超声、心电图检查，必要时行血管造影术。

4.出凝血时间、凝血酶原时间、血小板计数检查，有助于出血性疾病的诊断；红细胞计数与血红蛋白测定，有助于推断出血程度；嗜酸性粒细胞增多提示寄生虫病的可能。

5.有呼吸衰竭体征者查电解质、尿素氮、肌酐、血糖。

【鉴别诊断】

1.应与口腔、鼻腔出血或上消化道的呕血鉴别。

2.应与肺结核、支气管扩张、肺癌、肺脓肿、慢性支气管炎、肺炎、肺真菌病、肺阿米巴病、肺吸虫病、恶性肿瘤肺转移、尘肺、支气管结石、肺包虫病、良性支气管瘤等呼吸系统疾病鉴别。

3.应与风湿性心脏病二尖瓣狭窄、肺血栓栓塞、肺动静脉瘘等心血管系统疾病鉴别。

4.应与血液病、肺出血型端螺旋体病、流行性出血热、白塞病、结缔组织病、肺出血-肾炎综合征等全身性疾病及其他疾病鉴别。

【诊疗处方】

1.全科医学科护理常规（建立特别护理记录单）。

2.一级护理或特级护理。

3.半流饮食或禁食。

4.端坐体位或患侧卧位。

5.病重或病危通知。

6.吸氧，2～4L/min。

7.胸部X线检查、胸部CT。

8.痰标本涂片检查（抗酸杆菌、肿瘤细胞）、痰培养+药敏。

9.血常规，凝血四项（PT+APTT+TT+FIB），血小板计数，血型（ABO+RH），血交叉配合试验，抗-HIV，TPPA。

10. 普鲁卡因皮试。

11. 纤维支气管镜检查并止血（必要时）。

12. 支气管动脉造影及止血（必要时）。

13. 新鲜红细胞悬液200ml，静脉滴注（根据出血情况酌情决定）。

14. 地西泮10mg，肌内注射（必要时）。

15. 可待因30mg，口服，qd or bid。

16. 25%葡萄糖注射液40ml+垂体后叶素10U，静脉注射，立即。

17. 10%葡萄糖注射液500ml+普鲁卡因300mg，静脉滴注，qd。

18. 5%葡萄糖注射液250ml+酚磺乙胺2.0～3.0g，静脉滴注，qd or bid。

【注意事项】

1. 患者取端坐体位或患侧卧位，松解领扣、腰带，保持呼吸道通畅，防止窒息。迅速建立静脉通道，肌内注射地西泮10mg，禁用吗啡。

2. 酌情选用1～2种止血药物。如少量咯血者，肌内注射卡巴克洛10mg、bid，酚磺乙胺0.5g、bid，口服云南白药0.5g、tid。中等量以上咯血，垂体后叶素10U加入葡萄糖注射液20ml，稀释后缓慢静脉推注（孕妇、高血压、冠心病患者禁用），bid，也可用酚妥拉明、6-氨基己酸、普鲁卡因等药。

3. 内科治疗无效，有明确出血部位，无心肺功能不全者，宜尽早选用手术治疗。对缺乏手术指征而药物治疗不能控制出血者，可选用支气管动脉栓塞治疗或纤维支气管镜止血。

4. 妊娠期高血压疾病、高血压、冠状动脉疾病、心力衰竭、肺源性心脏病患者均禁用垂体后叶素。垂体后叶素静脉滴注时，应注意药物浓度及滴速，一般为每分钟20滴，滴速过快或静脉推注时均易引起腹痛或腹泻。

【健康生活方式指导】

1. 避免过度劳累、剧烈咳嗽、剧烈运动等；保持心情愉快，避免焦虑抑郁。

2. 保持大便通畅，及时治疗原发病。

【转诊】

持续咯血或咯血量增加，或伴有发热、咳嗽加剧，须及时转诊至上级医院就诊。

第八节　上消化道出血

【初诊依据】

1. 十二指肠悬韧带以上的消化道病变引起的出血，在短时间内失血量超过1000ml或循环血量丢失20%以上。以呕血和（或）黑便为主要症状，并伴有血容量减少导致的急性周围循环衰竭。

2. 确定出血部位。有呕血必有黑便。下消化道出血如出血速度缓慢，血在肠道停留时间长，也可以黑便形式出现。上消化道出血，如出血量大，出血速度快，胃肠蠕动加速也可排出暗红色血便。病变在幽门以上且出血量较多者，常有呕血。病变在幽门以下十二指肠球部，如短期内大量出血，血液反流入胃，也可引起呕血。

3. 估计出血量。粪便隐血试验阳性时，出血量约5ml。出血量达50～75ml，即可出现黑便。呕血表示短期内出血量超过250～300ml。若出血量超过500ml，患者可有头晕、乏力、心悸、心动过速、血压偏低。

4. 大出血的诊断标准。①循环血量减少30%～40%（失血量1500～2000ml）；②收缩压＜70mmHg；③全身情况不稳定，皮肤苍白，有虚脱及缺氧。

5. 内镜检查可帮助消化道出血定位、定性诊断；胶囊内镜主要用于小肠疾病的诊断。

6. X线钡剂检查仅适用于出血已停止和病情稳定的患者，其对急性消化道出血病因诊断的阳性率不高。

7. 放射性核素显像对梅克尔憩室合并出血有较大诊断

价值。

8. 选择性血管造影对急性、慢性或复发性消化道出血的诊断及治疗具有重要作用。

9. 各种检查均不能明确原因时，应剖腹探查。术中内镜是明确诊断不明原因导致的消化道出血，尤其是小肠出血的可靠方法，对确定血管畸形、小息肉、肿瘤等具有很大价值。术中选择性血管造影或注射亚甲蓝，可以帮助明确诊断。

【并发症】

1. **三腔管压迫止血的并发症** 呼吸道阻塞和窒息，食管壁缺血、坏死、破裂，吸入性肺炎。

2. **药物治疗并发症** 可能引起门静脉系统内血栓形成、冠状动脉血管收缩等并发症。

【鉴别诊断】

1. 首先应与鼻出血、拔牙或扁桃体切除而咽下血液所致出血者加以区别。也需与肺结核、支气管扩张、支气管肺癌、二尖瓣狭窄所致的咯血相区别。

2. 凡患者出现急性周围循环衰竭时，需与中毒性休克、过敏性休克、心源性休克或急性出血坏死性胰腺炎、妊娠破裂、自发性或创伤性肝、脾破裂、动脉瘤破裂、胸腔出血等相鉴别。

【诊疗处方】

中、重度出血

（1）全科医学科护理常规。

（2）特级护理。

（3）病重或病危。

（4）暂禁食。

（5）平卧位或足高位。

（6）吸氧，2~4L/min。

（7）心电监测，测血压、脉搏每30分钟至2小时一次。

（8）记24小时出入量。

（9）密切观察呕血和黑便情况。

（10）红细胞计数，血红蛋白，血型，血交叉试验，出凝血时间，血电解质，肝、肾功能，CO_2-CP，血气分析，HBsAg，抗-HCV，抗-HIV，TPPA。

（11）尿常规，粪常规，粪便、呕吐物隐血试验。

（12）输新鲜红细胞悬液800ml。

（13）上消化道内镜检查及内镜下止血。

（14）冰0.9%氯化钠注射液100ml+去甲肾上腺素8mg，胃管注入，q8h（老年人慎用）。

（15）云南白药0.5g，胃管注入，tid。

（16）凝血酶1.0～2.0kU，经内镜直视下局部喷洒。

（17）胶囊内镜、X线钡剂检查、血管造影、心电图、胸部X线检查、ECT（必要时），腹部B超（必要时）、腹部CT或MRI（考虑肝胆疾病所致出血者）。

（18）凝血酶1.0kU，静脉注射，q8h。

（19）5%葡萄糖注射液500ml+酚磺乙胺3.0g+氨甲苯酸0.3g，静脉滴注，qd。

（20）0.9%氯化钠注射液100ml+奥美拉唑40mg，静脉滴注，bid。

（21）0.9%氯化钠注射液48ml+生长抑素6mg，静脉泵入（2ml/h）。

（22）双气囊三腔管压迫止血（必要时）。

（23）心电图。

【注意事项】

1. 经内科积极治疗，大多数患者可达到止血目的，少数患者在入院后24～48小时仍不能止血时，应考虑紧急手术治疗。

2. 胃肠减压（双气囊三腔管备床边，以便急救）。

3. 对生长抑素过敏者，妊娠期、产妇和哺乳期妇女禁用生长抑素。

【健康生活方式指导】

1. 忌吸烟，忌饮酒、浓茶、咖啡等刺激性饮料，忌食粗纤维蔬菜，忌辛辣等刺激性食物。

2.凡有出血倾向者，宜多吃含维生素C、维生素K的食物。

3.积极治疗原发病，生活有规律，注意药物的使用，定期体检。

【转诊】

经内科保守治疗无效的上消化道出血或持续出血患者需及时转诊。

第九节 头 痛

【初诊依据】

1.头痛通常是指额、顶、颞及枕部的疼痛。

2.颅外的皮肤、肌肉、腱膜、骨膜和颅内的血管、脑膜、神经组织因炎症、血管扩张或牵引、压迫等因素的刺激，均可引起头痛。

3.面部器官的病变常累及并反射到头部，常伴有头痛。

4.头痛可以是劳累、精神紧张和焦虑的一般表现，或是许多全身性疾病的一种伴随症状。

【并发症】

神志逐渐不清，颅内压增高，脑疝。

【鉴别诊断】

1.**颅内感染** 如脑炎、脑膜炎及中毒性脑病。头痛较剧烈，伴有发热、呕吐、脑膜刺激征和脑脊液的炎性改变。

2.**颅内血管性疾病** 包括急性脑血管疾病、脑动脉瘤、脑血管畸形等。

3.**颅内占位性病变** 疼痛呈进行性加重，大便、咳嗽、直立时加重，晚间头痛明显。主要引起颅内压增高症状和对脑组织压迫的局部定位症状。

4.**颅脑损伤** 如脑震荡、脑挫伤后遗症及硬脑膜下血肿等。

5.**五官科疾病** 耳病以中耳炎、乳头炎常见，眼病以青光眼所致的头痛最剧。

6. 脑神经病 三叉神经痛、舌咽神经痛等。

【诊疗处方】

1. 全科护理常规。

2. 一级护理或二级护理。

3. 普食或流食。

4. 测血压、脉搏、呼吸，tid。

5. 血常规、血生化全项、血浆D-二聚体检测。

6. 心电图、头颅CT、头颅MRI及腰椎穿刺脑脊液、脑血管造影、鼻窦CT检查（必要时）。

7. 眼科、耳鼻喉科专科检查。

8. 镇静止痛。如口服地西泮、苯巴比妥、索米痛片等。

9. 颅内压增高者，可用20%甘露醇125ml，静脉滴注，于15～20分钟内滴完；呋塞米20mg静脉推注。

10. 请神经内科或神经外科会诊。

11. 必要时手术治疗。

【注意事项】

1. 监测生命体征和意识状况，观察头痛的部位和严重性。

2. 应用镇痛剂、减少刺激等方法来缓解头痛。准备诊断性检查如头颅CT、腰椎穿刺或脑动脉造影。

【健康生活方式指导】

1. 适度运动，劳逸结合，保持情绪稳定和充足睡眠。

2. 合理饮食，避免饮食过量或饥饿，忌摄入可诱发头痛发作的食物和药物。

3. 注意气候变化，避免闪电、强光、噪声等刺激。

4. 女性患者在月经前或月经期，应特别注意避免情绪紧张，以减少头痛发作。

【转诊】

头颅占位性病变、外伤、颅内血管破裂出血等急需外科手术治疗者，应及时转诊专科治疗。

第十节 咳 嗽

【初诊依据】

咳嗽是人体的一种保护性措施，具有清除呼吸道异物和分泌物的保护性作用。是呼吸道疾病中最常见的症状之一，由气管、支气管黏膜或胸膜受炎症、异物、物理或化学性刺激引起。表现为先是声门关闭，呼吸肌收缩，肺内压升高，然后声门张开，肺内空气喷射而出，通常伴随声音，并反复出现。

【并发症】

1. 伴高热，易引起惊厥、昏迷等。

2. 伴大咯血，易引起窒息、发绀等呼吸道梗阻。

3. 肺部重症感染，可引起呼吸衰竭、多脏器功能损害。

【鉴别诊断】

1. **上呼吸道疾病** 上呼吸道感染、咽炎、咽喉异物、喉炎、喉结核、喉肿瘤等。

2. **支气管疾病** 支气管炎、支气管异物、支气管哮喘、支气管癌、支气管扩张、百日咳等。

3. **肺部疾病** 各种类型的肺炎、肺结核、肺癌、肺脓肿、肺水肿、肺吸虫、肺梗死、肺真菌病等。

4. **胸腔疾病** 结核性胸膜炎、化脓性胸膜炎、纵隔肿瘤等。

5. **心脏疾病** 心包炎、心包积液。

6. **其他** 吸入刺激性气体、灰尘、烟雾，过敏反应及神经因素亦可引起咳嗽。

【诊疗处方】

1. 全科护理常规。

2. 一级护理或二级护理。

3. 普食或流食。

4. 测血压、脉搏、呼吸、血氧，q4h。

5. 吸氧（必要时）。

6. 血常规、血生化全项、血浆D-二聚体检测、血气分析、痰培养、结核菌素试验、呼吸道病毒。

7. 尿常规，粪常规。

8. 心电图、肺功能、胸部X线检查、胸部CT、心脏彩超、喉镜。

9. 纤维支气管检查及病灶组织活检（必要时）。

10. 尽快确诊、按病因治疗，如抗感染、抗过敏、抗结核、抗肿瘤、取异物等。

11. 对症止咳：干咳者可用可待因，痰多者可用祛痰药物或体位排痰。

12. 5%葡萄糖氯化钠注射液250ml+维生素C 2.0g，静脉滴注，qd。

13. 必要时请呼吸内科会诊。

【注意事项】

1. 监测生命体征和意识状况。

2. 大部分咳嗽无法依靠单纯抗生素治疗，应寻找咳嗽原因，进行相应治疗。

【健康生活方式指导】

1. 适量喝温水，可以缓解咽喉部的刺激，同时充足的水分摄入也有助于稀释痰液，帮助排痰。

2. 戒烟，尤其是在慢性咳嗽时。

3. 调整生活饮食习惯，如避免进食辛辣刺激性食物、饮料，尤其是睡前。

4. 避免接触容易诱发咳嗽的环境或某些特殊气味，比如油烟味、油漆味等。此外，雾霾天气减少外出，并尽量佩戴口罩。

5. 室内干燥时，可使用加湿器增加空气湿度。

第十一节　腹　痛

【初诊依据】

腹痛是临床上常见的症状，多由腹内组织或器官受到某种强烈刺激或损伤所致，也可由胸部疾病及全身性疾病所致。腹痛可分为急性腹痛和慢性腹痛。急性腹痛发病急、病程短，慢性腹痛起病缓、病程长。

【鉴别诊断】

1. 突发剧痛多见于胃穿孔、肠穿孔、胆道蛔虫病、泌尿系结石等。

2. 腹痛伴发热者，多为痢疾、胆囊炎、胆石症、急性阑尾炎、急性胰腺炎等。

3. 腹痛而见面色苍白、冷汗、血压下降等症者，多为脏器穿孔、内脏出血、异位妊娠破裂等危重病变。

4. 突起腹痛且呕泻明显者，见于霍乱、急性肠炎等病。

5. 腹痛伴血尿，多为泌尿系疾病，如急性膀胱炎、泌尿系结石、肾癌等。

6. 腹痛伴便血者，应考虑肠癌、肠结核、克罗恩病等疾病。

7. 痛经、异位妊娠之腹痛与月经的关系密切。

8. 腹痛伴盗汗、潮热等症时，可见肠系膜、腹膜结核等病。

【诊疗处方】

1. 全科护理常规。

2. 一级护理或二级护理。

3. 普食、流食或禁食。

4. 测血压、脉搏、呼吸，q4h。

5. 吸氧（必要时）。

6. 记24小时尿量。

7. 血常规、血生化全项、血浆D-二聚体检测。

8. 尿常规，粪常规。

9. 心电图、胸部X线检查、腹部彩超、妇科彩超。

10. 腹部CT（必要时）。

11. 尽快确诊，按病因治疗，如抗感染、解痉、制酸等。

12. 5%葡萄糖氯化钠注射液250ml+维生素C 2.0g，静脉滴注，qd。

13. 必要时行手术治疗。

14. 必要时请消化内科、普外科、妇科会诊。

【注意事项】

急性腹痛者在未明确诊断前，不能给予强效镇痛药，以免掩盖病情或贻误诊断。只有当诊断初步确定后，才能应用镇痛药或解痉药，减轻患者的痛苦。

【健康生活方式指导】

1. 注意饮食有节，预防肠道感染。

2. 对患者进行心理治疗并控制其饮食。

3. 宜食用少渣、易消化、低脂、高蛋白质的食物，对虾蟹、牛奶、花生等有不耐受情况者，应尽量避免食用含有此类成分的食物。

4. 忌食辛辣、生冷食品，戒除烟酒。

【转诊】

1. 需要手术治疗时。

2. 有危及生命的胸腹部疼痛时，如主动脉夹层或腹部动脉瘤破裂、心肌梗死、内出血（如创伤、异位妊娠等）。

3. 有休克现象，如低血压合并组织灌流不良、异常呼吸及意识变化等，应在积极建立静脉通路、抗休克及监测的情况下通过急救机构转院。

4. 无法提供设备作进一步检查来明确诊断，如长期腹痛患者需行胃肠内镜检查以排除肿瘤或溃疡的可能时。

第十二节　腹　泻

【初诊依据】

1. 腹泻指排便次数明显超过平日习惯的频率，粪质稀薄，水分增加，每日排便量超过200g，或含未消化食物或脓血、黏液或脱落的薄膜。

2. 腹泻常伴有排便急迫感、肛门不适、失禁等症状。

3. 腹泻分为急性和慢性两类，急性腹泻发病急剧，病程在 2~3 周之内；慢性腹泻指病程在 2 个月以上或间歇期在 2~4 周内的复发性腹泻。

【并发症】

水、电解质平衡紊乱，低血容量性休克。

【鉴别诊断】

1. 急性腹泻

（1）细菌感染：食用被大肠埃希菌、沙门菌、志贺菌等细菌污染的食品，或饮用被细菌污染的饮料后可能发生肠炎或菌痢，出现不同程度的腹痛、腹泻、呕吐、里急后重、发热等症状。

（2）病毒感染：如感染轮状病毒、诺瓦克病毒、柯萨奇病毒、埃可病毒等后，可出现腹泻。

（3）食物中毒：由于进食被细菌及其毒素污染的食物，或食用未煮熟的扁豆等引起的急性中毒性疾病。变质食品、污染水源是主要传染源，不洁的手、餐具和带菌苍蝇是主要传播途径。患者可出现呕吐、腹泻、腹痛、发热等急性胃肠道症状。

（4）喜食生冷食物，常饮冰啤酒，可导致胃肠功能紊乱，肠蠕动加快，引起腹泻。

（5）消化不良、饮食无规律、进食过多、进食不易消化的食物，或者由于胃动力不足导致食物在胃内滞留，引起腹胀、腹泻、恶心、呕吐、反酸、烧心、嗳气（打嗝）等症状。

（6）着凉：夏季炎热，长时间待在空调房或开空调睡觉，腹部容易受凉，可使肠蠕动加快而导致腹泻。

2. 慢性腹泻

（1）肠道感染性疾病：慢性阿米巴痢疾、慢性细菌性疾病、肠结核、梨形鞭毛虫病、血吸虫病、肠道念珠菌病。

（2）肠道非感染性疾病：炎症性肠病（克罗恩病和溃疡性结肠炎）、放射性肠炎、缺血性结肠炎、憩室炎、尿毒症性肠炎。

（3）肿瘤：大肠癌，结肠腺瘤病（息肉），小肠恶性淋巴瘤，胺前体摄取脱羧细胞瘤、胃泌素瘤、肠血管活性肠肽瘤等。

（4）小肠吸收不良：原发性小肠吸收不良、继发性小肠吸收不良。

【诊疗处方】

1. 全科护理常规。

2. 二级护理。

3. 普食或流食。

4. 测血压、脉搏、呼吸，tid。

5. 血常规、血生化全项。

6. 心电图、X线钡剂检查、腹部X线检查、腹部CT、腹部血管造影（必要时）。

7. 粪常规、粪便培养、粪便OB检查。

8. 内镜和活组织病理检查。

9. 小肠吸收功能试验、血清及尿中胃肠道激素与化学物质测定（必要时）。

10. 直肠指诊：对直肠病变，如直肠癌、溃疡性直肠炎、直肠息肉等的诊断极有价值。

11. 脱水、休克患者需要补液扩容：口服补液盐、静脉滴注糖盐水，注意补充电解质。

12. 抗生素的应用。

13. 适当补充益生菌。口服双歧杆菌、酪酸梭菌肠球菌三联活菌。

14. 蒙脱石散3.0g，口服，tid。

15. 必要时请消化内科会诊。

【注意事项】

监测生命体征和意识状况，观察大便的次数和性状。

【健康生活方式指导】

1. 急性水泻期需暂禁食让肠道休息，必要时静脉输液防脱水。

2. 无需禁食者发病初宜进清淡流质，如蛋白水、果汁、米汤、薄面汤等，以咸味食物为主。早期禁食牛奶等易产气的流质饮食，且部分患者服牛奶后常加重腹泻。

3. 根据病情调整饮食。症状缓解后改为低脂流质或低脂少渣、细软易消化的半流质饮食，如大米粥、藕粉、烂面条、面片等。腹泻基本停止后，可供给低脂少渣半流质或软食，如面条、粥、馒头、烂米饭、瘦肉泥等。少量多餐。仍应适当限制含粗纤维多的蔬菜水果等，逐渐过渡到普通饮食。

4. 注意复合维生素B和维生素C的补充，可饮用鲜桔汁、果汁、番茄汁、菜汤等。

5. 养成良好生活作息习惯，注重饮食卫生与合理搭配。禁止饮酒，忌肥肉等油腻食物、生冷瓜果、甜腻点心等。

【转诊】

1. 有报警征象，或有根据病史需进一步检查以排除的严重器质性疾病所致腹泻者。

2. 经验治疗2～4周无效或难治性腹泻。

3. 不能排除感染性腹泻，需进一步诊治者。

4. 合并其他严重全身性疾病需联合评估及治疗者。

5. 明确病因，有手术指征者。

6. 腹泻较严重并发重度水、电解质紊乱甚至休克者。

第十三节　便　秘

【初诊依据】

便秘主要指排便频率减少，一周内大便次数少于2～3次，或者2～3天大便一次，粪便量少且干结，是临床常见的复杂症状。常表现为便意少、排便次数减少、粪便量减少、粪便干结、排便费力，排便不净感，偶伴有腹痛或腹部不适。必须结合粪便的性状、平时排便习惯和排便有无困难进行判断。

【并发症】

1. 导致痔疮、肛裂、直肠炎等肛肠疾病。

2. 损害肝脏功能。

3. 引起胃肠神经功能紊乱。

4. 形成粪便溃疡，甚至肠穿孔。

5. 诱发心、脑血管疾病发作。

【鉴别诊断】

1. 结肠梗阻性便秘 除便秘外，常有腹胀、腹痛、恶心与呕吐等症状。结肠肿瘤、肠粘连等慢性肠梗阻者，起病较缓慢，逐渐加重，少数左半结肠癌患者大便可变细，腹部X线检查发现阶梯状液平，X线钡剂灌肠或结肠镜检查发现息肉、癌肿等病变可协助诊断。

2. 肠易激综合征（便秘型） 便秘常受情绪紧张或忧虑等因素的影响。患者常有阶段性的腹泻史，少数患者只以便秘为主要表现。钡剂灌肠检查有时可发现部分肠段呈痉挛性改变，但肠壁光滑。结肠镜检查有时可发现肠镜通过痉挛肠管时较困难，且患者有疼痛等不适感，但无明显器质性病变。

3. 张力减退性便秘 多见于老年人，有内脏下垂，或长期营养不良者。病变系因肠蠕动功能减弱所致，其中不少患者有长期使用泻剂史。口服钡剂检查时，可见钡剂通过小肠、结肠的时间明显延长。结肠镜检查无器质性病变。

4. 直肠性便秘 多因有肛裂、瘘管、痔核等肛周病变，排便时有疼痛感而惧怕排便，久而久之缺乏便意，排便反射迟钝而发生便秘，大便积聚在直肠内，粗大且坚硬，有时大便带鲜血。少数患者大便干结如栗子状，同时有左下腹隐痛，多系乙状结肠痉挛所致。肛诊时可发现肛周痔核、肛裂及肛瘘等病变。钡剂灌肠时可见到痉挛的结肠呈狭窄状，但肠壁光滑无缺损。结肠镜检查除见到肛周病变外，直肠及上端结肠均无器质性病变。

【诊疗处方】

1. 全科护理常规。

2. 二级护理。

3. 普食或流食。

4.测血压、脉搏、呼吸，q12h。

5.吸氧（必要时）。

6.血常规、血生化全项。

7.尿常规，粪常规、粪便培养。

8.心电图、腹部X线检查、腹部CT、钡剂灌肠。

9.内镜和活组织病理检查。

10.使用泻剂，如润滑性泻剂、渗透性泻剂、容积性泻剂、刺激性泻剂等。

11.促动力剂，如莫沙必利、伊托必利有促进胃肠动力作用，普芦卡必利可选择性作用于结肠。

12.结肠水疗或清洁灌肠。

13.必要时请外科会诊，考虑手术治疗，如结肠梗阻所致便秘。

【注意事项】

治疗时应注意清除远端直肠内过多的积粪；重视生活治疗，加强对患者的教育，采取合理的饮食习惯，如增加膳食纤维含量、增加饮水量以加强对结肠的刺激，并养成良好的排便习惯，如晨起排便、有便意及时排便，避免用力排便，同时应增加活动。

【健康生活方式指导】

1.对于便秘患者，首选增加膳食纤维和水的摄入以及增加运动等生活方式调整，这是基础的治疗措施。

2.慢性便秘患者需建立良好的排便习惯。建议每天晨起或餐后2小时定时排便，因这两个时段容易产生结肠集团蠕动，利于排便。

3.尽量采用蹲式排便，而非坐式排便。蹲式排便时直肠肛管角变大，可降低排便阻力。

4.情绪持续紧张或注意力高度集中会降低便意，进而形成便秘。若精神症状较轻，可参与一些户外运动或适当倾诉，以缓解压力、改善心态；若伴有严重焦虑、抑郁等情况，则需精神心理科医生参与治疗，给予相应指导及应用药物。

【转诊】

1.及时转诊

（1）便秘程度属于重度者。

（2）有报警征象如便血、黑便等。

（3）器质性疾病导致的便秘病情严重者，或出现严重并发症如肠梗阻、肠穿孔、腹膜炎等。

（4）需要手术者。

2.普通转诊

（1）对疾病过分担心且宣教无效者。

（2）经验治疗（2~4周）无效或难治性便秘。

（3）需要进一步检查以排除器质性疾病者。

3.转诊专科　部分顽固性便秘患者，需采用生物反馈治疗或骶神经刺激治疗，需至专科就诊。

第十四节　关节痛

【初诊依据】

关节痛是临床上常见的症状，由关节本身或全身性病变所引起。主要由骨关节炎、类风湿关节炎、关节外伤、化脓性关节炎、结核性关节炎以及发热性疾病等而导致关节疼痛、红肿、炎症和活动受限、功能受限。轻者因疼痛影响活动与睡眠，重者严重影响劳动与生活料理。多侵犯、累及或损伤膝、髋、肩、肘、腕、踝关节，也可影响指、趾关节。按主要病变部位分五类：膝痛、髋痛、肩痛、肘痛、腕与手部疼痛。

1.膝痛

（1）各种关节炎所致的膝痛。

（2）关节内损伤与病变：①半月板损伤：多有外伤史，关节间隙可有压痛点，休息后疼痛消失，半月板回旋挤压试验阳性，可有关节交锁。②交叉韧带损伤：多有外伤史，关节不稳，抽屉试验阳性。③软骨损伤：关节软骨损伤后可发生骨折。④关节游离体：关节出现交锁现象休息后疼痛消失，X线

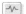

检查可确诊或关节镜检查亦可确诊。⑤髌骨软骨软化症：青壮年易发生膝前疼痛，坐后站立、上下楼梯疼痛，压股试验阳性。⑥盂唇损伤：关节镜检查可诊断并行镜下手术治疗。⑦脂肪垫炎：多见肥胖女性，站立、行走均可疼痛，脂肪垫处压痛点。

（3）滑膜病变。

（4）关节部位肿瘤：表现为关节痛，股骨远端胫骨近端是骨肿瘤的好发部位。多见于骨巨细胞瘤、软骨母细胞瘤、滑膜肉瘤、骨肉瘤等。X线检查及CT可协助诊断。

2.髋痛

（1）股骨颈骨折：外伤史及X线检查可确诊。

（2）股骨头骨骺滑脱：髋部疼痛关节活动障碍，X线检查可确诊。

（3）类风湿关节炎：早期关节有晨僵现象，后逐渐髋痛，实验室检查及X线检查可协助诊断。

（4）强直性脊柱炎：HLA-B27、X线检查可协助诊断。

（5）化脓性骨关节炎。

（6）髋关节结核：发病隐匿，早期可为髋部疼痛，逐渐加重可有结核中毒症状，X线检查对本病的早期诊断极为重要。

（7）股骨头缺血性坏死：X线检查、CT、MRI是诊断本病的常用方法。

（8）髋部肿瘤及瘤样病变：多见的有骨软骨瘤、软骨瘤、骨巨细胞瘤、骨囊肿、骨肉瘤、骨纤维结构不良、滑膜软骨瘤等。X线检查可协助诊断，活组织检查可确诊。

3.肩痛

（1）肩部软组织疾病与损伤：①肩关节周围炎：多见于40岁以上中老年人，患肩终日疼痛，夜间尤甚，肩部活动明显受限，尤以外展、外旋更为突出。肌膜炎、类风湿关节炎等常为诱发病因，肩外因素常由颈椎病、心脏病、肩部制动等引起。X线检查可协助诊断。②肩袖撕裂：多见于青壮年，有外伤史。③肩峰下滑囊炎：青壮年人多见，肩峰下压痛可有疼痛弧，损伤是本病的病因。④肱二头肌长头腱鞘炎：中老年人多见，肩或上臂外侧疼痛，肩部活动部分受限，阻力下做主动屈肘和前臂旋后动作时患部疼痛。

（2）肩关节炎。

（3）肩部肿瘤：X线检查可提示肿瘤的良恶性及较明确的诊断。CT、MRI提示肿瘤范围，血运丰富与否及与邻近组织、器官的关系，有助于手术治疗。

4.肘痛

（1）肘关节的滑膜炎。

（2）肘关节鹰嘴尖部囊性肿物。

（3）增生性骨性关节炎：可出现肘关节肿胀、关节活动时有摩擦感常伴有疼痛。

（4）肘关节结核：肘关节进行性肿胀，活动时疼痛加剧，X线检查有骨质破坏者应注意。

（5）化脓性关节炎：肘关节肿胀，并伴有红、肿、热、痛时应考虑本病。

（6）肘关节肿瘤：关节肿痛，夜间疼痛更加明显，X线检查有骨质破坏者应考虑本病，必要时行活组织病理检查。

（7）肱骨外上髁炎：俗称"网球肘"，主要表现为肘关节外侧疼痛，疼痛可沿前臂放射至手腕，肱骨外上髁以及肱桡关节间隙处有明显的压痛点，腕伸肌紧张试验阳性，前臂伸肌腱牵拉试验阳性。X线检查多阴性，偶见肱骨外上髁处骨质密度增高的钙化阴影或骨膜肥厚影像。

5.腕与手部疼痛

（1）创伤性疼痛：如软组织挫伤、肌腱损伤、骨皮质撕裂等，常在外伤后出现疼痛、肿胀和功能障碍。

（2）腕管综合征：主要为正中神经受压，示指和无名指麻木，刺痛或烧灼样痛，局部性疼痛可放射到肘部和肩部，拇指外展肌力差，偶有端物、提物时突然失手。

（3）类风湿关节炎：由一个关节起病，以手中指指间关节首发疼痛，继而出现其他指间关节和腕关节的肿胀疼痛。

【诊疗处方】

1. 全科护理常规。

2. 二级护理。

3. 普食。

4. 测血压、脉搏，q12h。

5. 血常规，血生化全项，血浆D-二聚体检测，类风湿因子，红细胞沉降率（血沉），C-反应蛋白，抗链球菌溶血素"O"（抗"O"）试验，抗核抗体检测，免疫球蛋白和补体检测，HLA-B27（必要时）。

6. 尿常规，粪常规。

7. 心电图。

8. 关节疾患部位X线检查。必要时可行关节镜检查、关节疾患部位CT或MRI等。

9. 对症止痛，适当应用非甾体抗炎药，必要时行封闭治疗。

10. 尽快确诊，按病因治疗，如抗感染、免疫抑制剂等。

11. 必要时行手术治疗。

12. 必要时请骨科会诊。

【注意事项】

关节疼痛剧烈者，可根据病情选择封闭疗法。不可滥用止痛药物，因其只有改善症状的作用，长期应用易发生消化性溃疡。

【健康生活方式指导】

1. 注意"保暖""减负"　对关节痛患者，日常生活中对关节的保护尤为重要。日常为膝关节做好"保暖"工作，通过减肥或使用支具等为关节"减负"。

2. 合理使用膝关节　少爬山或不爬山，少爬楼梯，多坐电梯；尽量穿软底鞋，避免穿高跟鞋；工作中避免长时间下蹲、久站；旅途中，切忌长途跋涉；运动中，切忌剧烈的过度运动，如足球、篮球等，以防关节劳损、创伤，加速关节退变。

3. **为关节"充电"** 饮食方面应多吃富含蛋白质、钙质、胶原蛋白的食物，如牛奶及奶制品、黑木耳、鱼虾等，为膝关节的健康提供营养物质。

4. **为关节"加油"** 关节腔内注射玻璃酸钠可起到润滑关节、减少软骨磨损、消除炎症、减轻疼痛的作用。

5. **适当锻炼** 注重增加膝关节周围肌肉、韧带的稳定性，选择合适的运动项目，如游泳和散步等，适当进行功能锻炼，可增强韧带、肌肉的张力及关节稳定性，降低关节炎的发生率。

6 **早诊断，早治疗** 膝关节骨性关节炎早期，常常通过简单的处理就可以控制病情发展，因此切忌忍痛不治，以免延误病情，丧失最佳治疗时机。

【转诊】

1. 诊断不明的关节痛。

2. 合并骨折。

3. 局部红、肿、热、痛明显，怀疑感染性关节炎。

4. 多关节痛，或伴发热、皮疹等症状，怀疑自身免疫性疾病。

5. 怀疑布鲁菌病。

6. 其他全身性疾病伴发关节痛。

第二章 常用急救技术及常见急症

第一节 急救基本技术

一、心肺脑复苏

【初诊依据】

1. 大动脉搏动消失，听不到心音，测不到血压，面色发绀或灰白，手术创面颜色变紫、渗血或出血停止，无肢体运动征象。

2. 原来清醒的患者意识突然丧失。

3. 呼吸停止或呈叹息样呼吸。

4. 瞳孔散大，对光反应消失。

5. 心电图示心室颤动，心室停搏，无脉性电活动。

【并发症】

可并发呼吸心跳骤停而死亡。

【鉴别诊断】

应与昏厥、脑卒中、低血糖、中毒、气道急性阻塞等相鉴别。

【诊疗处方】

1. 全科医学科护理常规（建立急救特别记录单）。

2. 肾上腺素1mg，静脉注射，立即。

3. 吸氧，4～6L/min（呼吸机辅助呼吸）。

4. 5%碳酸氢钠注射液40～60ml，静脉注射，立即。

5. 5%葡萄糖注射液250ml+肾上腺素1～3mg，静脉滴注（持续）。

6. 5%葡萄糖注射液50ml+利多卡因100mg，静脉注射（除颤不成功或复发）。

7. 尼可刹米 3～3.75g+5%葡萄糖注射液 500ml，静脉滴注（30滴/分，无自主呼吸者）。

8. 持续心电监护。

9. 地塞米松 10～20mg，静脉注射，立即。

10. 头部冰帽。

11. 吸痰（必要时）。

12. 安置临时心脏起搏器（必要时）。

13. 10%葡萄糖注射液 500ml+利多卡因 500mg，静脉滴注（室性心律失常时 24 小时维持）。

14. 20%甘露醇 250ml，快速静脉滴注。

15. 呋塞米 20～100mg，静脉注射。

16. 10%葡萄糖注射液 250ml+多巴酚丁胺 20～40mg，静脉滴注。

17. 500～1000ml 右旋糖酐 40，静脉滴注（酌情加用多巴胺）。

18. 血常规，血糖，血生化全项，血气分析，HBsAg，抗-HIV，TPPA。

19. 床边心电图检查。

20. 胸部 X 线检查。

21. 病危通知。

22. 留置导尿。

23. 记 24 小时出入量。

24. 暂禁食（复苏成功后）。

25. 测血压、脉搏、呼吸，15 分钟（复苏成功后）一次。

【注意事项】

1. 疏通气道　头尽量向后仰，向上抬颈或向后上抬颏，用指套或纱布保护手指后清除患者口腔内的异物，如分泌液体、呕吐物、泥沙、血凝块等。

2. 心前区拳击　胸骨中段用拳猛力捶击 1～2 次，对心脏病猝死及触电猝死者主张应用。如不成功，尽快施行胸外心脏按压术。

3. 人工呼吸　不管是口对口人工呼吸、气囊面罩辅助呼吸，还是建立人工气道后的辅助呼吸，急救者每次人工通气时应持续1秒，并应产生明显的胸廓起伏。口对口人工呼吸注意向口内吹气时要掐紧患者的鼻孔，使之紧闭，吹气停止后将手放开。婴幼儿采用口对鼻的方法吹气。在人工气道建立前的人工呼吸，呼吸频率为10~12次/分，胸外按压和人工通气的比例为30:2；在建立人工气道后呼吸频率为8~10次/分，胸外按压保持约100次/分，此时不要求胸外按压和人工呼吸同步进行。对于还有自主循环（可触摸到脉搏）的患者，人工呼吸保持在10~12次/分，也就是每5~6秒给予一次人工呼吸。

4. 胸外按压　在10秒内急救人员不能明确触摸到脉搏，应立即开始胸外按压。按压位置：胸骨下半部，即乳头连线与胸骨交界处。按压手法：确保患者仰卧位平躺于坚实的平面上，急救人员跪于患者胸旁，一手掌根部置于乳头连线与胸骨交界处，另一手掌根部平行放于第一手掌之上，双手紧扣进行按压，成人按压深度为4~5cm（最新理论增加到≥5cm）。新生儿按压深度为前后胸直径1/3左右。胸外按压和人工呼吸比例：目前推荐人工气道建立前使用按压/通气为30:2的比例；双人心肺复苏（CPR）时，一旦人工气道（如气管内导管、食管气管联合气道、喉罩气道）建立，则胸外按压不应被人工呼吸所中断，应该做的是：一名急救人员进行连续的、频率约为100次/分的胸外按压，另一名急救人员给予8~10次/分的人工通气，注意避免通气频率过高。每隔2分钟，负责胸外按压和负责人工通气的急救人员应当交替轮换位置，以避免胸外按压者疲劳以及按压的质量和频率下降。

5. 电击除颤　80%死亡患者的直接原因为室颤，有条件者争取尽快非同步电除颤。电量在200~360J。当心室颤动或无脉性室性心动过速发生时，急救人员应迅速给予电击除颤一次，然后立刻进行5轮的CPR（大约2分钟），之后再检查心律和脉搏，必要时再进行另外一次的电击除颤。

6. 用药注意　尼可刹米对呼吸肌麻痹者无效。无中枢性呼吸衰竭、抽搐、惊厥患者禁用尼可刹米。盐酸利多卡因用于抗心律失常时，静脉给药应同时监测心电图，并备有抢救设备。心电图P-R间期延长或QRS波增宽，出现其他心律失常或原有心律失常加剧者应立即停药。

【健康生活方式指导】

1. 恢复期给予流质饮食，少量多餐，进食低盐、低热量、易消化、高维生素、不产气食物。饮食过饱、饮食刺激性强、高盐高脂饮食均可加重病情。

2. 恢复期患者活动以不引起症状为宜，根据病情逐渐增加活动量。

3. 注意保暖，避免受凉，可加盖棉被。因局部循环不良，皮肤抵抗力低，感觉迟钝，故不宜使用热水袋，以免发生烫伤。

4. 做好口腔和皮肤护理，预防口腔感染和压疮的发生。

【转诊】

心肺脑复苏是急诊最基本也是最重要的急救治疗，一旦出现需立即转诊有条件的上级医院。

二、控制出血和抗休克处理

【初诊依据】

1. **失血表现**　一般15分钟内失血量少于全血的10%，机体可代偿；当超过总血量的20%，即可出现休克；当超过50%时可导致死亡。失血量较多时，患者可出现面色苍白、口渴、大汗淋漓、手足发凉、呼吸紧迫、心慌气短、表情淡漠甚至神志不清。

2. **出血的种类**

（1）外出血：动脉出血为鲜红色，速度快，量多，易危及生命；静脉出血为暗红色，速度稍缓慢，量中等；毛细血管出血，血液由鲜红变为暗红，量少，多能自行凝血。

（2）内出血：深部组织和内脏损伤可形成脏器血肿或积血，难以看出，只能根据伤者全身或局部症状来判断重要脏器有无出血。内出血对患者的健康和生命威胁很大，必须密切注意。

【诊疗处方】

1. 全科医学科护理常规（建立急救特别记录单）。

2. 平卧位。

3. 测脉搏、呼吸、瞳孔、血压、体温、心率，立即。

4. 检查出血部位并立即止血（用最简单手法控制出血和污染）。

5. 心电监护。

6. 吸氧，6~8L/min（必要时呼吸机辅助呼吸）。

7. 建立两条静脉通道，立即。

8. 0.9%氯化钠注射液1000~2000ml，静脉滴注，立即。

9. 血型（ABO+RH），血交叉配合试验，血糖，血气分析，血常规，血电解质，肝、肾功能，血浆D-二聚体检测，抗-HIV，TPPA。

10. TAT皮试（开放性损伤）。

11. TAT 1500~3000U，肌内注射，立即（开放性损伤）。

12. 输血（根据病情紧急备血）。开始ICU复苏，重点包括液体复苏、机械通气、复温、纠正酸中毒及凝血障碍。

13. 记录尿量。

14. 手术治疗。

【注意事项】

1. 立即平卧，头低位，保暖。开放气道并保持通畅，必要时建立人工气道。高流量吸氧，保持血氧饱和度在95%以上。

2. 建立双静脉通道，容量复苏，经适当容量复苏后仍持续低血压则给予血管活性药物治疗，并快速补充等渗晶体液及胶体液。

3. 迅速判断休克类型。监护心电、血压、脉搏、呼吸。

4. 如果休克由体表出血所致，尽早压迫止血或结扎止血。必要时给予输血治疗。

【转诊】

若出血无法控制或休克难以纠正需及时转诊上级医院。

三、软组织伤及包扎

【初诊依据】

1. 挫伤 软组织挫伤，由不良活动、意外碰撞、挤压等造成。局部出现疼痛、肿胀、触痛，皮下淤血或缺血等改变。

2. 浅部刺伤 刺伤多由木刺、针具、铁钉等造成。刺伤因带有细菌污染，可能引起感染或异物存留。

3. 浅部切割伤 浅部切割伤多为刀刃、玻璃、锐利器皿等造成，有不同程度的伤口。伤口边缘一般比较平整。如果并发感染，局部出现红肿、疼痛、伤口化脓等表现。

【并发症】

可并发感染、出血；注意预防破伤风。

【鉴别诊断】

注意伤情评估，有无骨折和大血管损伤等情况。

【诊疗处方】

1. 平卧位，建立急救记录单。

2. 测脉搏、呼吸、瞳孔、血压、体温、心率，立即。

3. 清创止血，立即（检查并记录伤口大小、形状、出血情况、皮肤瘀斑或水疱、皮肤温度，指端循环、肢体活动、感觉等）。

4. 伤部X线检查。

5. TAT皮试，立即。

6. TAT 1500U，肌内注射，立即。

7. 头孢唑林钠0.5～1.0g，肌内注射，tid or qid（必要时）。

【注意事项】

1. 挫伤 早期局部可用冷敷和压迫包扎，抬高或放平受伤的肢体。挫伤24～48小时后局部改用热敷或红外线治疗，促进局部淤血吸收。有血肿，局部隆起明显者，暂予加压包扎。

　　若水肿严重，影响血液循环，应早期切开减张，将皮肤、深筋膜和肌膜纵行多处切开并放置纱布条引流。若中毒症状严重，保留患肢将危及生命时，应行截肢处理。挫伤如果是强大暴力所致，必须检查其深部组织器官有无损伤，避免延误治疗而造成严重后果。

　　2. 刺伤　小刺伤的伤口出血，直接压迫3~5分钟，止血后用70%乙醇或碘伏消毒，并用无菌敷料包扎，保持局部干燥24~48小时。若为建筑工地钉子刺伤，受伤部位周围皮肤先用生理盐水擦洗，后用碘伏进行消毒，再用生理盐水棉球擦洗。抽取少量2%利多卡因对着原钉眼处注入，约5分钟后在原伤口内清刮坏死组织、血块、异物等，使伤口扩大，再用注射器依次抽取生理盐水、过氧化氢溶液（双氧水），对伤口进行加压冲洗，边清刮、清理边冲洗，直至把伤口内的污质、异物彻底清除干净。并予常规破伤风抗毒素治疗，酌情使用抗生素。

　　3. 开放性创伤　浅表小伤口，长度1cm左右的皮肤浅层组织伤口，经外科清创消毒处理后，可用蝶形胶布或创可贴对合皮肤裂口固定。伤口大者，要根据伤情、伤口部位和形状等选用麻醉方法及清创术。

【转诊】

　　软组织伤严重需手术处理者。

四、骨折急诊处理

【初诊依据】

　　1. 有直接暴力或间接暴力所致的受伤部位，或积累性劳损。

　　2. 临床特点包括休克，发热，局部肿胀、疼痛、皮下淤血，伤肢畸形或成角畸形、异常活动、骨擦感、骨擦音等。

　　3. X线检查可以确诊。

【诊疗处方】

1. 全科医学科护理常规（建立急救特别记录单）。

2. 平卧位。

3. 测脉搏、呼吸、瞳孔、血压、体温，立即。

4. 检查骨折部位，患处止血、固定。

5. 伤部X线检查。

6. 吸氧，2~4L/min。

7. 0.9%氯化钠注射液500~1000ml，静脉滴注，立即。

8. 血型（ABO+RH），血交叉配合试验，血糖，血气分析，血常规，血电解质，肝、肾功能，血浆D-二聚体检测，抗-HIV，TPPA。

9. TAT皮试（开放性损伤）。

10. TAT 1500~3000U，肌内注射，立即（开放性损伤）。

11. 观察记录甲床血运情况。

【注意事项】

1. 首先检查患者全身情况，如处于休克状态，应注意保温，尽量减少搬动，有条件时应立即输液输血，处于昏迷状态患者，应注意保持呼吸道通畅。

2. 开放性骨折伤口出血绝大多数可用加压包扎止血。加压包扎不能止血时，可采用充气止血带止血，并记录所用压力和时间。伤口用无菌敷料或清洁布条予以包扎，减少再污染。若骨折端已戳出伤口，并已经污染，且未压迫重要血管神经者，不应将其复位，以免将污染物带入伤口深处，应送至骨科经清创处理后再行复位，若在包扎时骨折端自行滑入伤口内，应做好记录，以便在清创时进一步处理。

3. 急救时不必脱去患肢衣裤和鞋袜，以免过多地搬动患肢，增加疼痛。若患肢肿胀严重，可用剪刀将患肢衣袖和裤脚剪开，减轻压迫。骨折有明显畸形，并有穿破软组织或损伤附近重要血管神经的危险时，可适当牵引患肢，使之变直后再进行固定。

【转诊】

骨折外伤需手术修复者。

五、创伤急诊处理

【初诊依据】

1.初级评估

（1）维持呼吸道通畅，保护颈椎（打开气道、清除分泌物、建立人工气道、固定颈椎）。

（2）维持呼吸及换气功能（给氧，处理气胸、血胸，胸廓固定）。

（3）维持循环及控制出血（观察意识状态、脉搏、肤色、止血，建立静脉通道，补液）。

（4）评估神志状况（GCS评分）。

（5）裸露伤患，防治失温（暴露伤口、检查伤口，保暖）。

2.次级评估 在初级评估完成、患者生命体征稳定后由专科进行次级评估。次级评估是对创伤患者从头到足的彻底检查，包括完整病史、体格检查及所有生命体征的再次评估。

【诊疗处方】

1.全科医学科护理常规（建立急救特别记录单）。

2.平卧位。监测呼吸、心率、瞳孔、血压、体温、尿量，立即。

3.检查出血部位，立即止血（用最简单手法控制出血和污染）。

4.心电监护。

5.吸氧，4~6L/min（必要时呼吸机辅助呼吸）。

6.气管插管，气管切开（必要时）。

7.建立两条静脉通道，立即。

8.血常规，血气分析，血型（ABO+RH），血交叉配合试验，肝、肾功能，凝血三项（PT+APTT+TT），HBsAg，抗–HCV、抗–HIV、TPPA。

9.胸部、骨盆、颈椎X线检查。

10.心电图。

11. 胃肠减压。

12. 留置导尿。

13. 乳酸林格氏液 1000ml，静脉滴注，立即。

14. TAT 皮试。

15. TAT 1500～3000U，肌内注射，立即。

16. 输血（根据病情紧急备血）。

17. 0.9%氯化钠注射液 100ml+头孢唑林钠 1.0g，静脉滴注，tid or qid。

18. 0.9%氯化钠注射液 100ml+奥美拉唑注射液 40mg，静脉滴注，bid。

【注意事项】

1. 立即建立双静脉输液通道，补液，必要时输同型血或O型血。一般不用血管活性药、激素。

2. 昏迷患者注意保持口咽气道通畅，必要时行气管插管或气管切开。

3. 合并张力性气胸者，急救需迅速将粗针头穿刺胸膜腔减压，并外接单向活瓣装置，使胸腔内高压气体易于排出。进一步处理应安置胸腔闭式引流及使用抗生素防感染，给氧，监测血氧饱和度。

4. 根据伤情，尽早进行清创处理。酌情应用抗生素。若创面深、血循环差者，要采用高压氧治疗。

5. 常规预防予破伤风类毒素注射。

【转诊】

创伤严重者需及时转诊上级医院。

第二节　急性中毒

一、急性有机磷农药中毒

【初诊依据】

1. **病史**　有明确的有机磷农药接触史或误服、自服史，应详细地对中毒途径、时间、毒药剂量及浓度、呼气及呕吐物的特殊气味加以了解和检查。

2. 特殊体征 患者身体污染部位、呼出气味、呕吐物及洗胃抽出液具有特殊的大蒜味（有些有机磷农药可无蒜臭味）。

3. 毒蕈碱样症状 多汗、流泪、流涎、腹泻、心跳减慢、瞳孔缩小、恶心、呕吐，肺部大量湿啰音。

4. 烟碱样症状 骨骼肌兴奋、肌束挛缩、肌纤维颤动、抽搐，晚期呼吸肌麻痹，引起呼吸衰竭。

5. 中枢神经系统表现 头晕、头痛、言语不清、共济失调、烦躁不安、嗜睡、昏迷、脑水肿等。

6. 中间型综合征 少数患者在急性中毒后24～96小时，出现以部分脑神经支配的肌肉、屈颈肌肉、四肢近端肌肉和呼吸肌的肌力减退或麻痹为主要表现的综合征，严重者可发生猝死。其发生机制与胆碱酯酶受到长时间抑制，影响神经-肌肉接头处突触功能有关。

7. 迟发性周围神经病变 少数急性中毒患者在急性症状消失后2～4周，出现进行性肢体麻木、刺痛，呈对称性手套、袜套型感觉异常，伴肢体萎缩无力。重症患者出现轻瘫或全瘫。一般下肢病变重于上肢病变，6～12个月逐渐恢复。神经-肌电图检查显示神经源性损害。

8. 局部损害 敌敌畏、美曲膦酯、对硫磷、内吸磷接触皮肤后可引起过敏性皮炎，并可出现水疱和剥脱性皮炎。有机磷农药滴入眼部可引起结膜充血和瞳孔缩小。

9. 其他 可出现心、肝、肾损害和急性胰腺炎等表现。

10. 辅助检查 胆碱酯酶活力测定、阿托品试验、尿液有机磷农药分解产物测定，均可反映毒物吸收情况。

【鉴别诊断】

应与氨基甲酸酯类农药中毒、拟除虫菊酯类中毒、食物中毒、急性胃肠炎、中暑等鉴别。

【诊疗处方】

1. 全科医学科护理常规（建立急救特别记录单）。

2. 特级或一级护理。

3. 病危或病重通知。

4. 暂禁食 (中度以上中毒)。

5. 吸氧, 2~4L/min。

6. 血常规, 血气分析, 血胆碱酯酶活性测定, 血清钾、钠、氯化物, CO_2-CP, 肝、肾功能, HBsAg, 抗-HCV, 抗-HIV, TPPA。

7. 清洗皮肤或反复洗胃, 立即。

8. 阿托品 1~10mg (根据病情用药), 静脉注射, 立即。

9. 氯解磷定 0.5~1.0g (根据病情用药), 肌内注射, 立即。

10. 5% 碳酸氢钠注射液 100ml, 静脉注射, 立即。

11. 5% 葡萄糖氯化钠注射液 500ml+10% 氯化钾注射液 20ml, 静脉滴注, 立即。

12. 10% 葡萄糖注射液 500ml+山莨菪碱注射液 10~20mg, 静脉滴注, 立即。

13. 心电图检查。

14. 测血压、脉搏、呼吸, 30分钟一次。

15. 记24小时出入量。

【注意事项】

1. **紧急处置** 立即脱离污染环境, 脱除污染衣物, 用肥皂水冲洗体表。用 2% 碳酸氢钠溶液或生理盐水冲洗眼部。口服中毒者用清水, 或 2% 碳酸氢钠 (美曲膦酯中毒忌用) 或 1:5000 浓度高锰酸钾溶液 (对硫磷、甲基对硫磷、内吸磷、甲基内吸磷、倍硫磷、杀螟松、乐果、马拉硫磷、甲拌磷、谷硫磷、苏化203 等中毒忌用高锰酸钾洗胃) 反复洗胃后再给予硫酸钠 20~40g, 溶于 20ml 水中, 一次口服, 导泻, 观察30分钟无导泻时再饮水 500ml。在迅速清除毒物的同时, 应争取时间及早用解毒药治疗, 以挽救生命, 缓解中毒症状。

2. **特效解毒药** 有机磷农药中毒最理想的治疗是胆碱酯酶复活剂与阿托品合用, 应用原则是早期、足量、联合、重复用药，尤其应重用胆碱酯酶复活剂辅以适量的阿托品，尽快达到阿托品化。轻度中毒亦可单独使用胆碱酯酶复活剂。两种解毒药合用时，阿托品的剂量应减少，以免发生阿托品中毒。阿托品等抗胆碱能药加量宜快，撤药宜慢，维持用药一般5天左右。乐果、马拉硫磷中毒时应维持7~10天。发现阿托品中毒时应立即停药和补液，必要时可用毛果芸香碱解毒。

【健康生活方式指导】

1. 做好农药的日常管理，防止未成年人或有抑郁倾向者接触。

2. 在广泛应用农药的地区，食用蔬菜、水果等农作物前，可先用1%的小苏打溶液浸泡10分钟以上，再用自来水冲洗干净。

3. 长期患有慢性病的老年人，在家庭护理方面，家属应悉心照顾其起居，同时关注其身心健康。

4. 当青少年出现如抑郁、焦虑等不良情绪时，家属应及时对其进行健康的心理疏导，必要时应请专业心理医师辅导治疗。

【转诊】

紧急处理后立即转诊有条件的上级医院。

二、安眠镇静剂中毒

【初诊依据】

1. 有误服或自服大量安眠镇静药物史，或现场查出残留的安眠镇静药物。了解服毒剂量，若为巴比妥类药物，约催眠剂量的2~5倍即可出现嗜睡、判断和定向障碍，超过催眠剂量10倍，视为致死量。

2. 初期可出现兴奋症状，如躁狂、惊厥，随后转为嗜睡、昏迷，出现呼吸浅慢、脉搏微弱、血压下降、瞳孔缩小、肌肉松弛、腱反射减弱或消失。重度中毒患者早期可有四肢肌张力增强、腱反射亢进，病理反射阳性。后期全身肌肉弛缓，各种反射消失，呼吸及循环衰竭而死亡。

3. 长期服用过量的药物，可出现类似中毒的症状。大量服药超过2个月而突然停药时，可发生严重的停药反应。一般在停药的第2～3天，也可在停药的第3～7天出现精神症状，如幻觉和定向力障碍，症状可持续3天至3个月。

【并发症】

注意并发心律失常、肺水肿、上消化道出血，水、电解质及酸碱平衡紊乱等。

【鉴别诊断】

对病史不详者，应注意与脑血管意外、癫痫、糖尿病酮症酸中毒昏迷、尿毒症昏迷及其他药物中毒相鉴别。生物样品毒物分析可辅助诊断。

【诊疗处方】

1. 全科医学科护理常规（建立急救特别记录单）。

2. 特级或一级护理。

3. 病重通知。

4. 鼻饲饮食。

5. 吸氧，2～4L/min。

6. 送血液、呕吐物、尿液作药物浓度测定。

7. 血常规，血清钾、钠、氯化物及$PaCO_2$测定，凝血四项（PT+APTT+TT+FIB），抗-HIV，TPPA。

8. 心电图检查。

9. 温清水或1∶5000高锰酸钾溶液洗胃，立即。

10. 20%甘露醇250ml或呋塞米20～40mg，静脉滴注（快速）。

11. 5%碳酸氢钠注射液100～200ml，静脉滴注。

12. 0.9%氯化钠注射液5ml+氟马西尼0.3mg，静脉注射，立即。

13. 5%葡萄糖注射液2000ml+维生素C 3.0g，静脉滴注，qd。

14. 5%葡萄糖氯化钠注射液1000ml+10%氯化钾注射液

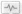

30ml+维生素 B_1 100mg,静脉滴注,qd。

15. 每小时测血压、脉搏、呼吸。

16. 记24小时出入量。

【注意事项】

1. 紧急处置 洗胃、导泻以排除毒物;吸氧,保持呼吸道通畅,必要时气管插管,若呼吸停止给予人工呼吸,慎用兴奋剂,可用美解眠、可拉明、洛贝林,但剂量不宜过大;输液排毒和维持水、电解质及酸碱平衡,利尿、碱化尿液,生理盐水及5%葡萄糖注射液3000ml加维生素C静脉滴注,用20%甘露醇250ml快速静脉滴注,或呋塞米20~40mg稀释后静脉注射,5%碳酸氢钠100~200ml静脉滴注。静脉注射纳洛酮0.8mg,或2.0~4.0mg加入葡萄糖注射液500ml中静脉滴注,有助于缩短昏迷时间。密切监护,维持生命功能,加强护理。

2. 洗胃 无论中毒时间多长,均应立即用温清水彻底洗胃,然后经胃管注入20%药用炭悬液或硫酸钠10~15g导泻。忌用硫酸镁,因镁离子吸收会加重中枢神经系统的抑制。

3. 特效解毒药 氟马西尼,初始剂量为0.3mg。如在1分钟内未达到要求的清醒程度,可重复注射。总剂量为2.0mg。氟马西尼用药后可致癫痫发作,故用药应个体化。快速注射氟马西尼若引起戒断症状,可通过缓慢静脉注射地西泮5mg或咪达唑仑5mg缓解。

4. 血液净化 血液透析是有效的方法。若患者不宜搬动,可尽快行腹膜透析。

【健康生活方式指导】

1. 建立良好的生活方式

(1)有睡眠障碍者,应该先从病因入手,找出影响睡眠的潜在因素,如情绪、环境、疾病等,而不是盲目地使用安眠药。

(2)生活方式的调整可以有效地防治失眠。有睡眠障碍者可以尝试进行适当的体育锻炼,如慢跑、游泳等。在入睡前泡脚或饮用热牛奶也是不错的助眠方法。

2. 规范用药

（1）若患者通过生活方式的调整仍无法改善失眠状况，则应找专科医生进行治疗。患者需在医师的指导下服用安眠药物，不可自行挑选安眠药物，擅自增加药物剂量、停用或更换药物等。

（2）安眠药物本身有呼吸抑制的作用，因此合并有呼吸系统疾病如睡眠呼吸暂停综合征、慢性支气管炎等的患者应更加注意安眠药物的适应证。有肝肾功能障碍者或智力低下者也应慎用安眠药物。

（3）服用安眠药物期间切忌饮酒，酒精的摄入会增加安眠药物对中枢系统的影响。

3. 保持乐观的心态　对于有焦虑抑郁的患者，尤其是有自杀倾向的患者应及时给予适当的行为干预与心理疏导，以防止不良事件的发生。

【转诊】

紧急处理后立即转诊有条件的上级医院。

三、急性酒精中毒

【初诊依据】

1. 有饮酒或误用酒类溶液史，呼气及呕吐物有强烈的酒精气味。了解饮酒时间及饮用量、发病时间，注意检查神志、瞳孔、心肺情况。

2. 早期面红或苍白、脉速、多言、精神激动、自控力丧失、恶心、呕吐；血乙醇浓度达 1500mg/L 时，可出现共济失调；血乙醇浓度达 2500mg/L 以上时，进入昏睡，可发生低血糖，出现脑水肿、高热、惊厥等，严重的出现呼吸麻痹、循环衰竭而死亡。

【并发症】

常见的并发症有呼吸障碍、消化道出血、神经系统失常、肝脏器官受损等。酒精还可诱发心脏病、低血糖、脑出血、代谢性酸中毒、胰腺炎等。

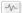

【鉴别诊断】

应注意排除药物、化学性气体及其他原因所致的昏睡、昏迷。

【诊疗处方】

1. 全科医学科护理常规（建立急救特别记录单）。

2. 特级或一级护理。

3. 病重通知。

4. 血乙醇浓度测定，抗–HIV，TPPA。

5. 1%碳酸氢钠洗胃。

6. 10%葡萄糖注射液10ml+纳洛酮0.4mg，静脉注射，立即。

7. 吸氧，4～6L/min。

8. 每小时测血压、脉搏、呼吸。

9. 50%葡萄糖注射液100ml，静脉滴注，qd。

10. 10%葡萄糖注射液500～1000ml+维生素C 3.0g+维生素B_1 100mg+维生素B_6 100mg+胰岛素20U+烟酸100mg，静脉滴注，qd。

【注意事项】

1. **一般处理**　轻者多饮糖水及酸性饮料，不主张饮咖啡和茶水，因为茶碱的利尿作用虽可加速乙醇排泄，但由乙醇转化的乙醛未能分解即排出，会影响肾脏功能。乙醇与咖啡因同样有兴奋大脑皮层的作用，酒与咖啡同饮可加重对大脑的刺激，出现神经及血管系统的病变。对中毒症状轻者注意保暖，防止呕吐物吸入而致窒息或吸入性肺炎，定时翻身，防止压迫性横纹肌坏死，导致肌红蛋白性急性肾衰竭。重者应迅速催吐，并用1%～5%碳酸氢钠溶液洗胃，洗胃后注入牛奶、蛋清等保护胃黏膜。狂躁兴奋者可肌内注射小剂量地西泮注射液（5mg），禁用吗啡或巴比妥类药物。

2. **输液排毒**　10%葡萄糖注射液500～1000ml加入大剂量维生素C，用利尿剂加速乙醇排泄，可给予能量合剂加维生素B_6及烟酸静脉滴注，肌内注射维生素B_1以加速乙醇在体内氧化，也可静脉注射50%葡萄糖注射液100ml，防止低血糖。昏迷者可用美解眠50mg加入葡萄糖注射液10~20ml静脉注射，或用纳洛酮0.4~0.8mg加入葡萄糖注射液静脉注射。

3. **透析治疗**　重度昏迷或出现呼吸中枢抑制，或乙醇血浓度在6000mg/L左右，应行紧急透析治疗。

【健康生活方式指导】

1. **保持良好的饮酒习惯**　适当饮酒，不酗酒、不喝闷酒。空腹饮酒后的1.5小时内有95%以上的乙醇被人体吸收，在2.5小时内被全部吸收，因此需注意空腹饮酒的危害性。

2. **良好的精神状态**　部分酗酒成瘾与家庭、工作等因素有关，对这类患者需进行良好的心理咨询和辅导。

3. **必要时需戒酒治疗**　对于严重成瘾者，应积极鼓励其进行戒酒治疗，可以采取以下几点方法：①不去酒精高风险场所，如酒吧等。②参加嗜酒者互诫协会。③向专业的戒断机构寻求帮助。④多参加体育锻炼等户外活动，以转移饮酒的注意力。

【转诊】

紧急处理后立即转诊有条件的上级医院。

第三节　环境意外伤害

一、中暑

【初诊依据】

1. **轻度中暑**　出汗、恶心、呕吐、面色潮红或苍白、肢冷、血压轻度下降，体温在38℃左右。

2. **重度中暑**　晕厥、面色苍白、血压下降、口渴、尿少、肌肉疼痛及痉挛、抽搐、神志模糊，体温高达40℃以上。

3. **危重指标**　①体温持续高达41℃以上；②昏迷超过48小时伴频繁抽搐；③重度脱水出现休克；④出现脑水肿，心、肝、肾衰竭，DIC。

【并发症】

多器官功能障碍是严重的并发症。

【鉴别诊断】

1. 必须与脑型疟疾、脑膜炎、脑血管意外、中毒型菌痢、糖尿病酮症酸中毒等疾病相鉴别。

2. 与消化道出血、异位妊娠出血、低血糖以及其他能够引起低血压和虚脱的疾病相鉴别。

3. 与各种急腹症相鉴别。

【诊疗处方】

重度中暑

（1）全科医学科护理常规（建立急救特别记录单）。

（2）一级护理。

（3）半流饮食。

（4）病重或病危通知（必要时）。

（5）吸氧，2~4L/min，立即。

（6）冷水浴，立即。

（7）冰水纳肛，立即。

（8）血常规，肝、肾功能，凝血四项（PT+APTT+TT+FIB），抗-HIV，TPPA。

（9）心电图检查。

（10）测血压、脉搏、呼吸，30分钟一次。

（11）0.9%氯化钠注射液500ml+氯丙嗪50mg，静脉滴注，立即。

（12）0.9%氯化钠注射液1000ml，静脉滴注，qd（4℃，快速）。

（13）5%葡萄糖氯化钠注射液1000ml+山莨菪碱注射液10~20mg，静脉滴注，qd。

【注意事项】

1. 立即将患者移到阴凉通风处，脱去外衣利于散热，饮淡盐水或凉开水。轻度中暑者给予口服藿香正气水或十滴水，用凉水擦浴。重度中暑者要立即吸氧，保持呼吸道通畅，必要时应行气管插管，防止呕吐物误吸，并迅速降温，头部、腋下及腹股沟大血管处放置冰袋，同时用冷水或乙醇擦浴，冰水纳肛，可用冰5%葡萄糖氯化钠注射液1000～2000ml静脉滴注，开始时滴速应控制在30～40滴/分，或用氯丙嗪注射液25～50mg加入0.9%氯化钠注射液500ml静脉滴注，有调节体温中枢、扩张血管、松弛肌肉、降低氧耗的作用，但低血压患者禁用氯丙嗪。地塞米松注射液10～20mg静脉注射或静脉滴注，有助于降温和减轻脑水肿。山莨菪碱注射液10～20mg加入冰5%葡萄糖氯化钠注射液500ml静脉滴注。纳洛酮0.4～1.2mg静脉注射，有明显降温、促醒、升血压等效应。

2. 中暑患者体温升高程度和持续时间与死亡率相关，因此需及早降低体温，以测量肛温为准，当肛温降至38℃时，应停止降温。

3. 小分子葡萄糖苷有抗凝作用，不应作为扩容药输注过多，以免加重凝血功能障碍。

4. 治疗低血压应用血管收缩药时，会引起皮肤血管收缩，影响散热。

5. 健康青壮年人发生热射病时，常有横纹肌溶解，需注意急性肾损伤和致命性高钾血症的发生。

【健康生活方式指导】

1. 避免高温时段作业。

2. 补充水分，出汗多时及时补充淡盐水。

3. 清淡饮食，少食高油脂食物。

4. 高温季节，中老年人需尽量减少户外活动，最好将锻炼时间安排在温度相对较低的早上，且不宜进行剧烈活动。

5. 注意休息，夏季气温高，人体代谢快，容易疲劳，要注意劳逸结合。

【转诊】

热射病死亡率高，处理复杂，对重症中暑多系统损害者需紧急转诊。

二、冻伤

【初诊依据】

患者有受冻过程的环境史。体温降低（直肠温度），全身冰冷，血压下降，肌肉、关节僵硬，意识模糊或昏迷，心律失常，瞳孔散大等。

【并发症】

1. 休克。

2. 骨髓炎。重度冻伤、感染，或截肢术后骨端外露，容易招致细菌感染引起骨髓炎。多发于外在冻伤2个月以后。

3. 脓毒血症。与冻伤的程度、面积、病程长短和有无感染有关。

4. 急性肾衰竭。若冻僵救治不及时，则并发急性肾衰竭的概率会增加。

5. 气性坏疽。初期处理不当，有厌氧菌残留；硬厚痂皮将创面与外界环境隔绝；重度冻伤的动、静脉血栓，使组织严重缺血、缺氧；冻伤坏死组织增多，合并需氧菌感染。

6. 上呼吸道感染、肺炎。长时间寒冷刺激，小儿和老年人容易发生上呼吸道感染，进而继发肺炎。

7. 破伤风。

【鉴别诊断】

注意鉴别严重冻伤后的并发症与合并症，如休克、骨髓炎、脓毒血症、急性肾衰竭、气性坏疽、肺炎、破伤风等。

【诊疗处方】

1. 全科医学科护理常规（建立急救特别记录单）。

2. 特级或一级护理。

3. 病危通知。

4. 心电图检查，心电监护。

5. 平卧位。

6. 吸氧，4~6L/min。

7. 测血压、脉搏、呼吸，15～30分钟一次。

8. 40℃恒温水复温，立即。

9. 血常规、肝、肾功能，血气分析，CO_2-CP，血流动力学检查，抗-HIV，TPPA。

10. 温热鼻饲饮食。

11. TAT皮试。

12. TAT 1500U，肌内注射。

13. 500ml右旋糖酐40+维生素C 2.0g+三磷酸腺苷（ATP）40mg+辅酶A 100U+地塞米松10mg，静脉滴注，qd。

14. 头孢唑林钠0.5～1.0g，肌内注射，tid or qid。

15. 高压氧治疗。

16. 腹膜透析复温（必要时）。

【注意事项】

1. 紧急处置 迅速将患者移至温暖处，脱去湿冷的衣服。搬动时要小心、轻放，避免碰撞后引起骨折。立即测量直肠温度、呼吸、脉搏、血压，注意神志，检查四肢皮肤、肌肉关节僵硬程度、心肺及神经反射等情况。在未获得确切死亡证据前，必须积极抢救。

2. 复温 患者体温在32～33℃时，可用毛毯或被褥裹好身体，使患者在温暖条件下逐渐自行复温。体温＜31℃时，应加用热风或用44℃热水袋温暖全身，或将患者浸泡于40～44℃水浴中，使其缓慢复温。还可于鼻饲管内灌入加温饮料。

3. 对症治疗 心跳呼吸停止者，立即行心肺复苏。有室颤者，电击除颤，纠正心律失常和酸中毒。忌用肾上腺素；纠正缺氧，给予抗感染、抗休克治疗；纠正血液浓缩，预防血栓形成和脏器功能衰竭，争取尽早腹膜透析。应用500ml右旋糖酐40，qd，静脉滴注，连用7天，防止静脉血栓形成。

【健康生活方式指导】

1. 合理安排工作时间，尽量在一天中较暖和的时间进行户外作业。

2. 配备有防水效果的防寒服、防寒鞋、防寒手套、防寒帽等个人防护用品，并监督作业人员正确佩戴使用。

3. 提供取暖室休息，并提供热水饮用。

4. 极冷低温日限制户外作业时间，并尽量减少体力工作。

【转诊】

冻伤程度达Ⅲ～Ⅳ度，尤其是需要截肢手术时，需转诊治疗。

第三章　心血管系统疾病

第一节　急性左心衰竭

【初诊依据】

1. **病史**　原发性高血压、冠心病、心肌病、心肌梗死、心脏瓣膜病等。根据病史及典型临床表现即可诊断。

2. **症状**　突然发生严重的呼吸困难、端坐呼吸，咯粉红色泡沫痰，常于夜间发作，频繁咳嗽，伴或不伴哮鸣音，大汗淋漓，焦虑不安，有濒死感。

3. **体征**　心尖区抬举样搏动、心界扩大、心率加速、舒张期奔马律；交替脉，两肺部出现湿啰音或哮鸣音，及原有心脏病体征。

4. **X线检查**　早期肺静脉充盈、肺门淤血、肺纹理增粗和肺小叶间隔增厚。急性肺泡水肿时，肺门阴影呈蝴蝶状，并常有胸腔积液。

5. **心电图检查**　心电图上 V_1 的 P 波终末电势负值增大。有心肌缺血改变或急性心肌梗死图形。

6. **动脉血气分析**　肺水肿期 PaO_2 明显下降，$PaCO_2$ 增高。

7. **血流动力学监测**　左心室舒张末压增高，PCWP 18mmHg 以上。

【鉴别诊断】

应与支气管哮喘相鉴别。支气管哮喘无心脏病体征，双肺布满哮鸣音，可有肺气肿征。

【诊疗处方】

1. 全科医学科护理常规（建立急救特别记录单）。

2. 特级或一级护理。

3. 病危通知。

4. 坐位或半卧位（双腿下垂）。

5. 低盐流质。

6. 高流量吸氧，6～8L/min（氧气通过50%乙醇；必要时呼吸机辅助呼吸）。

7. 持续心电、血压、血氧饱和度监测。

8. 吗啡3～5mg，静脉注射，必要时每隔15分钟重复1次，共2～3次。

9. 5%葡萄糖注射液20ml+毛花苷C 0.2～0.4mg，缓慢静脉注射。

10. 0.9%氯化钠注射液20ml+呋塞米20～40mg，静脉注射。

11. 5%葡萄糖注射液250ml+硝普钠25mg，缓慢静脉滴注。

12. 10%葡萄糖注射液20ml+氨茶碱0.25g，缓慢静脉注射。

13. 血常规，血电解质，肝、肾功能，AST，CK、CKMB、LDH及其同工酶，血气分析，抗–HIV，TPPA。

14. 尿常规，粪常规。

15. 床旁心电图。

16. 超声心动图。

17. 胸部X线检查。

18. 留置导尿。

19. 记24小时出入量。

20. 膀胱冲洗，bid。

【注意事项】

1. **去乙酰毛花苷用药注意** 适用于病情紧急而2周内未用过洋地黄毒苷的患者，能增加心肌收缩力。凡是有下列情况者应禁忌使用：强心苷制剂中毒、室性心动过速、心室颤动、梗阻性肥厚型心肌病、预激综合征伴心房颤动或扑动、二至三度房室传导阻滞患者。

2. **紧急处置** 患者入住监护病房，迅速取坐位或半卧位，双腿下垂，四肢轮流结扎止血带。高流量吸氧，氧气流经50%乙醇或使用有机消泡剂。强心、利尿及扩血管治疗。

3．**镇静止痛**　早期可给皮下或静脉注射吗啡5～10mg，必要时15分钟后可重复，共2～3次，可减轻烦躁不安和呼吸困难，并可扩张周围静脉，减少回心血量。

4．**利尿**　呋塞米20～40mg或利尿酸钠25～50mg加0.9%氯化钠注射液20ml稀释后缓慢静脉注射，注意防止低血容量及电解质紊乱。

5．**其他**　有严重血流动力学紊乱者可行主动脉内气囊反搏术或超滤等治疗。

【健康生活方式指导】

1．告知患者多保持端坐位体态、合理休息，减轻心脏负荷。

2．叮嘱患者天气转冷时做好保暖工作，防止呼吸道感染加重病情（必要时可接种呼吸道疾病疫苗）。

3．戒烟酒。

4．给予低热量、清淡低盐饮食，盐日摄入量＜2.5g（重度心衰＜1.5g），根据患者喜好为其准备摄入的碳水化合物及高维生素食物，控制水分摄入量，禁止患者食用辛辣刺激食物、咸菜、带盐零食及碱发酵的馒头。

5．一天分4～5餐，每顿切忌吃饱，遵循少食多餐的饮食原则。

6．多与患者沟通交流，了解其心理障碍并给予针对性心理疏导，消除其悲观、抑郁情绪，帮助患者树立战胜疾病的信心。

7．运动康复，在监督下进行适量运动。

【转诊】

1．心力衰竭经规范治疗病情加重者。

2．已接受治疗的患者出现药物不良反应需调整治疗方案。

3．出现肺部感染、电解质紊乱、恶性心律失常等并发症。

4．导致心衰的基础病因加重。

第二节 心脏瓣膜病

一、二尖瓣狭窄

【初诊依据】

1. 左心房衰竭期 有风湿热病史，女性占2/3。因慢性肺充血，逐渐出现劳力性呼吸困难，出现咯血、咳嗽、发绀、声嘶、胸痛等。患者呈二尖瓣面容，双颧绀红，心尖区可闻及第一心音亢进，出现开瓣音，舒张中晚期出现隆隆样杂音，呈递增型。

2. 右心衰竭期 长期肺动脉高压引起右心衰竭，肺动脉瓣区第二心音亢进分裂，并有舒张早期吹风样杂音。三尖瓣区有高调全收缩期杂音。

3. X线检查 胸片后前位可见不同程度的左房增大，肺动脉段突出，右心房增大，肺门阴影增加，主动脉变小。

4. 心电图 可见二尖瓣型P波及右心室肥厚，部分伴有心房颤动。

5. 超声心动图 可见二尖瓣口狭窄，瓣膜增厚粘连，二尖瓣活动曲线呈"城墙"样改变。左心房及右心室内径增大。

【并发症】

1. 心房颤动 初始为阵发性心房扑动和颤动，之后转为慢性心房颤动。可突然出现严重呼吸困难，甚至急性肺水肿。

2. 急性肺水肿 为重度二尖瓣狭窄最严重的并发症。患者突然出现呼吸困难和发绀，不能平卧，咳嗽，咳粉红色泡沫样痰。听诊双肺布满干、湿啰音，若不及时救治可导致死亡。

3. 血栓栓塞 血栓大多来源于左心耳或左心房：左心房带蒂球状血栓或游离漂浮球状血栓可突然阻塞二尖瓣口，导致猝死。心房颤动和右心衰竭时，可在右心房形成附壁血栓，导致肺动脉栓塞。慢性二尖瓣狭窄长期卧床休息者可发生外周静脉血栓形成。

4. 右心衰竭 为二尖瓣狭窄晚期常见的并发症。临床表现为右心衰竭的症状和体征。

5. 感染性心内膜炎 较少见，近年来器械检查和瓣膜手术增加了感染机会。

6. 肺部感染 较常见，可诱发和加重心功能不全。

【鉴别诊断】

1. 急性风湿性心脏炎 杂音出现在舒张早期且柔和，每日变化较大，为左心室扩大，二尖瓣相对狭窄所致，风湿活动控制后可消失。

2. "功能性"二尖瓣狭窄 杂音历时较短，无开瓣音，性质较柔和，吸入亚硝酸异戊酯后减轻，应用升压药后加强。

3. 左房黏液瘤 症状和体征与二尖瓣狭窄相似，但呈间歇性，随体位而变更，无开瓣音，有肿瘤扑落音。超声心动图可见二尖瓣后面收缩期和舒张期有一团云雾状回声波。心导管检查显示左心房压力明显升高，造影示左心房内充盈缺损。

4. 三尖瓣狭窄 胸骨左缘闻及低调的隆隆样舒张期杂音，吸气时杂音增强，呼气时减弱。超声心动图可明确诊断。

5. 原发性肺动脉高压 多发生于女性，无心尖区舒张期杂音和开瓣音，肺动脉楔嵌压和左心房压力正常。

【诊疗处方】

1. 全科医学科护理常规。

2. 一级护理。

3. 低盐普食。

4. 病重通知。

5. 记24小时出入量。

6. 硝酸异山梨醇酯10mg，口服，tid。

7. 呋塞米20mg，口服，bid；螺内酯20mg，口服，qd。

8. 地高辛0.125～0.25mg，口服，qd。

9. 美托洛尔12.5～25mg，口服，bid。

10. 复合维生素B 2片，口服，tid。

11. 血常规，血型，肝、肾功能，血沉，抗"O"试验，CRP，血气分析，HBsAg，抗-HCV，抗-HIV，TPPA。

12. 血培养+药敏试验（发热者）。

13. 尿常规，粪常规。

14. 心电图检查，胸部X线检查。

15. 喉镜检查（必要时）。

16. 心脏X线侧位片。

17. 多普勒超声心动图。

18. 心功能、肺功能检查（必要时）。

19. 抗风湿治疗（风湿活动者）。

20. 请心胸外科会诊。

【注意事项】

1. 大量咯血，急性肺水肿时，处理原则与急性左心衰竭相似，应选用减轻心脏前负荷为主的扩张静脉系统的药物。

2. 心尖部舒张期震颤一经发现，即可肯定二尖瓣狭窄的存在。部分患者在合并心力衰竭、左心房血栓形成、严重肺气肿及肺动脉高压等情况下，心尖部舒张期杂音可减弱甚至听不到，此时诊断必须结合全面的检查及超声心动图的结果，防止误诊及漏诊。

3. 注意左心房附壁血栓，及时抗凝治疗。

【健康生活方式指导】

1. 注意休息，劳逸结合，避免过重体力活动，但在心功能允许情况下，可进行适量的轻体力活动或轻体力的工作。

2. 心功能正常又无其他症状者，饮食与正常人相同，保持足够热量与营养。

3. 心功能较差者，饮食应清淡，低盐（10g以下），切忌食用腌制食品，以含高蛋白、高维生素及高纤维素食物为主，如瘦牛肉、羊肉、大虾、鲤鱼、大黄鱼、黄豆、蚕豆、香菇。

4. 不吸烟，少饮酒，少饮咖啡与浓茶。

5. 有房颤的患者不宜作剧烈活动，应定期门诊随访；在适当时期要考虑行外科手术治疗，何时进行，应由医生根据具体情况定。

6. 如需拔牙或作其他小手术，术前应采用抗生素预防感染。

7.注意心率、心律的变化。

8.注意保暖，积极预防感染，如果发生感染可选用青霉素治疗，对青霉素过敏者可选用头孢类药物。

9.与患者沟通交流，避免情绪紧张、精神压抑而导致的心率及心功能异常。

10.定期门诊随访复查。

【转诊】

1.首诊心脏瓣膜病患者，需行进一步检查明确瓣膜病变的性质、类型和严重程度。

2.随访过程中出现新的并发症，或原有并发症加重。

3.需心脏外科或心脏介入专业医生判断干预指征。

二、二尖瓣关闭不全

【初诊依据】

1.**临床特点** 轻度者可无症状，随病变进展或心功能减低逐渐出现劳力性呼吸困难、疲乏、心悸、气促，少数左心房增大显著者可有右侧胸痛及吞咽不适感，严重者可有急性肺水肿和咯血。

2.**主要体征** 心尖区有响亮、粗糙、音调高、时限较长的收缩期吹风样杂音，向左腋下或背部传导，杂音常掩盖第一心音，伴增强的第三心音，肺动脉瓣区第二心音分裂。严重者心尖区出现低调、短促舒张中期杂音。

3.**X线检查** 胸部X线检查示左心房、左心室增大及肺淤血。

4.**心电图** 早期提示左心房肥大、左心室肥厚伴劳损；后期有肺动脉高压时可出现双室肥厚的表现。

5.**超声心动图** 可见二尖瓣肥厚及关闭不全；并可测量左心房、左心室扩大及室壁增厚程度，多普勒可在左心房内探及二尖瓣反流频谱。

【并发症】

并发感染性心内膜炎较多见，栓塞较少见。急性患者和慢性患者发生腱索断裂时，短期内发生急性左心衰竭甚至急性肺水肿预后较差。

【鉴别诊断】

二尖瓣关闭不全的杂音应与下列情况的心尖区收缩期杂音相鉴别：相对性二尖瓣关闭不全，可发生于高血压性心脏病、心肌炎、扩张型心肌病、贫血性心脏病等；功能性心尖区收缩期杂音，原因消除后杂音即消失。室间隔缺损，声学造影可证实心室水平左向右分流存在，有助鉴别。三尖瓣关闭不全，超声心动图可明确诊断。

【诊疗处方】

1. 全科医学科护理常规。

2. 二级护理。

3. 低盐饮食。

4. 尿常规，粪常规。

5. 血常规，血型，肝、肾功能，血沉，抗"O"试验，CRP，HBsAg，抗-HCV，抗-HIV，TPPA。

6. 血培养+药敏试验（发热者）。

7. 胸部X线后前位片、左侧位吞钡摄片。

8. 心电图、超声心动图。

9. 食管超声心动图检查（必要时）。

10. 心功能、肺功能检查（必要时）。

11. 毛花苷C（西地兰）0.2～0.4mg，静脉注射（重者）。

12. 呋塞米20mg，口服，bid（重者可静脉注射）。

13. 硝酸异山梨醇酯10mg，口服，tid。

14. 卡托普利12.5～25mg，口服，tid。

15. 地高辛0.125mg，口服，qd。

16. 请心胸外科会诊。

【注意事项】

1. 典型病例通常由临床检查与胸部X线检查可确诊。不典型者可进行超声心动图检查，提示左心房与左心室增大，二维超声可见瓣膜闭合不全，多普勒超声可见瓣口左房侧收缩期湍流。

2. 相对性二尖瓣关闭不全，可发生在高血压性心脏病、贫血性心脏病、主动脉瓣病、扩张型心肌病、心肌炎等。心尖区收缩期杂音要根据原发病的存在以及病因治疗，好转后杂音减轻或消失的情况，与器质性二尖瓣收缩期杂音相鉴别。

3. 注意预防风湿活动和感染性心内膜炎的发生，尤其在拔牙、手术、外伤时，应使用有效抗菌药物，术前术后各用3～4天。

【健康生活方式指导】

参考帮助心功能恢复的健康生活方式指导（同二尖瓣狭窄）。

【转诊】

1. 首诊心脏瓣膜病患者，需行进一步检查明确瓣膜病变的性质、类型和严重程度。

2. 随访过程中出现新的并发症，或原有并发症加重。

3. 需心脏外科或心脏介入专业医生判断干预指征。

三、主动脉瓣狭窄

【初诊依据】

1. **临床特点**　轻者可无症状，较重者可有疲乏无力、劳力性呼吸困难、心绞痛、眩晕或晕厥，甚至突然死亡。

2. **主要体征**　脉搏细弱、心界扩大、心底部可触及收缩期震颤。主动脉瓣区可闻及音调高、粗糙的收缩期喷射性杂音，向两侧颈部及锁骨下动脉传导；主动脉瓣区第二心音减弱或消失并有逆分裂。左心功能不全时，在心尖区可有第四心音奔马律。

3. **X线检查**　胸部X线检查示左心室增大，心尖部呈肥圆形，可见主动脉钙化影。

4. 心电图　左心室肥厚和劳损。

5. 超声心动图　主动脉瓣狭窄、瓣叶增厚和钙化以及室壁增厚等表现。

【并发症】

1. 充血性心力衰竭，50%～70%的患者死于充血性心力衰竭。

2. 栓塞，多见于老年钙化性主动脉瓣狭窄。以脑栓塞最常见，亦可发生于视网膜、四肢、肠、肾和脾脏。

3. 亚急性感染性心内膜炎，可见于二叶式主动脉瓣狭窄。

【鉴别诊断】

主动脉瓣区收缩期杂音要与以下疾病相鉴别。

1. 梗阻性肥厚型心肌病亦称特发性肥厚型主动脉瓣下狭窄，超声心动图示左心室壁不对称性肥厚，室间隔明显增厚。

2. 主动脉扩张，超声心动图可明确诊断。

3. 三尖瓣关闭不全，超声心动图可证实。

4. 二尖瓣关闭不全，心尖区全收缩期吹风样杂音，向左腋下传导。吸入亚硝酸异戊酯后杂音减弱。

【诊疗处方】

1. 全科医学科护理常规。

2. 一级护理。

3. 普通饮食。

4. 适当限制活动。

5. 血常规，血型，血糖，肝、肾功能，血沉，抗"O"试验，CRP，凝血四项（PT+APTT+TT+FIB），HBsAg，抗–HCV，抗–HIV，TPPA。

6. 血培养+药敏试验（发热者）。

7. 尿常规，粪常规。

8. 胸部X线检查。

9. 心电图检查、多普勒超声心动图。

10. 心导管检查（必要时）。

11. 硝酸异山梨醇酯10mg，口服，tid（心绞痛者）。

12. 合并心衰者，可予地高辛 0.125～0.25mg，口服，qd；或毛花苷 C 0.2～0.4mg，静脉注射（重者）。呋塞米 20mg，口服，bid（重者可静脉注射）。

13. 请心胸外科会诊。

【注意事项】

1. 风湿性主动脉瓣狭窄，男性多见，症状出现较晚，晚期以晕厥和心绞痛为突出症状，晕厥可导致突然死亡。确诊困难时可行左心导管检查；左心室造影可显示主动脉瓣口狭窄程度。

2. 解除主动脉瓣狭窄的手术治疗是关键，依据瓣膜狭窄的情况选用经皮穿刺主动脉瓣球囊分离术，或直视下主动脉瓣交界分离术，或者人工瓣膜置换术。

【健康生活方式指导】

参考帮助心功能恢复的健康生活方式指导（同二尖瓣狭窄）。

【转诊】

1. 首诊心脏瓣膜病患者，需行进一步检查明确瓣膜病变的性质、类型和严重程度。

2. 随访过程中出现新的并发症，或原有并发症加重。

3. 需心脏外科或心脏介入专业医生判断干预指征。

四、主动脉瓣关闭不全

【初诊依据】

1. 轻症者可无症状。心功能失代偿时有劳力性呼吸困难、夜间阵发性呼吸困难、端坐呼吸等左心衰竭症状，可出现卧位性心绞痛和体位性头昏。

2. 主动脉瓣区叹气样杂音为主动脉瓣关闭不全的特征性杂音。主动脉瓣关闭不全的舒张杂音在主动脉瓣第二听诊区最响，并可向左下方传导至胸骨下端或心尖部。主动脉瓣区第二心音减弱或消失，有时可闻及奥·弗（Austin Flint）杂音。该杂音是一种功能性杂音，仅在左心室衰竭的情况下出现。吸入亚硝酸异戊酯后，奥·弗杂音减弱或消失；如为器质性二尖瓣狭窄，则杂音增强。重者毛细血管搏动，水冲脉，枪击音，脉压增大。

3. 胸部X线检查示左心室增大，并有主动脉弓凸出并有显著搏动。

4. 心电图示左心室高电压、左心室肥厚并ST-T改变。

5. 超声心动图示主动脉瓣关闭不全及左心室腔增大。

【并发症】

并发充血性心力衰竭多见，为本病的主要死亡原因。出现心力衰竭后，往往在2～3年内死亡。出现心绞痛者多于4年内死亡。感染性心内膜炎亦可见，栓塞较少见。

【鉴别诊断】

1. 肺动脉瓣关闭不全　颈动脉搏动正常，肺动脉瓣区第二心音亢进，胸骨左缘舒张期杂音吸气时增强，用力握拳时无变化。心电图示右心房和右心室肥大，X线检查肺动脉主干突出。多见于二尖瓣狭窄，亦可见于房间隔缺损。

2. 主动脉窦瘤破裂　有突发性胸痛，进行性右心功能衰竭，主动脉造影及超声心动图检查可确诊。

3. 冠状动静脉瘘　可闻及主动脉瓣区舒张期杂音，但心电图及X线检查多正常，主动脉造影可见主动脉与右心房、冠状窦或右心室之间有交通。

【诊疗处方】

1. 全科医学科护理常规。

2. 二级护理。

3. 低盐饮食。

4. 血常规，血型，肝、肾功能，血沉，抗"O"试验，CRP，HBsAg，抗–HCV，抗–HIV，TPPA。

5. 血培养+药敏试验（心内膜炎者）。

6. 尿常规，粪常规。

7. 胸部X线检查。

8. 心电图、超声心动图。

9. 心功能、肺功能检查（必要时）。

10. 主动脉造影（必要时）。

11. 氢氯噻嗪25mg，口服，bid。

12. 硝酸异山梨醇酯10mg，口服，tid。

13. 卡托普利12.5~25mg，口服，tid，或依那普利5~10mg，口服，qd。

14. 地高辛0.125~0.25mg，口服，qd，或毛花苷C 0.4mg，静脉注射。

【注意事项】

1. 心脏听诊，主动脉瓣关闭不全的舒张期杂音在坐位上身稍向前倾、深呼气末屏住呼吸时更为清晰。

2. 奥·弗杂音与器质性二尖瓣狭窄杂音的鉴别较困难。超声心动图对两者鉴别最有价值。

【健康生活方式指导】

参考帮助心功能恢复的健康生活方式指导（同二尖瓣狭窄）。

【转诊】

1. 首诊心脏瓣膜病患者，需行进一步检查明确瓣膜病变的性质、类型和严重程度。

2. 随访过程中出现新的并发症，或原有并发症加重。

3. 需心脏外科或心脏介入专业医生判断干预指征。

第三节 原发性高血压

【初诊依据】

1. 可无症状或有头痛、头晕等不适，伴乏力，严重者恶心、呕吐。

2. 至少2次以上非同日测得收缩压≥140mmHg和（或）舒张压≥90mmHg。

3. 除血压符合上述条件外，尚须排除慢性肾炎、肾盂肾炎、肾动脉狭窄、嗜铬细胞瘤、原发性醛固酮增多症、妊娠高血压、多发性大动脉炎等继发性高血压。

4. 高血压分类。当收缩压和舒张压分属于不同分级时，以较高级别作为标准。

表3-1 高血压水平分类　　单位：mmHg

分类	收缩压		舒张压
正常血压	＜120	和	＜80
正常高值血压	120～139	和（或）	80～89
高血压	≥140	和（或）	≥90
1级高血压（轻度）	140～159	和（或）	90～99
2级高血压（中度）	160～179	和（或）	100～109
3级高血压（重度）	≥180	和（或）	≥110
单纯收缩期高血压	140	和	＜90

5. 高血压分层。高血压危险因素的分层是以血压水平结合危险因素及靶器官的受损情况，将患者分成低、中、高和极高危险组，并根据危险度的分层设计治疗方案。

（1）低危险组：高血压1级，收缩压140～159mmHg，舒张压90～99mmHg，不伴有各种危险因素，治疗以改善生活方式为主，如1～3个月无效，再给予药物治疗。

（2）中度危险组：①高血压1级，伴有1～2个危险因素。②高血压2级，收缩压160～179mmHg，舒张压100～109mmHg，不伴或伴有1个或以上危险因素。治疗除改善生活方式外，应给予药物治疗。

（3）高危险组：高血压1～2级，伴有3个危险因素，必须给予药物治疗。

（4）极高危险组：①高血压3级，收缩压≥180mmHg，舒张压≥110mmHg。②高血压1～2级，伴有心、脑、肾的损害，视网膜病变≥3级，以及有临床心血管疾病或肾脏疾病的所有患者。必须尽快予以强化治疗。

【并发症】

高血压可引起严重的心、脑、肾并发症，是脑卒中、冠心病的主要危险因素。具有较高的致残率和致死率。

【鉴别诊断】

应与主动脉硬化、高动力循环状态、心排量增高时所致的收缩期高血压相鉴别。

【诊疗处方】

1. 全科医学科护理常规。

2. 二级护理。

3. 低盐、低脂、低糖、低胆固醇饮食。

4. 尿常规，尿蛋白定量，粪常规。

5. 血常规，血型，空腹血糖，血胆固醇、三酰甘油，肝、肾功能，血浆肾素活性，血尿酸，血电解质，低密度脂蛋白胆固醇与高密度脂蛋白胆固醇，HBsAg，抗-HCV，抗-HIV，TPPA。

6. 葡萄糖耐量试验（必要时）。

7. 眼底检查。

8. 心电图、超声心动图检查。

9. 肾上腺增强CT检查（必要时）。

10. 心脏三位片。

11. 24小时动态血压监测。

12. 氢氯噻嗪12.5～25mg，口服，qd。

13. 非洛地平缓释片5～10mg，口服，qd。

14. 依那普利片10mg，口服，qd。

15. 美托洛尔片12.5～50mg，口服，bid。

【注意事项】

1. 注意鉴别白大衣高血压或单纯诊室高血压，隐蔽性高血压或单纯动态监测高血压，假性高血压。

2. 确定高血压的存在应注意血压测量的准确性和血压测量结果的可靠性。临床血压测量的金标准是水银柱血压计和训练有素的医生听诊柯氏音。但是已有证据表明血压测量的不准确可导致大量高血压患者的漏诊或误诊，这是由于方法学的缺陷、血压的变异性以及白大衣高血压，对于许多患者，由医生在其诊室内测量的血压实际上可能不可靠，患者在家测量血压

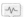

以及24小时动态血压监测得到广泛认同。

3. 一般血压控制目标为 < 140/90mmHg。糖尿病或慢性肾病合并高血压患者，血压控制目标值 < 130/80mmHg。老年收缩期性高血压的降压目标为收缩压140 ~ 150mmHg，舒张压 < 90mmHg，但不低于65 ~ 70mmHg。

4. 高血压急症发生时，一般应在心电监护下，静脉滴注给药，逐步控制性降压；硝普钠开始以50mg/500ml浓度，每分钟10 ~ 25μg。拉贝洛尔开始时缓慢静脉注射50mg，以后可以每隔15分钟重复注射，总剂量不超过300mg，也可以每分钟0.5 ~ 2mg速率静脉滴注。

【健康生活方式指导】

1. 食物多样，谷类为主；吃动平衡，健康体重；多吃蔬果、奶类、大豆；适量吃鱼、禽、蛋、瘦肉；选择小份量食物，选用小份菜方便增加食物种类。

2. 平均每日摄入12种以上的食物，每周摄入25种以上。控制每日总能量摄入，18岁及以上成年人每日能量摄入在1600 ~ 2400kcal（1kcal=4.184kJ）。

3. 少盐少油，每日食盐摄入 < 5g，控糖限酒；科学选择包装食品，以"低盐减盐，低脂减脂，低糖减糖"为原则。

4. 适当运动。

【转诊】

起病急、症状重或怀疑继发性高血压以及多种药物无法控制的难治性高血压。

第四节 冠状动脉粥样硬化性心脏病

一、无症状性心肌缺血

【初诊依据】

1. 隐匿性冠心病 无临床症状，但客观检查有心肌缺血表现，亦称隐匿性冠心病。

2. 静息心电图　出现ST段水平型或下斜型下移≥0.1mV，伴有或不伴T波倒置。

3. 动态心电图　R波为主的导联，J点后0.08秒处ST段水平或下斜型下移≥0.1mV，持续时间≥1分钟；原有ST段压低者在原有基础上再压低≥0.1mV，持续时间≥1分钟。

4. 二维超声心动图　室壁节段性运动障碍，整体或局部心功能减退。

5. 负荷核素心肌灌注显像　有助诊断。

【并发症】

溶栓治疗可能引起的并发症，易造成死亡。抗凝治疗有关的出血，如消化道、泌尿道、颅内等处出血。因此要正确掌握溶栓治疗的适应证与禁忌证。

【鉴别诊断】

鉴别诊断要考虑引起ST段和T波改变的其他疾病，如各种器质性心脏病，尤其是心肌炎、心肌病、心包病，电解质失调，内分泌疾病和药物作用等情况，都可引起心电图ST段和T波改变。心脏神经官能症患者可因肾上腺素能β受体兴奋性增高而在心电图上出现ST段和T波变化，应予以鉴别。

【诊疗处方】

1. 全科医学科护理常规。

2. 二级护理。

3. 普通饮食。

4. 血常规，AST，CK、CK-MB、LDH及其同工酶，HBsAg，抗-HCV，抗-HIV，TPPA。

5. 尿常规，粪常规。

6. 心电图、24小时动态心电图。

7. 运动负荷心电图、超声心动图检查。

8. 放射性核素心肌显像。

9. 选择性冠状动脉造影、血管内超声显像检查（必要时）。

10. 单硝酸异山梨醇酯20~50mg，口服，qd or bid（器质性冠状动脉狭窄）。

11. 美托洛尔25～100mg，口服，bid（单纯器质性冠状动脉狭窄）。

12. 硝苯地平缓释片20mg，口服，qd（功能性冠状动脉狭窄）。

13. 阿司匹林75～150mg，口服，qd。

【注意事项】

1. 患者宜适当减轻工作，采用防治动脉粥样硬化的各种措施进行治疗。

2. 硝酸酯类、钙离子拮抗剂和β受体拮抗剂均可减少或消除无症状性心肌缺血的发作，联合用药效果较好。药物治疗仍持续有心肌缺血发作者，应行冠状动脉造影以明确病变的严重程度，并考虑进行血管再通手术治疗。

【健康生活方式指导】

1. **饮食方面** 低盐低脂低糖饮食（可参考高血压）。

2. **运动方面** 参考高血压。

3. **生活方面** 改变患者生活方式，如戒烟、平衡膳食、改变不运动的习惯。

4. **急救方面** 紧急情况下呼叫120，急救设备自动复律除颤器（AED）的使用，家庭成员进行心肺复苏训练。

【转诊】

1. 首次发生心绞痛。

2. 无典型胸痛发作，但心电图ST-T有动态异常改变。

3. 稳定型心绞痛患者出现心绞痛发作频率增加，胸痛加重，持续时间延长，硝酸甘油对胸痛缓解效果不好，活动耐量降低或伴发严重症状。

4. 反复心绞痛发作，心电图有或无ST段压低，但有明显心衰症状或合并严重心律失常。

5. 胸痛伴新出现的左、右束支传导阻滞。

6. 首次发现陈旧性心肌梗死；新近发生或者可疑心力衰竭。

7. 急性冠脉综合征患者。

8. 不明原因的晕厥、血流动力学不稳定。

9. 出现其他严重合并症，如消化道出血、脑卒中等需要进一步检查者；需要做运动试验、核素成像检查、超声心动图、冠脉CT、冠状动脉造影等检查者。

二、心绞痛

【初诊依据】

1. 稳定型心绞痛 亦称稳定型劳力性心绞痛。因劳累、情绪激动、受寒、饱餐而诱发。疼痛多在胸骨后可波及心前区呈钝痛、堵塞、紧缩感或烧灼样感，可放射到左肩、左臂内侧、左手尺侧。发作3～5分钟即缓解，很少长达10分钟以上。每次发作的时限不延长，疼痛部位多无明显改变，发作时含服硝酸甘油能缩短或缓解疼痛。心电图呈缺血性ST段下降，T波倒置或低平等改变，休息时心电图检查多在正常范围。

2. 不稳定型心绞痛 除外稳定型、变异型心绞痛统称为不稳定型心绞痛。表现不典型，如疼痛部位可在上腹部、左或右前胸、颈、下颌。疼痛发作频繁，时间延长，症状加重，不易被硝酸甘油缓解，若治疗不及时，病情可进一步发展为急性心肌梗死和猝死。疼痛发作与体力活动无明显关系。心电图正常或ST段轻度下移或T波低平、倒置。

3. 变异型心绞痛 疼痛较明显，有定时发作倾向，多在夜间或凌晨发作，历时长，程度重，心电图常见ST段抬高，含服硝酸甘油有效。

4. 心电图检查 心绞痛发作时，以R波为主的导联多数有ST段下移，可出现T波低平或倒置。变异型心绞痛可出现相关导联ST段抬高，对应导联ST段压低，可出现倒置的u波。

5. 心电图负荷试验 主要观察患者对分级负荷试验的功能反应。平板运动试验的阳性标准：运动中出现心绞痛或ST段水平型或下斜型压低≥0.1mV，持续≥0.08秒。不稳定型心绞痛及心肌梗死为运动试验的禁忌证。

6. **核素心肌显象**　201铊为心肌细胞所摄取，其摄取量和速率与冠状动脉血流量有关，故可早期显示缺血区。

7. **冠状动脉造影**　冠状动脉管腔直径狭窄≥75％时可引起心绞痛，如无有意义的狭窄，麦角新碱激发试验阳性可证实变异型心绞痛的诊断。

【并发症】

变异型心绞痛，常并发各种类型心律失常。小部分不稳定型心绞痛患者有发生心肌梗死或猝死的危险。

【鉴别诊断】

1. **微血管性心绞痛**　疼痛可在休息时发生。发作时或负荷后心电图可示心肌缺血的表现，部分患者超声心动图可示节段性室壁运动异常，核素心肌灌注扫描可发现节段心肌灌注减低和再分布征象。本病多见于绝经期前的女性，冠心病的危险因素不明显，疼痛症状不甚典型。

2. **心脏神经官能症**　胸痛短暂（几秒钟）的刺痛或较持久（几小时）的隐痛，患者常喜欢深吸一大口气或叹息性呼吸。胸痛部位多在左胸乳房下心尖部附近，或经常变动疼痛部位。

3. **急性心肌梗死**　疼痛性质更剧烈，持续时间可达数小时，含服硝酸甘油多不能缓解，常伴有休克、心律失常及心力衰竭，并有发热。

4. **心肌桥**　可表现为类似心绞痛的胸痛、心律失常，甚至心肌梗死或猝死。冠状动脉造影时可显示该节段收缩期血管腔被挤压，舒张期又恢复正常，被称为挤奶现象。血管内超声更能准确地反映出心肌桥的存在，冠状动脉内多普勒可呈现特征性的舒张早期血流加速及收缩期前向血流减弱或逆流现象。

5. **其他疾病引起的心绞痛**　严重的主动脉瓣病变、风湿热或其他原因引起的冠状动脉炎、梅毒性主动脉炎引起冠状动脉口狭窄或闭塞、肥厚型心肌病、先天性冠状动脉畸形等引起的心绞痛，要根据其他临床表现进行鉴别。

6. **肋间神经痛**　疼痛常累及1～2个肋间，但并不一定局限在前胸，为刺痛或灼痛，多为持续性而非发作性，咳嗽、用力呼吸和身体转动可使疼痛加剧，沿神经走行处有压痛，手臂上举活动时局部有牵拉疼痛。

7. 其他 不典型的心绞痛还需与肋骨和肋软骨病变、食管病变、纵隔病变、食管裂孔疝、溃疡病、肠道疾病、颈椎病等所引起的胸、腹疼痛相鉴别。

【诊疗处方】

1. 全科医学科护理常规。

2. 一级或二级护理。

3. 低脂半流或普通饮食。

4. 病重通知。

5. 吸氧，$4 \sim 6L/min$。

6. 心电、血压监测（不稳定型心绞痛）。

7. 正红花油适量，心前区涂擦，立即。

8. 血常规，血脂，血糖，肝、肾功能，血镁、钾、钠、氯，AST，CK、CK–MB、LDH及其同工酶，血型（ABO+RH），血交叉配合试验，凝血四项（PT+APTT+TT+FIB），HBsAg，抗–HCV，抗–HIV，TPPA。

9. 尿常规，粪常规。

10. 胸部X线检查。

11. 24小时动态心电图、超声心动图检查、心电图活动平板试验。

12. 血流动力学监测和冠状动脉造影（必要时）。

13. 硝酸异山梨酯$5 \sim 10mg$（急性心绞痛发作时舌下含服）立即。

14. 低分子肝素钠0.5ml，皮下注射，bid。

15. 阿司匹林$0.1 \sim 0.3g$，口服，qd。

16. 美托洛尔$50 \sim 100mg$，口服，bid。

17. 氯吡格雷75mg，口服，qd，或替格瑞洛90mg，口服，bid。

18. 地尔硫䓬$30 \sim 60mg$，口服，tid。

19. 10%葡萄糖注射液250ml+硝酸甘油5mg，静脉滴注

（缓慢维持）。

【注意事项】

1. 美托洛尔不能突然停药，整个撤药过程至少2周，每次剂量减半，减至25mg，并至少持续该剂量4天，停药期间及停药后2~3周应尽量限制活动量。

2. 患者心绞痛发作时的表现常不典型，诊断需谨慎。

【健康生活方式指导】

除了生活、饮食、运动方面（同冠心病，可参考冠心病的健康生活方式指导）外，重点在于患者心理的健康疏导，多与患者沟通交流，通过调查表了解其心理障碍并给予针对性心理疏导，消除其焦虑、抑郁情绪，以减少心绞痛的诱发因素。

【转诊】

1. 反复心绞痛发作，心电图有或无ST段压低，但有明显心衰症状或合并严重心律失常。

2. 无典型胸痛发作，但心电图ST–T有动态异常改变。

三、急性冠状动脉综合征

（一）非ST段抬高急性冠状动脉综合征（UA与NSTEMI）

【初诊依据】

1. **主要症状**　主要症状是心绞痛。①静息型心绞痛：心绞痛发作在休息时，持续时间通常在20分钟以上。②初发型心绞痛：1个月内新发心绞痛，可表现为自发性发作与劳力性发作并存，疼痛分级在Ⅲ级以上。③恶化劳力型心绞痛：既往有心绞痛病史，近1个月内心绞痛恶化加重，发作次数频繁、时间延长或痛阈降低。④变异型心绞痛：通常是自发性，其特点是一过性ST段抬高，多数自行缓解，不演变为心肌梗死，仅少数可演变成心肌梗死。硝酸甘油和钙离子拮抗剂可以使其缓解。

2. **体征**　无明显体征。高危患者心肌缺血引起的心功能不全可有新出现的肺部啰音或原有啰音增加，出现第三心音

（S3）、心动过缓或心动过速，以及新出现二尖瓣关闭不全等体征。

3. 实验室检查　心肌损伤标志物是鉴别是否发生心肌梗死的主要指标。

4. 心电图　多表现为ST段动态或持续下移≥0.1mV、进行性R波降低、进行性T波倒置或发作时倒置T波呈假性正常化。

【鉴别诊断】

1. 心绞痛　心绞痛的疼痛发作较频繁，每次发作历时短，一般不超过15分钟，发作前常有诱发因素，不伴有发热、白细胞增加、红细胞沉降率增快或血清肌钙蛋白、心肌酶增高，心电图无变化或有ST段暂时性压低或抬高，很少发生心律失常、休克和心力衰竭，含服硝酸甘油疗效好。应注意不稳定型心绞痛可在短期内演变为心肌梗死。

2. 急性心包炎　急性非特异性心包炎患者在疼痛的同时或以前已有发热和血白细胞计数增高，疼痛常于深呼吸和咳嗽时加重，坐位前倾时减轻。体检可发现心包摩擦音，心电图除aVR外，各导联均有ST段弓背向下的抬高，无异常Q波出现。

3. 急性肺动脉栓塞　发热和白细胞增多出现较早，多在24小时内。心电图示电轴右偏，Ⅰ导联出现S波或原有的S波加深，Ⅲ导联出现Q波和T波倒置，aVR导联出现高R波，胸导联过渡区向左移，右胸导联T波倒置等。血乳酸脱氢酶总值增高，同工酶和肌酸磷酸激酶不增高，D-二聚体可升高。肺部X线检查、放射性核素肺灌注扫描、CT、肺动脉造影有助于诊断。

4. 急腹症　急性胰腺炎、消化性溃疡穿孔、急性胆囊炎、胆石症等，患者可有上腹部疼痛及休克，可能与急性心肌梗死患者疼痛波及上腹部混淆。但心电图检查和血清肌钙蛋白、心肌酶等测定有助于明确诊断。

5. 主动脉夹层分离　以剧烈胸痛起病，颇似急性心肌梗死。但疼痛一开始即达高峰，常放射到背、肋、腹、腰和下肢，双上肢血压及脉搏可有明显差别，少数有主动脉瓣关闭不全，可有下肢暂时性瘫痪或偏瘫。X线胸片示主动脉增宽，CT或MRI以及超声心动图探测到主动脉壁夹层内的血液，可确立诊断。

【诊疗处方】

1. 全科医学科护理常规。

2. 一级护理。

3. 低脂、低盐、低糖饮食。

4. 卧床休息（急性期）。

5. 心电监护。

6. 血常规，肝、肾功能，血清钾，血脂，空腹血糖及餐后2小时血糖，凝血四项（PT+APTT+TT+FIB），D-二聚体，血气分析，BNP及CRP，心肌血清标志物（CK、CK-MB、GOT、LDH1、肌钙蛋白、肌红蛋白），HBsAg，抗-HCV，抗-HIV，TPPA。

7. 胸部X线检查。

8. 心电图、超声心动图检查。

9. 核素心肌显像检查，冠状动脉CTA检查，冠状动脉造影。

10. 硝酸甘油0.5mg，舌下含服（立即）。

11. 美托洛尔2.5mg，静脉注射（进行性胸痛者）。

12. 阿司匹林300mg，立即顿服（100mg/d，长期维持）。

13. 氯吡格雷300mg，立即顿服（75mg/d，1年），或替格瑞洛180mg，立即顿服（90mg，bid，1年）。

【注意事项】

1. 患者心绞痛发作时的疼痛部位或不适处常位于胸骨或其邻近部位，也可发生在上腹至咽部之间。有时可位于左肩或左臂，偶尔也可位于右臂、下颌、下颈椎、上胸椎、左肩胛骨间或肩胛骨上区，很少位于左腋下或左胸下者。对于疼痛或不适感分布的范围，患者常需用整个手掌或拳头来指示，仅用一手指的指端来指示者极少。

2. 心电图无改变的患者可考虑做动态心电图和负荷试验。诊断有困难者可行放射性核素检查或行血管内超声显像，光学相干断层成像（OCT）检查。

【健康生活方式指导】

1. 进行认知行为干预，以帮助个人实现健康的生活方式。

2. 以运动为基础的心脏康复作为冠心病患者实现健康生活方式和管理危险因素的一种有效手段，有利于降低全因死亡、心血管死亡和心血管病的发病率。

3. 推荐多学科医疗保健专业人员（心脏病学家、全科医生、护士、营养师、物理治疗师、心理学家、药剂师）共同参与。

4. 采取心理干预措施改善冠心病患者的抑郁症状。

5. 推荐冠心病患者，特别是老年人，每年接种流感疫苗，以降低发病率。

【转诊】

拟诊NSTE-ACS后，应立即评估病情和危险分层。

1. 极高危患者（以下情况之一）应紧急转诊至可行PCI的医院实施直接PCI（＜2小时）。

（1）血液动力学不稳定或心源性休克。

（2）药物治疗无效的反复发作或持续性胸痛。

（3）致命性心律失常或心脏骤停。

（4）心肌梗死合并机械并发症。

（5）急性心力衰竭。

（6）反复的ST-T动态改变，尤其伴随间歇的ST段抬高。

2. 高危患者（以下情况之一）应尽快转诊至可行PCI的医院早期侵入治疗（＜24小时）。

（1）GRACE评分＞140分。

（2）心肌梗死相关的cTn上升或下降；ST-T动态改变。

3. 中危患者（以下情况之一）可转诊至可行PCI的医院行延迟侵入治疗（＜72小时）。

（1）GRACE评分109～140分。

（2）糖尿病。

（3）肾功能不全 [估算的肾小球滤过率＜60ml·min^{-1}·（1.73m^2）$^{-1}$]。

（4）LVEF＜40%或慢性心力衰竭。

（5）早期心肌梗死后心绞痛。

（6）PCI史。

（7）CABG史。

4. 低危患者（以下情况之一）可安排普通转诊。

（1）因确诊和随访需要或条件所限不能行相关检查。

（2）经规范化治疗症状控制仍不理想。

（3）为评价冠状动脉情况需进一步诊治。

（二）ST段抬高心肌梗死（STEMI）

【初诊依据】

1. 胸痛是最先出现的症状，多发生于清晨。胸痛持续30分钟以上，疼痛剧烈，疼痛向左肩、背部、左上肢、颈部等处放射，伴随有恶心、呕吐、烦躁不安、恐惧、出汗等。部分人可有发热、心动过速等全身症状。舌下含服硝酸甘油不能缓解，可出现各型心律失常，严重患者可出现心力衰竭、低血压和心源性休克，甚至猝死。

2. 心肌梗死患者常无特异性体征，根据心肌梗死的部位不同体征差异性较大，常出现心率加快，下壁梗死者心率多减慢；心尖区第一心音减弱；可出现第四心音（心房性）奔马律，少数有第三心音（心室性）奔马律；10%～20%的患者在起病第2～3天出现心包摩擦音；心尖区可出现粗糙的收缩期杂音或伴有收缩中晚期喀喇音；多数患者血压有不同程度的降低，可伴有心律失常、休克、心力衰竭等相关体征。

3. 心电图检查。急性期可见异常高尖两支不对称的T波；随后出现ST段明显抬高，弓背向上。与直立的T波连续，形成单相曲线，并有R波的进行性降低形成Q波，表现为心肌细胞坏死，以后逐渐出现T波降低为平坦或倒置，T波倒置可永久性存在，也可在数月或数年内逐渐恢复。

4. 实验室检查。白细胞、中性粒细胞计数可增多，嗜酸性粒细胞减少或消失；红细胞沉降率增快，C-反应蛋白增高。心肌损伤标志物（肌红蛋白、肌钙蛋白 I 或 T）增高；肌酸激酶同工酶（CK-MB）增高。

【并发症】

1. 乳头肌功能失调或断裂 心尖区出现收缩中晚期喀喇音和吹风样收缩期杂音，第一心音可不减弱，可引起心力衰竭。多发生在二尖瓣后乳头肌，多见于下壁心肌梗死。心力衰竭明显，可迅速发生肺水肿。

2. 心脏破裂 多为心室游离壁破裂，因产生血性心包积液以致急性心脏压塞和电机械分离而猝死。

3. 栓塞 见于起病后 1~2 周。如血栓来自左心室，可产生脑、肾、脾或四肢等动脉栓塞；如血栓来自下肢深部静脉，可产生肺动脉栓塞。

4. 心肌梗死后综合征 表现为心包炎、胸膜炎或肺炎，有发热、胸痛、气急、咳嗽等症状。

5. 室壁瘤形成 见于心肌梗死范围较大的患者，常于起病数周后才被发现。体检可发现心浊音界扩大，心脏搏动范围较广泛，可有收缩期杂音。发生附壁血栓时，心音减弱。心电图示 ST 段持续抬高。X 线检查、超声心动图、放射性核素心脏血池显像以及左心室造影可见局部心缘突出，搏动减弱或有反常搏动。易发生心力衰竭、心律失常或栓塞。

6. 其他 呼吸道或其他部位的感染、肩-手综合征等。

【诊疗处方】

1. 全科医学科护理常规。

2. 一级护理。

3. 低脂饮食。

4. 绝对卧床休息（急性期）。

5. 心电监护，bid（记录全导联心电图）。

6. 吸氧，1~2L/min（鼻导管持续给氧）。

7. 病重或病危通知。

8. 记24小时出入量。

9. 血常规，肝、肾功能，血清钾，血脂，空腹血糖，凝血四项（PT+APTT+TT+FIB），D-二聚体，血气分析，BNP及CRP，HBsAg，抗-HCV，抗-HIV，TPPA。

10. 心肌血清标志物（CK、CK-MB、GOT、LDH1、肌钙蛋白、肌红蛋白），qd（连续5日）。

11. 胸部X线检查。

12. 心电图、超声心动图检查。

13. 核素心肌显像及心血池检查，冠状动脉CTA检查，冠状动脉造影。

14. 硝酸甘油0.4mg，舌下含服，连用3次（持续性缺血变现）。

15. 吗啡0.3～5mg，肌内注射（胸痛者）。

16. 阿司匹林300mg，立即顿服（100mg/d，长期维持）。

17. 氯吡格雷300mg，立即顿服（75mg/d，1年），或替格瑞洛180mg，立即顿服（90mg，bid，1年）。

18. 美托洛尔2.5mg，静脉注射（合并心律失常、高血压者）。

19. 介入治疗或溶栓治疗或基因治疗及急诊搭桥等。

【注意事项】

1. 动态观察心肌血清标志物（CK、CK-MB、GOT、LDH1、肌钙蛋白、肌红蛋白），每日一次，连续5日；溶栓治疗者从溶栓前开始，每2小时一次，直至发病后18小时以后每日一次，连续5日。

2. 溶栓治疗要注意适应证和禁忌证。溶栓时间的选择，3小时内溶栓的成功率等同急诊介入，如发病3小时后有条件者应立即行急诊介入治疗开通梗死血管。溶栓治疗患者应根据所使用的溶栓剂的不同采用不同的抗凝方案。

3. 心电监测要5～7天，每天早晚各记录全导联心电图1次，连续1周。

【健康生活方式指导】

1. 教育冠心病患者坚持服用有临床研究证据、能改善预后的药物。

2. 让患者获得冠心病防治的相关知识，包括冠心病危险因素控制、生命质量评估、运动指导、饮食及体重控制、出院用药和随访计划、心电监测知识等。

3. 改变患者生活方式，如戒烟、平衡膳食、改变不运动的习惯。

4. 对冠心病患者及家属进行生存教育，包括患者出现胸痛或心悸等症状的应对措施，心力衰竭的家庭护理等。

5. 急救措施培训，包括紧急情况下呼叫120，急救设备自动复律除颤器（AED）的使用，家庭成员进行心肺复苏训练。

【转诊】

1. 对于发病＜12小时的患者，应立即评估能否将患者在就诊后120分钟内转运至可行PCI的医院并开通梗死相关血管。如果"能"，则应在患者就诊后30分钟内启动转运流程，将患者尽快转运至可行PCI的医院实施直接PCI。如果"不能"，则应立即评估患者是否存在溶栓禁忌证。如果"有溶栓禁忌证"，则应在患者就诊后30分钟内启动转运流程，将患者尽快转运至可行PCI的医院实施直接PCI；如果"无溶栓禁忌证"，则应在患者就诊后30分钟内开始溶栓治疗。

2. 对于发病＞12小时的患者，若存在临床不稳定情况，如进行性心肌缺血症状、心力衰竭心源性休克、恶性心律失常等，应在患者就诊后30分钟内启动转运流程，将患者尽快转运至可行PCI的医院实施直接PCI。

3. 对于接受溶栓治疗的患者，应在给予溶栓药物后尽快将其转运至可行PCI的医院，并在溶栓开始后60~90分钟评估溶栓是否成功。如果溶栓失败，则应立即行补救性PCI；如果溶栓成功，则应在溶栓后2~24小时常规行早期PCI。

第四章　呼吸系统疾病

第一节　肺部感染性疾病

一、肺炎链球菌肺炎

【初诊依据】

1. 青壮年男性，冬、春季节，多因受寒、疲劳、上呼吸道感染引起。出现寒战、高热、咳嗽、胸痛、咳黏液脓性痰、血性痰或铁锈色痰。重症者可伴休克，典型者病变部叩诊呈浊音。

2. 外周血白细胞计数增加，中性粒细胞达80%以上且有核左移，有中毒颗粒。

3. 胸部X线检查早期肺部有均匀淡影。典型表现为大片均匀致密阴影，呈叶、段分布。

4. 痰涂片可见大量革兰阳性球菌。痰培养、血培养或胸腔积液有肺链球菌生长。

【并发症】

可并发呼吸衰竭、心力衰竭、败血症、肺脓肿、化脓性胸膜炎、支气管扩张、脑膜炎、心肌炎、化脓性心包炎、感染性休克等并发症。

【鉴别诊断】

应与急性呼吸窘迫综合征（ARDS）、充血性心力衰竭、肺栓塞、化学气体吸入、过敏性肺泡炎、药物性肺炎、放射性肺炎、结缔组织疾病累及肺部、白血病或其他恶性肿瘤肺内浸润或转移等相鉴别。

【诊疗处方】

1. 全科医学科护理常规。

2. 二级护理。

3. 半流质。

4. 吸氧（必要时）。

5. 血常规，血培养＋药敏试验，血气分析，肝、肾功能，血电解质，HBsAg，抗-HCV，抗-HIV，TPPA。

6. 痰培养＋药敏试验。

7. 尿常规，粪常规。

8. 胸部X线检查。

9. 可待因0.03g，口服，tid；塞来昔布胶囊0.2g，口服，qd。

10. 头孢克洛0.25g，口服，tid。

11. 氨溴索30mg，口服，tid。

12. 润肺膏15g，口服，bid。

13. 5%葡萄糖注射液100ml＋头孢拉定1.0g，静脉滴注，qid。

14. 5%葡萄糖氯化钠注射液250ml＋维生素C 2.0g，静脉滴注，qd（慢）。

【注意事项】

1. 一经诊断应即给予抗菌药物治疗，不必等细菌培养结果，首选青霉素G。

2. 重症肺炎的治疗首先应选择广谱的强力抗菌药物，并应足量、联合用药。抗生素疗程一般为5～7天。抗菌药物治疗后48～72小时应对病情进行评估。如72小时后症状无改善，体温不退或再次升高，应考虑药物未能控制致病菌或出现耐药；或特殊病原体感染（如结核分枝杆菌、真菌、病毒等）或并发症的可能。

【健康生活方式指导】

1. 注意生活起居规律，保证充足睡眠，顺应气候变化，防寒保暖，适当进行体育锻炼以增强体质，预防感冒。

2. 注意多饮水，饮食宜清淡，不宜过于肥腻或辛辣咸，戒除烟酒等不良嗜好。

3. 咳嗽痰多者应尽量将痰排出，咳痰无力者，可翻身拍背以助排痰。

【转诊】

1. 治疗48小时症状无改善或一度改善后又恶化者，即初始治疗无效，没有条件进一步寻找病因或改进治疗措施。

2. 存在慢性阻塞性肺疾病（COPD）、糖尿病、肾功能不全、恶性肿瘤等基础疾病或相关因素导致治疗困难。

3. 严重、多重细菌耐药性肺炎。

二、衣原体肺炎

【初诊依据】

诊断主要靠病原体的分离和血清学抗体的检测。血清肺炎衣原体抗体滴度呈4倍或4倍以上变化（增高或降低），同时肺炎衣原体抗体滴度（微量免疫荧光试验）≥1：32，可明确诊断。血清肺炎衣原体IgG抗体滴度≥1：512或IgM抗体滴度≥1：16（微量免疫荧光试验）为有意义，应高度怀疑肺炎衣原体感染。

【并发症】

可并发心内膜炎、心肌炎、结节性红斑、肝炎、脑膜炎和脑炎等。

【鉴别诊断】

肺炎支原体肺炎、军团菌肺炎及某些病毒性肺炎的临床表现相似，鉴别诊断基本依赖实验室检查。

【诊疗处方】

1. 全科医学科护理常规。

2. 三级护理。

3. 普通饮食。

4. 血常规，血电解质，血冷凝集试验，血清特异性补体结合试验，血特异性抗体测定，血链球菌MG凝集试验，血沉，肝、肾功能，HBsAg，抗-HCV，抗-HIV，TPPA。

5. 痰培养+药敏试验。

6. 尿常规，粪常规。

7. 胸部X线检查。

8. 心电图。

9. 红霉素0.125～0.25g，口服，qid。

10. 苯佐那酯50～100mg，口服，tid。

11. 0.9%氯化钠注射液250ml+阿奇霉素500mg，静脉滴注，qd（2天症状控制后改口服巩固）。

【注意事项】

治疗以大环内酯类抗生素，首选红霉素。四环素口服不宜用于孕妇和儿童。口服疗程均为21天。阿奇霉素口服吸收好，半衰期长，组织浓度高，不良反应小，治疗浓度可维持7～10天。一般用药后24～48小时体温下降，症状开始缓解。氟喹诺酮类药物如环丙沙星、氧氟沙星、莫西沙星等对成人衣原体肺炎也有很好的治疗作用。

三、肺炎支原体肺炎

【初诊依据】

流行期间根据症状和X线检查表现可做出临床诊断。散发性病例临床特征可提示诊断，但确诊需要病原学检查证据。呼吸道标本培养得到支原体，血清肺炎支原体抗体滴度呈4倍或4倍以上的变化（增高或降低），同时肺炎支原体抗体滴度（补体结合试验）≥1：64，即可明确诊断。

【并发症】

病情较轻，很少出现并发症。儿童可并发鼓膜炎或中耳炎，少数患者可出现胸腔积液。

【鉴别诊断】

本病轻型应与病毒性肺炎、军团菌肺炎相鉴别。

【诊疗处方】

1. 全科医学科护理常规（呼吸道隔离）。

2. 二级护理。

3. 普通饮食。

4. 血常规，血电解质，血冷凝集试验，血清特异性补体结合试验，血特异性抗体测定，血链球菌MG凝集试验，血沉，肝、肾功能，HBsAg，抗-HCV，抗-HIV，TPPA。

5. 痰培养+药敏试验。

6. 胸部X线检查。

7. 心电图。

8. 阿奇霉素0.5g，口服，qd。

9. 5%葡萄糖注射液250ml+氧氟沙星0.4g，静脉滴注，qd。

10. 盐酸可待因15～30mg，口服，tid。

11. 氨溴索30mg，口服，tid。

12. 润肺膏15g，口服，bid。

【注意事项】

1. 抗感染治疗的疗程通常为10～14天，部分难治性病例的疗程可延长至3周左右，不宜将肺部阴影完全吸收作为停用抗菌药物的指征。大环内酯类抗生素治疗72小时症状仍无明显改善的成人肺炎支原体肺炎患者，可换用氟喹诺酮类或四环素类抗生素。

2. 大环内酯类抗生素、氟喹诺酮类药物、多西环素及米诺环素等四环素类抗生素是治疗肺炎支原体感染的常用药物。阿奇霉素及克拉霉素等新型大环内酯类药物具有半衰期长、用药次数少、胃肠道反应轻、生物利用度高及细胞内药物浓度高等特点。

3. 氟喹诺酮类可致胎儿及幼儿关节损害，妊娠、哺乳妇女及未成年人均应慎用。

4. 肺炎支原体介于细菌和病毒之间，兼厌氧，早期使用适当抗菌药物可减少症状及缩短病程，大环内酯类为首选。因肺炎支原体无细胞壁，故青霉素和头孢菌素类等无效。

【健康生活方式指导】

同肺炎链球菌肺炎。

【转诊】

同肺炎链球菌肺炎。

第二节　慢性阻塞性肺疾病

【初诊依据】

1. 慢性咳嗽，常伴少量黏液痰，合并细菌感染时可有脓痰，气短或呼吸困难，晚期可有桶状胸，心浊音界缩小或消失，肝浊音界下移，听诊呼吸音减弱，呼气延长。

2. 胸部X线检查，早期可无异常，晚期表现为肺气肿征象。

3. 肺功能检查，$FEV_1/FVC < 70\%$。

【并发症】

1. **自发性气胸**　并发气胸多为张力性气胸，必须积极抢救。患者肺野透亮度较高，且常有肺大疱存在，故气胸体征不够典型，胸部X线检查可确认。

2. **呼吸衰竭**　COPD往往呼吸功能严重受损，有些重症患者处于慢性呼吸衰竭代偿期，在某些诱因如呼吸道感染、不适当氧疗、应用镇静剂过量、外科手术等的影响下，通气和换气功能障碍进一步加重，可诱发急性呼吸衰竭，亦称慢性呼吸衰竭急性加重或失代偿。

3. **慢性肺源性心脏病和右心衰竭**　低氧血症和二氧化碳潴留以及肺泡毛细血管床破坏等，可引起肺动脉高压和慢性肺源性心脏病。

4. **胃溃疡**　发生机制可能是由于低氧血症、高碳酸血症、代谢紊乱、严重感染、胃肠道瘀血、应激反应及临床应用肾上腺皮质激素、茶碱类药物等，使胃酸分泌增多，严重应激状态下可引起交感神经兴奋和血清儿茶酚胺浓度显著升高，使胃、十二指肠黏膜下层的动静脉分流开放，导致毛细血管床血流量减少，局部黏膜组织持续缺血而致严重损伤和溃疡形成，引起上腹痛、反酸、上消化道出血。患者可因呼吸衰竭并发上消化道大出血而死亡。

5. 睡眠呼吸障碍 阻塞性肺气肿患者睡眠质量降低。可发生低通气或睡眠呼吸暂停，睡眠时氧饱和度下降。尤其是清醒状态下动脉血氧分压低者，睡眠中更易出现低氧血症、心律失常和肺动脉高压等。

6. 继发性红细胞增多症 因为低氧引起红细胞数量代偿性增多，以提高血氧含量和机体氧供。红细胞数量增多，全血容量相应增加，血黏滞度增高，从而引起头痛、头昏、耳鸣、乏力、出汗等相应症状，并易发生血管栓塞。

【鉴别诊断】

应与肺结核、哮喘、充血性心力衰竭、闭塞性细支气管炎、弥漫性泛细支气管炎以及职业性肺病等鉴别诊断。

【诊疗处方】

1. 急性加重期

（1）全科医学科护理常规。

（2）一级护理。

（3）半流或普食。

（4）吸氧，1~2L/min。

（5）血常规，血电解质，肝、肾功能，血糖，血脂，血气分析，HBsAg，抗-HCV，抗-HIV，TPPA。

（6）痰培养+药敏试验+抗酸杆菌涂片。

（7）尿常规，粪常规。

（8）心电图检查。

（9）肺功能检查。

（10）胸部X线检查。

（11）监测末梢血氧饱和度，qd。

（12）持续氧疗（低氧血症者，2~3L/min）。

（13）沙丁胺醇雾化液1ml，雾化吸入，tid。

（14）异丙托溴铵雾化液2ml，雾化吸入，tid（迁延不愈者）。

（15）润肺膏15g，口服，bid。

（16）氨茶碱0.1g，口服，tid。

（17）阿莫西林0.5g，口服，tid or qid。

（18）0.9%氯化钠注射液100ml+甲泼尼松40mg，qd，静脉滴注（疗程5～7日）。

（19）机械通气（必要时）。

2. 稳定期

（1）全科医学科护理常规。

（2）二级护理。

（3）普食。

（4）尿常规，粪常规。

（5）痰培养+药敏试验+抗酸杆菌涂片。

（6）血常规，血电解质，肝、肾功能，血糖，血脂，动脉血气分析。

（7）心电图。

（8）肺功能检查。

（9）胸部X线检查。

（10）流感疫苗接种。

（11）沙丁胺醇2～4mg，气雾吸入，tid（必要时每4小时重复1次）。

（12）沙美特罗50μg，粉雾吸入，bid。

（13）肺康复治疗。

【注意事项】

1. 急性加重期

（1）尽量避免3个月内使用过的抗生素；COPD稳定期不应预防性用药。若发生感染（痰量增加、脓性痰和气急加重3项兼具或至少2项），应早期、足量使用抗生素。可选用氨苄西林、阿莫西林及其酶抑制剂复合制剂、头孢菌素、氟喹诺酮或新大环内酯类。

（2）鼓励患者进行腹式呼吸锻炼。

2. 稳定期

（1）注意补充营养，纠正营养不良。急性发作期可采用经胃肠营养和静脉营养，缓解期一般经胃肠营养。应避免糖类，以免产生过多 CO_2，加重 CO_2 潴留。

（2）加强体质锻炼，预防感冒；反复呼吸道感染者可试用免疫调节药或中医中药治疗。

（3）长期家庭氧疗可提高COPD患者的动脉血氧分压，降低肺动脉压和血液的黏稠度，延缓肺心病的恶化。

【 健康生活方式指导 】

1. 首要戒烟，预防感冒，避免接触粉尘，以免诱发加重本病；保持空气湿润，有利于呼吸道分泌物的排出；在严格的看护下，进行适当的肺康复锻炼，改善呼吸功能，减轻症状，提高生活质量及机体抵抗力。

2. 宜少食多餐，给予清淡、易消化、营养丰富的饮食，避免辛辣刺激性食物，保持大便通畅。

3. 应帮助患者正确认识此疾病，保持乐观开朗的心态，避免不良情绪对身体的不利影响。

【 转诊 】

1. 首次诊断时，因急性加重住院后出院，症状逐步恶化。

2. 急性加重出现需要收住呼吸科监护病房的适应证或有创机械通气适应证。

第三节　支气管哮喘

【 初诊依据 】

1. 发作性喘息、咳嗽、胸闷、呼吸困难，常夜间加重。发作时在双肺可闻及散在或弥漫性哮鸣音，并发肺部感染者可闻及湿啰音。

2. 临床表现不典型者（如无明显喘息或体征）应至少具备以下一项试验阳性：①支气管激发试验或运动试验阳性；②支气管扩张试验阳性（FEV1增加15%以上，且FEV1增加绝对值＞200ml）；③最大呼气流量（PEF）日内变异率或昼夜波动率≥20%。

【并发症】

发作时可并发气胸、纵隔气肿、肺不张。长期反复发作和感染或并发慢性支气管炎、肺气肿、支气管扩张、间质性肺炎、肺纤维化和肺源性心脏病。

【鉴别诊断】

支气管哮喘应注意与喘息性支气管炎、左心衰竭产生的心源性哮喘、大气道肿瘤或其他原因的上气道梗阻引起的呼吸困难、肺嗜酸性粒细胞浸润症以及小儿细支气管炎引起的喘鸣相鉴别。

【诊疗处方】

1. 急性发作期

（1）全科医学科护理常规（建立急救特别记录单）。

（2）一级护理。

（3）病重通知。

（4）半流质。

（5）半卧位。

（6）吸氧，1～2L/min。

（7）床边胸部X线检查、心电图。

（8）肺功能检测（急性发作期暂缓）。

（9）支气管激发试验或支气管扩张试验。

（10）特异性变应原试验、血清蛋白电泳、补体、免疫球蛋白测定。

（11）血常规，血电解质，血气分析，CO_2-CP，嗜酸性粒细胞计数，HBsAg，抗-HCV，抗-HIV，TPPA。

（12）痰培养+药敏试验。

（13）尿常规，粪常规。

（14）心电图。

（15）异丙托溴铵40～80μg，气雾吸入，qid。

（16）10%葡萄糖注射液250ml+氨茶碱0.25g，静脉滴注，

qd，或特布他林2.5mg，bid，或喘特灵缓释片4~8mg，口服，bid。

（17）0.9%氯化钠注射液100ml+甲泼尼松40~80mg，静脉滴注，qd or bid。

（18）5%碳酸氢钠100~200ml，静脉滴注，立即（根据血气分析调整）。

（19）5%葡萄糖注射液500ml+阿奇霉素0.5g，静脉滴注，qd，或5%葡萄糖注射液100ml+头孢他啶2.0g，静脉滴注，bid。

2.慢性持续期

（1）全科医学科护理常规。

（2）三级护理。

（3）普食。

（4）血常规，血电解质，肺功能检测。

（5）胸部X线检查。

（6）痰培养+药敏试验。

（7）尿常规，粪常规。

（8）吸氧，1.5~2L/min。

（9）异丙托溴铵40~80μg，气雾吸入，tid。

（10）氨茶碱缓释片0.1g，口服，bid。

（11）盐酸氨溴索30mg，口服，tid。

【注意事项】

1.急性发作期

（1）吸氧：面罩吸氧比插管效果好，可减少支气管痉挛。注意查找诱因，立即脱离变应原。

（2）药物治疗：①β₂肾上腺素受体激动剂：特布他林气雾吸入，成人每次0.25~0.5mg，tid or qid。②激素治疗：地塞米松5~10mg静脉滴注或雾化吸入，根据病情每2~4小时一次，静脉注射；或琥珀氢化可的松50~100mg，静脉滴注。③氨茶碱：氨茶碱0.25g加入10%葡萄糖注射液20~40ml中缓慢静脉注射，之后用氨茶碱0.25～0.5g加入5%葡萄糖注射液500ml中静脉滴注。氨茶碱静脉注射过快或茶碱血药浓度高于20μg/ml时，可出现毒性反应，表现为心律失常、心率增快、肌肉颤动或癫痫。静脉注射过快还可引起一过性低血压或周围循环衰竭。当茶碱浓度超过40μg/ml时，可出现发热、失水、惊厥等，严重者可引起呼吸停止及心脏停搏而致死。氨茶碱严禁与下列药物配伍静脉使用：葡萄糖酸钙、异戊巴比妥钠、维生素B6、氨苄西林、泛酸钙、氯胺酮、琥珀酸钠、氯霉素、溴化钙、盐酸氯丙嗪、头孢噻吩、青霉素、苯巴比妥钠、毒毛花苷K、四环素及其盐酸盐、肾上腺素、去甲肾上腺素、促皮质激素、去乙酰毛花苷、万古霉素、水解蛋白、盐酸羟嗪、维生素C、酒石酸吉他霉素、酚磺乙胺。

（3）气管插管：病情危重、呼吸道痰液阻塞引起窒息、严重缺氧和CO_2潴留、意识障碍者，应立即行气管插管。

（4）机械通气：$PaO_2 < 5.3kPa$，$PaCO_2 > 8.7kPa$，伴意识障碍；呼吸道痰阻引起窒息。采用间歇正压呼吸（IPPB）作机械通气，通气量8～10L/min，呼吸频率12～16次/分，吸入氧浓度40%～50%，并根据血气分析调整。

2. 慢性持续期

（1）对于大多数未经治疗的持续性哮喘患者，初始治疗从第2级治疗方案开始，如果初始评估提示哮喘处于严重未控制，治疗应从第3级开始。

（2）抗感染治疗：早期使用糖皮质激素。使用白三烯受体拮抗药。同时治疗伴随的过敏性鼻炎、慢性鼻窦炎、胃食管反流、声带功能不全等。

（3）免疫治疗：缓解期要积极进行变态原特异性免疫治疗（脱敏疗法）。为了调理机体免疫功能，可进行非特异性免疫治疗。

【健康生活方式指导】

1. 一级预防。孕妇及胎儿避免香烟环境，胎儿经阴道分娩，婴儿期避免使用对乙酰氨基酚和广谱抗生素，孕期多进食富含维生素D和维生素E的食物，母乳喂养等均可降低儿童哮喘的发生。

2. 哮喘患者应避免或减少接触室内外过敏原、病毒感染、污染物、烟草烟雾、药物等危险因素。

3. 正确使用吸入装置的指导和培训。选择合适的吸入装置，在使用定量压力气雾剂时可接上储雾罐；反复对患者进行吸入技术教育，让患者现场展示吸入装置的使用方法；定期核对患者吸入装置的使用方法。

4. 增加用药依从性。通过医患共同决策药物/剂量的使用、远程监测吸入装置、使用低剂量ICS时选择每天一次给药的方法、家庭随访等方法增加患者用药依从性。

5. 传授哮喘知识。包括哮喘的诊断、基本治疗原则、缓解药物与控制药物的区别、潜在的药物不良反应、预防症状及急性发作、如何识别哮喘恶化、应该采取什么方式、何时/如何寻求医疗服务、治疗并发症等。

6. 病情自我监测和管理。包括正确使用峰流速仪、准确记录哮喘日记、定期门诊随访。推荐患者起始治疗期间每日早晚各做1次PEF测定，获得个人PEF最佳值，并书写以PEF记录表为主、附加症状和用药情况的哮喘日记。

【转诊】

1. **紧急转诊**　当哮喘患者出现中度及以上程度急性发作，经过紧急处理后症状无明显缓解时应考虑紧急转诊。

2. **普通转诊**　①因确诊或随访需求需要做肺功能检查（包括支气管舒张试验、支气管激发试验、运动激发试验等）。②为明确过敏原，需要做过敏原皮肤试验或血清学检查。③经过规范化治疗哮喘仍然不能得到有效控制。

第四节　肺循环疾病

慢性肺源性心脏病

【初诊依据】

1．病史及临床表现　有慢性支气管炎、肺气肿及其他肺胸疾病或肺血管病变。有慢性咳嗽、咳痰、气喘症状及发绀、肺气肿等体征。有右心功能不全的临床表现，如颈静脉怒张、肝肿大压痛、肝-颈静脉回流征阳性、下肢水肿及静脉压增高等。有肺动脉高压、右心室增大的体征，如剑突下出现收缩期搏动、肺动脉瓣区第二心音亢进、三尖瓣区心音较心尖部明显增强或收缩期杂音。

2．X线检查　显示有肺动脉高压与右心室增大的征象。

3．超声心动图　右心房、右心室及右心室流出道内径增大。

4．心电图检查　额面平均电轴 $\geqslant +90°$；$V_1R/S \geqslant 1$；肺型P波，P波电压 $\geqslant 0.22mV$；或电压 $\geqslant 0.2mV$ 呈尖锋型，结合P波电轴 $> +80°$；或当低电压时P波电压 $> 1/2R$，呈剑锋型，结合电轴 $> +80°$。

【并发症】

最常见的并发症为酸碱平衡失调和电解质紊乱。尚有上消化道出血和休克，其次为肝、肾功能损害及肺性脑病，少数有自发性气胸、弥散性血管内凝血等。

【鉴别诊断】

应该分别与风湿性心瓣膜病、冠心病、充血型原发性心肌病、急性呼吸窘迫综合征相鉴别。少数肺源性心脏病患者在心电图 I、aVL或胸导联上出现病理性Q波，在三尖瓣区、心尖部以及肺动脉瓣区听到杂音，出现心功能不全的症状和体征以及发绀等，可通过病因、病史、临床表现及辅助检查相鉴别。

【诊疗处方】

1. 全科医学科护理常规。

2. 一级护理。

3. 低盐半流或普食。

4. 半卧位。

5. 持续吸氧1～2L/min。

6. 10%乙酰半胱氨酸3ml，喷雾吸入，tid。

7. 胸部X线检查。

8. 心电图、超声心动图检查。

9. 血常规，血气分析，肝、肾功能，血电解质，CO_2-CP，空腹血糖、血脂、心肌酶学，HBsAg，抗-HCV，抗-HIV，TPPA。

10. 痰培养+药敏试验。

11. 尿常规，粪常规。

12. 乙酰半胱氨酸200mg，口服，tid。

13. 氨茶碱0.1g，口服，bid。

14. 润肺膏15g，口服，bid。

15. 地高辛0.125mg，口服，bid。

16. 氨苯蝶啶50mg，口服，tid。

17. 氢氯噻嗪25mg，口服，tid。

18. 25%葡萄糖注射液20～40ml+毛花苷C 0.2～0.4mg，静脉注射（10～15分钟），立即。

19. 50%葡萄糖注射液40ml+酚妥拉明3mg，静脉注射（10分钟）。

【注意事项】

1. 首先控制感染，联合应用抗菌药物。宜根据痰培养和致病菌对药物敏感的测定结果选用药物，但不要受痰菌药物试验的约束，早期应用广谱抗菌药物。

2. 抢救呼吸衰竭应采取综合措施，包括缓解支气管痉挛、清除痰液、畅通呼吸道、持续低浓度给氧、应用呼吸兴奋剂等。必要时施行气管切开、气管插管和机械呼吸器治疗等。

3. 控制心律失常，除常规处理外，需注意治疗病因，包括控制感染、纠正缺氧、纠正酸碱和电解质平衡失调等。病因消除后心律失常往往会自行消失。此外，应用抗心律失常药物时还要注意避免应用普萘洛尔等 β 肾上腺素能受体拮抗剂，以免引起支气管痉挛。

4. 在有效控制感染的情况下，短期大剂量应用肾上腺皮质激素，对抢救早期呼吸衰竭和心力衰竭有一定作用。通常用氢化可的松 100～300mg 加入 5% 葡萄糖注射液 500ml 中静脉滴注，qd，病情好转后 2～3 天停用。

5. 注意酸碱平衡失调和电解质紊乱、消化道出血、休克、弥散性血管内凝血（DIC）等并发症的治疗。

【 健康生活方式指导 】

1. **一级预防** 主要是防治支气管、肺和肺血管等基础疾病，预防肺动脉高压、慢性肺心病的发生。生活方式管理是预防慢性气道和肺部疾病的关键，如戒烟；控制职业环境污染，减少有害气体或有害颗粒的吸入；通过接种流感疫苗、肺炎疫苗预防反复呼吸道感染等。

2. **二级预防** 积极治疗引起肺心病的支气管、肺和肺血管等基础疾病，控制基础疾病进展，减少因基础疾病的加重而导致肺心病。

3. **三级预防** 对于已经存在肺心病的患者，注意防止发生心功能不全。避免感染、过度劳累等诱发心力衰竭的因素，避免到高原缺氧的地方旅游；坚持规律服药，防止基础疾病的加重而诱发心力衰竭；需要积极进行运动康复，改善心脏功能。

【 转诊 】

1. **紧急转诊** 患者存在以下情况建议紧急转诊至上级医院。

（1）高度怀疑为急性肺栓塞导致的急性加重，社区无条件诊治。

（2）患者意识状态改变，如出现嗜睡、谵妄或昏迷。

（3）无法纠正的呼吸衰竭，如经皮动脉血氧饱和度（SpO_2）＜90%，或呼吸困难持续不缓解。

（4）持续性症状性心律失常，药物治疗无法改善。

（5）循环血流动力学不稳定，如低血压状态用药后不改善。

2. 转诊前紧急处置 根据不同病因，紧急处置方法不同。

（1）由感染所致急性加重，需要抗感染治疗并保持呼吸道通畅，氧疗或呼吸支持，当存在低血压时，适当应用血管活性药物（如多巴胺）维持血压稳定。

（2）高度怀疑急性肺栓塞导致的症状加重，给予吸氧、暂时制动，如无抗凝禁忌证，可给予普通肝素3000～5000U静脉注射（10分钟）或使用低分子肝素皮下注射。

3. 普通转诊 以下情况建议择期转诊至上级医院进一步诊治。

（1）根据患者的病史、体征疑诊肺心病，但无诊断条件者。

（2）常规检查无法诊断、无法明确病因的肺心病。

（3）经过常规治疗及氧疗，呼吸衰竭无法纠正（SpO_2＜90%）。

（4）心功能改善不满意，持续存在心衰症状者，如持续尿少、下肢水肿等。

第五节 呼吸衰竭

一、急性呼吸衰竭

【初诊依据】

1. 具有引起急性呼吸系统功能障碍的诱因，如严重的呼吸系统感染、急性呼吸道阻塞性病变、急性肺水肿、肺血管病变、急性胸膜病变、呼吸中枢损伤、神经肌肉病变等。

2. 有低氧血症导致的呼吸困难和多器官功能障碍，如发绀、精神症状、心肌损害及肝肾功能异常、消化道出血等。并发肺性脑病时，出现意识障碍、球结膜充血、水肿、视神经乳头水肿等。

3. 在海平面大气压，静息状态，呼吸室内空气，动脉血气分析$PaO_2 < 60mmHg$（$7.998kPa$），或伴有$PaCO_2 > 50mmHg$（$6.665kPa$）为呼吸衰竭的诊断标准。$PaO_2 < 60mmHg$，$PaCO_2$正常，为Ⅰ型呼吸衰竭；$PaO_2 < 60mmHg$，$PaCO_2 > 50mmHg$，为Ⅱ型呼吸衰竭。

【并发症】

1. **肺部并发症**　肺栓塞、肺纤维化。

2. **其他肺部相关并发症**　与肺动脉导管相关的并发症、与呼吸机相关的并发症、与气道处理相关的并发症。

3. **心脏血管并发症**　心律失常、心肌缺血、与有创血流动力学监测相关并发症、心功能不全。

4. **肾并发症**　急性肾衰竭、水钠潴留。

5. **感染并发症**　医院内肺炎、菌血症和脓毒血症。

6. **神经和神经肌肉并发症**　肺性脑病、危重病患者的神经疾病、与神经疾病诊断性操作相关的疾病、ICU中的肌病。

7. **消化系统并发症**　胃肠动力学改变、消化道出血、气压伤相关气腹、肝功能损害。

8. **营养支持的并发症**　与胃肠道营养相关的并发症、与肠外营养相关的并发症。

9. **其他**　血液系统并发症、内分泌并发症。

【鉴别诊断】

1. **急性喉气管支气管炎**　多见于6个月至3岁的婴幼儿，病情严重者出现呼吸困难、三凹征（吸气时胸骨上窝、锁骨上窝、肋间隙出现明显凹陷）、呼吸过速、吸气喘鸣、发绀，甚至窒息。颈正位X线片可见声门下气管壁之隆起部分消失，因黏膜水肿而呈倒"V"字形狭窄或称尖塔征，狭窄向下超过梨状窝下缘。

2. **慢性阻塞性肺疾病** 主要是缺氧及二氧化碳潴留引起的多个器官功能紊乱，表现为发绀，呼吸困难（呼吸加快）、心律不齐、血压增高，心率加快，烦躁不安或淡漠、嗜睡等神经精神症状，还有多汗、球结膜水肿等。诊断主要依靠动脉血气分析，$PaO_2 < 60mmHg$，$PaCO_2 > 50mmHg$。

3. **神经系统疾病引起的呼吸衰竭** 许多严重神经系统疾患可导致呼吸衰竭，并成为导致患者死亡的原因，中枢性神经系统疾病早期表现为过度通气，呼吸节律改变，可有呼吸暂停和各种不同类型的周期性呼吸，常见的为潮气呼吸，进一步发展则可使呼吸频率和潮气量减低，甚至呼吸骤停。外周神经性神经系统疾病主要引起呼吸肌麻痹和痉挛，以致不能完成正常的呼吸动作，造成通气不足，排痰无力或困难，造成呼吸道梗阻，进而形成肺不张和肺部感染，使呼吸衰竭加重。

4. **睡眠呼吸暂停综合征** 在每夜7小时睡眠中，呼吸暂停反复发作30次以上，每次10秒以上，或呼吸暂停低通气指数 > 5次。呼吸暂停频繁发生，可导致间断、频繁发生的呼吸衰竭，机体严重缺氧通过神经、内分泌、化学等调节系统使全身各器官系统功能及病理改变，从而引发各种相关疾病，患者表现出一系列的相关症状。如在呼吸系统可以引起夜间哮喘、肺源性心脏病、重叠综合征等。

5. **急性呼吸窘迫综合征** 多种急性致病原因可以导致肺等器官损伤，它是急性呼吸衰竭的一个特殊类型，临床表现为呼吸频数、难以纠正的发绀以及肺顺应性下降。肺的氧合功能障碍，导致顽固性低氧血症。胸部X线检查显示两肺浸润阴影。

6. **外科的某些疾病** 如胸腺肿瘤，胸腹泛严重烧伤，胸部外伤及手术等，都可导致呼吸衰竭，表现为呼吸频数、发绀及动脉血气分析变化。

【诊疗处方】

1.全科医学科护理常规。

2.特级护理（建立特别护理记录单）。

3. 暂禁食。

4. 病危。

5. 记24小时出入量。

6. 人工呼吸或气管插管人工通气。

7. 胸外心脏按摩（有心脏骤停者）。

8. 高浓度吸氧，6~8L/min（依血气分析情况调整）。

9. 心电、呼吸、血压监测。

10. 吸痰（必要时）。

11. 血气分析，血常规，血电解质，肝、肾功能，空腹血糖，血脂，HBsAg，抗-HCV，抗-HIV，TPPA。

12. 尿常规，粪常规。

13. 胸部X线检查。

14. 肺功能检查。

15. 心电图。

16. 胸部CT（必要时）。

17. 尼可刹米0.375~0.75g，静脉注射（缓慢）。

18. 5%葡萄糖注射液500ml+尼可刹米3.0~3.75g，静脉滴注（1ml/min）。

【注意事项】

1. 急救时首先清除口腔分泌物，保持呼吸道通畅的前提下给予人工呼吸或气管插管人工通气。Ⅰ型呼吸衰竭可予高浓度氧气吸入，但应控制$FiO_2 < 50\%$，以免引起肺损伤；Ⅱ型呼吸衰竭应采用持续低流量吸氧（1~2L/min），20分钟后复查血气分析，若$PaCO_2$升高>10mmHg（1.333kPa），可给予无创通气。

2. 增加通气量，改善二氧化碳潴留；对于以换气功能损坏为主的患者，不宜使用呼吸兴奋药。严重患者给予机械通气治疗。

3. 预防和治疗肺动脉高压、肺源性心脏病、肺性脑病、肾功能不全和消化功能障碍等，还需注意防止多脏器功能障碍综合征。

4.单纯缺氧可给予较高浓度（35%~50%）或高浓度（>50%）的氧气；对ARDS患者大多需要尽早进行机械通气如呼气末正压通气（PEEP）或持续气通正压通气（CPAP）。缺氧伴二氧化碳潴留者，大多需机械通气。

【健康生活方式指导】

1.保持卧床休息，避免剧烈运动和过度劳累。

2.注意保温，避免受寒引起病情加重。避免烟雾等刺激性物质的刺激，注意室内空气清洁和通风。

3.吸氧治疗时要注意吸氧浓度和呼吸频率是否合适，避免氧中毒。

4.每日注意观察呼吸状况，如发现有呼吸困难或气喘等异常症状应及时处理。

【转诊】

急性呼吸衰竭病情危重，建议紧急转至县级以上医疗机构进一步评估和治疗。

二、慢性呼吸衰竭

【初诊依据】

1.有引起呼吸衰竭的基础疾病所导致的咳嗽、咳痰、活动后气促等症状，如慢性支气管炎、慢性阻塞性肺气肿、支气管哮喘、支气管扩张症、肺结核、尘肺、肺间质纤维化等。胸廓或脊柱畸形、胸膜增厚或粘连等慢性胸廓疾病、慢性肺血管病等。

2.临床表现有呼吸困难、发绀、神志淡漠、烦躁、谵妄、嗜睡、昏迷、抽搐等。严重患者可出现右心衰竭、血压下降、心律失常、消化道出血、肝肾功能异常、弥散性血管内凝血等。

3.血气分析动脉血氧分压$PaO_2 < 60mmHg$，或伴有$PaCO_2 > 50mmHg$可诊断呼吸衰竭。$PaO_2 < 60mmHg$，$PaCO_2$正常，

则诊断为 I 型呼吸衰竭；若伴 $PaCO_2 > 50mmHg$，即可诊断为 II 型呼吸衰竭。

【并发症】

慢性呼吸衰竭常见并发症有心功能不全、肾功能障碍、消化道出血、休克、肝脏功能损害。

【鉴别诊断】

与急性喉气管支气管炎、慢性阻塞性肺疾病、神经系统疾病引起的呼吸衰竭、睡眠呼吸暂停综合征、急性呼吸窘迫综合征、肿瘤等相鉴别。

【诊疗处方】

1. 全科医学科护理常规。

2. 特级或一级护理（建立特别护理记录单）。

3. 半流或普食。

4. 病重通知。

5. 记24小时出入量。

6. 持续吸氧（1~2L/min）。

7. 心电、呼吸、血压监测。

8. 吸痰（必要时）。

9. 血气分析，血常规，血电解质，肝、肾功能，空腹血糖，血脂，C-反应蛋白，HBsAg，抗-HCV，抗-HIV，TPPA。

10. 尿常规，粪常规。

11. 痰培养+药敏。

12. 血培养（必要时）。

13. 胸部正侧位X线检查。

14. 心电图。

15. 肺功能检查。

16. 胸部CT（必要时）。

17. 茶碱缓释片0.1g，口服，bid。

18. 盐酸氨溴索30mg，口服，tid。

19. 润肺膏15g，口服，bid。

20. 尼可刹米0.375g，缓慢静脉注射，立即（高碳酸血症、肺性脑病者）。

21. 5%葡萄糖注射液500ml＋尼可刹米3.0g，静脉滴注（1ml/min）。

22. 左氧氟沙星注射液100ml（200mg），静脉滴注，bid。

【注意事项】

1. 根据病情积极抗感染治疗。纠正酸碱失衡及电解质紊乱。

2. 机械通气时应避免因通气过度而发生的气压伤；CO_2潴留患者忌用镇静药，避免抑制呼吸，加重CO_2潴留；肺性脑病患者应予以适当呼吸兴奋药、脱水、利尿、激素治疗；右心衰患者予以扩血管、改善心功能处理，谨慎应用利尿药，避免引起痰液黏稠，形成痰栓加重呼吸衰竭，谨慎应用洋地黄制剂，缺氧及电解质紊乱时易出现洋地黄中毒。

3. 加强营养，给予高蛋白、高脂肪、低糖类以及多种维生素和微量元素的饮食，必要时鼻饲饮食，注意纠正贫血。

4. 慢性呼吸衰竭急性发作，单纯缺氧者一般吸入较高氧浓度可纠正缺氧；缺氧伴二氧化碳潴留患者的氧疗原则应低浓度（＜35%）持续给氧，避免高浓度给氧而引起二氧化碳潴留乃至发生二氧化碳麻醉。

【健康生活方式指导】

1. 呼吸衰竭患者体能消耗较大，应保证每日食物有足够营养，以增强自身抵抗力。恢复期患者食物尽量软且清淡，提倡少食多餐，不宜过咸或过于肥腻，不宜辛辣刺激性饮食。每日大量饮水，可使痰液更易咳出。

2. 注意多休息，合理安排活动时间及内容，避免耗氧量较大的运动。避免情绪激动、疲劳、戒烟，且少去人群拥挤或空气质量较差，空气漂浮物多的地方，从而降低感染率。

3. 根据情况进行呼吸功能锻炼，谨遵医嘱，当有不良反应时及时就医。

【转诊】

1. 当患者出现急性加重，经过紧急处理后症状无明显缓解，需要住院或行机械通气治疗。

2. 虽经规范化处理后症状缓解，仍有频繁急性加重，应考虑紧急转诊。

第五章 消化系统疾病

第一节 食管疾病

胃食管反流病

【初诊依据】

1. 有明显的反酸、反食、烧心、胸痛、吞咽困难、反胃、胃胀、多涎。可进行胃食管反流病（GERD）的初步诊断。

2. 内镜检查可确定诊断。

3. 实际症状的严重性与食管组织受损的程度并不完全一致时，甚至有典型症状而内镜检查呈阴性，这时应给予质子泵抑制剂（PPI）作为试验治疗（如奥美拉唑 20mg，bid，连用 7 日），如症状明显改善，诊断可成立。

4. X 线钡餐检查，24 小时食管 pH 监测有助诊断。

【并发症】

1. **食管狭窄** 长期反食的 GERD 可引起食管炎，导致纤维化，食管壁的顺应性丧失或形成明显狭窄，常发生在食管的远端或胃食管交界处。患者常逐渐出现吞咽困难，进干食后噎感，进一步发展为进流食也困难，或出现食物嵌顿。有食管狭窄时烧心症状有时反而减轻。

2. **出血和穿孔** 反流性食管炎可引起少量渗血，有的表现为大便隐血阳性或缺铁性贫血，弥漫性食管炎或食管溃疡时可发生较大量出血。严重者可并发食管穿孔。

3. **巴雷特食管** 为长期慢性胃食管反流性咳嗽（GERS）的并发症，由于长期反流，下段食管的鳞状上皮可被化生的柱状上皮所代替，患者常有典型的反流症状。其中部分患者可发展为食管癌。

4. 食管外并发症 以肺的并发症多见，如支气管炎、支气管扩张、吸入性肺炎、肺脓肿等。

【鉴别诊断】

1. 心绞痛 GERD有时其他反流症状不明显，而以胸骨后疼痛为主要表现，酷似心绞痛；且冠心病心绞痛与GERD同属老年性疾病。鉴别借助于心电图、24小时动态心电图、24小时食管pH监测、酸灌流诱发试验。极难鉴别者可行冠状动脉造影术。

2. 食管炎 GERD常有食管炎的并发症，其他原因引起的食管炎又伴有反流的症状。鉴别主要根据病史、X线钡餐、食管内测压等区别引起反流的原因。

3. 食管的消化性狭窄 鉴别主要根据病史、胃酸分泌、钡餐、内镜等综合分析。

4. 食管肿瘤 食管肿瘤可有GERD症状，可通过钡餐、内镜鉴别。特别内镜可清晰看到肿瘤的位置、大小、形态，结合活检病理确定其良恶性质。

5. 功能性消化不良（FD） 鉴别需根据病史、胃食管测压、24小时食管pH测定、胃镜、钡餐。

【诊疗处方】

1. 全科医学科护理常规。

2. 二级护理。

3. 低脂、低糖饮食。

4. 半卧体位（睡觉时床头抬高25～30cm）。

5. X线钡餐造影。

6. 24小时食管pH试验、食道滴酸试验、食管测压。

7. 电子胃镜检查。

8. 血常规，HBsAg，抗-HCV，抗-HIV，TPPA。

9. 尿常规，粪常规。

10. 心电图检查。

11. 胸部X线摄片。

12. 奥美拉唑20mg，口服，bid。

13. 铝碳酸镁1.0g，口服，tid，（饭后2小时服用）。

14. 多潘立酮10mg，口服，tid（饭前服）；或莫沙必利5mg，口服，tid（饭前服）。

【注意事项】

1. 患者应少量多餐，避免过饱，忌烟酒、咖啡、巧克力。床头抬高20cm，不宜穿紧身衣裤，避免各种引起腹压过高因素。

2. 轻度患者可单独选用PPI、H_2受体拮抗剂、促进胃肠动力药；中度患者可选用PPI或H_2受体拮抗剂和促进胃肠动力药，重度者宜加大剂量。

3. H_2受体拮抗剂疗程为6~8周，PPI疗程为8周，维持治疗量的半量或减少药品品种，至少6个月。

4. 内科治疗无效或有食管瘢痕狭窄者，可考虑外科手术治疗。

【健康生活方式指导】

1. 规律饮食，避免过饱或过饥，一日三餐要合理安排。平时要多吃蔬果补充维生素和纤维素。

2. 清淡饮食，尽量少油少盐，可吃一些低脂肪、低盐的食物。

3. 很多食物患者要避免食用，如酒、巧克力、糖果、浓茶、咖啡等等。

4. 适当减肥、运动。

5. 平时睡觉时可以将上半身垫高一些，减轻反流发生的几率，严重者有必要通过药物进行治疗。

【转诊】

1. 有消化道肿瘤家族史者。

2. 对经验性治疗反应不佳，如PPI治疗4周后，并没有得到明显改善者。

3. 怀疑有并发症，如食道狭窄、消化道出血或穿孔的患者。

4. 治疗中出现不能解释或严重的药物不良反应者。

5. 复发，症状严重不能控制者。为食管癌。

第二节 胃、十二指肠疾病

消化性溃疡

【初诊依据】

1. 慢性病程，周期性发作，常与季节变化、精神因素、饮食不当有关；或有长期服用能致溃疡的药物，如非甾体抗炎药等病史。

2. 上腹隐痛、灼痛、钝痛或剧痛，服碱性药物后缓解。胃溃疡疼痛多在剑突下偏左，好发于餐后 0.5～2 小时；十二指肠溃疡常于中上腹偏右，好发于餐后 3～4 小时或半夜痛醒。疼痛常伴反酸、嗳气。

3. 常并发上消化道大出血，表现为呕血及（或）黑便、失血性休克、直立性低血压等。

4. 极少数患者急性穿孔，出现急腹症症状。穿孔可为本病的始发症状。溃疡可穿透胃壁，并为病变周围其他组织包裹时，疼痛失去原有规律，抑酸药物（碱性药物）无止痛作用。

5. 慢性溃疡长期发病可合并幽门梗阻，出现饭后饱胀、呕吐、宿食等。

6. 基础泌酸量及最大泌酸量测定有助诊断。胃溃疡的基础泌酸量正常或稍低，但不应为游离酸缺乏；十二指肠溃疡的最大泌酸量增高，一般不超过 60mmol/h。

7. 粪便隐血试验经常阳性提示溃疡处于活动期。

8. X 线钡餐检查见有龛影及黏膜皱襞集中等直接征象，可确诊。急性穿孔时，腹部 X 线检查可见游离气体。穿透性溃疡于钡餐检查时可见位于胃或十二指肠球部轮廓外的龛影。

9. 胃镜检查是确诊消化性溃疡的最佳方法。内镜检查可同时在直视下采取黏膜活检进行病理组织学检查，检测幽门螺杆菌（Hp），排除恶性溃疡。

10.幽门螺杆菌检查应列为消化性溃疡患者的常规检查。

11.活动性溃疡常有少量渗血，使粪便隐血试验阳性，但经抗溃疡治疗1~2周后转阴。如果患者粪便隐血试验持续阳性，应怀疑癌肿的可能。

【并发症】

1.上消化道出血 发生率为20%~25%，十二指肠溃疡多于胃溃疡。10%~15%的患者以出血为消化性溃疡的首见症状，出血容易复发。消化性溃疡出血的临床表现取决于出血的部位、速度和出血量。短时间内的大量出血，可因血容量的锐减而致头晕、心悸、血压下降、昏厥，甚至休克。

2.穿孔 穿孔部位多位于十二指肠前壁或胃前壁。慢性穿孔以十二指肠溃疡多见。后壁穿孔或穿孔较小者只引起局限性腹膜炎时，称亚急性穿孔。急性穿孔时，临床上突然出现剧烈腹痛。

3.幽门梗阻 大多由十二指肠和幽门溃疡所致，溃疡周围组织的炎性充血、水肿可引起幽门反射性痉挛，此类幽门梗阻属暂时性，内科治疗有效，称为功能性或内科性幽门梗阻。反之，由于溃疡愈合，瘢痕形成及瘢痕组织收缩或与周围组织粘连而阻塞幽门通道所致者，则属持久性，需经外科手术治疗，称为器质性或外科性幽门梗阻。

4.癌变 发生率为1%~3%，十二指肠球部溃疡不会引起癌变。对中年以上，有长期胃溃疡病史，顽固不愈，近来疼痛节律性消失，食欲减退、体重明显减轻和粪便隐血试验持续阳性的患者，应在内镜检查中取活检，以排除癌变。

【鉴别诊断】

1.胃癌 两者的鉴别有时比较困难。对于怀疑恶性溃疡的患者，应行内镜下多处活检，阴性者必须短期内复查并再次活检。对尚未证实胃癌又不能排除者，应加强随访。

2.功能性消化不良 内镜检查示胃黏膜无明显病变。

3.慢性胆囊炎和胆石症 对不典型的患者，鉴别需借助腹部B超或内镜下逆行胆管造影检查。

4.胃泌素瘤 多为恶性。血清胃泌素检测和激发试验（胰泌素试验或钙输注试验阳性）有助于胃泌素瘤定性诊断，而超声检查（包括超声内镜）、CT、MRI、选择性血管造影术等有助于定位诊断。

【诊疗处方】

1.全科医学科护理常规。

2.二级或三级护理。

3.温软饮食。

4.尿常规，粪常规+隐血试验。

5.X线钡餐检查。

6.胃镜检查。

7.胃黏膜幽门螺杆菌检查。

8.13C或14C−尿素呼气试验。

9.胃液分析（增大组胺法或五肽胃泌素法）。

10.血清胃泌素测定（必要时）。

11.肝、胆、胰腺B超检查。

12.血常规，肝、肾功能，血型（ABO+RH），血交叉配合试验，凝血四项（PT+APTT+TT+FIB），AFP，CEA，HBsAg，抗−HCV，抗−HIV，TPPA。

13.胸部X线检查。

14.心电图检查。

15.内镜下治疗（溃疡出血可行镜下局部喷洒止血药、止血夹、电凝、激光、微波）。

16.奥美拉唑20mg，口服，qd or bid，或兰索拉唑30mg，口服，qd or bid。

17.铝碳酸镁1.0g，口服，tid（饭前嚼服）。

18.莫沙必利5mg，口服，tid（餐前服用）。

19.胶体次枸橼酸铋220mg，口服，bid（早、晚餐前，幽门螺杆菌感染者）。

20.阿莫西林1.0g，口服，bid（幽门螺杆菌感染者）。

21.甲硝唑0.4g，口服，bid（幽门螺杆菌感染者）。

22.外科会诊(合并穿孔或出血保守不止者)。

【注意事项】

1.Hp根除治疗 对所有Hp阳性的胃、十二指肠溃疡患者,均应行Hp根除治疗。

2.手术适应证 ①大量出血经内科治疗无效者;②急性穿孔者;③器质性幽门梗阻者;④胃溃疡经积极内科治疗无效,不能排除恶变者。

【健康生活方式指导】

1.减少诱发因素,包括戒烟、不饮烈性酒,加强自我保健,注意生活饮食规律,同时尽可能少服用对胃黏膜有损伤的药物。如果必须服用应当加用质子泵抑制剂或者是碱性抗酸剂,黏膜保护剂等。

2.对溃疡病复发次数多,溃疡愈合慢,曾出现并发症、年龄大,全身有较严重的伴随疾病或经常服用非甾体类抗炎药的患者,应当给予维持治疗。

3.保持大便通畅,常吃些琼脂、香蕉、蜂蜜等能够润肠的食物,对溃疡病患者有很好的好处。

【转诊】

1.存在疑似出现出血、穿孔、幽门梗阻、癌变等并发症者。

2.症状缓解后复发、病情不稳定、常规药物治疗效果不佳者。

3.需要进一步确定诊疗方案的特殊类型消化性溃疡患者。

4.需要手术者。

第三节 小肠和大肠疾病

一、溃疡性结肠炎

【初诊依据】

1.病史 有持续性或反复发作的黏液血便、腹痛,伴有不同程度的全身症状。多数起病缓慢，病程长。少数起病急，病情进展快，全身中毒症状重，即为急性暴发性溃疡性结肠炎，死亡率高。

2. 结肠镜检查 ①黏膜有多发性浅溃疡，伴充血、水肿，病变大多从直肠开始，且呈弥漫性分布；②黏膜粗糙呈细颗粒状，黏膜血管模糊，脆易出血，或附有脓血性分泌物；③可见假性息肉，结肠袋往往变钝或消失。

3. 黏膜活检 可见炎症性反应，同时常可见糜烂、溃疡、隐窝脓肿、腺体排列异常、杯状细胞减少及上皮变化。

4. 钡剂灌肠 ①黏膜粗乱或有细颗粒变化；②多发性浅龛影或小的充盈缺损；③肠管缩短，结肠袋消失可呈管状。

5. 手术切除或病理解剖 可见肉眼或组织学的溃疡性结肠炎特点。

6. 其他 在排除克罗恩病、缺血性结肠炎、放射性结肠炎的基础上，还需进一步排除细菌性痢疾、阿米巴痢疾、慢性血吸虫病、肠结核等感染性结肠炎，才可明确本病。

【并发症】

1. 中毒性巨结肠，易并发肠穿孔。

2. 肠狭窄，严重时可引起肠阻塞。

3. 肠息肉。

【鉴别诊断】

1. 本病应与克罗恩病、缺血性结肠炎、放射性结肠炎、细菌性痢疾、阿米巴痢疾、慢性血吸虫病、肠结核等感染性结肠炎相鉴别。

2. 临床报道本病误诊的疾病有急性自限性结肠炎、慢性血吸虫性结肠炎、霉菌性肠炎、阿米巴痢疾、过敏性紫癜、缺血性肠病、慢性结肠炎、肠易激综合征、肠结核、大肠息肉、细菌性痢疾、关节炎、慢性肝炎等。

【诊疗处方】

1. 全科医学科护理常规。

2. 二级护理。

3. 流质或半流质饮食。

4. 尿常规，粪常规+粪便隐血+粪便找阿米巴原虫+粪便细菌培养。

5. 血常规，血沉，C-反应蛋白，血生化全项，血清蛋白电泳，抗核抗体，CEA、IgG、IgM、IgA、CH50、C3、HBsAg、抗-HCV、抗-HIV、TPPA。

6. 电子结肠镜及组织活检。

7. 钡剂灌肠X线检查。

8. 柳氮磺吡啶1.0g，口服，qid。

9. 泼尼松0.75～1mg/（kg·d），口服，qd。

10. 复合维生素B 2片，口服，tid。

11. 硫唑嘌呤25mg，口服，tid（单用皮质激素不能控制时）。

12. 0.9%氯化钠注射液100ml+地塞米松5～10mg，保留灌肠，qn（结肠病变位置低者）。

【注意事项】

1. 柳氮磺吡啶可影响精子活动能力而致男性不育症。

2. 主要采用内科治疗，治疗目的是控制急性发作，减少复发，防治并发症。并发结肠穿孔或大出血或中毒性巨结肠者，病死率高达20%～50%。病程冗长、病变广泛的活动性患者有并发结肠癌的危险性。

3. 手术指征。①肠穿孔；②大量或反复严重出血；③肠狭窄并发肠梗阻；④癌变或多发性息肉；⑤并发中毒性巨结肠经内科治疗12～24小时无效者；⑥结肠周围脓肿或瘘管形成；⑦并发关节炎、皮肤和眼部病变药物治疗无效；⑧长期内科治疗无效，影响儿童发育。

【健康生活方式指导】

1. 注意饮食卫生，不要暴饮暴食。以清淡、高热量、少油腻、少纤维、易消化，富含营养食物为宜，如鱼、瘦肉、水蒸蛋、豆制品等。发作期进无渣半流质食物。勿食产气和辛辣刺激食物。

2. 水杨酸制剂，如SASP（柳氮磺吡啶）、5-ASP（5-氨基水杨酸），可能有恶心、呕吐、皮疹等反应，宜饭后口服。激素类，如泼尼松口服或地塞米松、氢化可的松等静脉用，病情控制后递减药量，逐渐停药。

3. 用生理盐水加激素、抗菌药物等保留灌肠，通过局部用药，可控制炎症，促进痊愈。

4. 保持心情开朗，避免精神刺激，过度劳累。

5. 做好自我观察，如出现腹痛、腹泻症状加重或伴出血征象时，请及时就医。

【转诊】

初发或者病情严重的患者需要进行转诊。

二、下消化道出血

【初诊依据】

1. 反复出现便血，多为绛红色或暗红色血便。粪便常规可见红细胞，粪便隐血阳性。

2. 血尿素氮升高，严重者血红蛋白降低。

3. 排除上消化道出血性疾病。

4. 消化道内镜检查常可发现病灶，如黏膜糜烂、溃疡、息肉或肿瘤等。

5. 气钡双重造影对小肠出血有较重要诊断价值，但急性活动期及出血停止48小时内不宜进行此项检查。

6. 核素扫描，在出血活动期，能够提供出血部位。

7. 选择性肠系膜动脉造影，如肠道出血系血管性病变或平滑肌瘤等，对诊断帮助较大。

【并发症】

1. 发热者注意有无并发肺炎。

2. 药物治疗可能引起的并发症包括门静脉系统内血栓形成、冠状动脉血管收缩等。

【鉴别诊断】

1. 消化道出血的鉴别 首先应与鼻出血、拔牙或扁桃体切除而咽下血液所致者加以区别。也需与肺结核、支气管扩张、支气管肺癌、二尖瓣狭窄所致的咯血相区别。此外，口服禽兽血液、骨炭、铋剂和某些中药也可引起粪便发黑，应注意鉴别。

2. 出血程度的估计　每日出血量＞5~10ml时，粪便隐血试验可呈现阳性反应；每日出血量达50~100ml或以上，可出现黑便。胃内积血量250~300ml时，可引起呕血。一次出血量不超过400ml时，一般无全身症状；出血量超过600ml，失血较快，患者可有头昏、乏力、心动过速和血压下降等表现。

3. 出血是否停止的判断　有下列临床表现，应认为有继续出血或再出血：①黑粪次数增多，粪便稀薄，粪色呈暗红色，伴有肠鸣并亢进。②周围循环衰竭的表现经积极补液输血后未见明显改善，或虽有好转而又恶化；经快速补液输血，中心静脉压仍有波动，或稍有稳定后再下降。③红细胞计数、血红蛋白测定与血细胞比容持续下降，网织红细胞计数持续增高。④补液与血量足够的情况下，血尿素氮持续或再次增高。

【诊疗处方】

1. 全科医学科护理常规。

2. 一级护理。

3. 暂禁食水。

4. 胃肠减压。

5. 床旁心电图检查，心电监测（必要时）。

6. 每小时测血压、脉搏。

7. 记24小时出入量（便血次数和量）。

8. 尿常规，粪常规＋粪便隐血试验＋粪便找阿米巴原虫＋粪便细菌培养。

9. 血常规，血培养，肥达反应，肝、肾功能，血电解质，凝血四项（PT+APTT+TT+FIB），血型（ABO+RH），血交叉配合试验，抗-HIV，TPPA。

10. 肛门指诊及肛门镜检查。

11. 电子结肠镜检查。

12. 气钡双重造影，选择性肠系膜动脉造影。

13. 核素扫描（必要时）。

14. 10% 葡萄糖注射液 40ml+ 垂体后叶素 20U，静脉注射（20 分钟）。

15. 血凝酶 1.0kU，静脉注射，立即。

16. 血凝酶 1.0kU，肌内注射，qd。

17. 10% 葡萄糖注射液 500ml+ 酚磺乙胺 3.0g+ 氨甲苯酸 0.3g+ 氨基己酸 4g，静脉滴注，立即。

18. 去甲肾上腺素 8～16mg+ 冰 0.9% 氯化钠注射液 80ml，保留灌肠，立即。

19. 结肠镜下止血。

20. 输血（必要时）。

21. 介入性止血治疗（活动性出血内科保守无效者）。

【注意事项】

1. 药物灌肠止血 仅用于左半结肠出血。怀疑小肠出血者，需行肠系膜动脉造影或小肠插管钡剂造影 X 线检查。

2. 内镜下治疗措施 ①局部喷洒药物止血，适用于结肠溃疡、糜烂、炎性病变、癌性溃疡及息肉摘除术后出血，使用药物有去甲肾上腺素生理盐水溶液，1∶10000 肾上腺素溶液，3%～5% 孟氏液，纤维蛋白酶生理盐水溶液；②组织黏合剂；③局部注射药物止血，可用 1∶10000 肾上腺素溶液、高渗氧化钠-肾上腺素溶液、无水乙醇、硬化剂等；④高频电凝止血。

【健康生活方式指导】

1. 养成良好的作息习惯和生活习惯，避免熬夜、避免进食咖啡或者浓茶，避免进食辛辣、刺激性的食物，减少对胃肠道的刺激。

2. 饮食上应当以清淡、容易消化的食物为主，避免进食高脂肪、高胆固醇类的食物，比如红烧肉、鸡蛋黄、海鲜类蟹黄等。

3. 患者及家属应该学会早期识别出血的征象以及应对措施，如果出现头晕心悸等不适或者呕血，黑便时应立即卧床休息，保持安静，减少身体活动；呕吐时要取侧卧位，以免误吸，立即送往医院进行治疗，慢性病者应定期门诊进行随访。

【转诊】

1. 对于经紧急处理后，提示还有活动性出血者。

2. 输血条件缺乏的情况下。

3. 病因不能明确或识别有困难时。

4. 出血部位明确、内科保守治疗无效者。

第四节　肝、胆、胰疾病

一、脂肪肝

【初诊依据】

1. 有长期饮酒、酗酒或乙醇性肝病史；克罗恩病或空－回肠旁路术后或胃分隔；营养过剩或肥胖；内分泌紊乱（如糖尿病、库欣综合征）、药物或毒物性肝损害；妊娠或其他遗传或代谢性疾病史。单纯轻度脂肪肝可无症状及体征；中、重度者可出现乏力、食欲不振、恶心、呕吐、腹胀、肝区疼痛，还可出现肝脏肿大、蜘蛛痣、黄疸、腹水，常伴有原发疾病症状及体征。

2. 实验室检查可出现ALT、AST、单胺氧化酶（MAO）升高，部分ALP、GGT升高，严重者TBIL、DBIL、凝血酶原时间（PT）升高。

3. B超检查见肝脏增大，实质点状强回声，呈"明亮肝"，重者呈"大片雪"状；肝、脾对比度增强；管腔结构不清等。

4. 病理检查示肝细胞、肝小叶中央或周边均可见脂肪沉积，严重者其肝实质呈网眼状。

【并发症】

非酒精性脂肪肝（NAFLD）常与肥胖、糖尿病、高脂血症及高血压、冠心病、痛风、胆石症等并存，酒精性脂肪肝则伴有酒精中毒的其他表现，如酒精依赖、胰腺炎、周围神经炎等，营养不良性脂肪肝常与慢性消耗性疾病，如结核病、溃疡性结肠炎等并存。

【鉴别诊断】

1.酒精性肝病 酒精性肝病一般发生于每日饮酒量超过30g的长期酗酒者，无饮酒史或每周饮酒量＜40g基本可以排除酒精性肝病。

2.其他 与慢性病毒性肝炎（特别是丙型病毒性肝炎）、自身免疫性肝炎、早期肝豆状核变性等鉴别。详细的病史资料、肝炎病毒标志、自身抗体和铜蓝蛋白等检测有助于相关疾病的明确诊断，还要注意有无肝炎后脂肪肝的诊断。

【诊疗处方】

1.全科医学科护理常规。

2.二级或一级护理。

3.高维生素、高蛋白、低糖、低脂饮食。

4.病重或病危通知（有肝衰者）。

5.尿常规，粪常规。

6.血常规，血糖，血脂，胆固醇、三酰甘油（TG），ALP，GGT，MAO，PT，AFP，抗-HIV，TPPA。

7.肝脏B超检查。

8.肝脏CT、MRI检查。

9.肝穿刺活检，细胞学检查。

10.心电图。

11.胸部X线检查。

12.多烯磷脂酰胆碱2粒，口服，tid。

13.复方甘草酸苷注射液40～60ml，静脉注射或静脉滴注，qd。

14.复合维生素B 2片，口服，tid。

15.维生素C 0.2g，口服，tid。

16.维生素E胶丸50mg，口服，bid。

【注意事项】

1. 药物引起脂肪肝应停用该药物，嗜酒引起者应要禁酒。酒精性脂肪肝患者酒精戒断症状明显，可予纳洛酮、苯二氮䓬类镇静剂。糖尿病伴发脂肪肝，需控制好血糖。治疗肥胖相关NAFLD的最佳措施是控制饮食、增加运动。

2. 急性妊娠脂肪肝、四环素中毒、瑞氏综合征、四氯化碳中毒、黄磷中毒等引起的脂肪肝，病情危重，应及时采取相应措施。

【健康生活方式指导】

1. 合理饮食。脂肪肝患者应在每日增加食物多样性的基础上控制进食的总量，合理膳食，做到粗细搭配、营养均衡。多吃富含蛋白质的食物，比如瘦肉、鱼、豆制品等，多吃富含纤维素的食物，比如青菜、水果等。少吃甜食及过于油腻的、脂肪含量过高的食物（尤其是动物性脂肪），以免加重脂肪肝。

2. 适当运动。脂肪肝患者应养成运动的好习惯，每周最好坚持参加150分钟以上、中等量的有氧运动，并持之以恒。

3. 脂肪肝患者要严格戒酒。

4. 脂肪肝患者要保证作息规律，做到早睡早起，避免熬夜。

5. 控制血糖、血脂。因糖代谢紊乱、脂代谢紊乱引起的脂肪肝，患者一定要控制好血糖、血脂。

6. 避免滥用药物。许多药物对于肝脏的损伤是比较大的，容易导致肝损伤，诱发脂肪肝的病情加重。

【转诊】

对疑似肝硬化患者，应考虑是否发生食管-胃底静脉曲张和原发性肝癌，如有并发症，必要时需要转诊。

二、肝硬化

【初诊依据】

1. 形态学诊断标准　肝脏显著纤维化，再生结节形成，出现假小叶。

2. 临床（和功能性）诊断标准

（1）门脉高压症状：腹壁静脉怒张，食管、胃静脉瘤、脾肿大。

（2）肝功能不全的表现：①蜘蛛痣、肝掌、乳房增大、睾丸萎缩；②血清胆红素增高，血清白蛋白减少，血清胆碱酯酶减少，凝血酶原时间延长，血清胆固醇减少等；③腹水；④肝性昏迷；⑤肝闪烁扫描显示右叶肝萎缩，有时左叶增大。CT扫描显示由于再生结节所致的肝表面不整。

3. 病理学诊断标准

（1）病变遍及整个肝脏，但并非每一肝小叶均受累。

（2）病程曾有肝细胞坏死阶段。

（3）有再生结节。

（4）有弥漫性纤维组织增生。

（5）肝小叶结构紊乱，小叶中心和汇管区有纤维束相连，因此，病理上的特征是肝实质细胞坏死和变性，不但有肝细胞和库普弗细胞减少，而且出现肝内循环障碍。

【并发症】

1. 肝性脑病　肝性脑病是最常见的死亡原因。

2. 上消化道大出血　大多数由于食管-胃底静脉曲张破裂，还可能并发消化性溃疡、门脉高压性胃病、急性出血糜烂性胃炎、贲门黏膜撕裂综合征等。

3. 感染　肝硬化后由于脾功能亢进，易并发各种感染。典型患者有发热、腹痛与腹壁压痛和反跳痛，血白细胞可有增高，腹水混浊，呈渗出液。少数患者无腹痛或发热，表现为低血压或休克、顽固性腹水或进行性肝功能衰竭。

4. 其他　肝肾综合征、肝肺综合征、门静脉血栓形成等。

【鉴别诊断】

与其他原因所致的肝肿大、脾肿大、腹水症和其他原因引起的上消化道出血等相鉴别。

【诊疗处方】

1. 全科医学科护理常规。

2. 二级或一级护理。

3. 高热量、高蛋白质、高维生素、低脂、低盐普食或半流质。

4. 病重或病危通知(严重并发症者)。

5. 尿常规，24小时尿钠、尿钾测定(如使用利尿剂需每2~3天测一次血清钾、钠、氯、钙)，粪常规+粪便隐血。

6. 血常规，空腹血糖，血小板计数，凝血四项(PT+APTT+TT+FIB)，胆碱酯酶，血清蛋白电泳，免疫球蛋白电泳，甲胎蛋白，铁蛋白，乙肝病毒血清标志物，乳酸脱氢酶同工酶，碱性磷酸酶同工酶，γ谷氨酰转移酶同工酶，血清单胺氧化酶，脯氨酸及羟脯氨酸，铜蓝蛋白，血镁、铁、铜、血氨，血浆纤维连接素(Fn)。

7. 腹腔穿刺术(利多卡因5ml，局部麻醉)。

8. 腹水白蛋白、乳酸脱氢酶、纤维连接素、胆固醇、癌胚抗原、甲胎蛋白、铁蛋白、溶菌酶、腹水染色体。

9. 腹水结核抗体、找抗酸杆菌及致病菌和结核菌培养(必要时)。

10. 腹水常规及脱落细胞学检查。

11. 肝脏CT或MRI检查。

12. 上消化道钡餐造影。

13. 胃镜检查，乙状结肠镜检查及肠黏膜活检(必要时)。

14. 脑电图、诱发电位检查(必要时)。

15. 肝穿刺活检(必要时)。

16. 肝脏B超检查。

17. 心电图。

18. 胸部X线检查。

19. 复合维生素B 2片，口服，tid。

20. 维生素K_4 5mg，肌内注射，qd。

21. 葡醛内酯0.2g，口服，tid。

22. 多烯磷脂酰胆胆胶囊2粒，口服，tid。

23. 疗尔健胶囊2粒，口服，tid。

24. 维生素 E 100mg，口服，tid。

25. 水飞蓟宾100mg，口服，tid。

26. 螺内酯100mg，口服，qd。

27. 呋塞米40mg，口服，qd。

28. 10%葡萄糖注射液250ml+甘草酸二铵30ml，静脉滴注，qd。

29. 10%葡萄糖注射液500ml+10%门冬氨酸钾镁10~20ml+ATP 40mg+维生素 B_6 200mg+辅酶 A 100U+胰岛素8~10U，静脉滴注，qd。

30. 新鲜血浆200ml或新鲜血200ml，静脉滴注。

31. 20%人血白蛋白10~20g，静脉滴注（低蛋白血症者）。

【注意事项】

1. 肝肾综合征一旦发生，往往预后不良。应早期预防各种导致肝肾综合征的诱因，如感染、上消化道出血、低血钾、大量放腹水。少尿及无尿者给予扩充血容量或渗透性利尿，如20%甘露醇快速静脉滴注。在即将滴完时加用呋塞米120mg静脉滴注。无效时亦可行血液透或腹水超滤回输，或用扩张血管的药物如多巴胺等，增加肾血流量。

2. 注意食管－胃底静脉曲张破裂出血、感染、肝性脑病、电解质和酸碱平衡紊乱、原发性肝癌、肝肾综合征、门静脉血栓等并发症的处理。

【健康生活方式指导】

1. **饮食** 肝硬化患者应进食细软、易消化、有营养的食物，少食多餐，以高热量、高蛋白、低脂肪饮食为主，如面条、牛奶、豆制品、鱼肉、虾肉等。适量食用新鲜蔬果，避免食用坚硬粗糙及腌制食物，进餐时应该细嚼慢咽。严格戒酒。

2. **生活习惯** 肝硬化患者应保持积极乐观的心态，减轻心理负担，保证充足的睡眠，稳定期的患者应制定力所能及的锻炼计划，如步行、打太极拳、骑自行车等，活动力度以不引起明显劳累和不适为准，且应避免服用一些不必要的损伤肝脏的药物。

【转诊】

肝硬化出现腹水、肝性脑病、消化道出血、肝衰竭等并发症需要进行转诊。

三、急性胆囊炎

【初诊依据】

1. 可有反复右上腹疼痛病史，多为持续性疼痛，阵发性加重，并向右肩或右背部放射痛，可伴恶心、呕吐、畏寒，常有发热，体温38～39℃。

2. 右上腹区明显压痛、反跳痛和肌紧张，墨菲征阳性，有时可触及肿大的胆囊和轻度黄疸。

3. 血白细胞及中性粒细胞计数增高。部分有肝功能改变、胆红素轻度增高。

4. B超检查示胆囊增大，壁增厚，胆汁透声差，可见强回声光团。

5. X线检查可见肿大胆囊及结石。

6. CT可见胆囊增大，壁增厚或发现结石。

【并发症】

1. **胆囊积脓**　白细胞计数显著增高。因胆囊积脓易引起脓毒败血症和胆囊穿孔等危险，故胆囊积脓一经诊断，应立即行胆囊切除术，并积极抗感染治疗。

2. **气肿性胆囊炎**　是急性胆囊炎罕见且严重的并发症。常与产气细菌感染有关，病原菌大多数为梭状芽孢杆菌，其次为大肠埃希菌、厌氧链球菌及其他肠源菌群，病情严重，除积极抗感染治疗外，应立即行胆囊切除术。

3. **胆囊穿孔**　在病程中出现腹痛加重、胆囊显著肿大、高热和血白细胞计数显著增高时，应高度警示有胆囊壁坏疽、穿孔可能。腹部X线检查、消化道造影或内镜检查可证实。

4. 胆石性肠梗阻 结石常嵌塞于回肠末端，出现小肠梗阻的体征，腹部X线检查可见脐区多处液平段、胆道系统内有气体及胆囊区以外的阳性结石影。

【鉴别诊断】

需与急性病毒性肝炎、急性酒精性肝炎、急性胰腺炎、右下肺炎、肾盂肾炎、急性右心衰竭、消化性溃疡并发急性穿孔等疾病鉴别。一般结合病史、体格检查及有关的辅助检查，进行鉴别诊断。青年女性患者应与淋病奈瑟球菌性肝周围炎相鉴别。妇科检查时有附件压痛，宫颈涂片可发现淋病双球菌。如鉴别诊断有困难时，可行腹腔镜检查。

【诊疗处方】

1. 全科医学科护理常规。

2. 一级护理。

3. 病重通知。

4. 禁食。

5. 胃肠减压（必要时）。

6. 尿常规，尿淀粉酶，粪常规。

7. 血常规，血电解质，血淀粉酶，血糖，血型（ABO+RH），血交叉配合试验，凝血四项（PT+APTT+TT+FIB），碱性磷酸酶，γ-谷氨酰转移酶，ALT，AST，ALP，GGT，HBsAg，IICV，抗-HIV，TPPA。

8. 胸部X线检查、腹部CT检查。

9. 心电图。

10. 肝脏B超。

11. 50%硫酸镁10ml，口服，tid。

12. 阿托品0.5～1.0mg，肌内注射，q4h or q6h。

13. 0.9%氯化钠注射液100ml+头孢哌酮/舒巴坦3.0g，静脉滴注，q8h（重者）。

14. 甲硝唑250ml，静脉滴注，bid。

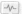

15. 10%葡萄糖注射液2000~2500ml+10%氯化钾注射液30~50ml+10%氯化钠注射液60~80ml，静脉滴注，qd。

16. 0.9%氯化钠注射液100ml+头孢唑林2.0g，静脉滴注，bid。

17. 10%葡萄糖注射液500ml+山莨菪碱20~30mg，静脉滴注，qd。

18. 血常规，qd。

19. 外科会诊(必要时)。

【注意事项】

1. 急性胆囊炎患者初次发作或已超过3天，可在严密观察下先行一般治疗。如病情无缓解，且发展较快，出现严重并发症，如胆囊穿孔、弥漫性腹膜炎时，应积极采取手术治疗。

2. 禁食，伴严重呕吐者行胃肠减压，直至症状、腹部体征缓解。恢复饮食时，应从较清淡流质饮食过渡到半流质饮食。严密观察症状和腹部体征的变化，每日复查血常规。如有黄疸应隔日查一次胆红素。

3. 手术指征：①有急性胆囊炎并发症者；②经积极内科治疗，病情继续发展并恶化者；③急性胆囊炎反复急性发作者；④无手术禁忌证，能耐受手术者。诊断明确者，经补充水、电解质和抗生素治疗后24~48小时内行胆囊切除术。

4. 腹腔镜下胆囊切除术适用于无并发症的急性胆囊炎。创伤小，术后康复快，因易发生胆管损伤和出血等并发症，需要有一定经验的医师操作。

【健康生活方式指导】

1. 在日常生活中要注意避免饮食过于油腻。

2. 避免食用胆固醇高的食物，如鸡蛋黄、猪脑等，以预防身体出现其他的问题。

3. 饮用牛奶不但会刺激到肠道，还可能会加重胆囊的负担，导致身体其他问题加重，最好避免饮用过多牛奶。

4. 保持清淡的饮食，多食用新鲜的蔬菜和水果等。

【转诊】

1.患者有强烈手术意愿，且处于急性发作期（一般3日内）。

2.若保守治疗效果不佳，症状不缓解，发热、腹痛症状反复，亦可出现疾病进展的表现，如胆囊穿孔、腹膜炎、高热、腹痛剧烈、板状腹等。

3.若结石由胆囊排出，嵌顿于胆总管甚至胆胰管汇合处以下，可引发胆管炎、胰腺炎，严重者可出现生命体征不平稳、意识不清等症状，甚至休克。抗休克的同时，如有转诊条件（有救护车、监护设备及专业人员陪同），可转诊至上级医院进一步诊治，若不具备转诊条件，应积极争取转诊条件，同时尽量维持患者生命体征平稳，争取时间转诊。

四、慢性胆囊炎

【初诊依据】

1.可有胆绞痛或反复发作史。上腹或右上腹阵发性隐痛、胀痛，或餐后饱胀、嗳气、消化不良，多在进食油腻食物后症状明显。右上腹区可能有轻度压痛，有时触到肿大的胆囊，可有黄疸。

2.B超检查可提示胆囊大小、形态、功能及胆总管情况。

3.口服或静脉法胆囊造影，示胆囊收缩功能差或胆囊不显影。

4.必要时可行内镜逆行胰胆管造影检查以明确诊断。

【并发症】

约70%慢性胆囊炎患者合并胆囊结石。

【鉴别诊断】

需与消化性溃疡、慢性胃炎、慢性肝炎、食管裂孔疝、非溃疡性消化不良、慢性胰腺炎等疾病进行鉴别。

【诊疗处方】

1.全科医学科护理常规。

2.二级护理。

3.低脂饮食。

4.尿常规，尿淀粉酶，粪常规。

5.血常规，血电解质，血淀粉酶，血糖，血型（ABO+RH），血交叉配合试验，凝血四项（PT+APTT+TT+FIB），碱性磷酸酶，γ-谷氨酰转移酶，ALT，AST，ALP，GGT，HBsAg，HCV，抗-HIV，TPPA。

6.腹部B超（肝、胆、胰）。

7.心电图。

8.胸部X线检查。

9.腹部CT检查。

10.胃镜检查（排除胃、十二指肠病变）。

11.50%硫酸镁10ml，口服，tid。

12.消炎利胆片6片，口服，tid。

13.熊去氧胆酸300mg，口服，bid（早晚餐后）。

14.外科会诊（手术治疗）。

【注意事项】

有症状的，特别是反复发作的慢性胆囊炎，伴有胆石、胆囊积水或有胆囊壁钙化者，诊断一经确立，应行胆囊切除术，也可行腹腔镜下胆囊切除术。术中应常规行胆道造影，排除胆总管结石，避免不必要的胆总管探查。如怀疑伴有胆总管结石，亦可行经内镜逆行胰胆管造影术（ERCP）和肝胰壶腹括约肌切开取石术。

【健康生活方式指导】

1.清淡饮食，少吃油腻性食物，少吃胆固醇高的食物，注意清洁卫生，注意休息。

2.多喝水，促进代谢。慢性胆囊炎多是由胆结石引起的，平时多喝水能促进排毒，减少结石的形成。

3.避免暴饮暴食、饮酒。

4.多吃新鲜的蔬菜和水果，平时可以进食优质蛋白，如瘦肉、鸡蛋清、牛奶等，但要控制量。

5. 选择合适的烹饪方式，尽量避免煎炸、烧烤类，可以选择蒸、煮等烹饪方式。

【转诊】

1. 有明确胆囊结石病史，反复出现右上腹疼痛等症状，即胆囊炎反复发作者。

2. 既往无明确胆囊结石病史，但右上腹疼痛，Murphy征阳性者。

3. 出现梗阻性黄疸的患者，特别是黄疸伴有腹痛、高热的患者。

4. 有胆囊结石病史，油腻饮食或饮酒后出现右上腹部疼痛，不能除外胆囊炎急性发作者。

5. 突发右上腹疼痛，在有条件的基层医疗机构经超声检查提示胆囊结石者，如发现胆总管扩张或内有结石者更应及时转诊。

五、急性胰腺炎

【初诊依据】

1. 发病前常有饱食、饮酒或胆道疾病史。急性上腹部持续性钻痛，刀割样剧痛。疼痛向左腰背或肩部放射，伴恶心、呕吐及发热，可有黄疸。严重者有麻痹性肠梗阻、腹膜炎及休克。水肿型体征轻微。有上腹压痛、腹部膨隆，少数有腹部紧张及反跳痛。

2. 重症胰腺炎（SAP）腹痛严重，上腹部压痛明显，腹肌紧张及反跳痛。有血压下降，出现休克。两胁腹部皮肤出现蓝棕色斑。后期可有腹内炎症，高热，感染，并发胰腺假性囊肿或脓肿。极少数重症急性胰腺炎可完全无腹痛而突然死亡。

3. 血清淀粉酶于发病 6～12 小时后开始升高；尿淀粉酶 12～14 小时开始升高；出血坏死型及爆发型淀粉酶可不增高或降低，而血糖升高，血钙降低，高铁血红蛋白阳性。血白细胞明显增高伴核左移。血白细胞计数 $> 20 \times 10^9/L$，血糖 $>$

10mmol/L，血尿素氮＞16mmol/L，PaO_2＜60mmHg，血钙＜2.0mmol/L，常见于重症急性胰腺炎（若血钙＜1.5mmol/L，预后不良），血浆白蛋白＜32g/L，血清乳酸脱氢酶＞600U/L，天冬氨酸氨基转移酶＞200U/L。达到以上标准考虑重症胰腺炎。

4. 腹部B超或CT检查可显示胰腺肿胀，胰腺周围脂肪组织模糊不清，或某一区段或全胰或多中心的低密度改变。

5. 确定诊断应根据临床表现以及实验室检查或B超、CT等检查。

【并发症】

1. 局部并发症

（1）急性液体积聚：位于胰腺内或胰周，无囊壁包裹的液体积聚。

（2）胰腺坏死：胰腺实质的弥漫性或局灶性坏死，伴有胰周脂肪坏死。

（3）急性胰腺假囊肿：为急性胰腺炎后形成的有纤维组织或肉芽尖壁包裹的胰液积聚。假囊肿可破裂，造成慢性胰源性腹水，腹水中淀粉酶和脂肪酶的含量均明显增高，可破入胸腔，进入后腹膜、纵隔，甚至颈部。

（4）胰腺脓肿：发生于急性胰腺炎胰腺周围的包裹性积脓，含少量或不含胰腺坏死组织。见于SAP的后期，发生在发病后4周或4周以后。

2. 全身并发症

（1）低血压及休克：SAP常有低血压及休克，患者烦躁不安，皮肤苍白、湿冷，呈花斑状，脉搏细弱，血压下降，少数患者可在发病后短期内死亡。

（2）消化道出血：可表现为呕血或便血。便血者预后极差。

（3）细菌及真菌感染：感染一般出现在起病后2周至2个月内。感染的发生率与胰腺的坏死程度成正比，直接死于严重感染者占急性胰腺炎（AP）的5%～7%。

（4）慢性胰腺炎和糖尿病：发生率约4%。

（5）代谢异常：SAP者可有以下表现：①低钙血症，预后多不良。②高脂血症，约20%的患者可发生，可出现血清脂质微粒凝聚，产生脂肪栓塞。③糖代谢异常：约50%的患者出现暂时性高血糖，30%的患者有糖尿，1%~5%患者并发低血糖。

（6）血液学异常：包括贫血、DIC、门脉或脾静脉栓塞。

（7）心功能不全或衰竭：50%的患者可有以ST-T改变、传导阻滞、期前收缩为主的心电图变化。少数患者还可出现心力衰竭和严重心律失常。

（8）肾功能不全或衰竭：23%的SAP可出现肾功能。

（9）呼吸功能不全或衰竭：一种最严重的并发症。

（10）胰性脑病：发生率为5.9%~11.9%。表现为神经精神异常，定向力缺乏，精神混乱，伴有幻想、幻觉、躁狂状态等。

（11）多器官功能衰竭：包括心功能不全、肾功能不全、呼吸功能不全等。

【鉴别诊断】

与流行性肌痛、低钙血症、心肌梗死、上消化道穿孔、急性腹膜炎等各种急腹症相鉴别，各有其特征。

【诊疗处方】

1. 全科医学科护理常规。

2. 一级护理或重症监护。

3. 病重或病危通知。

4. 禁食。

5. 胃肠减压。

6. 吸氧，2~4L/min。

7. 尿常规，尿糖，尿淀粉酶，尿胰蛋白酶原，粪常规。

8. 血常规，血淀粉酶，血糖，总胆红素，直接胆红素，ALT，AST，GGT，LDH，BUN，血清钾、钠、氯、钙，凝血四项（PT+APTT+TT+FIB），高铁血红蛋白，血气分析，血型（ABO+RH），血交叉配合试验，抗-HIV，TPPA。

9. 心电图。

10. 腹部X线检查。

11. 胰腺B超或腹部CT检查。

12. 测中心静脉压、腹内压（重症）。

13. 阿托品0.5～1.0mg，肌内注射，q4h or q6h。

14. 哌替啶50mg，肌内注射（必要时）。

15. 0.9%氯化钠注射液100ml+头孢唑林2.0g，静脉滴注，bid。

16. 甲硝唑250ml，静脉滴注，bid。

17. 10%葡萄糖注射液500ml+山莨菪碱20～30mg，静脉滴注，qd。

18. 0.9%氯化钠注射液100ml+奥美拉唑40mg，静脉滴注，bid。

19. 0.9%氯化钠注射液48ml+生长抑素3～6mg，静脉泵入，2ml/h。

20. 10%葡萄糖注射液2000～2500ml+10%氯化钾注射液30～50ml+10%氯化钠注射液60～80ml，静脉滴注，qd。

21. 0.9%氯化钠注射液10ml+乌司他丁10万U，静脉泵入（慢）。

22. 0.9%氯化钠注射液40ml+奥曲肽0.3mg，静脉泵入，q12h。

【注意事项】

1. 禁食和胃肠减压至患者疼痛缓解，发热消退，淀粉酶、血白细胞计数恢复正常时才可拔管。有条件者在内镜下置入空肠营养管，可给予肠内营养、灌注中药通便。

2. 重症急性胰腺炎的胰腺有弥漫性出血坏死，易并发休克、呼吸衰竭等多脏器功能不全，死亡率高达80%，这些患者需要在监护病室进行监护和治疗。休克者根据中心静脉压等血流动力学监测结果补液，入院初24小时最多可达6L，必要时输注白蛋白。血细胞比容、血红蛋白下降，输新鲜全血。急性肾衰竭者行腹膜透析或血液透析，一般先行腹膜透析，有助于清洗引流腹腔内坏死毒性物质及血管活性物质。

3. 生长激素 8U/日，肌内注射，连续用1周，与生长抑素合用，在降低SAP病死率、减轻合并症和减少严重并发症的发生率方面具有较好作用。

4. 高糖血症一般发生在起病第3～5天，血糖＞11.1mmol/L时应使用小剂量胰岛素持续静脉滴注。

5. 胃液 pH＜4 的重症患者应用抗酸剂（H_2受体拮抗剂）静脉滴注，预防应激性溃疡及其引起的消化道出血。

6. 生长抑素尽早给予治疗。生长抑素 250μg/h 连续72～120小时静脉滴注或奥曲肽0.1～0.15mg，皮下注射，q6h or q8h，疗程7～14天。

7. 暴发性进展快的患者保守治疗无效，出现腹膜炎、肠梗阻、休克、进行性呼吸衰竭和肾衰竭、出血、凝血障碍、胰源性腹水、进展性黄疸等患者需要早期外科手术。

【健康生活方式指导】

1. 饮食要清淡、有营养，且易于消化，以流质、半流质饮食为主，比如米汤、菜汤。

2. 切忌辛辣、刺激的食物，比如辣椒、葱、姜、蒜等；勿吃生冷、油腻的食物。

3. 饮食要规律，少量多餐，减轻患者的胃肠道负担。不要喝酒及咖啡。

【转诊】

1. 急性胰腺炎起病急骤，早期病情进展迅速，一旦疑似或确诊急性胰腺炎，均需紧急转诊。

2. 急性胰腺炎稳定随访期间，若再次出现相关症状或并发症加重者。

六、慢性胰腺炎

【初诊依据】

1. 有可确诊的胰腺组织学改变；有明确的胰腺钙化灶；有明显的胰腺外分泌障碍；有可确诊的胰管或胰腺影像学表现。

2. 持续性上腹疼痛、压痛达6个月以上；胰腺功能、胰管或胰腺影像学检查或胰腺组织学检查有异常改变。

3. 患者有慢性腹泻或脂肪泻、消瘦、黄疸、腹部包块、糖尿病等。

具有上述一项者可诊断为慢性胰腺炎（CP），但应排除胰腺肿瘤及肿瘤并发的病变。不具备上述标准，综合患者自觉症状、检查结果及临床疗效，仍难以排除慢性胰腺炎诊断者，可作为临床疑诊病例。

【并发症】

1. 消化道出血　可出现呕血和黑便。

2. 胰腺假性囊肿形成　胰管梗阻、胰液排泄不畅可引起胰腺假性囊肿。

3. 胰腺癌　约4%患者在20年内并发胰腺癌。

4. 其他　少数患者可有胰性脑病，表现为情绪抑郁、有恐惧感、焦虑不安等；胰腺与脾脏粘连或胰腺假囊肿侵蚀脾脏促发脾破裂而致命；皮下脂肪坏死和骨髓脂肪坏死，可出现皮下的硬结节和骨痛、股骨头无菌性坏死等。

【鉴别诊断】

1. 胰腺癌　两者鉴别较困难。可用的方法：①血清CA19-9、CA125、CA50、CA242，在胰腺癌中阳性率较高，但有假阳性，有一定参考价值；②胰液检查：通过ERCP获取胰液，病理检查如发现癌细胞，则诊断肯定；同时胰液CA19-9检查及K-ras基因检测有一定鉴别诊断价值；③实时超声及超声内镜（EUS）导引下细针胰腺穿刺：如发现癌细胞，可确诊，但阴性不能否定诊断；④EUS和PET有助于鉴别。

2. 消化性溃疡　十二指肠球部后壁穿透性溃疡可与胰腺粘连而引起顽固性疼痛，内镜检查可鉴别。

3. 原发性胰腺萎缩　多见于50岁以上的患者。无腹痛、脂肪泻、体重减轻、食欲减退和全身浮肿等临床表现。B超及CT等一般能鉴别。

【诊疗处方】

1. 全科医学科护理常规。

2. 一级或特级护理。

3. 低脂饮食、少吃多餐。

4. 胃肠减压(必要时)。

5. 病重或病危通知。

6. 胰腺内、外分泌功能的检查。

7. 尿常规,尿糖,尿淀粉酶,尿胰蛋白酶原,粪常规,维生素 B_{12} 吸收试验,72 小时粪便脂肪定量测定。

8. 血常规,血淀粉酶,血糖,糖耐量试验,血红蛋白,血气分析,血型(ABO+RH),血交叉配合试验,凝血四项(PT+APTT+TT+FIB),HBsAg,HCV,抗-HIV,TPPA。

9. 心电图。

10. 腹部 X 线检查。

11. 胰腺 B 超或 EUS。

12. 腹部 CT+ERCP 或 MRCP 检查。

13. 阿托品 0.5 ~ 1.0mg,肌内注射,q4h or q6h。

14. 奥曲肽 0.1mg,皮下注射,qid(疗程 3 ~ 7 日)。

15. 0.9% 氯化钠注射液 48ml+生长抑素(益达生)3 ~ 6mg,静脉泵入,2ml/h。

16. 0.9% 氯化钠注射液 100ml+奥美拉唑 40mg,静脉滴注,bid。

17. 外科会诊(必要时)。

【注意事项】

1. **吗啡** 可造成肝胰壶腹部括约肌痉挛,应避免使用。

2. **手术治疗** 凡内科治疗 3 ~ 6 个月无明显疗效者,宜及早手术,其目的解除胰管梗阻、缓解疼痛及保证胰液和胆汁流出的通畅。手术指征:①内科治疗无效;②有胰腺假性囊肿或囊肿形成;③可能合并胰腺癌;④有胸膜瘘且经内科治疗无效;⑤胆总管受肿大胰腺压迫出现黄疸;⑥有脾静脉血栓形成和门脉高压引起出血。

3. 内镜介入治疗 ①在胰管狭窄段放置支架以扩张胰管；②胰管括约肌切开以利胰管内结石排出；③在假性囊肿和肠腔间放置支架，使囊肿内液体流入肠道；④对胆总管梗阻者，可放置支架解除梗阻。

4. CT+ERCP或MRCP 是目前慢性胰腺炎最佳的术前诊断方法。ERCP不仅可以确定胰管扩张、狭窄的情况以及结石的分布，而且可以做病理取材和治疗。MRCP可以提供清晰的胰胆管整体影像，准确定位结石，且因为其无创性而逐渐得到广泛应用。

【健康生活方式指导】

1. 饮食要清淡有营养，比如适量进食米粥、蒸蛋、稀藕粉、豆腐汤、素面片、素挂面、面包、素馄饨、碎菜、水果等，可以有效补充营养。

2. 低脂饮食。脂肪的消化需要胆汁和胰腺液的参与，容易引起疾病发作，因此患者要避免红烧肉、猪蹄、动物皮、肥腻的肉汤、奶油点心等高脂肪食物。

3. 维生素和膳食纤维都是对健康很有益的营养元素，患者平时要多吃富含这两种物质的食物，特别是多食新鲜的蔬菜、水果。

4. 严禁进食辛辣、刺激性的食物，比如辣椒、麻辣烫、辣条、酸菜鱼等。平时烹饪食物的时候调味品不适宜太酸或太辣，否则会刺激胃液分泌，加重胰腺的负担。

5. 戒酒。酒精的刺激性非常大，经常喝酒会导致疾病反复发作，影响疾病的治疗。

6. 暴饮暴食是导致疾病发作的主要因素，所以要尽量少吃多餐，每日可以6～7餐，每餐选用1～2种易消化的食物作为主食，食物宜采用蒸、煮、烩等少油方法烹饪。

【转诊】

1. 慢性胰腺炎伴急性胰腺炎反复发作。

2. 慢性胰腺炎，但是疼痛和营养管理很难进行。

3. 慢性胰腺炎伴胰腺糖尿病，且血糖控制困难。

4. 家族性/遗传性和幼年发作的慢性胰腺炎。

5. 慢性胰腺炎伴晚期并发症/合并症。

第六章　血液系统疾病

第一节　红细胞疾病

缺铁性贫血

【初诊依据】

1. **病史**　有引起缺铁性贫血的病史，如铁摄入不足，吸收不良，慢性失血，妊娠、哺乳、儿童生长期等。

2. **主要表现**　大部分有头晕、乏力、耳鸣、心悸、气促，部分可有舌烧灼感、食欲缺乏、吞咽困难、腹胀、便秘；妇女可有月经过多；儿童常有注意力不集中、性格改变、嗜食异物；老年人严重贫血可有心绞痛及心力衰竭；皮肤、黏膜苍白、少数微黄，舌苔光红、口角炎、严重者可有反甲。

3. **实验室检查**

（1）小细胞低色素性贫血：男性血红蛋白（Hb）＜120g/L，女性Hb＜110g/L，孕妇Hb＜100g/L；平均血细胞比容（MCV）＜80fL，平均红细胞血红蛋白量（MCH）＜27pg，平均红细胞血红蛋白浓度（MCHC）显著降低；红细胞形态可有明显低色素表现。

（2）血清铁（SI）＜8.95μmol/L，总铁结合力（TIBC）＞64.44μmol/L，运铁蛋白饱和度（TS）＜0.15。

（3）血清铁蛋白（SF）＜14μg/L。

（4）骨髓铁染色显示骨髓小粒可染铁消失，铁粒幼红细胞＜15%。

（5）红细胞游离原卟啉（FEP）＞0.9μmol/L，或血液锌原卟啉（ZPP）＞0.96μmol/L（全血），或FEP/Hb＞4.5μg/gHb。

【并发症】

缺铁性贫血严重者可损害神经、消化、肌肉及免疫等器官的生理功能，诱发多种并发症。

【鉴别诊断】

铁粒幼红细胞性贫血、海洋性贫血（地中海贫血）、慢性炎症及感染性贫血需注意鉴别。

【诊疗处方】

1. 全科医学科护理常规。

2. 二级护理。

3. 普食。

4. 尿常规+尿含铁血黄素试验，粪常规。

5. 血常规，网织红细胞计数，血清铁蛋白测定，血清铁，总铁蛋白，血清转铁蛋白饱和度，FEP测定及FEP/Hb比例，肝、肾功能，转铁蛋白受体测定，血型（ABO+Rh），血交叉配合试验，凝血四项（PT+APTT+TT+FIB），HBsAg，HCV，抗-HIV，TPPA。

6. 骨髓细胞学检查。

7. 酸化血清溶血试验。

8. 心电图。

9. 腹部B超。

10. 胸部X线检查。

11. 电子胃镜（必要时）。

12. 维生素C 0.1g，口服，tid。

13. 硫酸亚铁0.3g，口服，tid（饭后服）。

14. 富马酸亚铁0.4g，口服，tid。

15. 右旋糖酐铁1ml，深部肌内注射，qd（用于不能耐受口服铁剂的缺铁性贫血患者或需要迅速纠正缺铁者）。

【注意事项】

1. 对于缺铁性贫血患者，应寻找病因，并进行病因治疗。口服铁剂是治疗缺铁性贫血的首选方法。硫酸亚铁是口服铁剂中的标准制剂，但它是无机铁剂，故胃肠反应大，宜饭后服。

2. 大剂量维生素C可增加铁剂的吸收。铁剂忌与茶同服，钙盐及镁盐亦可抑制铁吸收，应避免同时服用。

3. 口服铁剂有效者网织红细胞在治疗后3～4天即开始上升，第10天达高峰，随后血红蛋白上升，一般需要治疗近2个月，血红蛋白恢复正常。

4. 贫血纠正后至少需要继续治疗3个月，或使血清铁蛋白恢复到50μg/L以补足贮存铁，否则易复发。

5. 若治疗3周无治疗反应，应检查诊断是否准确、是否按医嘱服药、有无活动性出血、有无铁吸收障碍、有否干扰铁吸收和利用的因素存在。

【健康生活方式指导】

1. **均衡饮食**　富铁饮食对于治疗缺铁性贫血很重要。应在饮食中加入富含铁的食物，如红肉、家禽、鱼、豆类、扁豆、豆腐和菠菜；同时多food富含维生素C的食物，如橙、草莓和番茄等，有助于增加铁的吸收。

2. **避免抑制铁吸收的食物**　有些食物会干扰铁的吸收，如咖啡、茶，以及含钙量高的食物，如乳制品。

3. **服用铁补充剂**　按照规定服用，如果出现副作用，及时告知医生。

4. **定期锻炼**　定期锻炼有助于改善血液循环并增加向身体组织输送的氧气。

5. **充足的睡眠**　对于保持整体健康和幸福很重要，可以减轻疲劳、补充能量。

6. **管理压力**　寻找健康的方法来管理压力，例如练习正念、冥想或瑜伽，帮助减轻压力和改善症状。

7. **保持水分摄入**　多喝水有助于改善血液循环，防止脱水，脱水会加重缺铁性贫血的症状。

【转诊】

1. 缺铁性贫血病因不明者。

2. 血象不典型，合并有白细胞或血小板计数异常者。

3.存在严重疾病，需进一步处理病因者。

4.充分治疗后，血红蛋白无明显上升或持续下降。

第二节　白细胞疾病

急性白血病

【初诊依据】

1.发病急骤、病程短，发热、贫血、出血进行性加重。可有肝脾和淋巴结肿大及胸骨中下段局限性压痛。

2.周围血白细胞计数高低不等，分类以原始、幼稚细胞为主，血红蛋白、血小板计数减少。

3.多数患者骨髓增生明显或极度活跃，原始和幼稚细胞大量增生，少数增生低下，分类中原始和幼稚细胞>30%，且有形态改变，红系及巨核系高度减少。

【分型诊断】

1.急性非淋巴细胞性白血病（ANLL）

（1）原始粒细胞白血病未分化型（ML）：骨髓中原始粒细胞（Ⅰ+Ⅱ）在非红系细胞（NEC）中≥90%，早幼粒细胞很少，中幼粒细胞以下阶段不见或罕见。

（2）急性粒细胞白血病部分分化型（M2）：分为两种亚型：①M2a：骨髓中原粒细胞30%~89%，单核细胞<20%，早幼粒细胞以下阶段>10%。②M2b：骨髓中异常的原始及早幼粒细胞明显增多，以异常的中幼粒细胞增生为主，其胞核常有核仁，有明显的核浆发育不平衡，此类细胞>30%。

（3）急性颗粒增多的早幼粒细胞白血病（M3）：骨髓中以多颗粒的异常早幼粒细胞增生为主，>30%（非红系细胞），粗颗粒型为M3a，细颗粒型为M3b。典型的细胞含奥尔（AUer）小体。

（4）急性粒-单核细胞白血病（M4）：①M4a：骨髓非红细胞中原始细胞>30%，原粒细胞加早幼、中性中幼及其他中性粒细胞在30%~79%，原幼单核细胞和单核细胞＞20%（NEC）。②M4b：原单核细胞增生为主，原始粒和早幼粒细胞＞20%（NEC）。③M4c：原始细胞既具幼稚粒系又具单核系细胞特征，其数＞30%。④M4d：除具M4c特征外，嗜酸颗粒粗大的嗜酸性粒细胞≥5%（NEC）。

（5）急性单核细胞白血病（M5）：骨髓中单核细胞≥80%（NEC）。①M5a：骨髓NEC中原始单核细胞占单核细胞≥80%；②M5b：骨髓NEC中原始和幼稚单核细胞＞30%，原单核细胞＜80%。

（6）急性红白血病（M6）：骨髓中红细胞系＞50%，且常有形态学异常的原粒细胞（Ⅰ+Ⅱ型或原始+幼单核细胞）＞30%；若血涂片中原粒（Ⅰ+Ⅱ型）细胞或原单核细胞＞5%，骨髓NEC中原粒细胞（或原始单核细胞+幼稚单核细胞）＞20%。

（7）巨核细胞白血病（M7）：未分化型：外周血片中有原巨核（小巨核）细胞；骨髓中原巨核细胞≥30%；原巨核细胞有组化电镜或单克隆抗体证实；骨髓细胞少，往往干抽，活检有原始和巨核细胞增多，网织纤维增加。分化型：骨髓及外周血中以单圆核和多圆核病态巨核为主。

2. 急性淋巴细胞性白血病

（1）第一型（L1型）：原始和幼稚淋巴细胞以小细胞为主（直径＜12μm，染色质粗，结构较一致，核型规则，偶有凹陷和折叠，核仁小而不清楚，胞浆量少，胞浆轻或中度嗜酸性。

（2）第二型（L2型）：原始和幼稚淋巴细胞以大细胞为主（直径＞12μm。可大于正常小淋巴细胞两倍以上），大小不一致。染色质疏松，结构不一致，核型不规则，凹陷和折叠常见，核仁清楚，单个或多个，胞浆量常较多，部分深染。

（3）第三型（L3型）：原始和幼稚淋巴细胞大小较一致，以大细胞为主，染色质呈细点状、均匀，核型较规则，核仁明显，单个和多个，呈小泡状，胞浆量多、深蓝色、空泡明显、呈蜂窝状。

【并发症】

急性白血病（AL）极易并发各种细菌或真菌感染。发生病毒感染时易并发肺炎、脑炎；出血者并发DIC死亡率高；白血病细胞浸润甲状腺、胰腺、下丘脑和垂体后叶可并发糖尿、低血糖或尿崩症等；高钙血症的多尿及排钾增多可引起代谢性碱中毒，低钙血症也是抗白血病化疗中的严重并发症。AL化疗药物引起的高磷、高钾、低钙、高尿酸血症、少尿、急性肾损伤，系致命的并发症。

【鉴别诊断】

1. 风湿热　如儿童AL因发热、关节肿痛、心动过速而易误诊为风湿热。

2. 再生障碍性贫血　有全血细胞减少的临床表现易误诊为再生障碍性贫血。

3. 粒细胞缺乏症、血小板减少性紫癜　某些AL初起时可呈单系血细胞减少而误诊为粒细胞缺乏症和血小板减少性紫癜。

4. 药物性粒细胞缺乏症　该病恢复期，骨髓可有早幼粒细胞显著增多及粒细胞集落刺激因子引起的粒细胞类白血病反应，须注意和ALL鉴别。

5. 非霍奇金淋巴瘤　急性淋巴细胞白血病起病急，病情发展快和NHL不符，病理学和免疫学检查可助鉴别。

6. 分型诊断　ALL的分型需以免疫学为基础。

7. 其他　与传染性单核细胞增多症、传染性淋巴细胞增多症及儿童神经母细胞瘤伴骨髓浸润相鉴别。

【诊疗处方】

急性非淋巴细胞性白血病

（1）全科医学科护理常规。

（2）一级护理（隔离治疗或无菌层流病房）。

（3）高蛋白饮食。

（4）病重或病危通知。

（5）血常规，血培养+药敏，血糖，血型、血交叉配合试验，肝、肾功能，血电解质，血清溶菌酶测定，网织红细胞计数，凝血四项（PT+APTT+TT+FIB），D-二聚体测定，HBsAg，HCV-DNA，抗-HIV，TPPA。

（6）尿常规，尿溶菌酶测定，粪常规。

（7）胸部X线检查。

（8）腹部B超（肝、胆、胰、脾）。

（9）心电图。

（10）骨髓穿刺检查（骨髓涂片、细胞计数、过氧化酶染色、碱性磷酸酶及酸性磷酸酶染色、苏丹黑B染色、糖原、非特异性脂酶染色、染色体检查），骨髓细胞体外培养及药物敏感试验。

（11）骨髓活检（必要时）。

（12）腰椎穿刺脑脊液检查。

（13）白细胞免疫表型、染色体核型检查（有条件者）。

（14）血液免疫学，细胞免疫功能相关检查，行免疫学分型、细胞遗传学分型及基因分型（有条件者）。

（15）白血病微小残留病灶检测及多药耐药基因检测（有条件者）。

（16）口腔护理，qid。

（17）5%葡萄糖氯化钠注射液500ml+阿糖胞苷200mg，静脉滴注，qd（连用4～5日）。

（18）5%葡萄糖氯化钠注射液250ml+伊达比星15mg，静脉滴注，qd（连用3日）。

（19）0.9%氯化钠注射液100ml+昂丹司琼8mg，静脉滴注，qd（化疗前）。

【注意事项】

1. 急性白血病的诊断一般并不困难。如白细胞显著增高，周围血液有大量白血病细胞，一般血涂片检查即可明确诊断；但对白细胞不增多性白血病则必须借助骨髓检查才能明确诊断。在未进行骨髓象检查前某些临床表现易造成误诊，如儿童急性白血病因发热、关节肿痛、心动过速而误诊为风湿热；有全血细胞减少的临床表现易误诊为再生障碍性贫血；某些急性白血病初起时可呈单系血细胞减少而误诊为粒细胞缺乏症和血小板减少性紫癜；但只有及时做骨髓象检查即可明确诊断。ALL须注意和传染性单核细胞增多症、传染性淋巴细胞增多症及儿童神经母细胞瘤伴骨髓浸润相鉴别；药物性粒细胞缺乏症的恢复期，骨髓可有早幼粒细胞显著增多及粒细胞集落刺激因子引起的粒细胞类白血病反应，须注意和ALL鉴别；低增生性急性白血病要注意和再生障碍性贫血相鉴别。

2. 造血干细胞移植，通过造血干细胞移植（HSCT）获得治愈。除 APL 及儿童非高危 ALL 外，有合适供者，都应及早进行异基因造血干细胞移植（Allo–HSCT）或自身造血干细胞移植（Auto–HSCT），尤其是难治性 AL 或估计化疗后具有很大复发危险的患者。

3. 有显著贫血可酌量输注红细胞或输全血。自身免疫溶血性贫血可用肾上腺皮质激素。疾病开始缓解而血红蛋白恢复不满意者，可加用丙酸睾酮注射、司坦唑口服或红细胞生成素皮下注射。

4. 严重肝、肾功能不全者和感染未得到控制者禁用伊达比星。

【健康生活方式指导】

1. **均衡饮食**　富含营养的饮食有助于增强免疫系统并提高能量水平。可多吃水果、蔬菜、瘦肉蛋白和全谷物。

2. **保持水分摄入**　喝足够的水有助于防止脱水，这是化疗的常见副作用。目标是每天至少喝8杯水。

3. **经常锻炼**　锻炼可以帮助提高能量水平，改善情绪。

4. **获得足够的休息**　休息对于康复很重要，尽量每晚至少睡8小时。

5. **管理压力**　可将冥想或瑜伽等放松技巧融入日常活动中。

6. **避免吸烟和过量饮酒**　吸烟和过量饮酒都会削弱免疫系统的功能。

7. 养成良好的卫生习惯　经常洗手，尤其是饭前和如厕后。避免与传染病患者密切接触，尽量避免去拥挤的地方。

【转诊】

急性白血病发病急骤，病情危重，极易并发严重并发症，需尽快转诊到有条件的上级医院或专科医院。

第七章 内分泌及代谢性疾病

第一节 甲状腺疾病

一、单纯性甲状腺肿

【初诊依据】

1. 颈前下方逐渐变粗或有肿块，随吞咽上下移动，一般无疼痛感。

2. 女性较多见，青春期、妊娠期或绝经期发病或加重。可有地方病史（地方性甲状腺肿），可有家族遗传史。

3. 甲状腺肿大，程度和质地不一，严重者可呈巨大甲状腺肿。常有大小不等的多个结节，可有囊性变、钙化，无震颤及血管杂音。

4. 甲状腺肿大显著者，可引起压迫症状如咽部紧缩感，刺激性干咳，劳累后气促，吞咽困难，发音嘶哑等。

5. 甲状腺激素及促甲状腺激素（TSH）测定基本正常，部分缺碘患者甲状腺素（T_4）偏低。

6. 甲状腺摄 ^{131}I 率正常或偏高，三碘甲状腺原氨酸（T_3）抑制试验呈阳性（可抑制）。少数有功能自主性结节 TSH 降低，促甲状腺激素释放激素（TRH）兴奋试验反应降低。

7. 甲状腺超声及核素扫描可发现甲状腺弥漫性增大或有多个结节。

8. 需排除甲状腺功能亢进症、甲状腺炎及甲状腺肿瘤。

【并发症】

肿大腺体可引起压迫症群　如气管受压，可有喉部紧缩感，慢性刺激性干咳；如甲状腺肿位于胸骨后或胸腔内，可引起上腔静脉压迫综合征。囊肿内出血时偶可引起突然疼痛与腺体急骤肿大，成人在多结节性甲状腺肿基础上可发生甲状腺功能亢进症。在严重流行区，小儿甲状腺肿常伴有呆小病。在缺碘严重的地区，甲状腺结节性肿大常伴程度不等的甲减。

【鉴别诊断】

如同时伴有神经症，应与甲状腺功能亢进症鉴别，甲状腺功能亢进症血清TSH降低；有结节者应与甲状腺肿瘤、甲状腺炎等鉴别，可作针刺活组织检查和血清自身抗体测定；疑有甲状腺激素合成酶缺陷者可作过氯酸排泌试验。

【诊疗处方】

1. 全科医学科护理常规。

2. 三级护理。

3. 普食。

4. 基础代谢率。

5. 血常规，血TT_3、TT_4、FT_3、FT_4、TSH、TGAb、TPOAb，促甲状腺激素受体抗体（TRAb），HBsAg，HCV，抗–HIV，TPPA。

6. 甲状腺摄^{131}I率。

7. T_3抑制试验。

8. TRH兴奋试验。

9. 甲状腺细针抽吸细胞学检查。

10. 甲状腺扫描显影。

11. 甲状腺彩色超声检查。

12. 胸部X线检查。

13. 心电图。

14. 尿常规，粪常规。

15. 左甲状腺素片$25 \sim 50\mu g$，口服，qd（每2周增加$25\mu g$，直到完全替代剂量）。

16. 外科会诊。

【注意事项】

1. 手术治疗指征：①腺体过大，妨碍工作和生活；②腺体引起压迫症状，内科治疗无效；③腺体内有结节，疑有发展为癌肿或甲状腺功能亢进症可能者。

2.青春期甲状腺肿多可自行消退。

3.缺碘引起者可口服碘化钾治疗。

【 健康生活方式指导 】

1. 饮食指导 当生活的环境或食物中缺乏碘元素时，会引起人们常说的"大脖子病"，也就是单纯性甲状腺肿。因此，需采取各种措施尽可能增加碘元素摄入。避免食用芹菜、花椰菜、辣椒等刺激性食物，以及臭豆腐、黄豆、白菜、萝卜、油炸类食品。

2. 活动指导 甲状腺肿大患者适合做一些比较简单的运动，比如散步、打太极拳等，以不感觉疲劳为宜，避免进行剧烈运动。

3. 避免服用相关药物 结节性甲状腺肿者应避免大剂量使用碘剂，以免诱发碘甲亢。避免服用硫氰化钾、过氯酸钾、对氨基水杨酸钠、硫脲嘧啶类、磺胺类、保泰松、秋水仙素等药物。

【 转诊 】

1. 非手术治疗需转诊 需明确有无合并甲状腺功能亢进症、甲状腺炎等；需明确甲状腺结节性质；依据内科治疗后患者甲状腺肿仍生长迅速。

2. 手术治疗时需转诊 当甲状腺显著肿大引起压迫症状或影响生活工作时；经内科治疗无效；结节性甲状腺肿疑似有癌变；结节性甲状腺肿合并甲亢。

二、甲状腺功能亢进症

【 初诊依据 】

1.典型甲状腺功能亢进症（甲亢）发病前常有精神刺激、感染、妊娠、手术等诱因。表现怕热、多汗、易倦、烦躁、无力、手抖、心悸、食欲亢进、消瘦、便次增多、月经紊乱，可有其他自身免疫性疾病史或甲状腺功能亢进症家族史。

2. 心动过速、心音增强、脉压增大，可有期前收缩、心房纤颤、周围血管征阳性。

3. 甲状腺弥漫性或结节性肿大，可有细震颤和血管杂音，但也可无甲状腺明显肿大。

4. 伴有或不伴有突眼症及甲状腺功能亢进眼征，伸舌、手指细震颤，局限性胫前黏液性水肿，皮肤温湿、潮红。

5. 基础代谢率升高，甲状腺摄 ^{131}I 率升高或高峰值提前，T_3 抑制试验阴性（不能抑制）。

6. 血清总甲状腺素（TT_4）、总三碘甲状腺原氨酸（TT_3）、游离甲状腺激素 FT_3、FT_4 升高。血清促甲状腺激素（TSH）水平降低，且对促甲状腺激素释放激素（TRH）兴奋试验无反应。TRAb 阳性（少数也可阴性），血 TGAb、TPOAb 可升高或正常。

7. 甲状腺 ^{99}Tc 扫描示甲状腺弥漫性肿大及摄 ^{99}Tc 增强，或发现热结节。

8. 年龄大、极度消瘦、淡漠少语、乏力，甲状腺轻度肿大，脉率稍快或伴心房纤颤，易发生心力衰竭，可发生危象。甲状腺功能检查符合甲状腺功能亢进症，应考虑淡漠型甲状腺功能亢进症。

【并发症】

1. 毒性弥漫性甲状腺肿 50 岁以上的甲亢患者较容易发生房颤等严重并发症。

2. ^{131}I 治疗远期并发症中最常见的是甲状腺功能减退症。

3. 在原先有器质性心脏病的甲亢患者中，心力衰竭是常见的并发症。

【鉴别诊断】

与散发性甲状腺肿、甲状腺炎、甲状腺肿瘤相鉴别。

【诊疗处方】

1. 全科医学科护理常规。

2. 三级护理。

3. 高热量、高蛋白、多种维生素、无碘盐饮食。

4. T_3 抑制试验。

5. 血常规，血TT_3、TT_4、FT_3、FT_4、TSH、TGAb、TPOAb、β_2-MG、TRAb、HBsAg、HCV、抗-HIV、TPPA。

6. 甲状腺^{99}Tc扫描，甲状腺摄^{131}I率，TRH兴奋试验。

7. 甲状腺扫描显像（SPECT）。

8. 甲状腺彩超。

9. 眼科检查。

10. 胸部X线检查。

11. 心电图及超声心动图。

12. 腹部B超检查。

13. 甲状腺CT、眼球CT检查。

14. 超声内镜引导下细针穿刺活检术FNAB（必要时）。

15. 尿常规，粪常规。

16. 基础代谢率，qd。

17. 他巴唑10～30mg，口服，qd，丙硫氧嘧啶50～150mg，bid or tid。

18. 普萘洛尔10mg，口服，tid。

19. 放射碘治疗。

20. 外科手术（必要时）。

【注意事项】

1. 甲状腺摄^{131}I率、T_3抑制试验前应禁碘2周，长期口服女性避孕药者应停药2周。

2. 体内放射性核素检查项目在妊娠、哺乳期妇女和儿童不宜进行。

3. 用药过程中甲状腺进一步肿大，突眼加重时，可用小剂量甲状腺片（20～40mg/d），或左甲状腺素（25～50mg/d），常可获缓解。

4. 甲状腺过大、高功能自主性甲状腺腺瘤、结节性甲状腺肿在高代谢症群控制，血T_3和T_4正常，心率70～80次/分后可考虑手术。

5. 丙硫氧嘧啶及甲巯咪唑等抗甲状腺药物均可透过胎盘并引起胎儿甲状腺功能减退及甲状腺肿大，甚至在分娩时造成难产、窒息。因此，对患甲亢的孕妇宜采用最小有效剂量的抗甲状腺药物。抗甲状腺药物均可由乳汁分泌，母乳服用较大剂量抗甲状腺药物时，可能引起婴儿甲状腺功能减退，故不宜哺乳。

6. 肝功能异常患者慎用抗甲状腺药物，并应定期检查肝功。肾功能不全者应减量。

7. 丙硫氧嘧啶、甲巯咪唑等抗甲状腺药不良反应多发生在用药前2个月。严重不良反应有粒细胞缺乏、再生障碍性贫血，因此，在治疗开始后应定期检查血常规。对丙硫氧嘧啶、甲巯咪唑过敏者慎用。

【健康生活方式指导】

1. 饮食指导　甲亢患者食欲亢奋、机体消瘦，可以指导患者加强营养，多餐食，不要暴饮暴食。选择高品质蛋白饮食，多食用蔬菜、水果、奶制品；避免高脂肪饮食；禁食刺激性食品，如浓茶、咖啡等；禁食高碘食品，如带鱼、海蜇、虾皮等；对于钙、磷要适量的补充。禁烟。

2. 活动指导　劳累、刺激、感染等是加剧病情的诱因，要尽量避免重体力劳动、过度疲劳等，可适量运动，如散步、打太极拳等，运动量以不感到劳累为宜。

3. 其他指导　甲亢患者常表现出焦虑、不安、易怒等情绪，应采取以下措施尽可能减少患者上述情绪：指导患者通过听轻音乐、适当运动来舒缓心情；指导患者家属共同参与，安慰体贴患者，减少冲突。此外应嘱咐患者养成规律作息，保证睡眠时间充足，以降低甲亢的高代谢消耗，利于甲亢症状的控制。

【转诊】

1. 紧急转诊　当甲亢患者出现下列严重并发症，应从基层医院紧急转诊到上级医院。转运前应完成相应的紧急医疗处理，严密监测患者生命体征，做好转运准备。

（1）甲状腺危象：也称甲亢危象，是甲状腺毒症急性加重致多系统损伤的一组综合征。常见诱因有感染、创伤、手术、精神刺激等。典型症状为高热、大汗、心动过速、呕吐、腹泻、谵妄，甚至心力衰竭、休克及昏迷等。需针对诱因治疗，对于高热患者给予物理或药物降温，但要避免使用乙酰水杨酸类药物。吸氧、补液、纠正电解质及酸碱平衡紊乱。宜使用抗甲状腺药物（antithyroid drug，ATD）、β受体拮抗剂、氢化可的松治疗。

（2）ATD致粒细胞缺乏症，需立即停用ATD、消毒隔离、预防感染、静脉应用广谱抗菌药物、使用粒细胞集落刺激因子。

（3）低钾性周期性麻痹：需立即补钾治疗；有胸闷、气短症状的患者，给予吸氧、心电监测，呼吸困难者应给予辅助呼吸。避免使用胰岛素、利尿剂或糖皮质激素等易导致血钾降低的药物。

2. 及时转诊 以下情况应及时转诊至上级医院。

（1）无法完成甲亢的相应检查，不能明确病因诊断。

（2）甲状腺功能亢进症状重，出现明显消瘦、虚弱、浸润性突眼、多系统损害等。

（3）ATD治疗效果不理想或出现ATD不良反应，需要调整治疗方案。

（4）需要放射性碘或手术治疗。

（5）甲亢性心脏病。

（6）妊娠期甲亢。

（7）甲状腺结节，需要明确结节性质。

（8）甲亢合并其他疾病，基层医疗机构处理困难者。

3. 病情稳定 转入基层医疗卫生机构可承担治疗及长期随访管理工作。

三、甲状腺功能减退症

【初诊依据】

1. 甲状腺功能减退症（甲减）患者常有地方性甲状腺肿、自身免疫性疾病、甲状腺手术、放射性碘治疗甲亢，以及用抗甲状腺药物治疗史，有甲状腺或下丘脑–垂体疾病史等。

2. 无力、嗜睡、畏寒、少汗、反应迟钝、精神不振、记忆力减退、腹胀、便秘、发音低沉、月经紊乱、月经量多。

3. 皮肤干燥、枯黄、粗厚、发凉，非凹陷性黏液性水肿。毛发干枯、稀少、易脱落，体温低、脉率慢、脉压差小、心脏扩大，可有浆膜肌炎、腱反射迟钝、掌心发黄。

4. 严重者可出现黏液性水肿昏迷：体温低于35℃，呼吸浅慢，心动过缓，血压降低，反射消失，意识模糊或昏迷。

5. 基础代谢率低于正常。血清TT4＜59.8nmol/L，血清TT$_3$＜1.078nmol/L，甲状腺摄^{131}I率低平（3小时＜10%，24小时＜15%）。

6. 血胆固醇、三酰甘油、肌酸磷酸激酶活性增高，血糖下降，贫血。

7. 心电图示心动过缓，低电压，Q–T间期延长，ST–T异常。

8. 超声心动图示心肌增厚，可有心包积液。

9. X线检查示心脏扩大，心包积液。颅骨平片示蝶鞍可增大。

【诊疗处方】

1. 全科医学科护理常规。

2. 二级护理。

3. 普食。

4. 血常规，血沉，血糖，血脂，CK、LDH、ALT、GGT、OGTT、TT$_3$、TT$_4$、FT$_3$、FT$_4$、TSH、TGAb、TPOAb、rT$_3$、TRAb，泌乳素（PRL）测定，HBsAg，HCV，抗–HIV，TPPA。

5. 甲状腺^{99}Tc扫描，甲状腺彩超。

6. 甲状腺摄^{131}I率。

7. TRH兴奋试验，TSH刺激试验。

8. 胸部X线检查。

9. 心电图。

10. 心脏彩超。

11. 垂体CT或MRI检查（必要时）。

12. 尿常规，粪常规。

13. 左甲状腺素片 25～50μg，口服，qd，开始每 3～7 日增加 25μg，直到达到治疗目标，患缺血性心脏病者、年龄较大者起始剂量宜小，调整剂量宜慢，防止诱发和加重心脏病，如 12.5μg/d 起始，每 1～2 周增加 12.5μg。

【注意事项】

1. 放射性核素检查前宜禁碘准备。

2. 注意黏液性水肿昏迷的治疗。

【健康生活方式指导】

1. 饮食指导　正确的饮食可以改善疾病的影响，缺碘可适量食用紫菜、海带，可用碘盐、碘酱油；蛋白质的供给量至少 1g/kg，可选择鱼类、蛋类等；可摄入新鲜蔬菜、水果等富含维生素的食物；尽量不摄入富含脂肪的食物。

2. 活动指导　鼓励患者适当增加活动，并保证足够的运动量与运动时间。

3. 其他指导　鼓励甲亢患者保持合理生活方式和戒烟；甲减患者性格孤僻，心情焦虑、抑郁，需关注患者情绪，降低其心理负担；鼓励患者家属学习疾病相关知识，给患者营造出舒适的睡眠环境，保证患者有充足的睡眠时间；嘱咐患者天气变化时及时增添衣物，避免受凉感冒；室内常通风，适当晒太阳等。

4. 用药指导　患者严格遵照医嘱定时按量服药，注意药物的不良反应以及个体化效应，不可随意增减药量，如若用药后出现呕吐、腹泻、脉搏＞100 次/分，应立即就诊；若用药后出现心悸、心动过速、体重减轻等症状，提示用药量过高。按照医生指示定期复查。当服用利尿剂时应记录 24 小时尿液排出量。与一些特殊药物（如铁剂、钙剂等）和食物（如豆制品等）的服用间隔应＞4 小时，以免影响左甲状腺素的吸收和代谢。

【转诊】

1. 紧急转诊　甲减患者出现嗜睡、木僵、精神异常、体温低下等，考虑黏液性水肿昏迷时，<u>应立刻转诊</u>。转诊前宜紧急处置：保温，但避免使用电热毯，因其可以导致血管扩张，血容量不足；补充糖皮质激素，静脉滴注氢化可的松200～400mg/d；对症治疗，伴发呼吸衰竭、低血压和贫血采取相应的抢救治疗措施；其他支持疗法。

2. 普通转诊 当出现下述情况，基层医生处理困难时，需转入上级医院。

（1）首次发现甲减，病因和分类未明者，或疑似继发性甲减患者。

（2）甲减患者合并心血管疾病、其他内分泌疾病、甲状腺明显肿大或结节性质不明等情况，基层医疗机构处理困难者。

（3）经3～6个月规范治疗后血清TSH和甲状腺激素水平不达标者。

（4）呆小症、幼年甲减者，年龄＜18岁发现甲状腺功能异常者。

（5）甲减患者计划妊娠及妊娠期，或妊娠期间初次诊断的甲减患者。

第二节 糖尿病及其他代谢性疾病

一、糖尿病

【初诊依据】

1. 糖尿病典型症状有多饮、多尿、多食、消瘦、乏力等，血糖升高。入院后测空腹血糖、餐后2小时血糖、糖化血红蛋白、糖化血清白蛋白。

2. 糖尿病症状加空腹血糖≥7.0mmol/L，或随机血糖≥11.1mmol/L。

3. 空腹血浆血糖为临界值，口服葡萄糖耐量试验服糖后2小时血糖≥11.1mmol/L。

4. 对于无糖尿病症状，仅一次血糖达到糖尿病诊断标准者，须在另一天复查核实后确定诊断。

5. 糖尿病分型。1型糖尿病，即胰岛素依赖型糖尿病；2型糖尿病，即非胰岛素依赖型糖尿病；某些特殊类型糖尿病；妊娠糖尿病。

【并发症】

1. **糖尿病眼病**　白内障、视网膜病变、玻璃体混浊和黄斑病变。患者从诊断糖尿病之日起应每3个月进行一次眼科检查，如眼底检查、眼部B超、眼底荧光造影等。

2. **糖尿病肾病**　这是糖尿病致死的主要并发症之一，尿微量白蛋白排泄率和尿白蛋白/肌酐比值可以早期发现糖尿病肾病。

3. **糖尿病足**　根据病变程度可分为6级。0级：皮肤有发生足溃疡危险因素，但无溃疡病灶，双足麻、凉、疼，皮肤苍白；1级：皮肤有浅表溃疡，未累及深部组织，临床上无感染；2级：病变累及深部肌肉组织，常合并软组织炎、化脓肿或骨的感染；3级：深度感染足部肌腱、韧带被破坏伴有骨组织病变或脓肿；4级：局限性坏疽（趾、足跟或前足背）；5级：足大部或全部感染、坏疽，累及小腿部位。

4. **糖尿病周围神经病变**　主要表现为四肢由远端至近端的麻木、发凉、刺痛、灼痛、袜套感、皮肤颜色变黑等。肌电图表现为神经传导速度减慢，病情进一步发展为肢端缺血、坏死、感染、溃疡，即糖尿病肢端坏疽。

5. **糖尿病心血管病**　是糖尿病的慢性并发症，也是糖尿病最常见而严重的并发症。患者每3个月检查一次心电图、心脏超声、动态心电图、动态血压等。

6. **糖尿病脑血管病**　预防很重要。每3个月检查一次血脂、血流动力学、脑血流图、颈颅多普勒，必要时查头颅CT。

其他如血脂、肝功能、肾功能、肝胆胰及肾B超、血尿淀粉酶、血尿粪便等，亦应作为常规检查项目。

【鉴别诊断】

应与甲状腺功能亢进症、肢端肥大症、皮质醇增多症、嗜铬细胞瘤、胰腺肿瘤、能使血糖升高的药物（如泼尼松、异烟肼、利尿剂、苯妥英钠、吲哚美辛）和外伤、手术应激状况等导致的血糖升高相鉴别。

【诊疗处方】

2 型糖尿病

（1）全科医学科护理常规。

（2）二级护理。

（3）糖尿病生活指导。

（4）糖尿病饮食。

（5）血常规，血脂，空腹血糖，餐后 2 小时血糖，糖化血红蛋白，血 β_2-MG，胰岛素释放试验，血清 C 肽，HBsAg，HCV，抗-HIV，TPPA。

（6）尿常规，24 小时尿糖，24 小时尿蛋白，尿 β_2-MG、尿白蛋白/肌酐比值、尿 C 肽测定。

（7）葡萄糖耐量试验（尚未确诊者）。

（8）血清胰高血糖素测定，糖尿病自身抗体。

（9）粪常规。

（10）胸部 X 线检查。

（11）心电图、心脏彩超。

（12）腹部 B 超检查，颈动脉、双下肢动脉彩超。

（13）肌电图、诱发电位。

（14）头颅 CT 或 MRI（必要时）。

（15）眼科检查。

（16）磺脲类降糖药（餐前 30 分钟）选用：①格列本脲 2.5mg，qd or bid；②格列齐特 80mg，bid；③格列吡嗪 5mg，qd or bid；④格列喹酮 30mg，qd or bid；⑤格列美脲 1mg，qd。

（17）餐时血糖调节剂（进餐前即服用）选用：瑞格列奈 0.5~4mg，tid。

（18）双胍类降糖药（餐中服）选用：①二甲双胍

0.5 ~ 1.5g/d，bid or tid，最大剂量不超过2.5g/d。

（19）葡萄糖苷酶抑制剂（随餐服）选用：①阿卡波糖50 ~ 100mg，tid；②伏格列波糖0.1 ~ 0.3mg，tid；③米格列醇50 ~ 100mg，tid。

（20）胰岛素增敏剂：罗格列酮4 ~ 8mg，qd（空腹或进餐时服用）；吡格列酮15 ~ 30mg，qd。

（21）DPP–Ⅵ抑制剂：①西格列汀100mg，qd；②沙格列汀5mg，qd；③维格列汀50mg，qd or bid；④利格列汀5mg，qd；⑤阿格列汀25mg，qd。

（22）钠–葡萄糖共转运蛋白2（SGLT–2）抑制剂：①达格列净5 ~ 10mg，qd（餐前或餐后）；②恩格列净10 ~ 25mg，qd（餐前或餐后）；③坎格列净100 ~ 300mg，qd（第一次正餐前）。

（23）普通胰岛素，或重组人胰岛素，或速效胰岛素类药物，早10U、中6U、晚8U、皮下注射，三餐前15分钟；预混胰岛素30R早12U、晚8U，皮下注射，餐前15分钟。

（24）贝那普利5 ~ 10mg，qd；或氯沙坦50 ~ 100mg，qd（必要时）。

（25）阿托伐他汀10 ~ 20mg，qd；或氯伐他汀40 ~ 80mg，qn。

（26）阿司匹林100mg，qn；或氯吡格雷75mg，qn。

【转诊】

1. 初步发现血糖异常，病因和分型不明确者。

2. 儿童和年轻人（年龄＜25岁）糖尿病患者。

3. 妊娠和哺乳期妇女血糖异常者。

4. 反复发生低血糖或发生过一次严重低血糖。

【注意事项】

1. 饮食、运动治疗时，饮食量、运动时间和强度应根据患者具体情况个体化，关键在于保持稳定，长期坚持。

2. 目前口服降糖药物种类很多，由于药理相同，同类药物只需选用其中一种即可，不宜合用。不同类药物配伍可起协同效应。老年人及肾功能不全者首选格列喹酮、瑞格列奈或利格列汀。

3. 吡格列酮服药与进食无关。妊娠期妇女、哺乳期妇女、对本品过敏者禁用，不宜用于心功能Ⅲ级或Ⅳ级的患者，可造成血浆容积增加和由前负荷增加而引起的心脏肥大。要定期进行肝功能测定，并定期测定糖化血红蛋白以监测血糖对本品的反应。对于绝经期前无排卵的胰岛素抵抗患者，本品可使排卵重新开始，有可能需考虑采取避孕措施。

【健康生活方式指导】

1. 饮食指导 2型糖尿病患者需要饮食均衡，低糖、低盐、低脂、清淡饮食，同时要注意忌口，少食多餐。每日摄入总热量：休息时25～30kcal/kg，轻体力劳动时30～35kcal/kg，中体力劳动时35～40kcal/kg，重体力劳动时＞40kcal/kg；脂肪占总热量＜30%，碳水化合物占总热量的50%～65%，蛋白质占总热量的15%～20%。实践中需要根据患者具体情况予以适当调整，超重、肥胖者可以适度减少摄入总热量。

2. 活动指导 运动锻炼建议以中等强度［50%～70%最大心率（220–年龄），运动时应使心率和呼吸加快但不急促］的有氧运动（如快走、骑车、打太极拳等）为主，每周至少150分钟。当空腹血糖＞16.7mmol/L、反复低血糖或血糖波动较大、有严重急慢性并发症等情况时，应禁忌运动，病情控制稳定后可逐步恢复运动。可参考《2型糖尿病基层诊疗指南（实践版·2019）》。

3. 其他指导 戒烟戒酒，保持良好生活方式。关注患者身心健康，树立起患者战胜疾病的心理。鼓励患者减肥，维持理想体重（kg）=身高（cm）–105。

【转诊】

1. 基层医生诊断困难或遇特殊患者

（1）初步发现血糖异常，病因和分型不明确者。

（2）儿童和年轻人（年龄＜18岁）糖尿病患者。

（3）妊娠和哺乳期妇女血糖异常者。

2. 基层医生治疗困难

（1）原因不明或经基层医生处理后反复发生低血糖或发生过一次严重低血糖。

（2）血糖、血压、血脂长期治疗不达标的患者。

（3）血糖波动较大，基层医生处理困难，无法控制平稳的患者。

（4）出现严重降糖药物不良反应难以处理的患者。

3. 出现严重并发症

（1）急性并发症：严重低血糖或高血糖伴或不伴有意识障碍者。

（2）慢性并发症：视网膜病变、肾病、神经病变、糖尿病足或周围血管病变等的筛查、治疗方案的制定和疗效评估在基层处理有困难者。

（3）慢性并发症导致严重靶器官损害需要紧急救治者：急性心脑血管病、糖尿病肾病导致的肾功能不全或大量蛋白尿、糖尿病视网膜病变导致的严重视力下降、糖尿病周围血管病导致的间歇性跛行和缺血性疼痛等。

4. 糖尿病足出现急性加重

（1）出现皮肤颜色的急剧变化。

（2）局部疼痛加剧并有红肿等炎症表现。

（3）新发生的溃疡。

（4）原有的浅表溃疡恶化并累及软组织和骨组织。

（5）播散性的蜂窝组织炎、全身感染征象。

（6）骨髓炎等。

二、糖尿病合并酮症酸中毒

【初诊依据】

1. 有糖尿病病史及急性感染、饮食失调、食糖过多、严重精神刺激、外伤、手术麻醉、停用或大剂量减少胰岛素史。

2. 糖尿病症状加重，极度疲乏无力，烦渴、多饮、多尿、恶心、呕吐、脱水征、嗜睡、呼吸深而大，呼气有酮味，血压

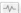

下降，意识模糊，直至昏迷。

3. 血糖明显增高（＞16.7～33.3mmol/L），血酮体升高，多在3mmol/L以上；尿糖、尿酮体检查强阳性，可有蛋白尿和管型尿。

4. 胸部X线检查有助于发现感染诱因。心电图检查可发现无痛性心肌梗死，并有助于监测血清钾。

【并发症】

1. **诱因**　感染是本症的常见诱因，又可继发于本症，最常见的为泌尿道、上呼吸道感染。

2. **合并症**　如严重感染、心肌梗死、休克、肾上腺皮质功能不全等。

3. **脑水肿**　为本症严重并发症之一。

4. **心力衰竭**　亦是本症常见并发症。

5. **肾功能不全**　多因脱水，循环衰竭引起肾前性肾功能不全。

6. **血栓**　老年伴高渗昏迷、严重脱水、休克患者，注意防治血栓。

【鉴别诊断】

1. **低血糖昏迷**　本症起病急，有饥饿、多汗、震颤等交感神经兴奋等表现，皮肤苍白，湿而多冷汗，呼吸正常无气促。可急测血糖、血酮。如果备有微量血糖监测仪，于1～2分钟内即可明确有无低血糖。

2. **乳酸性酸中毒**　当血浆乳酸＞2mmol/L，乳酸及丙酮酸之比明显增高＞（15∶1），血pH＜7.35时可诊断为乳酸性酸中毒。测定血乳酸及丙酮酸浓度以协助诊断。

3. **其他原因引起的酮症酸中毒**　有饥饿性或酒精性酮症酸中毒等，从病史、酒味等体征可鉴别。

4. **心、脑血管意外**　查血糖、血酮及心电图、心肌酶、神经系统体征、头颅CT等进行鉴别。

5. **各种急腹症**　酮症酸中毒时有腹痛者应注意除外各种急腹症，特别注意急性胰腺炎、胆囊炎、阑尾炎等并发症，从病史、体征及化验资料和动态随访观察中分析判断。

【诊疗处方】

1. 全科医学科护理常规（建立特别护理记录单）。

2. 一级护理。

3. 吸氧，2～4L/min。

4. 血常规，血脂，血糖，血钾、钠、氯化物，CO_2-CP，血气分析，肌酸激酶，乳酸脱氢酶，谷丙转氨酶，γ-谷氨酰转移酶，血酮体，血肌酐，血淀粉酶，CRP，PCT，肌钙蛋白，BNP，尿素氮，β-羟丁酸，抗-HIV，TPPA，HBsAg，抗-HCV，抗-HEV（IgG、IgM）。

5. 尿常规、尿糖、尿酮体、24小时尿蛋白、尿蛋白/肌酐比值，粪常规。

6. 测血渗透压。

7. 胸部X线检查。

8. 心电图。

9. 腹部B超检查。

10. 病重或病危通知。

11. 观察意识、血压、脉搏、呼吸，q2h。

12. 监测血糖，q2h。

13. 复查血电解质，q4h～q6h。

14. 记24小时出入量。

15. 0.9%氯化钠注射液2000ml静脉滴注（2～4小时滴完）。

16. 10%氯化钾注射液加入上述液体中静脉滴注。

17. 0.9%氯化钠注射液50ml+普通胰岛素24U，持续静脉微量泵入（根据血糖调整速度）。

18. 5%葡萄糖注射液500ml+普通胰岛素6～12U，静脉滴注（血糖降至13.9mmol/L）。

19. 0.9%氯化钠注射液100ml+头孢唑林钠1.0g，静脉滴注，bid or tid。

20. 口腔护理，bid。

21. 眼科检查。

【注意事项】

1. 大量快速补液是抢救成功的关键，开始宜用0.9%氯化钠注射液，第一小时入液量可达1000ml以上，对老年及心功能不全者应在中心静脉压监护下调节输液量及速度。

2. 应用小剂量胰岛素静脉持续点滴治疗（0.1U/kg·h）后，应每2小时监测血糖一次。当血糖降至14mmol/L以下，应改用5%葡萄糖注射液静脉滴注，胰岛素用量视血糖情况而定（每进2～4g葡萄糖补充1U胰岛素），以维持血糖在8～10mmol/L为佳，直至尿酮体转阴后，胰岛素即改为皮下注射。

3. 在补液及使用胰岛素后，需注意监测血钾，并及时补充。一般在血钾＜5.2mmol/L，尿量＞40ml/h时，即可常规补钾。停止输液则改为口服补钾，2～3g/d，连用5～7天。

4. 当pH＜6.9时，应适当补碱，动态复查，直至上升到7.0以上。补碱过多、过快可产生不利影响，导致脑脊液反常性酸中毒加重，组织缺氧加重，血钾下降，反跳性碱中毒。

【健康生活方式指导】

1. 饮食指导 控制饮食，低糖、低盐、低脂、高纤维素。主食中可适量添加粗粮。定时定量进餐，少食多餐，严格控制含糖食品及饮料的摄入。避免油炸、油腻、辛辣等食物。

2. 健康指导 进行体育活动时，根据自身情况，避免高强度运动。

3. 其他指导 严禁烟酒。保证患者有充足的睡眠时间。避免患者精神、情绪过分激动。注意保持良好的卫生习惯，按时清洁口腔、皮肤。

【转诊】

基层医生识别患者为糖尿病酮症酸中毒时，需立即转入上级医院，转诊前应予以吸氧、生命体征监测、保持呼吸道通畅、建立静脉通路补液、告知家属病情等。

三、非酮症性糖尿病高渗性昏迷（高渗高血糖综合征）

【初诊依据】

1. 老年人多见，一般均为轻型糖尿病或无糖尿病病史的患者。

2. 诱因有感染、药物（噻嗪类利尿剂、糖皮质激素、苯妥英钠、氯丙嗪、甘露醇等）、手术、创伤、烧伤、血液透析或腹膜透析、进食大量糖类或静脉推注葡萄糖等。

3. 发病缓慢，从数日至数周，有食欲减退、恶心、呕吐、烦渴、多饮、多尿、严重失水、休克。

4. 精神神经症状明显，意识障碍、抽搐、昏迷、癫痫、偏瘫、失语、偏盲等。呼吸无特殊，但后期呼吸变浅，可有潮式呼吸。

5. 极度高血糖（$33.3 \sim 66.8$ mmol/L），尿糖强阳性，尿酮体阴性或弱阳性，血酮体水平正常，血浆 CO_2-CP 正常或轻度下降。

6. 血钠常增高（>155 mmol/L）。

7. 血白细胞增多，血浆蛋白水平增高，血尿素氮水平增高。

【并发症】

容易并发脑血管意外、心肌梗死或肾功能不全等；败血症、肺炎等严重感染伴有毒血症、DIC 等。治疗过程中应尽量防止低血糖、低血钾、脑水肿，以及转换皮下胰岛素治疗时高血糖的反复等并发症。

【鉴别诊断】

1. **低血糖昏迷** 可急测血糖、血酮鉴别。

2. **乳酸性酸中毒** 测血乳酸及丙酮酸浓度以协助鉴别。

3. **酮症酸中毒** 病史、酒味等体征及丙酮酸浓度可鉴别。

4. **心、脑血管意外** 查血糖、血酮及心电图、心肌酶、神经系统体征、头颅 CT 等进行鉴别。

【诊疗处方】

　　1. 全科医学科护理常规。

　　2. 一级护理。

　　3. 病重或病危通知。

　　4. 观察神志、瞳孔，q2h。

　　5. 监测血压、脉搏、呼吸，q2h。

　　6. 监测血糖，q2h。

　　7. 记24小时出入量。

　　8. 血常规，血脂，空腹血糖，血浆渗透压，餐后2小时血糖，糖化血红蛋白，肝、肾功能，血电解质，血 β_2-MG，血型（ABO+Rh），血交叉配合试验，HBsAg，HCV，抗-HIV，TPPA。

　　9. 尿常规，24小时尿糖，24小时尿蛋白，尿微量白蛋白，尿 β_2-MG。

　　10. 粪常规。

　　11. 床边心电图。

　　12. 胰岛素释放试验，血清C肽及尿C肽测定。

　　13. 血清胰高血糖素测定，糖尿病自身抗体。

　　14. 24小时内大量补液：0.9%氯化钠注射液6000～10000ml，静脉滴注。

　　15. 0.9%氯化钠注射液50ml+普通胰岛素24U，持续静脉微量泵入（6ml/h，根据监测血糖调整泵速）。

　　16. 补液同时补钾，10%氯化钾注射液加入上述液体中静脉滴注。

　　17. 血浆400ml，静脉滴注（休克时）。

　　18. 5%葡萄糖注射液500ml+普通胰岛素6～12U，静脉滴注（血糖降至16.7mmol/L）。

　　19. 监测血糖，q2h。

　　20. 甘露醇注射液125ml，静脉滴注（必要时）。

　　21. 口腔护理，bid。

　　22. 胰岛素个体化治疗。

23.胸部X线检查。

24.腹部B超。

25.肌电图、诱发电位。

26.头颅CT或MRI（必要时）。

27.眼科检查。

【注意事项】

1．患者渗透压明显增高而无休克者，可静脉滴注0.45%～0.6%氯化钠溶液；有休克者，宜静脉滴注0.9%氯化钠注射液，以便较快扩张微循环和补充血容量。

2．治疗初期可快速静脉滴注0.9%氯化钠注射液1000～2000ml，继以每2～4小时补液1000ml。过多、过快易诱发脑水肿、肺水肿。

3.如血浆渗透压＞350mmol/L，血钠＞155mmol/L，宜补低渗液。循环衰竭，开始静脉滴注0.9%氯化钠注射液2000ml，必要时输血及白蛋白以扩充血容量。补液量最初2小时可补2000ml，继之每2～4小时补1000ml，直至血压回升，颈静脉充盈，尿量＞30ml/h，补液量及速度须根据血压、神志、心率、尿量、血浆渗透压、血糖及年龄、心肺功能而定，防止过快、过多而引起脑水肿及肺水肿。

4．一般不用补碱，但当合并严重酸中毒、pH＜6.9时，可补5%碳酸氢钠150ml，但应先稀释成1.15%等渗液再补充。

5.补液及胰岛素治疗应个体化；尽早缓解高钠、高糖状态；保护重要脏器功能，预防致命性并发症；重视监护及综合治疗。但要注意高血糖是维护患者血容量的重要因素，如血糖迅速降低而补液不足，将导致血容量和血压进一步下降。

【健康生活方式指导】

患者遵循医嘱严格控制血糖，监测血糖，每季度随诊；若近期监测血糖明显升高，及时就医；日常生活中保证充足的饮水，严格限制含糖饮料的摄入；当出现多饮多尿加重、食欲降低、精神萎靡、腹痛、腹泻、恶心呕吐、尿少等，需及时就医。

【转诊】

基层医生诊断患者为高渗高血糖综合征需立即转入上级医院，在转诊过程中需监测生命体征及神志、保持呼吸道通畅、建立静脉通路补液、补充胰岛素降糖、寻找诱因等。

第八章 泌尿系统疾病

第一节 原发性肾小球疾病

一、急性肾小球肾炎

【初诊依据】

1. 起病急，起病前1~3周多有呼吸道或皮肤感染、猩红热等先驱感染。部分患者在感染1~4周后发病，多数患者预后良好，病程在1年以内。

2. 肉眼血尿、管型尿、蛋白尿，可有高血压、短期氮质血症，少数患者兼有肾病综合征表现，且伴有高血压、肾功能衰竭。

3. B超示双肾增大。

4. 蛋白尿，早期见红、白细胞增多及颗粒管型或蜡样管型，尿比重多在1.120~1.320。

5. 血沉增快，血补体C3降低，8周内恢复正常。轻度贫血，血清白蛋白浓度轻度下降，血中总补体及C3明显降低。

6. 发病早期大部分患者有低补体血症及血清抗"O"滴度升高。

7. 肾活检示肾小球毛细血管内皮细胞及系膜细胞增生。

8. 排除慢性肾小球肾炎急性发作、急性的风湿病、过敏性紫癜性肾炎、狼疮性肾炎。

9. 眼底、心电图、胸部X线检查，必要时行肾穿活检。

【诊疗处方】

1. 全科医学科护理常规。

2. 二级或一级护理。

3. 低蛋白、低盐（3g/d以下）普食。

4. 卧床休息。

5. 测血压，tid。

6. 血常规，血沉，抗"O"，肝、肾功能，血清钾、钠、氯，内生肌酐清除率，血脂，CRP、IgG、IgM、IgA、循环免疫复合物、C3、C4、抗核抗体、抗DNA抗体、凝血酶原时间、抗–HIV，TPPA，HBsAg，抗–HCV，抗–HEV（IgG、IgM）。

7. 尿常规，粪常规，24小时尿蛋白定量，尿渗透压，尿红细胞形态，尿蛋白电泳、尿 N–乙酰–β–D–氨基葡萄糖苷酶（NAG）、尿肌酐、尿浓缩稀释功能。

8. 眼底检查。

9. 双肾B超，胸部X线检查，心电图检查，核素肾图，肾活检（必要时）。

10. 氢氯噻嗪25mg，口服，tid。

11. 硝苯地平缓释片30mg qd

12. 维生素C 0.1g，口服，tid。

13. 0.9%氯化钠注射液100ml+头孢地嗪1.0g，静脉滴注，bid（现症感染时）。

14. 中医治疗。

【注意事项】

1. 卧床休息至肉眼血尿消失，利尿消肿，高血压和氮质血症恢复正常后，可起床逐步增加活动，3个月内避免体力劳动。定期检查尿常规，直至完全正常。

2. 饮食的控制主要根据水肿、高血压及肾功能损害而定，有明显水肿、高血压时，食盐以1~2g/d为限。严重水肿或无尿时，则应限制水分摄入。

3. 控制心力衰竭，可用酚妥拉明或硝普钠静脉滴注，不常规使用洋地黄类药物，限制水、钠摄入，利尿降压，以矫正水、钠潴留。经保守治疗仍难控制的循环充血状态，可用腹膜透析或血液透析治疗。

4. 不宜用糖皮质激素、细胞毒药物。降压速度不应过快、过低，控制于（125~130）/（80~85）mmHg即可。

【健康生活方式指导】

1. 饮食指导 急性期宜限制盐、水、蛋白质摄入。根据水肿程度给予低盐（3g/d）或无盐饮食；水肿重且尿少者限制水的摄入［入液量=前一天的出液量（主要为尿量）+500ml］；出现肾功能不全、氮质血症时，推荐牛奶、鸡蛋等优质蛋白质的摄入量0.6g/（kg·d），同时食用富有维生素、高热量食物，满足患者能量需要。

2. 活动指导 急性期应卧床休息2周左右，休息可使肾脏血流增加，有利于肾功能恢复，待肉眼血尿消失，水肿消退，血压正常后可下床轻微活动及户外散步，逐渐加大活动量，注意3个月内避免剧烈活动。

3. 其他指导 注意个人卫生，保持皮肤清洁，卧床休息宜抬高下肢，更换体位，防止压疮，少去公共场所，避免与呼吸道感染者接触，预防感染。

【转诊】

出现严重循环充血及肺水肿，少尿或无尿、严重高血压，甚至高血压脑病征象者应及时转诊。

二、原发性肾病综合征

【初诊依据】

1. 明显水肿。

2. 大量蛋白尿，24小时尿蛋白＞3.5g。

3. 低蛋白血症，血浆白蛋白＜30g/L。

4. 高胆固醇血症。

5. 排除继发性肾病综合征，如狼疮性肾炎、紫癜性肾炎、糖尿病肾病、肾淀粉样变性。

6. 病理分型。微小病变型肾病，系膜增生性肾小球肾炎，局灶-节段性肾小球硬化，膜性肾病，系膜毛细血管性肾小球肾炎。

【诊疗处方】

1. 微小病变型肾病

（1）全科医学科护理常规。

（2）二级或一级护理。

（3）监测血压，tid。

（4）低盐、低脂、优质蛋白饮食。

（5）血常规，肝、肾功能，内生肌酐清除率，血电解质，血脂，血脂蛋白成分分析，血糖，血沉，IgG、IgM、IgA、循环免疫复合物，蛋白电泳，总补体溶血活性、C3、C4、ENA谱，凝血四项（PT+APTT+TT+FIB），乙肝五项（HBsAg、抗HBs、HBeAg、抗HBe、抗HBc）、丙肝抗体，AFP，CEA，CA19-9，抗-HIV，TPPA。

（6）粪常规，尿常规，24小时尿蛋白定量、尿蛋白电泳、尿红细胞相差显微镜检、NAG、尿肌酐、尿比重、尿渗透压、尿酸化功能、尿 β_2-MG、尿C3、尿溶菌酶、尿纤维蛋白降解产物。

（7）胸、腹部X线检查。

（8）心电图，超声心动图。

（9）双肾B超，肾SPECT。

（10）肾穿刺活检。

（11）低分子肝素钙5000U，皮下注射，qd；或5%葡萄糖注射液500ml+肝素100mg，静脉滴注，qd。

（12）贝那普利10~20mg，口服，qd；或氯沙坦10~100mg，口服，qd（维持量50mg，qd）。

（13）氢氯噻嗪25mg，口服，tid；或呋塞米20~40mg，口服，tid。

（14）多维元素片（金施尔康）1片，口服，qd。

（15）泼尼松60mg［1mg/（kg·d）］，口服，qd（晨顿服）；或泼尼松龙48mg［1mg/（kg·d）］，口服，qd。

（16）雷公藤多苷20mg，口服，tid。

（17）双嘧达莫100mg，口服，tid。

（18）辛伐他汀20mg，口服，qd。

（19）血浆200ml，静脉滴注；或人血白蛋白10g，静脉滴注（必要时）。

（20）细胞毒类免疫抑制剂，如环磷酰胺 $0.5 \sim 0.75g/m^2$，1次/月，总量不超过 $6 \sim 8g$；环孢素A $3 \sim 5mg/(kg \cdot d)$，bid等。

2. 局灶节段性肾小球硬化

（1）全科医学科护理常规。

（2）二级或一级护理。

（3）监测血压，tid。

（4）低盐、低脂、优质蛋白饮食。

（5）血常规，肝、肾功能，内生肌酐清除率，血电解质，血脂，血糖，血脂蛋白成分分析，血沉、IgG、IgM、IgA、循环免疫复合物，蛋白电泳，总补体溶血活性、C3、C4、ENA谱，凝血四项（PT+APTT+TT+FIB），乙肝五项、丙肝抗体、AFP、CEA、CA19-9、抗-HIV、TPPA。

（6）粪常规，尿常规、24小时尿蛋白定量、尿蛋白电泳、尿红细胞相差显微镜检、NAG、尿肌酐、尿比重、尿渗透压、尿酸化功能、尿 β_2-MG、尿C3、尿溶菌酶、尿纤维蛋白降解产物。

（7）胸、腹部X线检查。

（8）肾穿刺活检。

（9）心电图，超声心动图。

（10）双肾彩超，肾SPECT。

（11）低分子肝素钙5000U，皮下注射，qd。

（12）血浆200ml，静脉滴注；或人血白蛋白10g，静脉滴注（必要时）。

（13）氯沙坦50mg，口服，qd。

（14）氢氯噻嗪25mg，口服，tid。

（15）多维元素片（金施尔康）1片，口服，qd。

（16）泼尼松 $60 \sim 80mg$ [$1mg/(kg \cdot d)$]，口服，qd（晨起顿服）。

（17）雷公藤多苷20mg，口服，tid。

（18）环磷酰胺50mg，口服，bid（必要时）。

（19）吗替麦考酚酯1.5～2.0g，口服，bid（空腹服）。

（20）双嘧达莫100mg，口服，tid。

（21）辛伐他汀20mg，口服，qd。

3. 系膜增生性肾小球肾炎

（1）全科医学科护理常规。

（2）二级或一级护理。

（3）低盐、低脂、优质蛋白饮食。

（4）肾穿刺活检。

（5）血常规，肝、肾功能，内生肌酐清除率，血电解质，血糖，血脂，血脂蛋白成分分析，血沉，IgG、IgM、IgA、循环免疫复合物，蛋白电泳，总补体溶血活性、C3、C4、ENA谱，凝血四项（PT+APTT+TT+FIB），乙肝五项、丙肝抗体，肿瘤标记物，抗-HIV，TPPA，血PLA2R，血THSD7A。

（6）粪常规，尿常规，24小时尿蛋白定量、尿蛋白电泳、尿红细胞相差显微镜检、NAG、尿肌酐、尿比重、尿渗透压、尿酸化功能、尿 β_2-MG、尿C3、尿溶菌酶、尿纤维蛋白降解产物。

（7）胸、腹部X线检查。

（8）心电图，超声心动图。

（9）双肾彩超，肾SPECT。

（10）监测血压，tid。

（11）5%葡萄糖注射液500ml+肝素100mg，静脉滴注，qd。

（12）人血白蛋白10g，静脉滴注，（必要时）。

（13）卡托普利25mg，口服，tid（饭前服用）。

（14）氢氯噻嗪25mg，口服，tid。

（15）泼尼松60mg，口服，qd（晨起顿服）；或泼尼松龙48mg，qd（晨起顿服）。

（16）雷公藤多苷20mg，口服，tid（必要时）。

（17）环磷酰胺50mg，口服，bid（必要时）。

（18）环孢素4～5mg/（kg·d），口服，bid。

（19）双嘧达莫100mg，口服，tid。

（20）辛伐他汀20mg，口服，qd。

4. 膜性肾病

（1）全科医学科护理常规。

（2）二级或一级护理。

（3）肾穿刺活检。

（4）低盐优质蛋白饮食。

（5）血常规，肝、肾功能，内生肌酐清除率，血电解质，血脂，血脂蛋白成分分析，血糖，血沉，蛋白电泳，IgG、IgM、IgA、循环免疫复合物，总补体溶血活性、C3、C4、ENA谱，凝血四项（PT+APTT+TT+FIB），乙肝五项、丙肝抗体，肿瘤标记物，抗-HIV，TPPA，血清PLA2R、THSD7A抗体测定。

（6）粪常规，尿常规、24小时尿蛋白定量、尿蛋白电泳、尿红细胞相差显微镜检、NAG、尿肌酐、尿比重、尿渗透压、尿酸化功能、尿β_2-MG、尿C3、尿溶菌酶、尿纤维蛋白降解产物，血、尿轻链蛋白检测，血清蛋白电泳，免疫固定电泳。

（7）胸、腹部X线检查。

（8）胃肠钡餐，胃肠内镜。

（9）心电图，超声心动图。

（10）双肾彩超，肾SPECT。

（11）肾穿刺活检。

（12）监测血压，tid。

（13）低分子肝素钙5000U，皮下注射，qd；或5%葡萄糖注射液500ml+肝素100mg，静脉滴注，qd。

（14）人血白蛋白10g，静脉滴注，qd（必要时）。

（15）氯沙坦50mg，口服，qd。

（16）氢氯噻嗪25mg，口服，tid。

（17）泼尼松60mg，口服，qd（晨起顿服）。

（18）雷公藤多苷20mg，口服，tid（必要时）。

（19）环磷酰胺50mg，口服，bid（必要时）。

（20）环孢素4～5mg/（kg·d），口服，bid（必要时）。

（21）双嘧达莫100mg，口服，tid。

（22）辛伐他汀20mg，口服，qd。

5.系膜毛细血管性肾小球肾炎

（1）全科医学科护理常规。

（2）二级或一级护理。

（3）低盐优质蛋白饮食。

（4）肾穿刺活检。

（5）血常规，肝、肾功能，内生肌酐清除率，血电解质，血脂，血脂蛋白成分分析、血糖，血沉，蛋白电泳，IgG、IgM、IgA、循环免疫复合物，总补体溶血活性、C3、C4、ENA谱，凝血四项（PT+APTT+TT+FIB），乙肝五项、丙肝抗体，肿瘤标记物，抗核抗体、抗中性粒细胞胞浆抗体，抗–HIV，TPPA。

（6）粪常规，尿常规、24小时尿蛋白定量、尿蛋白电泳、尿红细胞相差显微镜检、NAG、尿肌酐、尿比重、尿渗透压、尿酸化功能、尿 β_2-MG、尿C3、尿溶菌酶、尿纤维蛋白降解产物。

（7）胸、腹部X线检查。

（8）心电图，超声心动图。

（9）双肾彩超，肾SPECT。

（10）监测血压，tid。

（11）低分子肝素钙5000U，皮下注射，qd；或5%葡萄糖注射液500ml+肝素100mg，静脉滴注，qd（必要时）。

（12）血浆200ml，静脉滴注；或人血白蛋白10g，静脉滴注（必要时）。

（13）卡托普利25mg，口服，tid（饭前服用）。

（14）氢氯噻嗪25mg，口服，tid。

（15）泼尼松60mg，口服，qd（晨起顿服）。

（16）雷公藤多苷20mg，口服，tid（必要时）。

（17）环磷酰胺50mg，口服，bid；或0.9%氯化钠注射液250ml+环磷酰胺200mg，静脉滴注，1次/周（必要时）。

（18）环孢素4~5mg/（kg·d），bid；或吗替麦考酚酯0.75g，口服，bid（必要时空腹服用）。

（19）双嘧达莫100mg，口服，tid。

（20）辛伐他汀20mg，口服，qd。

【注意事项】

1. 单用足量糖皮质激素4周后反应不敏感者，加用环磷酰胺或环孢素或吗替麦考酚酯等免疫抑制剂，但应监测血药浓度，警惕肝、肾、骨髓毒性。

2. 泼尼松治疗反应不佳，或有肝损害者，可改用泼尼松龙。

3. 除合并氮质血症外，早期可适当提高蛋白摄入（成人60~100g，qd），同时供给足够热量（160~210J/kg）。

4. 血管紧张素转换酶抑制剂（ACEI）或血管紧张素Ⅱ受体拮抗剂（ARB）对严重蛋白尿患者，无论有无高血压均可长期使用，可减少蛋白尿、延缓肾脏病变进展。

5. 并发急性肾损伤、冠心病时，按有关原则处理。

6. 局灶节段性肾小球硬化对糖皮质激素疗效较差。

7. 膜性肾病可继发于乙型病毒性肝炎相关性肾病、肿瘤、狼疮性肾炎、梅毒、海洛因中毒、青霉胺中毒等，故应鉴别。

8. 膜性肾病根据电镜病理改变分为Ⅰ、Ⅱ、Ⅲ、Ⅳ期、Ⅴ期。一般膜性肾病单用糖皮质激素疗效不佳，应用ACEI或ARB 3~6个月仍无缓解者，需加用免疫抑制剂。

9. 系膜毛细血管性肾炎对糖皮质激素、细胞毒药物治疗反应差，预后不佳。

【健康生活方式指导】

1. 饮食指导 应该进食易消化、清淡、高热量、高维生素食物，总能量每日不应少于126~147kJ（30~35kcal）/kg；肾病状态尚未缓解时，应供给易被机体吸收的优质蛋白，如瘦肉、鱼肉、牛奶、鸡蛋等0.6~0.8g/（kg·d），肾功能正常后给予正常量0.8~1.0g/（kg·d）；水肿时，每日食盐量不超过3g，禁用腌制食品，少用味精及食盐，浮肿消退、血浆蛋白接近正常时，可恢复普通饮食；肾病综合征患者常伴高脂血症，应限制动物内脏、肥肉、某些海产品等富含胆固醇及脂肪的食物摄入，宜食用富含多聚不饱和脂肪酸（如植物油、鱼油）及富含可溶性纤维（如燕麦、米糠及豆类）的饮食；肾病综合征患者钙的丢失较多，应进食含钙多的食物如牛奶、奶制品、鱼虾、虾皮、豆制品、芝麻和瘦肉，避免发生骨质疏松、股骨头坏死等。

2. 活动指导 有严重水肿、低蛋白血症者需卧床休息，但应保持适度床上及床旁活动，防止血管血栓形成。水肿消退、一般情况好转后，可起床活动，适度锻炼，如散步、打太极拳、练气功等，逐渐加大活动度，同时注意锻炼的时间，以早晨及傍晚为宜，切不可在中午或阳光强烈时锻炼。

3. 其他指导 应注意个人卫生，勤洗手，早晚漱口、刷牙，清洁外阴，养成良好生活习惯，保证充足睡眠，避免劳累、重体力活动。

【转诊】

临床考虑肾病综合征的患者，都建议转诊。

三、慢性肾小球肾炎

【初诊依据】

1. 起病缓慢，隐匿，病程迁延，临床表现轻重不等。逐渐出现贫血、电解质紊乱、肾功能损害等。可有水肿、高血压、蛋白尿、血尿、管型尿等。

2. 病程持续3个月以上，排除继发性肾小球肾炎、恶性高血压、慢性肾盂肾炎、继发性肾小球肾炎、结缔组织病。

3. 病理可呈系膜增生性、系膜毛细血管性、膜性、局灶节段性、增生硬化性等改变。

【诊疗处方】

1. 全科医学科护理常规。

2. 二级护理。

3. 低盐优质蛋白饮食。

4. 肾穿刺活检。

5. 血常规，肝、肾功能，血电解质，血糖，血脂，血脂蛋白成分分析，蛋白电泳，内生肌酐清除率，IgG、IgM、IgA、循环免疫复合物，总补体溶血活性、C3、C4，乙肝五项、丙肝抗体，凝血四项（PT↓APTT↓TT↓FIB），抗-HIV，TPPA。

6. 粪常规，尿常规、尿红细胞相差显微镜检、尿 β_2-MG、尿C3、尿溶菌酶、尿纤维蛋白降解产物、NAG、尿蛋白电泳、尿肌酐、尿比重、尿渗透压、尿酸化功能、尿浓缩稀释功能、24小时尿蛋白定量。

7. 胸部X线检查。

8. 心电图，超声心动图。

9. 双肾彩超，肾SPECT。

10. 监测血压，tid。

11. 贝那普利10～20mg，口服，qd；或依那普利10mg，口服，qd；或氯沙坦50～100mg，口服，qd；或氨氯地平5mg，口服，qd。

12. 氢氯噻嗪25mg，口服，bid or tid。

13. 雷公藤多苷20mg，口服，tid。

14. 双嘧达莫100mg，口服，tid（饭前1小时服）。

15. 肾炎康复片5片，口服，tid。

【注意事项】

1. 行肾组织检查的指标　①蛋白尿及（或）血尿持续1年以上；②第一次出现肾功能减退而肾脏体积无明显缩小；③虽经积极治疗，但蛋白尿、血尿无明显好转；④中、重度肾实质性高血压，难以控制或近期血肌酐有升高者；⑤疑有继发性肾小球病变者。

2. 内生肌酐清除率　低于30ml/min时，利尿剂宜选呋塞米（20~40mg，tid）。

3. 注意药物作用 应用ACEI、ARB等降压药时需警惕其致肾功能恶化、高钾血症。如合并感染、高脂血症、高尿酸血症，应予以相应对症处理，应避免使用肾毒性药物。

4. 其他 积极控制高血压，限制食物中的蛋白质和磷，抗血小板聚集，慎用激素和细胞毒药物，避免加重肾损害的因素。

【健康生活方式指导】

1. 饮食指导 慢性肾炎患者需管控水、钠盐、蛋白质摄入。低蛋白饮食具有保护肾功能、减少蛋白尿等作用，通常给予蛋白质0.6~1.0g/（kg·d），以动物蛋白为主，如鸡、鸭、鱼、蛋、瘦肉、牛奶等，严禁使用豆芽、豆浆等植物蛋白；慢性肾炎患者需养成每日计量尿量的习惯，根据水肿程度和尿量决定水的摄入量，每日总摄入量=前一日尿量+500ml；如患者从未出现水肿、高血压，或者经治疗后水肿及高血压消失，没有反复，则不必严格限盐，每日食盐5g左右，尽量避免咸菜、腐乳酱、酱菜、咸鸭蛋等腌制食品；水肿、高血压患者要求低盐清淡饮食，每日钠盐摄入量小于3g；此外慢性肾炎患者需要高热量饮食，摄入充足碳水化合物，保证每日30~35kcal/kg热量供给，促使氮得到充分的利用，减少体内蛋白质的消耗。

2. 活动指导 适当运动不仅可以增强身体机能，还可增加食欲，控制血压，改善贫血。慢性肾炎患者应根据自身条件，以适量有氧运动为主（如散步、打太极拳、游泳、慢跑等），注意劳逸结合，运动量以无不适感觉为度，也可每天进行1~2次的中医传统养生功法"八段锦"操练，每次用时30分钟。

3. 其他指导 慢性肾炎通常是无法完全治愈的疾病，患者长期受疾病影响，导致日常生活、社交、工作中产生较大的心理压力，需关注患者身心健康，鼓励患者养成良好的生活习惯，保持乐观心态；此外慢性肾炎患者身体抵抗能力下降，易发生各种感染，而感染又会加重慢性肾炎的进展，建议患者避免去人群聚集的场所，防止受凉感冒，不吃隔夜食物，预防肠道感染。

【转诊】

1. 血压水平达3级或降压治疗1~2个月，血压控制不达标。

2. 合并高血压靶器官损害。

3. 出现肾功能持续恶化。

4. 需血液透析治疗。

第二节 继发性肾病

一、糖尿病肾病

【初诊依据】

1. 较长期的糖尿病病史，伴眼底改变。

2. 蛋白电泳显示 α_2 球蛋白升高，α_1、γ-球蛋白正常。

3. 早期肾小球滤过率增加，以后出现白蛋白尿（30~300mg/24h），蛋白尿（>0.5g/24h），或肾病综合征。常伴有高血压，晚期可出现肾功能不全。

4. 肾活检示糖尿病性肾病改变有助确诊。

【诊疗处方】

1. 全科医学科护理常规。

2. 二级或一级护理。

3. 糖尿病饮食。

4. 双肾彩超。

5. 血常规，肝、肾功能，血电解质，空腹血糖、餐后2小时血糖，糖化血红蛋白、胰岛素释放试验，IgG、IgM、IgA、循环免疫复合物，总补体溶血活性、C3、C4，血脂、血脂蛋白成分分析，血 β_2-MG，蛋白电泳，凝血四项（PT+APTT+TT+FIB），内生肌酐清除率，HBsAg，

HCV，抗-HIV，TPPA。

6. 粪常规、尿常规、24小时尿蛋白定量、尿蛋白电泳、尿 β_2-MG、尿C3、尿溶菌酶、尿纤维蛋白降解产物、NAG、尿肌酐、尿白蛋白排泄率、尿比重、尿渗透压。

7. 胸部X线检查。

8. 心电图、超声心动图。

9. 肾SPECT。

10. 眼底检查。

11. 脑血流图。

12. 肾活检（必要时）。

13. 监测血压，tid。

14. 贝那普利5~10mg，口服，qd；或氯沙坦50~100mg，口服，qd。

15. 甲苯磺丁脲0.5g，口服，tid；或格列本脲2.5mg，口服，tid；或格列齐特80mg，口服，bid，达格列净10mg qd。

16. 微粒化非诺贝特0.1g，口服，qd。

17. 辛伐他汀10~20mg，口服，qd。

18. 阿卡波糖50mg，口服，tid（饭前服用）。

19. 生物合成人胰岛素注射液（剂量根据血糖情况调整），皮下注射。

【注意事项】

1. 1型糖尿病发病后5年和2型糖尿病确诊时，出现持续微量白蛋白尿，就应怀疑糖尿病肾病。糖尿病肾损害的发生发展可分5期：① Ⅰ期：为糖尿病初期，肾体积增大，肾小球滤过率升高，肾小球内压增加；② Ⅱ期：肾小球毛细血管基底膜增厚，出现持续性微量白蛋白尿；③ Ⅲ期：早期肾病，蛋白尿/白蛋白尿明显增加（尿白蛋白排泄率＞200mg/24h，蛋白尿＞0.5g/24h）；④ Ⅳ期：临床肾病，大量蛋白尿，可达肾病综合征程度，肾小球滤过率下降，可伴有浮肿和高血压，肾功能逐渐减退；⑤ Ⅴ期：尿毒症，多数肾单位闭锁，血肌酐、尿素氮升高，血压升高。

2. 血尿轻微，如较多异形红细胞则考虑合并其他肾小球疾病。如患者出现急性肾损伤则考虑合并其他肾病可能。

3. 糖尿病性肾病血压升高达80%，如显性糖尿病性肾病时血压仍正常，考虑糖尿病合并其他肾小球疾病。

4. 糖尿病肾病患者的高血压一般出现较晚，多数出现于尿蛋白阳性数年后，血压升高的幅度也一般较轻，多数以舒张压升高为主。

5. 1型糖尿病患者首选ACEI，2型糖尿病患者首选ARB类；肾功能不全时常需2~3种降压药联用，一般可加用钙通道阻滞剂（CCB）；血压仍难控制时，可加用α受体拮抗剂或β受体拮抗剂。

6. 单纯肾移植效果较差，可实施胰、肾联合移植。

【健康生活方式指导】

1. **饮食指导** 建议低盐、低脂、低蛋白饮食。饮食中钠摄入过多会增加患者的死亡率和进入终末期肾病风险，对于糖尿病肾病患者，建议钠摄入量为1.5~2.3g/d（相当于钠盐3.75~5.75g/d），对于合并高血压的糖尿病肾病患者，钠摄入量应个体化管理。蛋白质摄入过多会导致肾脏高滤反应等有害作用，肾功能正常的糖尿病肾病患者，推荐每天应摄入的蛋白含量为0.8g/kg，已有肾功能不全，每天应摄入的蛋白含量为0.6g/kg，以优质蛋白为主，必要时加用必需氨基酸或复方酮酸片。ω-3脂肪酸可以保护糖尿病肾病患者肾功能、减少蛋白尿。建议糖尿病肾病患者膳食中应以包含ω-3脂肪酸，不含饱和脂肪酸的花生油、菜籽油、豆油等植物油为主，摄入量每天不应超过50g，避免进食胆固醇及饱和脂肪酸含量高的食物，如动物性脂肪、坚果类（花生、瓜子、核桃等），胆固醇摄入低于0.2g。每天脂肪摄入应该控制在0.6g/（kg·d）或者更低，对于肥胖患者建议每天脂肪摄入量不得超过40g。为防止营养不良的发生，应保证给予足够的热量，每日每公斤体重控制在105~216kJ（25~30kcal）。

2. **活动指导** 适量运动有利于减轻体重、提高体能，还能提高机体对胰岛素的敏感性，降低 HbA_1c 水平，从而减少糖尿病患者并发糖尿病肾病的风险。糖尿病肾病患者每周至少进行150分钟中等强度（如快步行走）的有氧运动，每周至少5天，分次进行，每次至少30分钟。不适当的运动可因身体胰岛素水平不足而诱发高血糖甚至酮症，也可能造成患者低血糖发生，因此运动强度、运动时间、运动方式的选择等均需个体化。对于有心血管疾病风险的患者，在进行中等强度的运动前需要进行运动耐量评估。

3. 其他指导 糖尿病肾病患者应戒烟戒酒，控制体重，养成良好生活习惯，保证充足睡眠。

【转诊】

1. 鉴于糖尿病患者存在并发非糖尿病导致肾脏病的可能性，对于首次发现尿检异常或者肾功能下降的疑诊DKD患者，建议转诊至肾脏病专科进行病因鉴别以明确DKD诊断。明确诊断为DKD且处于G1~G3期且病情稳定者，可携带肾脏病专科医生制定的诊疗方案在基层医疗机构定期随访综合管理。

2. DKD患者随访过程中发生肾脏疾病急性进展，有以下情况的需要考虑合并其他原因导致的肾损伤，应当转诊至肾脏病专科进一步诊治。

（1）突发或快速进展至大量白蛋白尿（尿蛋白定量＞3.5g/24h）。

（2）短期内肾功能下降符合急性肾损伤：7天内血清肌酐水平上升＞50%或48小时内上升＞26.5μmol/L或少尿。

（3）急性肾脏病：3个月内eGFR下降≥35%或血清肌酐水平上升＞50%。

3. DKD患者出现明显的镜下血尿（尿红细胞≥20个/高倍镜或尿红细胞≥80个/μl或尿潜血≥2+），需要转至肾脏病专科评估血尿原因。

4. 具有进展至终末期肾脏病（尿毒症）高风险的患者，转至肾脏病专科进行诊治。

5. 进展至慢性肾脏病G4~G5期的患者，转诊至肾脏病专科评估肾脏替代治疗的时机。

6. 出现贫血、矿物质骨代谢紊乱［慢性肾脏病矿物质及骨代谢异常（chronic kidney disease mineral and bone disorder，CKD-MBD）］：低钙血症、高磷血症、甲状旁腺素水平升高、低白蛋白血症、难治性高血压、不可控的电解质紊乱、容量负荷所致心力衰竭的患者，转诊至肾脏病专科进一步诊治。

二、狼疮性肾炎

【初诊依据】

1. 狼疮细胞阳性，或抗双链DNA抗体或抗Sm抗体阳性或梅毒血清试验假阳性，抗核抗体阳性。持续性蛋白尿（＞0.5g/d，或＞+++）、血尿或管型尿（可为红细胞或颗粒管型等）。

2. 临床表现除肾炎或肾病综合征外，常伴有其他系统的损害（如关节痛、发热、面部蝶形红斑、肝脏和心血管病变的症状和体征）。

3. 溶血性贫血伴网织红细胞增多，血浆球蛋白IgG增高，蛋白电泳 γ -球蛋白升高；血清抗核抗体阳性及C3值下降，血小板计数＜100×10⁹/L。

4. 皮肤狼疮带试验阳性。

【诊疗处方】

1. 全科医学科护理常规。

2. 二级或一级护理。

3. 低盐、优质蛋白饮食。

4. 皮肤狼疮带试验。

5. 血常规，网织红细胞计数，游离血红蛋白，肝、肾功能，心肌酶谱，血电解质，血糖，血脂，血脂蛋白成分分析，IgG、IgM、IgA、循环免疫复合物，总补体溶血活性、C3、C4，蛋白电泳，乙肝五项、丙肝抗体，凝血四项（PT+APTT+TT+FIB），内生肌酐清除率，血沉、抗"O"试验、类风湿因子，Coombs试验、抗核抗体、酸性核蛋白抗体、抗

DNA抗体、抗中性粒细胞胞浆抗体，血找狼疮细胞，抗–HIV，TPPA。

6. 尿常规、尿 β_2–MG、尿C3、尿溶菌酶、尿纤维蛋白降解产物、NAG、24小时尿蛋白定量、尿蛋白电泳、尿白蛋白排泄率、尿比重、尿渗透压、中段尿培养。

7. 粪常规+隐血试验。

8. 双肾检查彩超。

9. 胸部X线。

10. 肾SPECT，肾穿刺活检。

11. 心电图，超声心动图。

12. 头颅CT。

13. 脑电图。

14. 监测血压，tid。

15. 低分子肝素钙5000U，皮下注射，qd；或5%葡萄糖注射液500ml+肝素100mg，静脉滴注，qd。

16. 0.9%氯化钠注射液500ml+环磷酰胺0.5~1.0g，静脉滴注（4周一次，6次为1个疗程）。

17. 输血浆、行血浆置换［50ml/（kg·d），3~5次为1个疗程］或免疫吸附（6次为1个疗程）治疗（必要时）。

18. 泼尼松60mg，口服，qd（晨起顿服）；或泼尼松龙48mg，口服，qd（晨起顿服）。

19. 雷公藤多苷20mg，口服，tid。

20. 双嘧达莫100mg，口服，tid。

21. 环孢素4~5mg/（kg·d），口服，bid；或吗替麦考酚酯1.5~2.0g，口服，bid（必要时，空腹服）。

【注意事项】

1. 狼疮性肾炎（LN）是系统性红斑狼疮（SLE）最常见的内脏损害和重要死亡原因。狼疮性肾炎的治疗为综合性的，根据病变的不同程度选用不同的治疗方案。治疗应个体化，早期治疗及正确用药是取得较好疗效的关键。

2. 发热应与并发感染相鉴别，合并严重感染或血白细胞明显低下者，可予丙种球蛋白0.3~0.5g/（kg·d），静脉滴注3~5天。

3. 应避免接触诱发狼疮性肾炎的诱因，如紫外线、青霉素、磺胺类药物、避孕药、预防接种等。

【健康生活方式指导】

1. **饮食指导**　狼疮性肾炎患者处于活动期应以清淡饮食为主，避免辣椒、生葱、生蒜等辛辣食物，多吃富含维生素的青菜和水果。如少尿、高血压、水肿或有氮质血症者应采用低盐、低蛋白饮食，并限制水的摄入。待水肿消退，血压正常，氮质血症消失，病情处于缓解无症状时，饮食可放宽。

2. **活动指导**　无论急性、慢性活动期还是处于肾功能不全或者衰竭期的狼疮肾炎患者，都应卧床休息，当疾病得到控制和缓解后，才可适当活动，参加一些低强度有氧活动，如散步、游泳、打太极拳等，避免进行剧烈运动。

3. **其他指导**

（1）红斑狼疮性肾炎患者日常生活中应避免在强烈的日光下长时间暴晒，外出时应涂抹防晒霜，撑遮阳伞，尽量穿浅色长袖衣裤，以减少紫外线过度照射造成的肾损害，还应避免皮肤接触刺激性化学物品，如发胶、农药等，避免服用诱发狼疮活动的药物，如青霉胺、普鲁卡因胺、氯丙嗪等。

（2）狼疮患者需注意预防感染，做好口腔、皮肤卫生洁净。

（3）狼疮患者应戒烟戒酒，避免熬夜，避免重体力劳动、过度劳累，保证充足的睡眠，保持良好的心情，树立战胜疾病的信心，避免过度焦虑。

【转诊】

初次临床诊断狼疮性肾炎建议转诊。

第三节　尿路感染性疾病

一、下尿路感染

【初诊依据】

1. 尿频、尿急、尿痛。

2. 白细胞尿或脓尿、血尿，离心尿沉渣革兰染色找细菌，细菌计数≥1个/油镜视野，结合临床症状可以确诊。

3. 中段尿细菌培养，菌落计数≥105/ml，两次培养出的菌种相同。

【诊疗处方】

1. 全科医学科护理常规。

2. 三级或二级护理。

3. 普通饮食（多饮水）。

4. 血常规，血糖，肝、肾功能，HBsAg，HCV，抗-HIV，TPPA。

5. 尿常规，中段尿培养+菌落计数+药敏3次以上。

6. 粪常规。

7. 胸部X线检查。

8. 心电图。

9. 泌尿系彩超。

10. 静脉肾盂造影、逆行尿路造影、排尿期膀胱输尿管反流造影（必要时）。

11. 复方新诺明4片，口服，bid；或诺氟沙星0.1g，口服，tid；或阿莫西林0.5g，口服，qid（症状较重可改为静脉用药）。

12. 碳酸氢钠1.0g，口服，tid。

【注意事项】

1. 尿道炎可累及腹股沟淋巴结及男性附睾。

2. 根据药敏结果选用敏感抗生素，或二联、三联用药。对反复发作者予长程抑菌疗法。经6周积极抗感染治疗无效，或复发频繁者，可选用单种抗生素口服180天以上，每晚睡前服药1次，剂量为常规每日剂量的1/3～1/2；亦可选用2种以上抗生素，每6周交换1次。

3. 如合并尿路结石、尿道综合征、膀胱输尿管反流，需行针对性治疗。

【健康生活方式指导】

1. 饮食指导 给予清淡、营养丰富、易消化食物；尽可能减少辛辣食物，比如：花椒、辣椒、大蒜、火锅、烧烤等；可多进食西红柿、萝卜、生菜、黄瓜等一些偏寒凉的食物。

2. 活动指导 坚持锻炼，增加机体免疫力有助于预防下尿路感染的发生和缓解下尿路感染的症状。

3. 其他指导

（1）饮水，勤排尿：保持每天1500～2000ml的饮水，2～3小时排尿一次，不憋尿。若每天有足够运动量还应当适当增加饮水量。在小便时注意马桶周边的清洁度，必要时用酒精、湿纸巾擦试。在外小便时最好选择蹲便来解决，家中的马桶也应定期进行清洁，避免细菌滋生。膀胱–输尿管反流者，养成"二次排尿"习惯，即每一次排尿后数分钟，再排尿一次。

（2）做好局部清洁卫生：勤洗澡，保持外生殖器卫生。清洗私处时不能坐浴。内裤一天一换，贴身衣物要及时消毒，防止细菌滋生。不与他人共用毛巾、浴巾等私人物品。女性在便后使用卫生纸自前而后进行擦拭。若条件允许，在每次解手后可用清水冲洗，冲洗时也应保持顺序。女性在生理期要注重卫生，可增加外阴清洗次数，生理期间不能洗澡时可选择热毛巾在边缘位置轻轻擦拭，保证局部位置的卫生，并按照实际需求更换卫生棉次数。

（3）保持正常性生活：选择健康的生活方式，洁身自好、不滥交。性生活后可排尿，因尿液能够将部分细菌带走，情况允许时还可洗热水澡，搭配一些专用洗液来冲洗会阴部。有尿路感染者禁止性生活。

（4）戒烟戒酒：吸烟人群出现尿急的概率明显高于不抽烟的人。烟酒中含有刺激炎症因子分泌的物质会刺激患者的膀胱，导致抵抗力下降，不利于尿路感染患者的恢复。因此，强烈建议尿路感染者戒烟酒。

【转诊】

经规范治疗仍反复发作下尿路感染，建议转诊。

二、急性肾盂肾炎

【初诊依据】

1. 常见于生育年龄女性，起病急。常出现寒战、发热、腰痛，伴头痛，肌肉酸痛，乏力，尿频、尿急、尿痛。

2. 肾区有压痛、叩痛，肋脊角、输尿管点压痛。

3. 血白细胞升高，血沉增快。

4. 白细胞尿或脓尿、血尿。离心尿沉渣革兰染色，细菌计数≥1个/油镜视野。

5. 中段尿培养，菌落计数≥105/ml，两次培养出的菌种相同；或L型菌培养阳性。

6. 尿抗体包裹细菌检查阳性。

7. NAG增高。

8. 尿 β_2-MG增高。

【诊疗处方】

1. 全科医学科护理常规。

2. 三级或二级护理。

3. 普通饮食。

4. 血常规，血糖，肝、肾功能，血电解质，内生肌酐清除率，血沉，HBsAg，HCV，抗-HIV，TPPA。

5. 粪常规，尿常规、尿抗体包裹细菌检查、尿 β_2-MG、NAG、尿白细胞排泄率、尿亚硝酸盐还原试验、尿沉渣涂片镜检、尿血溶菌酶、尿渗透压、尿L型菌培养、中段尿培养+菌落计数+药敏3次以上。

6. 心电图。

7. 胸、腹部X线检查。

8. 泌尿系彩超。

9. 血培养+药敏。

10. 静脉肾盂造影、逆行尿路造影、排尿期膀胱输尿管反流造影。

11. 膀胱镜检查。

12. 输尿管插管留取尿液尿细菌培养+药敏、尿真菌培养，结核菌培养≥3次。

13. 氨苄西林皮试。

14. 5%葡萄糖氯化钠注射液500ml+氨苄西林4.0g，静脉滴注 tid；或5%葡萄糖氯化钠注射液500ml+氧氟沙星0.4g，静脉滴注，qd。

15. 碳酸氢钠1.0，口服，tid。

【注意事项】

1. 注意休息，多饮水，勤排尿。视药敏结果选用敏感抗生素，疗程至少2周，必要时可延长至4~6周；治疗应尽量彻底，以防转变为慢性肾盂肾炎。对反复发作者予以长程抑菌治疗，选用单种抗生素口服，每晚睡前服药1次，剂量为常规每日剂量的1/3~1/2；亦可选用2种以上抗生素，每6周交换1次，疗程至少1年。

2. 有些急性肾盂肾炎患者的临床表现与膀胱炎相似，需鉴别。如有尿路畸形、反流等，可行手术纠正。

3. 注意治疗并发症，如肾盂积脓、肾周脓肿、感染中毒症等。

【健康生活方式指导】

1. **饮食指导** 多饮水，保持每天尿量在1500ml以上，以达到冲洗尿路、促进细菌及其分泌物排出的目的；进食清淡并含丰富营养的食物，补充多种维生素，尤其是维生素C，每日不少于300mg；避免油炸、烟熏、高脂肪的食物，避免辛辣食物，如芥末、辣椒等。

2. **活动指导** 急性发作期第1周应卧床休息，采取屈曲位，尽量不要站立或坐立；慢性期一般不宜从事重体力活动，病情允许时适当参加户外活动，比如散步、打太极拳等。

3. 其他指导

（1）注意休息，避免过度劳累；一有尿意感时，应马上排空膀胱，避免憋尿。

（2）女性患者应注意经期、婚后及孕期卫生：勤洗澡，保持会阴部清洁。清洗私处时不能坐浴。内裤一天一换，贴身衣物要及时消毒，防止细菌滋生。不与他人共用毛巾、浴巾等私人物品；养成良好的排便习惯，女性在便后使用卫生纸自前而后进行擦拭，擦拭时应从前至后，以防粪便或阴道分泌物污染，造成上行性尿路感染。若条件允许，在每次解手后可用清水冲洗，冲洗时也应保持顺序；女性月经期和阴道分泌物多时，要勤换卫生巾和内裤，每天清洗会阴部 1～2 次，有需要时可增加会阴清洗次数。生理期间不能洗澡时可选择热毛巾在边缘位置轻轻擦拭；不穿紧身裤，局部有炎症时要及时诊治。

【转诊】

1. 急性肾盂肾炎全身中毒症状明显者或怀疑有尿路复杂因素者。

2. 临床不排除慢性肾盂肾炎的患者。

第四节　肾衰竭

一、急性肾损伤

【初诊依据】

1. 既往无肾病史。此次发病有休克或血管内溶血、药物中毒或过敏。短期内肾功能突然下降。

2. 在纠正或排除急性血容量不足、脱水、尿路梗阻等肾外因素后，每小时尿量 ≤17ml，或 24 小时尿量 <400ml。

3. 肌酐、尿素氮迅速进行性升高。肾小球滤过率下降 >25%，尿比重 <1.014，尿渗透压/血浆渗透压 ≤1.1，尿钠 >40mmol/L。尿 β_2-MG、NAG 明显升高。

4.B超示双肾增大或大小正常。

5.可伴高血钾、低血钠、低血氯、高血镁、低血钙、高血磷、高尿酸血症、代谢性酸中毒等。

【诊疗处方】

1.少尿期

（1）全科医学科护理常规（建立特别护理记录单）。

（2）病重或病危通知。

（3）一级或特级护理。

（4）氧气吸入。

（5）留置导尿。

（6）记24小时出入量。

（7）低盐、低蛋白饮食。

（8）心电监护。

（9）血常规，肝、肾功能，心功能，血脂，血电解质，凝血四项（PT+APTT+TT+FIB），内生肌酐清除率，血气分析，血渗透压，HBsAg，HCV，抗-HIV，TPPA。

（10）粪常规，尿常规，尿钠，尿比重，尿渗透压，尿肌酐，尿尿素氮，尿α_1-MG，尿β_2-MG，尿转铁蛋白。

（11）胸部X线检查。

（12）心电图，超声心动图。

（13）泌尿系彩超。

（14）肾穿刺活检（必要时）。

（15）静脉肾盂造影、逆行尿路造影。

（16）双肾CT，肾SPECT。

（17）血液透析或腹膜透析（必要时，立即）。

（18）测血压 tid。

（19）20%脂肪乳剂500ml，静脉滴注，qd。

（20）复方氨基酸注射液250ml，静脉滴注，qd。

（21）呋塞米40mg，口服，tid；或10%葡萄糖注射液40ml+呋塞米60mg，静脉注射，bid。

（22）碳酸氢钠1.0g，口服，tid；或5%碳酸氢钠150ml，静脉滴注，qd。

（23）复方 α-酮酸片4片，口服，tid（饭时服用）。

2.多尿期

（1）全科医学科护理常规（建立特别护理记录单）。

（2）病重或病危通知。

（3）一级或特级护理。

（4）氧气吸入。

（5）留置导尿。

（6）记24小时出入量。

（7）低盐、低蛋白饮食。

（8）心电监护。

（9）高热量半流饮食。

（10）血常规，肝、肾功能，心功能，血脂，血电解质，凝血酶原时间，内生肌酐清除率，血气分析，血渗透压。

（11）粪常规，尿常规，尿钠，尿比重，尿渗透压，尿肌酐，尿素氮，尿 α_1-MG，尿 β_2-MG，尿转铁蛋白。

（12）胸部X线检查。

（13）心电图，超声心动图。

（14）泌尿系彩超。

（15）肾穿刺活检（必要时）。

（16）静脉肾盂造影，逆行尿路造影。

（17）双肾CT、MRI。

（18）尿路成像（MRU）、肾SPECT。

（19）血液透析或腹膜透析。

（20）测血压，tid。

【注意事项】

1. 少尿期严格记录出入量，补液量为显性失液量加500ml。循环不稳定时，可选择床边连续性肾脏替代治疗。

2. 多尿期必要时仍需行临时性透析支持。多尿期治疗重点是维持水、电解质及酸碱平衡，治疗并发症，尿量多于3000ml以上时，补液量应逐渐少于尿量，一般为其1/3～1/2。

3. 应积极防治感染，抗生素应选择青霉素类等肾毒性小的药物，并根据肾功能决定透析治疗，严格掌握透析治疗指征。

4. 注意纠正高钾血症及代谢性酸中毒。

【 健康生活方式指导 】

1. 饮食指导　进食清淡、高热量、低脂、富含维生素和优质蛋白食物，如牛奶、鱼等，少食动物内脏和易过敏的食物；急性肾损伤任何阶段总能量摄入 20～30kcal/（kg·d）；蛋白质或氨基酸摄入量 0.8～1.0g/（kg·d）；水肿明显者应限制盐的摄入，减少味精、酱油等含钠盐的调味品用量，少食或不食含钠盐量较高的各类加工食品，如咸菜、香肠以及各类炒货；接受透析治疗者，蛋白质的摄入适量增加；少尿期严格控制液体的摄入量，随着尿量的增加可逐渐增加水分的摄入。

2. 活动指导　水肿明显者注意休息，限制体力活动。无明显水肿者逐渐增加活动量以增强身体抵抗力。活动的形式和活动量均应根据个人的兴趣、身体状况而定，建议慢走，避免剧烈运动。

3. 其他指导　养成每日监测体重、出入量、血压等习惯；重视患者身心健康，充分告知其治疗方式、预后、生活质量、治疗费用、优缺点等内容，帮助其缓解精神压力以及预防病态心理，树立战胜疾病的信心。

【 转诊 】

临床诊断考虑急性肾损伤建议转诊。

二、慢性肾衰竭

【 初诊依据 】

1. 多数有原发性和继发性肾脏病史。早期除原发病症状外，可无其他表现，或仅有乏力、腰酸、夜尿增多等轻度不适。中晚期逐渐出现食欲减退、恶心、呕吐、水肿、少尿、头晕、头痛、呼吸困难、胸闷、心悸、皮肤瘙痒、肢体麻木、失眠、抑郁、表情淡漠、高血压、出血等水、电解质酸碱失衡的表现。

2. 血红蛋白降低，血pH、实际HCO_3^-浓度降低，血钙偏低、血磷偏高。低氧血症。

3. 肌酐异常增高，肾小球滤过率低。

4. B超示双肾体积明显缩小，皮质变薄，肾结构紊乱（糖尿病肾病、多囊肾时，双肾体积可不缩小）。

5. 应与严重高血压、皮肤病变、内分泌紊乱、代谢疾病、神经及精神系统疾病、血液系统疾病、呼吸系统疾病等相鉴别。主要通过系统的病史询问、肾功能检查、影像学等，即可明确诊断。

【诊疗处方】

1. 氮质血症期

（1）全科医学科护理常规。

（2）二级护理。

（3）记24小时尿量。

（4）低盐、优质低蛋白饮食（每日尿量超过1000ml，则无需限制水、钠摄入）。

（5）双肾彩超。

（6）血常规，肝、肾功能，血清胱抑素，血电解质，内生肌酐清除率，血气分析，血脂，乙肝五项，丙肝抗体，血iPTH、IgG、IgM、IgA，循环免疫复合物，总补体溶血活性，C3、C4，血渗透压，抗-HIV，TPPA。

（7）粪常规，尿常规，24小时尿蛋白定量，尿$β_2$-MG，尿C3，尿溶菌酶，尿纤维蛋白降解产物，尿渗透压，尿比重，尿钠，尿酚红排泄试验。

（8）胸部X线检查。

（9）心电图。

（10）超声心动图。

（11）肾动态显像。

（12）眼底检查。

（13）肾SPECT，肾穿刺活检（必要时）。

（14）监测血压，tid。

（15）重组人红细胞生成素2000U，皮下注射，2次/周。

（16）呋塞米20mg，口服，tid。

（17）卡托普利12.5～25mg，口服，bid（饭前服用）；或硝苯地平控释片20mg，口服，qd。

（18）多维元素片（金施尔康）1片，口服，qd。

（19）复方α-酮酸片4片，口服，tid（饭时服用）。

（20）碳酸氢钠1.0g，口服，tid。

（21）骨化三醇0.15μg，口服，qd。

（22）琥珀酸亚铁薄膜衣片0.1g，口服，tid，罗沙司他20mg或50mg，每周3次。

（23）血液透析或腹膜透析、肾移植（必要时）。

2. 尿毒症期（血肌酐 > 707μmol/L）

（1）全科医学科护理常规。

（2）病重或病危通知。

（3）一级或二级护理（卧床休息、避免受凉）。

（4）记24小时出入量。

（5）双肾、双输尿管、膀胱、前列腺彩超。

（6）低盐、低磷、限钾、优质低蛋白饮食，限水（维持性血液透析时可进普通饮食）。

（7）血常规，肝、肾功能，血清胱抑素，血电解质，内生肌酐清除率，血气分析，血脂，乙肝五项，丙肝抗体，血iPTH，IgG，IgM，IgA，循环免疫复合物，总补体溶血活性，C3、C4，血浆渗透压。

（8）粪常规，尿常规，24小时尿蛋白定量，尿β₂-MG，尿C3，尿溶菌酶，尿纤维蛋白降解产物，尿渗透压，尿比重，尿钠，尿酚红排泄试验。

（9）心电图，超声心动图。

（10）眼底检查、肾动态显像、肾SPECT，肾穿刺活检（必要时）。

（11）监测血压，tid。

（12）叶酸10mg，口服，tid。

（13）多维元素片（金施尔康）1片，口服，bid。

（14）维生素 B_6 10mg，口服，tid。

（15）包醛氧化淀粉10g，口服，tid。可利美特5mg tid。

（16）呋塞米20mg，口服，tid。

（17）复方 α-酮酸片4片，口服，tid（饭时服用）。

（18）碳酸氢钠1.0g，口服，tid。

（19）碳酸钙1.0g，口服，tid。

（20）骨化三醇0.15μg，口服，qd。

（21）琥珀酸亚铁薄膜衣片0.1g，口服，tid，罗沙司他20mg或50mg，每周3次。

（22）新鲜全血200ml，静脉滴注（必要时）。

（23）血液透析或腹膜透析（必要时）。

（24）重组人红细胞生成素2000U，皮下注射，2次/周。

【注意事项】

1. 应积极防治感染，抗生素应选择青霉素类或头孢地嗪等肾毒性小的药物，并根据肾功能决定具体剂量。

2. 控制血压，酌情选用长效CCB、ACEI、ARB、$α_1$受体拮抗剂、$β_2$受体拮抗剂、髓袢利尿剂，但尿毒症期不宜使用ACEI、ARB（易致高钾血症）。

3. 血液透析一般3次/周，每次4小时；腹膜透析主要为持续性非卧床腹膜透析；肾移植（充分透析半年以上、全身情况明显改善后）。

4. 复方 α-酮酸用药注意。①必须保证足够的热卡供给，患者的热量摄入必须达到一日146.44~167.36kJ/kg。②可能发生高钙血症，如高钙血症持续发生，将本品减量并减少其他含钙物质的摄入。必须定期测定血钙，为保证该药的吸收，凡使钙微溶的配伍药物不能合并使用。③高钙血症、氨基酸代谢紊乱和遗传性苯丙酮尿患者禁用。④在尿毒症患者服用本品进行治疗时，如同时使用氢氧化铝药物，需减少氢氧化铝的服用量。注意血磷水平的下降。

【健康生活方式指导】

1. 饮食指导 限制水、钠盐、蛋白质摄入，透析前应予低蛋白饮食，非糖尿病慢性肾脏病1~2期的患者蛋白质或氨基酸摄入量0.8~1.0g/（kg·d），从慢性肾脏病3期起至没有透析的患者蛋白质或氨基酸摄入量0.6g/（kg·d）；糖尿病慢性肾脏病1~2期的患者建议摄入量0.8g/（kg·d），从慢性肾脏病3期起至没有透析者推荐摄入量0.6~0.8g/（kg·d），且要求60%以上的蛋白质必须是富含氨基酸的优质蛋白，如鸡蛋、瘦肉、牛奶等；透析后应适当增加蛋白质的摄入量［1.0~1.2g/（kg·d）］；尽量少食花生、蚕豆、绿豆、赤豆等植物蛋白；实施低蛋白饮食治疗时，热量摄入应维持在30~35kcal/（kg·d），60岁以上患者活动量较小、营养状态良好者可减少至30kcal/（kg·d），对于肥胖的2型糖尿病慢性肾衰竭患者需适当限制热量（总热量摄入可比上述推荐量减少250~500kcal/d），直至达到标准体重；还需注意补充维生素及叶酸等以及控制钾、磷等的摄入。磷摄入量一般应小于800mg/d；有少尿、水肿、高血压和心力衰竭者应限制水、盐摄入。

2. 活动指导 在严重贫血、出血倾向、心力衰竭及骨质疏松时，要注意卧床休息，以减轻肾脏负担；在缓解期可适当活动，如散步、打太极拳等，但应避免剧烈运动，谨防骨折。

3. 其他指导 戒烟戒酒，做到生活起居有规律，注意劳逸结合，避免疲劳、重体力劳动；气温骤变时及时更换衣物，预防受凉感冒；注意个人卫生，保持口腔、皮肤及会阴部的清洁，定期更换内衣及床单。

【转诊】

1. 合并严重的心脑血管、呼吸系统、消化系统等并发症。

2. 出现严重感染。

3. 随访过程中肾功能进一步恶化。

4. 需要透析治疗。

5. 服药后出现不能解释或难以处理的不良反应和并发症。

第九章　神经系统疾病

第一节　特发性面神经麻痹

特发性面神经麻痹，又称面神经炎，是常见的脑神经单神经病变，为周围性面瘫最常见的原因。

【初诊依据】

1. 多为受凉或上呼吸道感染后起病。多数患者于清晨洗脸、漱口时突然发现一侧面颊动作不灵敏、嘴歪斜。病侧面部表情肌完全瘫痪者，前额皱纹消失、眼裂扩大、鼻唇沟平坦、口角下垂，露齿时口角向健侧偏歪。

2. 病侧不能做皱额、蹙眉、闭目、鼓气和噘嘴等动作。鼓腮和吹口哨时，因患侧口唇不能闭合而漏气。进食时，食物残渣常滞留于病侧的齿颊间隙内，并常有口水自该侧淌下。由于泪点随下睑内翻，使泪液不能按正常引流而外溢。

【并发症】

面神经炎如恢复不完全时，瘫痪侧面肌可发生挛缩、痉挛或异常联带运动。

【鉴别诊断】

1. 各种中耳炎、迷路炎、腮腺炎或腮腺肿瘤、乳突炎并发的耳源性面神经麻痹，多有原发病的特殊症状。

2. 脑卒中和脑肿瘤引起的中枢性面瘫，为病灶对侧眼裂以下面部表情肌的瘫痪，常并有肢体瘫痪。鉴别要点是检查时可先观察额纹及鼻唇沟是否变浅，口角是否低垂或向一侧歪斜，眼裂是否增宽，嘱患者做皱眉、闭眼、露齿、鼓腮等动作，比较两侧面肌收缩是否相等。中枢性损害出现病灶，对侧眼裂以下面肌瘫痪，皱额、闭眼不受影响。

3. 急性感染性多发性神经根神经炎，可发生周围性面神经麻痹，常为双侧性，且伴有对称性的肢体运动和感觉障碍等。RamsayHunt综合征，表现为急性周围性面神经瘫痪、外耳道疱疹、耳鸣、眩晕和听力减退。

【诊疗处方】

1. 全科医学科护理常规。

2. 三级护理。

3. 半流质饮食。

4. 血常规，尿常规，粪常规。

5. 肝、肾功能，血生化全项，血5-羟色胺含量，血液流变学检查，HBsAg，HCV，抗-HIV，TPPA。

6. 头颅CT或MRI检查。

7. 脑脊液检查。

8. 肌电图，心电图检查。

9. 泼尼松30mg，口服，qd。

10. 维生素B_1 100mg，肌内注射，qd。

11. 维生素B_{12} 0.5mg，肌内注射，qd。

12. 氯霉素眼液2滴，滴眼，qid。

13. 金霉素眼膏，涂眼，qn（睡前）。

14. 针灸、中药治疗。

15. 理疗。

16. 高压氧治疗。

【注意事项】

1. 面神经麻痹须仔细寻找病因，针对病因及时治疗，可改变原发病及面瘫的进程。注意保护病侧暴露的角膜免受损害或感染，防止瘫痪肌被健侧面肌过度牵引等。

2. 注意面肌锻炼，有手术指征者手术治疗。

【健康生活方式指导】

1. 饮食指导　面神经炎的患者进食时，食物容易潴留在瘫痪侧的颊部，因此指导患者尽量将食物放在健侧舌后方，细嚼慢咽；忌辛辣、生冷、刺激食物，有味觉与咀嚼功能减退的患者应注意食物的冷热度，避免坚硬的食物；鼓励患者选择富有营养、易消化半流质或软食；饮食宜清淡，避免干硬、粗糙的食物；多食水果、蔬菜，多食用含维生素 B 丰富的食物，如小麦、鸡肉、牛奶等。

2. 活动指导　急性期减少户外活动，平时适当进行体育运动，增强机体免疫；面肌开始恢复时，需做面肌的肌力训练，以训练表情肌为主，做睁眼、皱额、吸吮、翘嘴唇、开口笑、提嘴角、吹口哨、噘嘴唇、拉下颌等动作，每次约20分钟，每日1次，直至最终康复。

3. 其他指导　注意个人卫生，饭后清洁口腔；患者应避免冷水洗脸、直接吹风，外出时可戴口罩、系围巾避免受凉；养成规律作息，保持良好心情，保证充足睡眠。

【转诊】

1. 可疑上运动神经元病变（如肢体轻瘫、面部或肢体感觉异常、其他脑神经受累、姿势不平衡）。

2. 伴有肿瘤的特征（如缓慢起病、持续性面瘫超过6个月、面神经分布区疼痛、同侧听力丧失、可疑的头颈部病变、既往局部肿瘤史）。

3. 伴有急性全身或严重的局部感染。

4. 儿童面神经炎需紧急转诊。

第二节　脑血管疾病

一、短暂性脑缺血发作

【初诊依据】

1. 多有高血压、动脉硬化、糖尿病、高黏滞血症、颈椎病、低血压、脑血流低灌注等病史。起病突然，症状持续时间比较短，大部分患者症状持续 10~20 分钟，一般在 1 小时内可缓解，且无脑梗死的证据以及神经功能缺损症状。可反复发作，但一般在 24 小时内完全恢复，无后遗症。

2. 短暂的局部脑缺血征象，表现为颈内动脉或椎-基底动脉系统的缺血症状，颈内动脉系统缺血的常见症状为对侧单瘫或偏瘫，还可有同侧单眼失明；基底动脉系统的缺血症状为眩晕、呕吐、复视、眼震、共济失调、单侧或双侧肢体瘫痪、感觉障碍等。

3. 多普勒超声检查可发现血流障碍的区域。脑血管造影、脑CT及MRI成像、颈椎X线检查可发现颈内动脉硬化性斑块、狭窄、畸形、颈椎骨质增生等情况。

4. 应与局限性癫痫、复杂性偏头痛、眩晕、晕厥、硬膜下血肿、低血糖以及低血压等相鉴别。

【并发症】

有发生卒中的风险。

【鉴别诊断】

1. **局灶性癫痫**　本病常继发于颅内病灶，或为肿瘤、脑血管畸形等。颅脑CT扫描或脑血管造影可检出局灶病变。脑电图可表现癫痫的特征变化。

2. **梅尼埃病**　本病发作时间长，以发作性耳鸣、眩晕、呕吐、听力减退为特征，易与椎–基底动脉供血不足相混淆。但梅尼埃病多发生于年轻人，多数于发作后影响听力，眼球震颤为末梢前庭性。而椎–基底动脉供血不全，多发生于45岁以上，耳鸣、耳聋少见，眼震多为中枢性。

3. **晕厥**　多在久立时发生，表现为面色苍白、出冷汗、血压下降、脉搏变细、意识丧失。

【诊疗处方】

1. 全科医学科护理常规。

2. 二级护理。

3. 低脂、低盐饮食。

4. 血常规，血沉，血电解质，血脂，血糖，肝、肾功能，凝血四项（PT+APTT+TT+FIB），HBsAg，HCV，抗–HIV，TPPA。

5. 心电图，超声心动图。

6. 胸部、颈椎X线检查。

7. 脑血管造影（必要时）。

8. 24小时心电监测（必要时）。

9. 头颅CT或MRI。

10. 吸氧（间断给氧）。

11. 低分子肝素钠0.4ml，皮下注射，bid（必要时）。

12. 肠溶阿司匹林0.1g，口服，qd；氯吡格雷片75mg，口服，qd。

13. 尼莫地平20mg，口服，tid。

14. 吡拉西坦0.8g，口服，tid。

15. 双嘧达莫100mg，口服，tid。

16. 5%葡萄糖注射液500ml+曲克芦丁300～500mg，静脉滴注，qd。

【注意事项】

1. 紧急处置　一旦发病，应尽快确定病因进行系统的病因治疗。对频发性，如24小时内发作2次或2次以上者，应给予急诊处置。

2. 手术治疗　对颅外段颈动脉狭窄、血栓、溃疡性斑块血栓碎片脱落，药物治疗效果差，可采取外科手术行内膜切除术，或血管重建术如颈动脉切除移植术、动脉搭桥短路术，或支架置入术。

【健康生活方式指导】

1. 饮食指导

（1）缺血性卒中或TTIA患者膳食种类应多样化，能量和营养的摄入应合理，增加食用全谷、豆类、水果、蔬菜和低脂奶制品，减少饱和脂肪酸和反式脂肪酸的摄入。

（2）缺血性卒中或TIA患者可适度降低钠摄入量、增加钾摄入量，有益于降低血压，从而降低卒中复发风险。推荐食盐摄入量≤6g/d，钾摄入量≥4.7g/d。

2. 活动指导　日常身体活动缺乏及久坐是卒中的重要危险因素，进行规律身体活动并减少久坐时间可有效降低卒中风险。

（1）具有活动能力的缺血性卒中或TIA患者，急性期后推荐进行每周至少3~4次、每次至少10分钟的中等强度（如快走）或每周至少2次、每次至少20分钟的有氧运动（如快走、慢跑）。

（2）不推荐对中度（NIHSS评分5~12分）亚急性缺血性卒中患者进行有氧运动训练。

（3）老年、高血压及心脏病，合并运动障碍的慢性期缺血性卒中患者进行身体活动前，应全方位考虑患者的运动限度，个体化制定运动方案。

3. 其他指导

（1）建议患者戒烟戒酒。吸烟者应戒烟，不吸烟者应避免被动吸烟；不提倡用少量饮酒的方法预防缺血性卒中。

（2）对超重和肥胖者推荐减轻体重，以减少缺血性卒中发生风险，可通过改良生活方式减轻体重。

（3）控制危险因素/病因，规律就诊。

【转诊】

1. 卒中救治体系　卒中具有高死亡率及高致残率的特点，并且缺血性卒中需要救治的时间窗比较窄。因此基层医疗卫生机构有必要加入区域性的卒中救治体系（卒中地图），通过急救响应系统与上级医院建立有效联系及转运、衔接机制；上级医院院内可建立卒中诊治绿色通道及卒中单元，将疑似卒中患者置于完善的卒中救治体系中。

2. 现场评估与现场处理　对于疑似卒中的患者，基层医生应该迅速启动急救响应，做好现场评估工作，尽可能进行现场处置，但注意任何措施都不能延误及时转诊，必须将疑似卒中的患者尽快转至有条件进行静脉溶栓和/或血管内介入治疗的上级医院进一步诊治。

二、脑血栓形成

【初诊依据】

1. 多在50岁后发病，有动脉粥样硬化、高血压、糖尿病、高脂血症与一过性脑缺血发作史。

2. 多在睡眠、休息等静态下急性发病，病情逐渐加重，多在数小时或2~3天内达高峰。意识多无障碍，但偏瘫、失语症状明显，反应迟钝、表情淡漠等。表现常取决于梗死灶的大小和部位。患者若出现意识障碍、视乳头水肿、一侧肢体完全软瘫，甚至一侧瞳孔散大、呼吸节律失调，则提示梗塞灶较大，颅内压增高、海马沟回疝形成，为急诊抢救的指征。若发病时症状较轻，但病情继续进展，意识障碍逐渐加深，瘫痪也逐渐加重，往往提示血栓继续扩大，最后形成大面积梗死，可危及生命。

3. 发病24~48小时后头颅CT病灶区呈低密度影。MRI成像在梗死后数小时即出现T1加权相呈低信号，T2加权相呈高信号病灶。

【并发症】

并发脑-内脏综合征、内分泌代谢失调、水和电解质及酸碱平衡失调。

【鉴别诊断】

1. **脑出血** 脑出血起病方式较脑血栓形成快，常在活动中发病。血压较高，首发症状常为急性颅内压增高症状及局灶体征。腰椎穿刺脑脊液压力高，颜色为粉红色，红细胞数及蛋白含量增高。头颅CT扫描可见高密度的出血灶影像，不难鉴别。

2. **颅内肿瘤** 一些生长较慢的颅内肿瘤，有时可使脑血管受压、移位，也可出现类似脑梗死的症状。但脑脊液压力往往较高，蛋白含量增高。脑血管造影可显示血管移位的影像，头颅CT扫描对脑瘤可作出明确诊断。

3. **硬膜下血肿** 多数有外伤史。个别老年人可发生自发性的硬膜下血肿。及时行脑血管造影或头颅CT扫描，可助诊断。

【诊疗处方】

1. 全科医学科护理常规（建立特别护理记录单）。

2. 一级护理。

3. 病重通知。

4. 流质或鼻饲饮食。

5. 吸氧（间断给氧）。

6. 吸痰（必要时）。

7. 尿常规，尿糖，尿酮体，粪常规。

8. 血常规，肾功能，血清钾、钠、氯化物，血糖、血脂，血小板计数，凝血四项（PT+APTT+TT+FIB），血液流变学检查，血清或脑脊液荧光梅毒螺旋体抗体吸附试验，血找 SLE 细胞。

9. 脑脊液检查（必要时）。

10. 脑血管造影，脑电图，脑 CT 或 TCD 或 SPECT 或脑 MRI 成像检查。

11. 心电图。

12. 口腔护理，tid。

13. 持续性血压、呼吸监测。

14. 5% 葡萄糖氯化钠注射液 500ml + 尿激酶 150 万 U，静脉滴注，qd。

15. 20% 甘露醇 250ml，静脉滴注，bid。

16. 250～500ml 右旋糖酐 40，静脉滴注，qd。

17. 腹蛇抗栓酶皮试，立即。

18. 尼莫地平 20mg，口服，tid。

19. 双嘧达莫 25mg，口服，tid。

20. 阿司匹林 0.1～0.3g，口服，qd。

21. 桂利嗪 25mg，口服，tid（餐后）。

22. 神经外科会诊。

【注意事项】

1. **紧急处置** 入住卒中病房，保持安静，卧床休息，吸氧，监测和维持生命体征。建立静脉通道及心电监护。发病 3～6 小时无禁忌证者溶栓治疗。在一般内科支持治疗的基础上，酌情选用改善脑循环、抗脑水肿、降颅压、脑保护等措施。

2. 脱水治疗 可联合使用20%甘露醇250ml，q6h or q8h，快速静脉滴注；呋塞米20mg加入葡萄糖注射液20ml稀释后静脉注射，q6h or q8h；10%甘油果糖250ml，bid，静脉滴注。

3. 抗凝治疗 一般不常规抗凝，溶栓治疗的24小时内不用抗凝剂。应在发病后48小时内开始抗凝治疗，可选用阿司匹林、氯吡格雷、低分子肝素、华法林等。

4. 溶栓治疗 尿激酶100万～150万U，溶于0.9%氯化钠注射液100ml，在1小时内静脉滴注。

5. 钙拮抗剂治疗 选用氟桂利嗪25mg，餐后口服，tid；或盐酸氟桂利嗪5～10mg，口服，qd。

6. 稳定粥样斑块治疗 可选用他汀类降脂药物。

7. 恢复期治疗 继续口服抗血小板聚集药、钙通道拮抗剂等。但主要应加强功能锻炼。一般3～6个月内生活可自理。注意增加瘫痪肢体的活动，防止深静脉血栓形成。

8. 外科治疗 小脑梗死压迫脑干者，可行病灶切除术，降低颅内压。

【健康生活方式指导】

同本节短暂性脑缺血发作。

【转诊】

1. 突然起病，迅速出现局灶性神经系统或视网膜功能缺损的症状和体征。

2. 发病数小时内有急性期介入或溶栓治疗指征者。

三、脑栓塞

【初诊依据】

1. 发病突然，多在活动中突然发病。有产生血栓来源的原发病，如心脏瓣膜病、心律失常等心脏病史。局灶性脑缺血性症状、周围皮肤黏膜或内脏栓塞症状，如偏瘫、失语、局限性抽搐、偏盲等，部分患者可有短时间意识障碍。严重者可突然昏迷，全身抽搐，可因脑疝而死亡。

2. 脑脊液可正常，如有出血性脑梗死，压力可增高，有少量红细胞。若为炎性血栓，脑脊液白细胞增多，蛋白含量增高。

3. 发病12~24小时后方可做头颅CT扫描检查，10天左右检出的阳性率与准确率较高。

4. MRI示病灶区呈异常信号，出血灶在急性期呈稍高T1、稍低T2信号，亚急性期T1WI及T2WI呈高信号，慢性期均呈低信号。腔隙性脑梗死具有长T1、长T2的特点。显示腔隙灶、小病灶优于CT。

5. 超声心动图可显示瓣膜病变及附壁血栓。颅内外动脉超声图可显示动脉管腔狭窄及血流速度改变，提示有附壁血栓的可能，是血栓-栓塞的诊断基础。

6. 脑动脉造影可显示栓塞的血管，有时也可显示动脉内膜不光滑，提示有附壁血栓的可能。

【并发症】

栓塞后易造成的脑梗死，年轻脑栓塞病者，发病早期可立即应用扩血管药物。心源性脑栓塞极易再次或多次栓塞。

【鉴别诊断】

1. **脑血栓形成**　起病方式相对较缓慢，多无心律紊乱的病史。病程中反复发作者罕见。

2. **脑出血**　主要是红色血栓与脑出血鉴别。可根据病史、发病情况及头颅CT扫描进行鉴别。

【诊疗处方】

1. 全科医学科护理常规（建立特别护理记录单）。

2. 一级护理。

3. 绝对卧床休息。

4. 病重通知。

5. 流质或鼻饲饮食。

6. 吸氧（间断给氧）。

7. 吸痰（必要时）。

8. 监测血压、呼吸，qid。

9. 尿常规，粪常规。

10. 血常规，肾功能，血清钾、钠、氯化物，血糖、血脂，血液流变学检查，血清或脑脊液荧光梅毒螺旋体抗体吸附试验，血细菌培养+药敏。

11. 腰穿脑脊液检查（必要时）。

12. 头颅 MRI、心电图、心功能检查。

13. 口腔护理，bid。

14. 5% 葡萄糖注射液 500ml+ATP 40mg+辅酶 A 100U+10% 氯化钾注射液 10ml，静脉滴注，qd。

15. 脂肪乳 500ml，静脉滴注，qd。

16. 5% 葡萄糖注射液 20ml+呋塞米 20mg，静脉注射，q8h。

17. 50% 甘油盐水 60ml，口服，tid。

18. 华法林钠 4mg，口服，qn（据国际标准化比值调整）。

19. 阿司匹林 75～300mg，口服，qd。

20. 请心内科会诊、脑外科会诊。

【注意事项】

1. **绝对卧床休息** 卧床至少 4～6 周，一切生活均需在卧位进行。严禁饱餐，限制过多交谈，避免患者过度兴奋。

2. **抗凝治疗** 华法林钠 3～4mg（年老体弱及糖尿病患者半量即可），qn，口服，3 天后改 2.5～5mg，可参考凝血时间调整剂量，使国际标准化比值（INR）达 2～3。因本药起效缓慢，治疗初 3 天内，由于血浆抗凝蛋白细胞被抑制，可以存在短暂高凝状态，如须立即产生抗凝作用，可在开始的同时应用肝素钠，待本药充分发挥抗凝效果后再停用肝素钠。对于炎症性病变所致的脑栓塞禁忌抗凝治疗。

3. **慎用脱水剂** 一般首选呋塞米、依他尼酸，心、肾功能不全者禁用甘露醇。可用 10% 甘油盐水，静脉滴注；或 50% 甘油盐水口服。

4. **其他治疗** 治疗原发病，防止再栓塞。慎用血管扩张剂及溶栓治疗，抽搐频繁发作者予苯巴比妥或地西泮。感染性栓塞禁忌溶栓治疗。

【健康生活方式指导】

同本节短暂性脑缺血发作。

【转诊】

出现可疑脑栓塞患者需及时转诊。

四、脑出血

【初诊依据】

1. 多见于中老年人，有动脉硬化和高血压病史，常在用力、外出活动、性生活或情绪激动、饱餐、饮酒过多时发病。

2. 起病急骤，突然剧烈头痛、头晕、呕吐、抽搐、大小便失禁，颈部有抵抗，血压增高，严重者出现昏迷。轻者仅表现一侧肢体的轻瘫，严重出现"三偏"症状（病变对侧偏瘫、偏身感觉障碍和偏盲），失语、呛咳、瞳孔缩小、病理反射阳性等。

3. 首选脑CT检查，可见脑实质内高密度局灶影，CT值为75～80HU，可确定诊断。

4. 脑血管造影、MRI成像可直接显示血肿的部位、大小、数量、占位征象、脑水肿程度等。

【并发症】

1. **感染** 肺部感染最常见，是导致死亡的主要原因。

2. **应激性溃疡** 上消化道出血是脑出血患者急性期较常见的严重并发症，病死率较高。

3. **水、电解质紊乱** 主要有低钾血症、低钠血症、高钠血症。

4. **中枢性高热** 体温高达40℃或以上，不伴寒战，解热药无效，预后差。

5. **癫痫发作** 蛛网膜下腔出血者易发生癫痫。

6. **高血糖** 预后不良。

7. **其他** 心肺损害、下肢深静脉血栓形成、脑疝、脑肝综合征、脑肾综合征等。

【鉴别诊断】

1. 脑梗死　有短暂脑缺血发作史。意识障碍表现较轻而局灶性神经系体征表现较重。临床鉴别不明确，可进行腰椎穿刺检查脑脊液或颅脑超声波检查。

2. 颅内肿瘤　颅内肿瘤的临床症状非常复杂，有时可出现突然昏迷。但根据患者的头痛、恶心、呕吐、眼底视乳头水肿等颅内压增高症状，脑瘤引起的其他神经系局灶体征，脑脊液压力增高而无出血，血压亦无显著增高等，进行鉴别。

3. 高血压脑病　患者有剧烈头痛、恶心、呕吐、视力减退、惊厥或昏迷。但一般无偏瘫及血性脑脊液。

【诊疗处方】

1. 全科医学科护理常规（建立特别护理记录单）。

2. 恢复期按瘫痪护理常规。

3. 特级或一级护理。

4. 病危通知。

5. 暂禁食。

6. 吸氧（间断给氧）。

7. 头部置冰帽。

8. 吸痰（必要时）。

9. 尿常规，尿糖，尿酮体，粪常规。

10. 血常规，血糖，血清钾、钠、氯，肾功能，血液流变学，纤溶全项，血脂，HBsAg，HCV，抗–HIV，TPPA。

11. 腰穿，脑脊液测压、常规、生化、细胞学检查。

12. 脑CT、脑超声波检查。

13. 心电图。

14. 胸部X线检查。

15. 留置导尿。

16. 记24小时出入量。

17. 测血压、脉搏、呼吸、意识、瞳孔，q2h。

18. 膀胱冲洗，bid。

19. 口腔护理，bid。

20. 20% 甘露醇 250ml，静脉滴注，q6h（快速）。

21. 10% 葡萄糖注射液 500ml+ 地塞米松 10 ~ 20mg+10% 氯化钾注射液 10ml，静脉滴注，qd。

22. 5% 葡萄糖注射液 100ml+ 胞二磷胆碱 0.5g，静脉滴注，qd。

23. 冬眠合剂 I 号（氯丙嗪 50mg+ 异丙嗪 50mg+ 哌替啶 100mg）1/3 量，肌内注射（烦躁不安、高热、抽搐者）。

24. 脑室引流术（必要时）。

25. 神经外科会诊。

26. 与患者或家属签署必要的知情同意书和告知同意书。

【注意事项】

1. **紧急处置**　迅速建立静脉通道及心电监护，吸氧，保持呼吸道通畅，清除呼吸道分泌物。保持静卧，尽可能少搬动患者。烦躁不安、抽搐者应及时控制，以免加重脑缺氧和脑水肿及再出血。可予地西泮 10mg，肌内注射或静脉注射，禁用吗啡、哌替啶等。有条件者入住卒中病房或重症监护室。给予冰帽降温，局部亚低温治疗越早越好。注意感染、应激性溃疡等并发症的处理。

2. **调控血压**　血压维持在略高于发病前水平或 180/105mmHg 左右，降压切忌过速，舌下含服硝苯地平 10mg 或卡托普利 25mg 含服。血压很高才可考虑静脉应用降压药。血压过低者应予升压治疗。急性期后可常规用药物控制血压。

3. **禁食，维持营养和水、电解质酸碱平衡**　发病后 24 ~ 48 小时内禁食，由静脉补充营养，每日补液量不宜超过 2500ml。

4. **手术治疗**　根据出血量及出血部位决定手术方案。基底节区出血，可选择小骨窗开颅血肿清除术或微创穿刺血肿清除术；脑室出血宜行脑室穿刺引流加腰椎穿刺放液治疗；小脑出血宜手术治疗；脑叶出血除血肿较大危及生命或由血管畸形引起需外科治疗外，宜内科治疗。

【健康生活方式指导】

　　1. **饮食指导**　控制饮食，日常膳食宜清淡，忌食含胆固醇高的食物，少吃甜食、猪油、肥肉、动物内脏，多吃豆类、蔬菜及水果。

　　2. **活动指导**　适当参加锻炼，多健身，增强体质，减轻体重防止过于肥胖。

　　3. **其他指导**　戒烟戒酒，规律用药；定期监测血压、血糖，血压控制目标为130/80mmHg；注意情绪稳定，劳逸结合，保证充足的睡眠

【转诊】

　　出现可疑脑出血患者需及时转诊。

第十章　传染性疾病

第一节　病毒性疾病

一、病毒性肝炎

【初诊依据】

1. 临床分型

（1）急性肝炎：①急性黄疸型肝炎：有与病毒性肝炎患者密切接触史。近期内出现持续数天以上无其他原因可解释的厌食、恶心、呕吐、厌油、肝区痛等症状。肝肿大有压痛、肝区叩击痛，血清 ALT 增高，而无过去肝炎病史者应考虑急性肝炎，如2周左右出现黄疸，血清胆红素 > 17.1μmol/L，或尿胆红素阳性，并能排除其他原因引起的黄疸，可诊断为急性黄疸型肝炎。小儿考虑为甲型病毒性肝炎，老人则考虑为戊型病毒性肝炎。②急性无黄疸型肝炎：凡符合急性黄疸型肝炎诊断条件，如不出现黄疸则考虑为无黄疸型，其病因主要依靠病原学诊断。

（2）慢性肝炎：既往有乙型、丙型、丁型病毒性肝炎或 HBsAg 携带史或急性肝炎病程超过半年或发病日期不明，而有肝炎症状、体征、肝功能异常及慢性肝炎的实验室检查改变可诊断为慢性肝炎。再根据病情轻重，分为轻、中、重度。

（3）急性肝衰竭：急性起病，2周内出现Ⅱ度及以上肝性脑病（按Ⅳ度分类法划分）并有以下表现者：①极度乏力，并有明显厌食、腹胀、恶心、呕吐等严重消化道症状；②短期内黄疸进行性加深；③出血倾向明显，PTA（凝血酶原活动度）≤40%，且排除其他原因；④肝脏进行性缩小。

（4）亚急性肝衰竭：起病较急，15天至26周出现以下表现者：①极度乏力，有明显的消化道症状；②黄疸迅速加深，血清总胆红素大于正常值上限 10 倍或每日上升 ≥ 17.1μmol/L；③凝血酶原时间明显延长，PTA ≤ 40%，并排除其他原因者。

（5）慢加急性（亚急性）肝衰竭：在慢性肝病基础上，短期内发生急性肝功能失代偿的主要临床表现。

（6）慢性肝衰竭：在肝硬化基础上，肝功能进行性减退和失代偿。诊断要点为：①有腹水或其他门静脉高压表现；②有肝性脑病；③血清总胆红素升高，白蛋白明显降低；④有凝血功能障碍，PTA ≤ 40%。

（7）淤胆型肝炎：临床上以肝内淤胆为主要表现的一种特殊临床类型，又称为毛细胆管炎型肝炎。急性淤胆型肝炎起病类似急性黄疸型肝炎，大多数患者可恢复。在慢性肝炎或肝硬化基础上发生上述表现者，为慢性淤胆型肝炎。有梗阻性黄疸临床表现为皮肤瘙痒，大便颜色变浅，肝肿大。肝功能检查血清总胆红素（TBil）明显升高，以直接胆红素为主，AKP、γ-GT、TBA、胆固醇等升高，有黄疸，消化道症状较轻，ALT、AST升高不明显，PT无明显延长，PTA > 60%。

（8）肝炎肝硬化：凡慢性肝炎患者具有门静脉高压，并排除其他引起门脉高压的原因，或影像学证实或肝穿证实，可诊断为肝硬化。①活动性肝硬化：有慢性肝炎的表现，ALT升高，有黄疸，白蛋白降低，肝脏质地变硬，脾进行性增大，伴有门静脉高压征。②静止性肝硬化：ALT正常，肝脏质硬，脾大，伴有门静脉高压，血清白蛋白降低。

2. 病原学诊断

（1）甲型病毒性肝炎（HAV）：具备急性肝炎、重型肝炎（肝衰竭）或淤胆型肝炎临床表现，并在血清中检出 HAV-IgM 阳性，可确诊为 HAV。

（2）乙型病毒性肝炎（HBV）：有以下任何一项阳性，可诊断为现症 HBV 感染：血清 HBsAg 阳性，血清 HBV-DNA 阳性或 HBV-DNA 聚合酶阳性，血清抗 HBc-IgM 阳性，肝内 HBcAg 和（或）HBsAg 阳性。急性乙型病毒性肝炎诊断，须与慢性乙型病毒性肝炎急性发作相鉴别。其动态指标：①HBsAg滴度由高到低，消失后抗-HBs阳转；②急性期抗HBc-IgM滴度高，抗HBc-IgG阴性或低水平。慢性乙型肝炎的诊断：临床符合慢性肝炎，并有一种以上现症HBV感染标志阳性。慢性乙肝病毒携带者的诊断：缺乏临床表现，肝功能正常而HBsAg持续阳性6个月以上，伴有或不伴有其他血清标记物时。

（3）丙型病毒性肝炎（HCV）：具备急慢性肝炎的临床表现，抗HCV-IgM和（或）IgG阳性，HCV-RNA阳性，可诊断为HCV。不具备临床表现，肝功能和肝组织学正常者为无症状HCV携带者。

（4）丁型病毒性肝炎（HDV）：有现症HBV感染，同时血清HDVAg或抗HDV-IgM或高滴度抗HDV-IgG或HDV-RNA阳性，可诊断为HDV。低滴度抗HDV-IgG有可能为过去感染。不具备临床表现，仅血清HBsAg和HDV血清标记物阳性时，可诊断为无症状HDV携带者。

（5）戊型病毒性肝炎（HEV）：急性肝炎患者血清抗HEV-IgG高滴度，或由阴性转为阳性，或滴度由低到高，或由高滴度到低滴度甚至阴转，或血HEV-RNA阳性，或粪便HEV-RNA阳性或检出HEV颗粒，均可诊断为HEV。抗HEV-IgM阳性可作为诊断参考，但须排除假阳性。

【并发症】

1. HAV引起的并发症较少见。部分患者可出现关节酸痛、皮疹、出血倾向和心律失常等。较少见的并发症还有单纯红细胞再生障碍性贫血、血小板减少性紫癜、视神经炎、急性感染性多发性神经炎和溶血性贫血等。

2. HBV最常见的并发症是肝硬化。HBV是引起肝细胞瘤（HCC）最常见的病因。肝性脑病是严重肝病的常见并发症之一。出血是重型肝炎和肝炎肝硬化常见的严重并发症。继发感染，常见感染有原发性腹膜炎、肺部感染、肠道感染、胆囊炎、胆管炎和败血症等。肝肾综合征和急性肾功能衰竭，提示预后不良；重型肝炎和肝炎肝硬化患者常可发生严重电解质紊乱，表现为血清钠降低，也可出现低血钾或高血钾。HBV相关性肾炎，多见于慢性HBV和慢性HBV携带者患者。晚期可出现尿毒症。

【鉴别诊断】

　　HAV应与其他病毒引起的肝炎，如急性HBV、急性HCV、HDV等相鉴别。鉴别时主要依靠血清学检查。

【诊疗处方】

肝衰竭

（1）传染病隔离护理常规。

（2）血液/体液隔离。

（3）一级护理（绝对卧床休息）。

（4）低蛋白、高糖饮食。

（5）病重或病危通知。

（6）传染病报告。

（7）血常规+血型，血生化全项，凝血四项（PT+APTT+TT+FIB），胆碱酯酶测定，血氨，血糖，抗-HIV，TPPA。

（8）抗HAV–IgM、HBVM（含抗HBc–IgM）、HBV–DNA、抗–HCV、HCV–RNA（必要时）、抗–HDV、HDVAg、抗–HEV（IgG、IgM）检测。

（9）肝、胆、胰、脾及门静脉彩色超声检查。

（10）尿常规，粪常规+隐血。

（11）记24小时出入量。

（12）口腔护理，口服，tid。

（13）复合维生素B 3片，口服，tid。

（14）维生素C 0.3g，口服，tid。

（15）大黄苏打片4片，口服，bid。

（16）新霉素0.5g，口服，qid。

（17）乳果糖糖浆10~30ml，口服，tid。

（18）维生素K_1 20mg，肌内注射，qd。

（19）新鲜冷冻血浆或全血200ml，静脉滴注，qd（立即）。

（20）10%葡萄糖注射液500ml+甘利欣注射液150mg，静脉滴注，qd。

（21）10%葡萄糖注射液500ml+门冬氨酸钾镁30mg，静脉滴注，qd。

（22）支链氨基酸250ml，静脉滴注，qd or bid。

（23）500ml右旋糖酐40+复方丹参注射液16ml（或山莨菪碱注射液20mg），静脉滴注，qd；或0.9%氯化钠注射液100ml+前列地尔10mg，静脉滴注，qd or bid。

（24）人血白蛋白5.0～10g，静脉滴注，qd。

【注意事项】

1. **治疗原则**　主要是综合治疗，包括针对病因治疗、支持疗法，防止肝坏死，改善肝功能，促进肝细胞再生，防止出血、肝性脑病、肝肾综合征、合并感染和电解质紊乱等并发症。对HBV-DNA阳性的肝衰竭患者，在知情同意的基础上可尽早酌情使用核苷（酸）类似物如恩替卡韦、拉米夫定、阿德福韦酯等。对于难以保守治疗恢复的患者，有条件者可采用人工肝支持系统治疗，急性肝萎缩必要时行肝移植术。

2. **防治出血**　①观测血小板计数、凝血酶原时间、纤维蛋白原等，以便及早发现DIC征兆，尽早采取相应措施。②凝血因子的应用，纤维蛋白原1.5g溶于100ml注射用水中，缓慢静脉滴注，qd。输新鲜冷冻血浆或新鲜全血。③大剂量维生素K_1应早应用，大剂量维生素K_1、维生素C、维生素E合用，可使垂死的肝细胞复苏。④对有消化道大出血者，除输血及全身用止血药外，应进行局部相应处理。消化道出血，可口服凝血酶，2000U/次；奥美拉唑40mg静脉注射，q6h，西咪替丁，每晚0.4～0.8g，可防治胃黏膜糜烂出血。对门静脉高压引起的上消化道出血，在血压许可的条件下，持续静脉滴注酚妥拉明以降低门脉压，可起到理想的止血效果。酚妥拉明20～30mg加入10%葡萄糖注射液1000～1500ml缓慢静脉滴注8～12小时，注意观察血压。

3. **防感染**　注意口腔护理，保持病室空气清新，防止交叉感染。及早发现感染征兆，要特别注意腹腔、消化道、呼吸道、口腔、泌尿系统感染。

【健康生活方式指导】

1.急性期，做好隔离和防护；家人或陪护者也要做好防护。

2.合理的营养。病毒性肝炎急性期患者，宜进食清淡、易消化、低脂、富含维生素的流质和半流饮食。蛋白质摄入要求每日0.1~1.5g/kg。保证足够热量，每日碳水化合物需求量250~400g，多食水果、蔬菜等含维生素丰富的食物，病情稳定后可逐渐过渡至普通饮食。慢性期患者，适当增加蛋白质摄入，每日1.5~2.0g/kg，以优质蛋白为主，如牛奶、鸡蛋、瘦猪肉、鱼等；合并肝硬化、血氨偏高者，应限制或禁食蛋白质，每日蛋白质摄入<0.5g/kg，多吃新鲜蔬菜和水果，以及补肝和凝血食物，如猪肝、羊肝、蹄筋、海参和肉皮、果冻等；合并腹水、少尿者，应限制或无盐饮食，钠限制在500mg/d（氯化钠1.2~2.0g），进水量每日不超过1000ml。需要注意的是，患者应忌油腻食物，避免出现消化道不适症状；合并肝硬化的患者禁食粗食物，如花生、核桃及连骨带刺食物，避免上消化道出血发生。

3.戒酒、戒烟。

4.保持充足睡眠，注意休息，合理运动，避免劳累（劳力、劳神、房劳等）。病毒性肝炎患者应根据自身情况选择适宜运动，运动量以不感疲劳为度，自觉稍微出汗即可，避免剧烈的体力活动。

5.提高个人卫生水平，注意个人卫生、经期卫生、行业卫生，防止血液及其他体液污染并感染他人；不共用食具、修面用具、洗漱用品等。

6.保持积极健康的心态。

7.非必要不输血或接触血制品；病毒携带状态，不献血。

8.避免盲目使用潜在肝损伤的药物或保健品。

9.定期复查相关指标；积极接种疫苗。

【转诊】

有肝炎症状，但诊断困难时；重型或有重型倾向的病毒性肝炎患者；症状重、黄疸深重或妊娠期感染者；缺少抗病毒治疗经验或药物的情况时，应及时转诊。

二、甲型H1N1流感

【初诊依据】

诊断主要结合流行病学史、临床表现和病原学检查。

1. 疑似病例　符合下列情况之一即可诊断为疑似病例。

（1）发病前7天内与传染期甲型H1N1流感确诊病例有密切接触，并出现流感样临床表现。密切接触是指在未采取有效防护的情况下，诊治、照看传染期甲型H1N1流感患者；与患者共同生活；接触过患者的呼吸道分泌物、体液等。

（2）发病前7天内曾到过甲型H1N1流感流行（出现病毒的持续人间传播和基于社区水平的流行和暴发）的地区，出现流感样临床表现。

（3）出现流感样临床表现，甲型流感病毒检测阳性，尚未进一步检测病毒亚型。

对上述3种情况，在条件允许的情况下，可安排甲型H1N1流感病原学检查。

2. 临床诊断病例　仅限于以下情况作出临床诊断：同一起甲型H1N1流感暴发疫情中，未经实验室确诊的流感样症状患者，在排除其他致流感样症状疾病时，可诊断为临床诊断患者。甲型H1N1流感暴发是指一个地区或单位短时间出现异常增多的流感样患者，经实验室检测确认为甲型H1N1流感疫情。在条件允许的情况下，临床诊断患者可安排病原学检查。

3. 确诊病例　出现流感样临床表现，同时有以下一种或几种实验室检测结果：①甲型H1N1流感病毒核酸检测阳性（可采用realtimeRT-PCR和RT-PCR方法）；②分离到甲型H1N1流感病毒；③双份血清甲型H1N1流感病毒的特异性抗体水平呈4倍或4倍以上升高。

4.重症与危重病例

（1）出现以下情况之一者为重症病例：①持续高热＞3天；②剧烈咳嗽，咳脓痰、血痰，或胸痛；③呼吸频率快，呼吸困难，口唇发绀；④神志改变：反应迟钝、嗜睡、躁动、惊厥等；⑤严重呕吐、腹泻，出现脱水表现；⑥影像学检查有肺炎征象；⑦肌酸激酶（CK）、肌酸激酶同工酶（CK-MB）等心肌酶水平迅速增高；⑧原有基础疾病明显加重。

（2）出现以下情况之一者为危重病例：①呼吸衰竭；②感染中毒性休克；③多脏器功能不全；④出现其他需进行监护治疗的严重临床情况。

【并发症】

重者可并发肺炎，出现呼吸衰竭、多脏器功能不全或衰竭等，并可导致原有基础疾病加重。

【鉴别诊断】

多种病毒、细菌等病原体亦可引起本病类似症状，如呼吸道合胞病毒、鼻病毒、腺病毒、副流感病毒、冠状病毒，以及肺炎支原体、衣原体和嗜肺军团菌感染等。临床均表现为不同程度的畏寒、发热、乏力、头痛、肌痛、咳嗽、咳痰、胸闷和气促，称为流感样疾病。鉴别诊断主要需考虑普通感冒、严重急性呼吸综合征、人禽流感病毒感染、军团菌肺炎、支原体肺炎、衣原体肺炎等。确诊需依据实验室病原体分离、血清学检查和核酸检测及影像学检查进行鉴别。

【诊疗处方】

1.传染病隔离护理常规。

2.呼吸道隔离（严格执行乙类传染病中的特殊传染病进行管理）。

3.卧床休息。

4.一级或二级护理。

5.流质、半流质或普通饮食。多饮水。

6.病重或病危通知。

7.传染病报告，立即。

8. 物理降温。

9. 吸氧（必要时）。

10. 咽拭子、鼻拭子、鼻咽或气管抽取物、痰中的甲型H1N1流感病毒核酸检测。

11. 血常规，血气分析，血生化全项，血清抗体检查，HBsAg，抗–HCV，抗–HIV，TPPA。

12. 尿常规，粪常规。

13. 床旁心电图。

14. 胸部X线检查。

15. 胸部CT检查（必要时）。

16. 奥司他韦75～150mg，口服，bid。

17. 中药1剂，口服，bid。

18. 5%葡萄糖氯化钠注射液500ml+维生素C 2.0g，静脉滴注。

19. 5%葡萄糖注射液500ml+地塞米松10mg，静脉滴注。

【注意事项】

1. 抗病毒治疗选用神经氨酸酶抑制剂，对磷酸奥司他韦、扎那米韦敏感，对金刚烷胺和金刚乙胺耐药。奥司他韦用于治疗流感时以36小时内用药为理想状态。用药期间应密切监测患者的自我伤害、谵妄等异常行为。扎那米韦给药宜间隔12小时，bid，可早晚各1次。

2. 对于临床症状较轻且无合并症、病情趋于自限的甲型H1N1流感病例，可按一般流感用药。对于发病时即病情严重、发病后病情呈动态恶化的患者，感染甲型H1N1流感的高危人群应及时给予神经氨酸酶抑制剂进行抗病毒治疗。对于较易成为重症病例的高危人群，一旦出现流感样症状，不一定等待病毒核酸检测结果，即可开始抗病毒治疗。孕妇在出现流感样症状之后，宜尽早给予神经氨酸酶抑制剂治疗。

3. 对于重症和危重患者，也可以考虑使用甲型H1N1流感近期康复者恢复期血浆或疫苗接种者免疫血浆进行治疗。对发病1周内的重症和危重患者，在保证医疗安全的前提下，宜早期使用。推荐用法：一般成人100～200ml，儿童50ml（或根据血浆特异性抗体滴度调整用量），静脉输入。必要时可重复使用。使用过程中，注意过敏反应。

【健康生活方式指导】

1. 注意气候变化，随时增减衣物。

2. 尽量少去人群聚集的场所，戴口罩，房间多通风，勤洗手。

3. 多饮水，饮食清淡，保持大便通畅。

4. 注意休息，不可过度劳累。根据身体状况，适度锻炼。

5. 老人、孕妇、婴幼儿、肥胖，有心衰、慢性阻塞性肺疾病、哮喘等慢性病者，应及时就医。

【转诊】

疑似患者、需要确诊；伴有心脑肾等严重基础疾病；孕妇、婴幼儿患者；重症患者或合并严重并发症患者，需及时转诊。

三、手足口病

【初诊依据】

1. **流行病学** 注意当地流行情况，暴发或散发，病前1周内有无接触史。常见于3岁以下婴幼儿。

2. **临床特点** 以口腔炎及手、足皮疹为主，有低热、厌食、口痛，部分患者可无发热。口腔黏膜有散在小疱疹，破溃后成溃疡，常见于舌、颊、硬腭，偶波及软腭、牙龈、扁桃体及咽部。皮疹初为斑丘疹，后转为小疱疹，2～3天后吸收，不留痂，多见于手掌、足底两侧和足跖为多，也可见于臀、腿及臀部，偶见于躯干。皮疹数量由几个到几十个，为玫瑰红色充血性斑丘疹或疱疹，呈圆形或椭圆形，丘疹直径在1～2mm，疱疹直径在2～4mm，呈灰白色，周围绕以红晕。

3. **具有下列之一者即可确诊** ①肠道病毒（CoxA16、EV71等）特异性核酸检测阳性；②分离出肠道病毒，并鉴定为CoxA16、EV71或其他可引起手足口病的肠道病毒；③急性期与恢复期血清CoxA16、EV716或其他可引起手足口病的肠道病毒中和抗体有4倍以上的升高。

4. 重型 出现神经系统受累表现，如精神差、嗜睡、易惊、谵妄，头痛、呕吐，肢体抖动，肌阵挛、眼球震颤、共济失调、眼球运动障碍，无力或急性弛缓性麻痹，惊厥。体征可见脑膜刺激征，腱反射减弱或消失。

5. 危重型 出现下列情况之一者：①频繁抽搐、昏迷、脑疝；②呼吸困难、发绀、血性泡沫痰、肺部啰音等；③休克等循环功能不全表现。

【并发症】

手足口病可能会有心肌炎、无菌性脑膜炎、肺水肿、肾脏受损等并发症。

【鉴别诊断】

普通患者需与丘疹性荨麻疹、水痘、幼儿急疹、单纯疱疹、疱疹性咽峡炎、药物性皮炎、风疹、带状疱疹等进行鉴别。可根据流行病学特点，皮疹形态、部位，出疹时间，有无淋巴结肿大以及伴随症状等进行鉴别。以皮疹形态及部位最为重要，最终可依据病原学和血清学检测进行鉴别。

【诊疗处方】

重症患者

（1）传染病隔离护理常规。

（2）消化道、呼吸道隔离（严格执行乙类传染病中的特殊传染病进行管理）。

（3）一级护理（卧床休息）。

（4）口腔护理，qid。

（5）流食或暂禁食（多饮水）。

（6）病重或病危通知。严密观察病情变化，密切监护。

（7）传染病报告，立即。

（8）物理降温（必要时）。

（9）保持呼吸道通畅，吸氧（必要时）。

（10）咽拭子培养、咽拭子病毒分离。

（11）粪常规，尿常规。

（12）疱疹内容物涂片+细菌培养。

（13）疱疹液以标记抗体染色检测病毒特异抗原。

（14）血常规，血生化全项，血清病毒抗体（必要时）。

（15）脑脊液常规、生化+病毒RNA（必要时）。

（16）心电图、胸部X线检查，头颅MRI（必要时）。

（17）维生素B_1 10mg，口服，tid。

（18）维生素B_2 10mg，口服，tid。

（19）维生素C 0.1mg，口服，tid。

（20）2%利多卡因，适量，餐前涂口腔溃疡处。

（21）甘露醇：按每次0.5～1.0g/kg，20～30分钟快速静脉滴注，q4h or q8h，并根据病情调整给药间隔时间及剂量。必要时加用呋塞米。

（22）酌情应用糖皮质激素，参考剂量：甲基泼尼松龙1～2mg/（kg·d），或氢化可的松3～5mg/（kg·d），或地塞米松0.1～0.5mg/（kg·d），病情稳定后，尽早减量或停用。

【注意事项】

1. 隔离期通常7～10天。接触者医学观察1周，每日测体温，检查口腔及皮肤。

2. 本病一般为低热或中等热度，无需特殊处理，可让患儿多饮温开水。如体温超过38.5℃，可在医师指导下服用退热剂。若出现发热不退、呕吐、烦躁不安，应立即去医院诊治，防止重要脏器合并症的发生。发热患儿禁用阿司匹林。

【健康生活方式指导】

1. 注意休息。

2. 多饮水，饮食清淡易消化，避免辛辣刺激、煎炸烧烤、生冷油腻等食物。

3. 注意口腔和皮肤护理，可用生理盐水清洁口腔，防止患儿对皮肤疱疹进行频繁抓挠，以防破溃感染。

4. 贴身衣服柔软透气。

5. 做好隔离，不去人群聚集的场所，房间多通风，避免交叉感染。

【转诊】

需要进一步确诊的患者，或重型、危重型患者，需及时转诊。

四、麻疹

【初诊依据】

1. 发病前2周内有与麻疹患者有密切接触史，过去未患过麻疹。

2. 临床特点为发热，伴流泪、畏光、结膜充血，上呼吸道卡他症状（喷嚏、流清涕、干咳、咽喉部充血等），可同时伴全身不适、食欲减退，幼儿常有呕吐、腹泻。重型麻疹，高热持续在40℃以上，嗜睡或谵妄、抽搐、咳嗽频繁，可合并肺炎、喉炎、心肌炎、心功能不全、脑炎、中耳炎等。发病第2~3天出现口腔麻疹黏膜斑，位于双侧第二磨牙对面的颊黏膜上，0.5~1mm针尖大小的白色小点，周围有红晕，初起时仅数个，1~2天内迅速增多融合，扩散至整个颊黏膜，形成表浅的糜烂，似鹅口疮，2~3天内消失，黏膜斑也可见于下唇内侧及牙龈黏膜。发病第3~4天皮肤出现皮疹，出疹顺序先耳后、发际、渐及前额、面、颈，自上而下蔓延到胸、腹、背及四肢，最后到达手掌与足底，2~3天遍及全身。皮疹2~5mm大小，2~5天出透。皮疹初为淡红色、散在斑丘疹，压之褪色，大小不等，高出皮肤，疹间皮肤正常。出疹高峰时皮疹可融合，颜色转暗，少数患者可呈现出血性皮疹，压之不褪色。出疹时全身浅表淋巴结及肝脾轻度肿大，肺部可闻及干、湿啰音。皮疹出透后中毒症状减轻，同时体温逐渐下降，皮疹随之按出疹的先后顺序消退，留浅褐色色素斑，伴糠麸样细小脱屑，历时1~2周完全消失。无并发症者的病程为10~14天。成人麻疹的全身症状多较小儿重，但并发症较少。

3. 白细胞计数降低，淋巴细胞相对增高。

4. 取初期患者鼻、咽分泌物或血细胞、尿沉渣细胞，用瑞氏染色查多核巨细胞，在病程第1周阳性率可高达90%。用荧光或酶标记抗体染色，可在鼻咽部或尿脱落细胞中证实麻疹病毒抗原存在，可作为早期诊断的依据。用酶联免疫吸附试验（ELISA）或免疫荧光法，检测患者血清中抗麻疹病毒IgM抗体，在发病后2～3天即可测到，可作为早期、快速的特异性诊断方法。

5. 取前驱期或出疹初期患者的鼻咽分泌物、血液，接种于敏感细胞，可分离到麻疹病毒，但阳性率较低，不作为常规检查。

【并发症】

肺炎、喉炎、心肌炎、心功能不全、脑炎、口腔炎、中耳炎、乳突炎，大多为细菌继发感染。常因慢性腹泻、照顾不当、忌口等引起营养不良及各种维生素缺乏症。原有结核病灶者，可扩散恶化，发生粟粒性结核或结核性脑膜炎。麻疹后也易发生百日咳、水痘等感染。

【鉴别诊断】

与风疹、幼儿急疹、猩红热、肠道病毒感染、药物皮疹等鉴别。

【诊疗处方】

以3岁儿童为例。

1. 普通型

（1）传染病一般护理常规。呼吸道隔离。

（2）二级护理。

（3）眼、鼻、口腔护理。

（4）传染病报告。

（5）流质或小儿半流饮食（多饮水）。

（6）胸部X线检查。

（7）心电图。

（8）尿常规，粪常规。

（9）血常规，血麻疹抗体测定。

（10）维生素C 0.1~0.1g，口服，tid。

（11）维生素B₂ 5~10mg，口服，tid。

（12）小儿百部止咳糖浆10ml，口服，bid（咳嗽重者）。

2. 肺炎型

（1）传染病护理常规，呼吸道隔离。

（2）一级护理（卧床休息）。

（3）吸氧。

（4）传染病报告。

（5）流质饮食（多饮水）。

（6）血、尿、粪常规，血麻疹抗体测定，血电解质。

（7）心电图，胸部X线检查。

（8）痰培养+药敏。

（9）眼、鼻、口腔护理。

（10）维生素C 0.1g，口服，tid。

（11）维生素B₂ 5mg，口服，tid。

（12）小儿清热止咳口服液10ml，口服，tid。

（13）头孢氨苄25~50mg/kg，口服，tid。

（14）5%葡萄糖氯化钠液250ml+利巴韦林10~15mg/kg，静脉滴注，qd。

3. 喉炎型

（1）传染病护理常规，呼吸道隔离。

（2）一级护理（卧床休息）。

（3）吸氧（必要时）。

（4）传染病报告。

（5）流质饮食（多饮水）。

（6）0.9%氯化钠注射液20ml+糜蛋白酶5mg+地塞米松2mg，雾化吸入，bid or tid。

（7）喉插管或气管切开（必要时）。

（8）头孢唑林钠0.5~1.0g，肌内注射，tid or qid。

（9）地西泮2.5mg，口服，tid。

（10）泼尼松5mg，口服，qid。

（11）5%葡萄糖氯化钠注射液250ml+利巴韦林10～15mg/kg，静脉滴注，qd。

【注意事项】

1. 应用麻疹减毒活疫苗预防后，发病率显著降低，且症状多不典型。单纯麻疹预后良好，若免疫力低下或有并发症及重型麻疹病死率较高。

2. 保持室内安静、空气流通，温度和湿度适宜，保持眼、鼻、口腔和皮肤的清洁，以生理盐水或3%碳酸氢钠溶液多次漱口，以防止口腔炎、溃疡和鹅口疮。要用温水洗脸，体温过高时用物理降温，一般不用药物降温，以免影响出疹。多饮水，进食易消化的流食或半流食。

3. 合并肺炎时主要用抗生素治疗，常选用青霉素G，肌内注射或静脉滴注，最好根据痰菌药敏试验结果选用抗生素。高热中毒症状重者，可酌情给予肾上腺皮质激素。

4. 合并喉炎时应用抗生素及激素静脉滴注治疗。刺激性咳嗽较重且烦躁，用镇静剂及雾化吸入，qh or q3h。病情重者可短期应用肾上腺皮质激素。控制炎症，减轻喉头水肿，选用氢化可的松或地塞米松。呼吸困难者，给氧气吸入。喉梗阻出现明显呼吸困难者，应行气管切开。

5. 心肌炎和心功能不全者，应用强心药及利尿剂、能量合剂。注意水、电解质平衡。

6. 合并脑炎时给予降温、止惊等对症处理。可参考流行性乙型脑炎治疗。

【健康生活方式指导】

1. 注意休息。

2. 多饮水，饮食清淡易消化，避免辛辣刺激、煎炸烧烤、生冷油腻等食物。

3. 注意避免对皮肤进行频繁抓挠。

4. 贴身衣服柔软透气。

5. 做好隔离，隔离至出诊后5日，不去人群聚集的场所，房间多通风，避免交叉感染。

【转诊】

患儿皮疹不典型，口腔黏膜斑不明显，需要进一步确定诊断；合并严重临床情况或其他脏器功能异常者，须及时转诊。

五、流行性乙型脑炎

【初诊依据】

1. 流行病学 动物为本病主要传染源。有严格的季节性，多集中在 7、8、9 月发病，患者多为 10 岁以下儿童，尤以 2~6 岁儿童发病率最高。近年来有从儿童转向成年人或老年人的趋势。

2. 潜伏期 4~21 天，一般为 10~14 天。在潜伏期内病毒侵入血液内繁殖，大多数人感染后不出现症状，为隐性感染，但机体可获得免疫。

3. 临床特点 急性起病，持续高热、头痛、恶心、呕吐，多有嗜睡或精神萎靡等毒血症状，数天后可转入昏迷、反复惊厥或抽搐，重型患者可出现中枢性呼吸衰竭。体检有脑膜刺激征及病理征阳性，瞳孔缩小或散大或两侧不等大，腹壁反射及提睾反射消失或减弱，肢体可发生瘫痪，伴肌张力增强。

4. 血常规 发病 1~2 天内白细胞计数及中性粒细胞增高，一般在 $(10~20) \times 10^9/L$，个别甚至更高，中性粒细胞在 80% 以上，部分患者血象始终正常。

5. 脑脊液检查 脑脊液呈无菌性改变。外观无色透明或微混，压力增高，白细胞计数多在 $(50~500) \times 10^6/L$，少数高达 $1000 \times 10^9/L$ 以上。早期以中性粒细胞为主，随后则淋巴细胞增多。白细胞计数的高低与病情轻重及预后无关。血糖正常或偏高，氯化物正常，蛋白质轻度增高，细菌阴性。少数患者病初脑脊液检查可正常。

6. 血清学检查 补体结合试验单份血清抗体效价大于 1:4 或双份血清抗体效价增高 4 倍以上者，有诊断意义。乙脑特异性 IgM 抗体阳性有早期诊断意义。

【并发症】

约30%患者有不同程度的后遗症，主要为意识异常、智力障碍、痴呆、癫痫样发作及肢体强直性瘫痪等。

【鉴别诊断】

1. **中毒型菌痢** 与流行性乙型脑炎的发病季节相同，多见于夏、秋季。一般不出现颈项强直及脑膜刺激症状。特殊情况下可进行腰椎穿刺取脑脊液检查，中毒型菌痢者脑脊液无变化。

2. **化脓性脑膜炎** 多发生在冬、春季，脑脊液混浊，其中白细胞可数以万计，中性粒细胞在80%以上，糖减低，蛋白质升高。脑脊液涂片及培养有细菌生长。

3. **其他病毒所致脑炎** 腮腺炎脑炎、肠道病毒脑膜脑炎、单纯疱疹病毒脑炎，各有其特征。

4. **其他相似症状的病** 蛛网膜下腔出血、脑溢血、疟疾流行区的脑型疟疾等，如在夏季发生，也应与流行性乙型脑炎鉴别。

【诊疗处方】

轻、中型

（1）传染病隔离护理常规，昆虫隔离。

（2）传染病报告。

（3）一级护理。

（4）病重通知。

（5）吸氧。

（6）流质或半流质饮食。

（7）血常规，肝、肾功能，CO_2-CP，血清钾、钠、氯化物，血清乙脑特异性IgM抗体测定，抗-HIV，TPPA，HBsAg，抗-HCV，抗-HEV（IgG、IgM）。

（8）尿常规，粪常规。

（9）心电图，胸部X线检查。

（10）记24小时出入量。

（11）吸痰（必要时）。

（12）口腔护理，bid。

（13）测体温、血压、脉搏，观察瞳孔，30分钟至4小时一次。

（14）板蓝根冲剂1包，冲服，tid。

（15）维生素C 0.1g，口服，tid。

（16）维生素B_1 20mg，口服，tid。

（17）干扰素100万U，肌内注射，qd。

【注意事项】

1. **降高热** 以物理方法降温为主，如用空调降低室温、头部冰帽、用冷盐水纳肛等；药物降温用氯丙嗪和异丙嗪每次各0.5～1mg/kg，肌内注射。使体温控制在38℃左右。

2. **抗惊厥或抽搐** 处理包括祛除病因及镇静止痉。如脑水肿所致者以脱水为主，用20%甘露醇250ml，快速静脉滴注，根据病情每4～6小时重复应用。加用肾上腺皮质激素、呋塞米、50%葡萄糖注射液效果更好。若因脑实质病变引起的抽搐，首选地西泮，成人每次10～20mg，小儿每次0.1～0.3mg/kg（每次不能超过10mg），肌内注射或缓慢静脉注射；或水合氯醛保留灌肠，成人每次1.0～2.0g，小儿每次0.1g/岁（每次不超过1.0g）。

3. **呼吸衰竭的治疗** ①保持呼吸道通畅：头偏向一侧，及时吸痰，防止痰液阻塞呼吸道。如痰液黏稠可用a-糜蛋白酶5mg（小儿0.1mg/kg）、沐舒坦和糖皮质激素，以生理盐水稀释后雾化吸入。必要时气管切开或气管插管及应用人工呼吸机。②应用呼吸中枢兴奋剂：如洛贝林，成人每次3～6mg，小儿每次0.15～0.2mg/kg，稀释后静脉注射或静脉滴注，亦可用尼可刹米、二甲弗林、哌甲酯等，可交替使用。

4. **应用血管扩张剂** 山莨菪碱注射液成人每次20mg，儿童每次0.5～1mg/kg，稀释后静脉注射或静脉滴注，可重复应用。

5. **抗病毒治疗** 可用利巴韦林15mg/kg加入10%葡萄糖注射液200ml静脉滴注，连用1～2周。阿糖腺苷15mg/

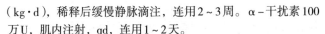

（kg·d），稀释后缓慢静脉滴注，连用2~3周。α-干扰素100万U，肌内注射，qd，连用1~2天。

6. 高压氧治疗 高压氧治疗2~4次，有助于意识的恢复。

【健康生活方式指导】

1. 做好隔离，保持室内通风，避免到人群聚集场所活动，外出戴好口罩。

2. 注意休息，避免劳累，饮食清淡易消化，可少量多次。

3. 如病情允许，可适量活动。

4. 预防接种。

【转诊】

对流行地区、流行季节疑似病例，或重型患者（高热、惊厥、呼吸衰竭）、严重并发症患者，需及时转诊。

六、狂犬病

【初诊依据】

1. 病史 发病前有犬、猫等狂犬动物咬伤或抓伤史，有皮肤或黏膜破损处被其唾液污染，或接触兽、畜皮，或进食患病兽、畜肉史。

2. 流行病学 狂犬系本病主要传染源。病毒主要通过病犬咬伤传播，也可由病毒唾液经各种伤口和抓伤、舔伤的黏膜和皮肤而入侵。潜伏期一般为1~3个月，短至5天，长至1年以上，个别长达19年。

3. 前驱期 局部症状为原愈合的伤口附近有麻木、瘙痒、疼痛及蚁走等异样感觉；全身症状可有低热、乏力、头痛、恶心、全身不适，继而恐惧不安、烦躁失眠，对声、光、风等刺激敏感，出现喉头紧缩感、唾液增多、流泪、出汗等。本期持续2~4天。

4. 兴奋期 本期为1~3天。表现为高度兴奋、暴躁、极度恐怖表情、恐水、怕风、发作性咽肌痉挛、呼吸困难，极度口渴而不敢饮，甚至提及饮水及听到流水声皆可引起咽肌痉挛发作；风、光、声等刺激也可引起咽肌痉挛。严重时发生全身抽搐，呼吸肌痉挛致呼吸更加困难。患者交感神经功能亢进，表现为大汗淋漓、唾液分泌增加、心率加快、血压升高，体温可高达40℃。部分患者可有精神失常、定向力障碍、幻觉等。患者常在发作时死于呼吸或循环衰竭。

5. 麻痹期 肌肉痉挛停止，出现全身弛缓性瘫痪，呼吸变慢不规则，心搏微弱，由安静转入昏迷状态，最终死于呼吸、循环衰竭。本期仅6~18小时。本病全程一般不超过6天。除上述狂躁型外，尚有以脊髓或延髓受损为主的麻痹型，无兴奋期和典型的恐水表现，常见高热、头痛、呕吐、腱反射消失、肢体软弱无力、共济失调和大、小便失禁等症状，因肌肉瘫痪而死亡。

6. 辅助检查 根据流行病学史和临床特点做出临床诊断，但确诊有赖病原学实验室检查的阳性结果。①血常规：白细胞增高，可达$(10~20)×10^9/L$，中性粒细胞增高，可超过80%。②病毒分离：发病后4~24小时取患者的唾液或脑脊液分离病毒。③免疫荧光抗原测定：用患者唾液、鼻咽洗液、角膜印片、皮肤切片或脑组织涂片，以检测病毒抗原。阳性率为98%。④聚合酶链反应（PCR）检测病毒RNA阳性，有早期诊断价值。⑤内基小体检查：取死者脑组织做切片染色，镜检找内基小体，阳性可确诊。用于死亡后确诊。

【并发症】

可出现不适当抗利尿激素分泌，尚可并发肺炎、气胸、纵隔气肿、心律不齐、心衰、动静脉栓塞、上腔静脉阻塞、上消化道出血、急性肾功能衰竭等。

【鉴别诊断】

本病需与破伤风、病毒性脑膜脑炎、脊髓灰质炎等鉴别。

【诊疗处方】

1. 传染病隔离护理常规，接触隔离。

2. 传染病报告。

3. 一级护理（医护人员戴乳胶手套）。

4. 流食或半流食或鼻饲饮食（必要时）。

5. 单间病室，安静，避光、音、水、风。随时严格消毒，焚烧所用物品。

6. 告病重。心电监测观察生命体征。

7. 氧气吸入，气管切开，人工呼吸机（早期）。

8. 清洗伤口，立即。

9. 静脉插管高营养。

10. 血常规，血清钾、钠、氯化物，CO_2-CP，血气分析，血狂犬病IgM测定，抗-HIV，TPPA，HBsAg，抗-HCV。

11. 尿、唾液、鼻咽分泌物免疫荧光染色检查。

12. 尿常规，粪常规。

13. 床边心电图（必要时）。

14. TAT皮试。

15. 20%甘露醇250ml，静脉注射（必要时）。

16. 狂犬病血清20～30ml，肌内注射，qd。

17. 地西泮10mg，口服，tid。

18. 10%葡萄糖注射液250ml+氢化可的松300mg，静脉滴注，qd。

【注意事项】

1. **紧急处置** 接诊后立即将患者入住单病室严格隔离，防止唾液污染，尽量保持安静，减少光、风、声等刺激。给予氧气吸入，必要时气管切开呼吸机辅助呼吸。狂躁时用镇静剂，如地西泮、苯巴比妥等。纠正酸中毒，维持水、电解质平衡。有心动过速、心律失常、高血压者，可用 β 受体拮抗剂或强心剂。有脑水肿时给予脱水剂。狂犬病血清20～30ml，每日或隔日肌内注射1次。

2. **犬咬伤后的伤口处理** 挤出污血，伤口应尽快用20%肥皂水或0.1%苯扎溴铵彻底冲洗至少半小时，力求去除带有狂犬病毒的狗涎。冲洗后用75%乙醇擦洗或2%浓碘酒反复涂拭，伤口一般不予缝合或包扎，以便排血引流。如有抗狂犬病免疫球蛋白或免疫血清，则应在伤口底部和周围行局部浸润注射。

【健康生活方式指导】

1. 避免接触患病或流浪动物。

2. 患者应做好隔离，居住环境安静，避免各种刺激。

3. 吞咽正常者，饮食易消化，适量多食新鲜水果、蔬菜、易消化吸收的蛋白质食物，如牛奶、鸡蛋、鱼类、豆制品等，避免辛辣、辛热刺激、咸寒及甜腻食物，如辣椒、胡椒、芥末、羊肉、狗肉、咸菜等；忌酒、咖啡等。

4. 高危人群预防接种。

【转诊】

对疑似病例，需要确诊，或发病患者需及时转诊。

第二节　细菌性疾病

一、猩红热

【初诊依据】

1. **流行病学**　1周内与猩红热、咽峡炎、扁桃体炎、皮肤化脓感染者密切接触史。潜伏期1～7天，一般为2～3天。典型患者起病24小时内出现特征性猩红色样皮疹。

2. **临床特点**　起病急，发热、畏寒、化脓性咽峡炎、全身酸痛、头痛、呕吐、便秘或腹泻等。发病早期舌面覆盖白苔，乳头红肿并突出于白苔之上，以舌尖及边缘为著，称"草莓舌"。2～3天后白苔脱落，舌面光滑呈肉红色，乳头仍隆起，称"杨梅舌"。发热后24小时内开始发疹，出疹顺序先耳后、颈部、上胸部，24小时内迅速蔓延至全身。皮疹排列密集，呈针尖大小稍隆起的点状猩红色皮疹，全身皮肤发红，压之褪色，伴有痒感。面部充血潮红，但无皮疹，口鼻周围无充血呈现白色，形成"口周苍白圈"。皮肤皱褶处皮疹密集，常伴有针头大小出血点，呈紫色线状，称"线状疹"。多数情况下，皮疹于48小时达高峰，然后按出疹顺序开始消退，2～3

天内完全消退，但重者可持续1周左右。疹退后开始皮肤脱屑，皮疹密集处脱屑更为明显，尤以粟粒疹为重，轻者多为糠屑样，重者可呈片状，四肢特别是手掌、脚底常为大片状，有时呈手套、袜套状脱皮。重症脱皮可历时3~5周。

3. 辅助检查 ①血常规：血白细胞计数及中性粒细胞增高，重症可见中毒颗粒及核左移现象，出疹后嗜酸性粒细胞亦可增高。②尿检查：早期因中毒性肾炎可有一过性轻度蛋白尿。晚期因并发肾小球肾炎，尿中可出现蛋白，红细胞、白细胞及管型。③咽拭子或其他病灶分泌物的培养：可有β型溶血性链球菌生长。咽拭子涂片，用免疫荧光检查，可快速诊断。

【并发症】

1. 化脓性并发症 可由本病病原菌或其他细菌直接侵袭附近组织器官引起中耳炎、乳突炎、鼻旁窦炎、颈部软组织炎、蜂窝织炎、肺炎等。

2. 中毒性并发症 中毒性心肌炎、心包炎等。病变多为一过性，预后良好。

3. 变态反应性并发症 一般见于恢复期，可出现风湿性关节炎、心肌炎、心内膜炎，心包炎及急性肾小球肾炎。并发急性肾炎时一般症状轻，多能自愈，很少转为慢性。

【鉴别诊断】

1. 白喉 白喉咽峡炎比猩红热者轻，但假膜较紧韧且不易抹掉，用力剥掉后可见有小出血点。猩红热者为脓性分泌物，容易剥脱。有时猩红热与白喉可合并存在，细菌学检查有助于诊断。

2. 传染性单核细胞增多症 传染性单核细胞增多症亦可出现咽峡炎甚至溃疡。患者血中白细胞亦可增高，但分类以单个核细胞增多为突出表现。

3. 川崎病 川崎病发热时间较长，除见草莓舌外，口腔黏膜有弥漫性红斑形成，但无咽峡部化脓性病变，皮疹呈多形性，出疹多从四肢开始，逐渐遍及全身，伴有四肢末端硬性水肿、关节炎、心脏病变等。病原菌检查可助鉴别。

4. 药疹 如青霉素、磺胺类药、异烟肼、乙胺丁醇、退热止痛片、苯妥英钠、诺氟沙星、林可霉素、胃得乐等，以及某些中成药如十滴水、复方青黛片等均有发生猩红热样皮疹的报道。药疹均有用药史，皮疹多呈多样化，既有猩红热样，也有麻疹样或荨麻疹样同时存在，皮疹分布不均匀，出疹顺序不像猩红热那样，也无咽峡炎表现。

【诊疗处方】

1. 传染病护理常规，呼吸道隔离。

2. 二级或一级护理（出疹期禁用肥皂等洗浴）。

3. 高热量半流质饮食（多饮水，并发肾炎者宜低盐饮食）。

4. 传染病报告。

5. 物理降温（必要时）。

6. 咽拭细菌培养或涂片。

7. 血常规，血电解质，肝、肾功能，血清AST、磷酸肌酐激酶，血培养+药敏，HBsAg，抗-HCV，抗-HIV，TPPA。

8. 尿常规，粪常规。

9. 心电图。

10. 胸部X线检查。

11. 口腔护理，口服，bid。

12. 维生素C 0.1g，口服，tid。

13. 复合维生素B 2片，口服，bid。

14. 头孢克肟50～100mg，口服，bid，疗程5～7天；亦可用红霉素，成人1.5～2g/d，儿童30～50mg/（kg·d），分4次静脉滴注。

15. 甲氧苄胺嘧啶（TMP）0.1g，口服，bid。

【注意事项】

1. 口腔护理 给予复方硼砂液或氯已定含漱液漱口，溶菌酶含片含服，以利及早清除细菌，减轻咽痛。

2. 药物治疗 首选青霉素，成人80～160万U，儿童2～4万U/kg，q6h or q12h，肌内注射，疗程5～7天。约80%

的患者用药24小时即可退热，95%的患者1天后咽培养转阴性。对脓毒型或中毒型等严重患者应加大剂量，800万～2000万U/d，分2～3次静脉滴注。疗程应延长至10天或热退后3天。对青霉素耐药或过敏者，可选用红霉素，成人1.5～2g/d，儿童30～50mg/（kg·d），分4次静脉滴注。也可用复方磺胺甲噁唑（SMZ-TMP），成人每日4片（每片含磺胺甲噁唑0.4g，甲氧苄啶0.08g），分2次口服，儿童酌减。使用各种抗菌药物同时加用TMP，0.1g，bid。如用青霉素治疗2天后病情仍无明显好转，应根据培养及药物敏感改用适当抗菌药物，如苯唑西林、氯唑西林、克林霉素、林可霉素、红霉素等。待有培养结果后再行调整，以免耽误治疗。

3. 并发症的治疗　①中毒症状的处理：中毒症状严重，导致感染中毒性休克发生时，应积极补充液体以扩容，纠正酸中毒，给予血管活性药等。如有中毒性心肌炎，应绝对卧床，适量输液，给予大量维生素C、细胞色素C、辅酶A、ATP等。同时可应用泼尼松静脉滴注。②局部脓肿与重要部位的化脓病灶的处理：除全身应用大剂量抗菌药物外，局部采用针吸抽脓、切开引流等外科手术清理病灶。如咽峡炎反复发作，内科治疗不易使细菌转阴者，可行扁桃体摘除。③变态反应并发症的治疗：对有风湿病并发症的患者，应注意卧床休息，除应用阿司匹林等抗风湿药物以外，应延长青霉素的疗程，防止链球菌再感染，减少风湿病的复发。一般可用长效青霉素制剂。对有肾小球肾炎者，除需充分休息、按肾炎患者相应处理外，亦应用青霉素，疗程至少2周。

【 健康生活方式指导 】

1. 做好隔离，隔离不少于7日，避免到人群密集地，外出戴口罩。

2. 注意休息，多饮水，饮食清淡易消化，忌食辛辣刺激、煎炸烧烤、生冷油腻等食品。

3. 保持居室环境清洁卫生，经常开窗通风，勤洗手。

4. 视身体情况适量活动，避免劳累，患儿避免带病上课。

【转诊】

对疑似病例，需要确诊患者，或脓毒型、中毒型、外科型患者，或有其他严重并发症患者，需及时转诊。

二、流行性脑脊髓膜炎

【初诊依据】

1. 流行病学 流行性脑脊髓膜炎（流脑）带菌者和患者是唯一的传染源。人群对本病普遍易感，多见于儿童，冬、春季节发病较多，自11月至次年2月上升，3～4月达高峰。潜伏期1～7天，一般为2～3天。流脑初期症状类似上呼吸道感染，1～2天后病情加剧，出现脑膜炎症状。

2. 临床特点

（1）普通型：分为三期，上呼吸道感染期，表现为低热、咽痛、鼻塞、鼻咽部分泌物增多。1～2天后进入败血症期，患者突然出现恶寒、寒战、高热、头痛、呕吐、全身酸痛、神志淡漠或烦躁等毒血症状，70%患者有出血性皮疹。1～2天后进入脑膜炎期，除败血症期高热及中毒症状外，中枢神经系统症状加重。患者因颅内压增高而头痛欲裂、呕吐频繁、血压增高而脉搏减慢，脑膜刺激征阳性。本期经治疗通常在2～5天内进入恢复期。三期不易区分，病情轻重不一。

（2）暴发型：多见于儿童，起病急，病情严重，常在24小时内危及生命。按临床特点可分为三型：①败血症休克型：突发寒战、高热、面色发白、四肢发凉、头痛、呕吐，迅速出现精神极度萎靡、意识障碍。短期内出现广泛皮肤瘀点、瘀斑，迅速增多而融合成片或坏死。循环衰竭为本型特点，休克早期血管普遍收缩。多无脑膜刺激征，脑脊液多澄清。血培养多阳性。瘀点涂片可发现革兰阴性双球菌。常死于呼吸、循环衰竭。②脑膜脑炎型：以脑实质损害为突出临床表现。剧烈头痛、频繁呕吐、反复持续惊厥、迅速陷入昏迷，瞳孔改变，呼吸衰竭或呼吸突然停止。③混合型：病死率最高，常同时或先后出现败血症休克型和脑膜脑炎型的表现。

（3）慢性败血症型：以病程迁延，反复发作为特征，常见于成年人。有间歇性畏寒、发热、关节疼痛。每次发作历时约12小时后缓解，每隔1~4天后再次发作，每次发作时皮疹成批出现，亦可见瘀点。常伴关节痛、脾大、血液白细胞增多，血液培养可为阳性。病程可迁延数月。

3. 实验室检查

（1）血常规：发病1~2天内白细胞计数明显增高，一般为（10~20）×10⁹/L左右，高者可达40×10⁹/L或以上，中性粒细胞占80%~90%，也有白细胞计数不增高者，甚至降低，多属重症，预后较差应引起注意。血小板在暴发型时常显著减少，常在（80~90）×10⁹/L以下，有DIC者呈进行性减少。

（2）脑脊液：呈典型的化脓性改变，压力增高，外观混浊，白细胞计数常在1000×10⁹/L以上，多核细胞在80%~90%以上；蛋白显著增高，糖明显降低，氯化物也降低。早期脑脊液改变不明显，必要时12~24小时后复查。

（3）细菌学检查：瘀点或脑脊液涂片可见革兰阴性双球菌。血培养、脑脊液培养，要在用抗生素之前取样，可提高阳性率。培养阳性时，要做药物敏感试验。此外，鼻咽拭子也可做培养。

（4）免疫学试验：特异性抗原检测，用特异性抗体检测血、脑脊液中脑膜炎球菌特异性抗原，是早期快速诊断方法，一般在病程3天内检查。特异性抗体检测，用患者早期和恢复期血清，检测特异性抗体，病程中升高4倍有诊断价值。

【并发症】

1. 继发感染 在败血症期播散至其他脏器而造成的化脓性病变，脑膜炎本身对脑及其周围组织造成的损害，以及变态反应性疾病。

2. 化脓性迁徙性病变 有全眼炎、中耳炎、化脓性关节炎（常为单关节炎）、肺炎、脓胸、心内膜炎、心肌炎、睾丸炎、附睾炎。

3. 脑及周围组织因炎症或粘连 引起的损害中有动眼肌

麻痹、视神经炎、听神经及面神经损害、肢体运动障碍、失语、大脑功能不全、癫痫、脑脓肿等。慢性患者，尤其是婴幼儿，因脑室间孔或蛛网膜下腔粘连以及脑膜间的桥静脉发生栓塞性静脉炎，可分别发生脑积水或硬膜下积液。

4. 变态反应疾病　在病程后期可出现血管炎、关节炎及心包炎等。

5. 后遗症　可由任何并发症引起，其中常见者为耳聋、失明、动眼神经麻痹、瘫痪、智力或性情改变、精神异常和脑积水。

【鉴别诊断】

1. 与其他化脓性脑膜炎，如肺炎球菌、葡萄球菌、流感杆菌、铜绿假单胞菌所致的化脑相鉴别。

2. 与流行性乙型脑炎鉴别。

3. 与虚性脑膜炎鉴别，如败血症、伤寒、大叶性肺炎等急性感染患者有严重毒血症时，可出现脑膜刺激征，但脑脊液除压力稍增高外，余均正常。

4. 与中毒型细菌性痢疾鉴别确诊依靠粪便细菌培养。

5. 蛛网膜下腔出血起病突然，以剧烈头痛为主，重者继以昏迷。体温常不升高，脑膜刺激征明显，但皮肤黏膜无瘀点、瘀斑，无明显中毒症状。脑脊液为血性。脑血管造影可发现动脉瘤、血管畸形等改变。需与本病鉴别。

【诊疗处方】

普通型

（1）传染病护理常规。

（2）一级护理。

（3）呼吸道隔离。

（4）传染病报告。

（5）流质或半流质或鼻饲饮食。

（6）病重通知。

（7）吸氧（必要时）。

（8）物理降温（必要时）。

（9）测体温、血压、脉搏、呼吸、神志，qid。

（10）血常规，钾、钠、氯化物，肾功能，血培养+药敏，抗–HIV，TPPA，HBsAg，抗–HCV。尿常规，粪常规。脑脊液常规、生化、细菌培养+药敏。血或脑脊液查脑膜炎球菌抗原（必要时）。瘀点涂片找脑膜炎球菌。

（11）胸部X线检查，心电图。

（12）复合维生素B 2片，口服，tid。

（13）维生素C 0.1g，口服，tid。

（14）碳酸氢钠2.0g，口服，tid。

（15）地西泮5～10mg，口服（必要时）。

（16）10%葡萄糖注射液500ml+磺胺嘧啶1.5～2.0g，静脉滴注，qid。

（17）5%～10%葡萄糖注射液50～100ml+头孢曲松钠1.0～2.0g，qd or bid（于30分钟内滴入）。

【注意事项】

1. 紧急处置　流脑病情进展快，入院后要及时建立并保留静脉输液通道，适量输入液体，使每日尿量在1000ml以上。必要时给予吸氧、物理降温、镇静止痛，抗休克，补充血容量，心功能不全时选用洋地黄、酚妥拉明，脑水肿者应用20%甘露醇，每次5ml/kg，q4h or q6h，加用呋塞米及糖皮质激素，酸中毒者用碳酸氢钠纠正等。

2. 抗菌药物的应用　首选青霉素、氨苄西林、头孢曲松钠。还可选用磺胺嘧啶、头孢噻肟、头孢唑肟等。

3. DIC治疗　早期应用肝素钠每次0.5mg/kg，首次可加入10%葡萄糖注射液20ml静脉推注，以后改静脉滴注，q4h or q6h。若后期出现纤溶现象，加用6–氨基己酸等纤溶酶抑制药。

4. 激素治疗　严重毒血症、有大量瘀斑、休克及脑膜脑炎患者，用氢化可的松200～400mg/d，或地塞米松10～20mg/d，静脉滴注，休克纠正后，即可停药。

【健康生活方式指导】

1. 做好隔离，保持室内通风，避免到人群聚集场所活动，外出戴好口罩。

2. 注意休息，避免劳累，饮食清淡易消化，可少量多次。

3. 如病情允许，可适量活动。

4. 预防接种。

【转诊】

对疑似病例、需要确诊，或暴发休克型、慢性败血症型及出现严重并发症者需及时转诊。

三、白喉

【初诊依据】

1. 流行病学　本病患者及带菌者为主要传染源。从潜伏期末即有传染性。恢复期和健康带菌者是重要传染源。本病主要通过呼吸道传播，日常接触也可传染。通过牛奶可引起暴发流行，人群对本病普遍易感，2~10岁发病率最高。呈全年发病但以秋季发病数开始增加，11~12月份为高峰，并延续到次年3月。病后可获得持久免疫力。潜伏期1~7天，多为2~4天。

2. 临床分型

（1）咽白喉：最常见。表现为咽痛、扁桃体肿大、红肿，其上覆有片状灰白色假膜，可逐渐扩大，边缘清楚，不易被剥脱，脱后可见出血。假膜可局限于腭弓、悬雍垂等处，常有颌下淋巴结肿大及压痛。全身症状有轻度或中度发热、乏力、食欲减退等，偶有恶心、呕吐。婴儿表现欠活泼、爱哭闹、常流口水等。重型全身中毒症状重，常伴高热，面色苍白、恶心、呕吐、脉细数，严重者血压下降。极重型出现烦躁不安、呼吸急促，心律失常或中毒性休克等，抢救不及时常易死亡。

（2）喉白喉：多由咽白喉蔓延而来，也可为原发性白喉。婴幼儿多见。主要表现为饮水呛咳、粗糙的干咳、声音嘶哑，甚至失音，犬吠样咳嗽，呼吸急促和吸气性呼吸困难，严重时可出现鼻翼扇动，吸气时肋间软组织、锁骨上、剑突下凹陷。发绀、烦躁不安，如假膜延伸至气管，则呼吸困难更严重，可因假膜脱落而窒息死亡。

（3）鼻白喉：多与咽白喉、喉白喉并存。多见于婴幼儿。主要表现为鼻塞、流浆液性血性鼻涕，鼻孔周围皮肤受分泌物浸渍而发红、糜烂、结痂。单纯的鼻前庭白喉，全身症状轻，可有微热、张口呼吸、吮乳困难、睡眠不安、消瘦等。

（4）其他部位白喉：如眼结膜、耳、口腔、外阴、新生儿脐部、食管等。无论在何部位，均于局部有假膜形成，全身中毒症状轻。

3. 辅助检查

（1）血常规：白细胞计数多升高，达 $10 \times 10^9/L$，严重者可超过 $30 \times 10^9/L$，中性粒细胞增多，重症可见中毒颗粒，有核左移，血小板减少。

（2）尿检查：尿中可有蛋白、红细胞、白细胞及管型。

（3）病原学检查：①直接涂片镜检：以亚甲蓝或革兰染色法找白喉杆菌。②细菌学培养：可区分白喉与其他棒状杆菌，并可做毒力试验。如培养出有毒力的白喉杆菌，即可确诊。

（4）其他检查：对疑有喉白喉者，应做喉镜检查，以观察有无假膜形成，并取材做病原学检查。

【并发症】

白喉毒素虽然可以累及全身细胞，但心脏、神经系统和肾脏最为显著。严重型白喉可并发心肌炎或周围神经麻痹，偶尔也可发生中毒性肾炎。

【鉴别诊断】

1. 咽白喉需与下列疾病鉴别

（1）急性扁桃体炎：起病急，热度高，扁桃体红肿，咽痛明显；分泌物较薄，色较淡，仅限于扁桃体，拭之容易剥落。

（2）鹅口疮：热度不高，有白色片状块物附着于口腔黏膜，可蔓延至咽部。白膜松，易剥离。病变范围虽可很广泛，但中毒症状不显著。

（3）溃疡膜性咽炎：咽部有坏死性溃疡和假膜，常伴牙龈炎，易出血，口腔有恶臭。咽拭子涂片可找到梭形杆菌和螺旋体。

（4）传染性单核细胞增多症：扁桃体上有白膜，消退慢。涂片和培养无白喉杆菌，白喉抗毒素治疗无效。周围血液中有异常淋巴细胞，血嗜异性凝集试验可呈阳性，特异抗体阳性。

2. 喉白喉需与下列疾病鉴别

（1）急性喉炎：儿童期的急性喉梗阻大多由于急性喉炎、麻疹并发喉炎和喉白喉所引起。麻疹并发喉炎者有麻疹史；急性喉炎起病急，突然呼吸困难。由于原发性喉炎患者的咽部无假膜，故出现喉梗阻时不易确诊；如有白膜自气管切口处喷出，则应考虑白喉的诊断。

（2）气管内异物：有异物吸入史，当异物吸入时有剧烈咳嗽，以后咳嗽呈阵发性。无假膜发现，胸透时常可见局限性肺气肿或肺不张。

3. 鼻白喉需与下列疾病鉴别

（1）鼻腔内异物：常为一侧性，检查时可发现鼻腔内有异物而无假膜。

（2）先天性梅毒：常伴有其他梅毒症状，鼻腔内有溃疡而无白膜。血清性病研究实验室（VDRC）试验阳性。

【诊疗处方】

以6岁儿童为例。

1. 咽白喉

（1）传染病护理常规。呼吸道隔离。

（2）二级或一级护理。

（3）半流质饮食或鼻饲饮食。

（4）鼻、咽黏膜或分泌物拭子培养及直接涂片查白喉杆菌。

（5）传染病报告。

（6）严格卧床休息。

（7）心电图。

（8）血常规，白喉杆菌免疫荧光检查，TPPA，HBsAg，抗-HCV。

（9）尿常规，粪常规。

（10）气管切开（必要时）。

（11）胸部X线检查。

（12）白喉抗毒素皮试。

（13）青霉素皮试（用青霉素前）。

（14）白喉抗毒素2万U，肌内注射，立即。

（15）吸氧+雾化吸入。

（16）口腔护理，tid。

（17）测血压，qd。

（18）青霉素40万U，肌内注射，q6h；或5%～10%葡萄糖注射液500ml+维生素C 1.0g+红霉素1.0g，静脉滴注，bid。

（19）维生素C 0.1g，口服，tid。

（20）维生素B₁ 20mg，口服，tid。

2. 喉白喉

（1）传染病护理常规。呼吸道隔离（建立特别护理记录单）。

（2）一级护理（严格卧床休息）。

（3）流质饮食或鼻饲饮食。

（4）病重通知。

（5）传染病报告。

（6）喉插管或气管切开（必要时）。

（7）鼻咽拭子培养及涂片查白喉杆菌。

（8）胸部X线检查。

（9）心电图。

（10）血常规，白喉杆菌免疫荧光检查，TPPA，HBsAg，抗-HCV。

（11）尿常规，粪常规。

（12）测血压，qd。

（13）白喉抗毒素皮试，立即。

（14）青霉素皮试，立即。

（15）5%葡萄糖注射液250ml+白喉抗毒素2万U，静脉滴注，立即。

（16）口腔护理，tid。

（17）蒸气雾化吸入，qid。

（18）维生素C 0.1g，口服，tid。

（19）苯巴比妥10mg，口服，qid。

（20）青霉素40万U，肌内注射，q6h；或5%~10%葡萄糖注射液500ml+维生素C 1.0g+红霉素1.0g，静脉滴注，bid。

3. 白喉心肌炎

（1）儿科护理常规。呼吸道隔离（建立特别护理记录单）。

（2）病危通知。

（3）一级护理。

（4）心电、血压监护。

（5）心脏起搏（必要时）。

（6）血常规，钾、钠、氯化物测定，AST，同工酶测定，TPPA，HBsAg，抗-HCV。

（7）高热量流质饮食。

（8）尿常规，粪常规。

（9）维生素C 0.1g，口服，tid。

（10）维生素B_1 10mg，口服，tid。

（11）泼尼松5mg，口服，qid。

（12）肌苷口服液10ml，口服，bid。

（13）10%葡萄糖注射液250ml+10%氯化钾注射液7.5ml+ATP 20mg+辅酶A 50U+维生素B_6 100mg，静脉滴注，qd。

（14）5%~10%葡萄糖注射液500ml+维生素C 1.0g+红霉素1.0g，静脉滴注，bid。

【注意事项】

1. 一般治疗　患者应卧床休息，轻者3周，重者4~6周，如有心肌炎需延长至6周以上。卧床休息对改善白喉患者的预后影响较大。注意口腔清洁，防止口腔炎和肺炎的发生。病期2~3周时，应注意中毒性心肌炎的发生。病期3~4周时，应注意周围神经麻痹的发生。

2. 病原治疗

（1）白喉抗毒素：应尽早足量给药，因抗毒素只能中和血清中游离的外毒素，不能中和进入细胞内的外毒素。病后3~4天为治疗早晚的分界。用量视假膜部位及中毒症状的轻重和治疗开始之早晚而定。轻、中型为3万~5万U，重型6万~10万U。治疗晚者抗毒素的用量宜相应加大，喉白喉适当减量，并密切注意应用抗毒素后假膜很快脱落，堵塞气道造成窒息的危险，如有喉梗阻或假膜脱落，堵塞气道者，应立即气管切开取膜。抗毒素肌内注射后24小时达血峰浓度，而静脉注射仅需30分钟。对于重症及治疗晚者常将抗毒素稀释于100~200ml葡萄糖注射液中缓慢静脉滴注。注射前必须做皮试，过敏者需采用脱敏疗法注射。应用抗毒素后2~3周有时可出现血清病，有发热、荨麻疹、关节肿痛、脾大等。

（2）抗菌药物：青霉素G为首选药物，与抗毒素合用提高疗效，缩短病程。青霉素G用量为80万~160万U/次，分2~4次肌内注射，疗程7~10天。若青霉素过敏，可用红霉素，10~15mg/（kg·d），分3~4次口服，疗程7~10天。亦可选用头孢菌素。

3. 对症治疗　对有烦躁不安者，给予镇静剂，如地西泮、苯巴比妥等。对重型、喉白喉以及并发中毒性心肌炎者，宜及早加用肾上腺皮质激素，并给予足量维生素B_1。喉白喉或假膜蔓延至气管、支气管，出现梗阻现象者，应尽早行气管切开，以防窒息。发生严重全身中毒症状时，应按感染性休克治疗。

【健康生活方式指导】

1. 做好隔离，必要时戴口罩。

2．患者鼻咽分泌物如鼻涕、痰液等，应擦在或吐在纸内烧毁，不要随意丢弃；对患者用过或接触过的物品，做好消毒。

3．保持口腔清洁，防止继发感染。

4．注意休息，多饮水，饮食清淡易消化，忌食辛辣刺激、煎炸烧烤、生冷油腻等食品。

5．保持居室环境清洁卫生，经常开窗通风，勤洗手。

6．视身体情况适量活动，避免劳累。

7．预防接种。

【转诊】

对疑似病例，需要确诊患者，或重度患者，或有其他严重并发症患者，需及时转诊。

四、伤寒及副伤寒

【初诊依据】

1．**流行病学**　当地有伤寒疫情，病前2～3周有不洁饮食或接触伤寒患者或带菌者，或进入疫区史。患者和带菌者为本病主要传染源。粪–口传播为主要传播途径。病后可获较持久的免疫。潜伏期一般为7～14天。

2．**临床特点**

（1）伤寒：典型伤寒起病大多缓慢。发热是最早出现的症状，发热前可伴有畏寒，寒战少见；常伴全身不适，有表情淡漠，听力减退，谵妄，腹痛，腹泻或便秘。病程第7～12天，部分患者胸腹和背部分批出现淡红色玫瑰疹，2～4mm大小的斑丘疹，压之褪色。病程第2～3周，常有伤寒的典型表现，肝脾肿大，相对缓脉，如合并心肌炎时，脉搏快而弱，心音减弱，可有奔马律。可发生肠出血、肠穿孔等并发症，肠出血可自大便隐血至大量便血。稽留热为典型的热型，高热常持续2周左右，高峰可达40℃或以上。大量出血时可表现为体温突然下降，头昏，面色苍白，出冷汗，血压下降，脉快等。肠穿孔患者有突觉右下腹痛，呕吐，体温下降，脉快而弱，右下腹明显压痛及反跳痛，腹肌强直，肝浊音界消失等急腹症表现。

（2）副伤寒：起病一般较急，热型不规则，波动较大，病程较短（约2周），中毒症状较轻，以呕吐、腹痛、腹泻等胃肠道症状为多见，尤以副伤寒乙酷似急性胃肠炎或食物中毒。副伤寒丙临床症状较复杂，可呈脓毒血症型、伤寒型或急性胃肠炎型，以脓毒血症型多见，并可出现黄疸，预后较副伤寒甲、乙严重。伤寒与副伤寒在临床上不易鉴别，应依靠细菌和血清学检查进行鉴别。

3. 实验室依据 外周血白细胞数减少、淋巴细胞比例相对增多，嗜酸性粒细胞减少或消失。腹泻患者大便可见少许白细胞。并发肠出血者可出现大便隐血试验阳性或肉眼血便。肥达反应阳性有辅助诊断意义，血、粪和骨髓培养阳性有确诊意义。

【并发症】

1. 肠出血 为常见并发症，发生率为2.4%～15%，多见于病程第2～3周。有腹泻者并发肠出血机会较多。病程中随意起床活动，饮食中含固体及纤维渣质较多，过量饮食，排便时用力过度以及治疗性灌肠等均易诱发肠出血。

2. 肠穿孔 为最严重的并发症，发生率为1.4%～4%，多见于病程第2～3周。肠穿孔常发生于回肠末段，但亦可见于结肠或其他肠段。肠穿孔的诱因大致与肠出血相同，可同时并发。

3. 中毒性心肌炎 发生率为3.5%～5%，常见于病程第2～3周伴有严重毒血症者。注意并发阿–斯综合征。

4. 中毒性肝炎 发生率为12.8%～60%，常见于病程1～2周，主要特征为肝肿大，可伴有压痛，少数患者出现轻度黄疸，丙氨酸氨基转移酶活性轻度增高。临床不易与病毒性肝炎相区别。

5. 支气管炎及肺炎 小儿以支气管肺炎最多，成人以肺炎多见。

6. 溶血性尿毒综合征 一般见于病程第 1~3 周，约半数发生于第 1 周。主要表现为溶血性贫血和肾衰竭，并有纤维蛋白降解产物增加，血小板减少及红细胞破碎现象。

7. 其他 伤寒杆菌所致的急性胆囊炎、膀胱炎、血栓性静脉炎、DIC 等。

【鉴别诊断】

1. 伤寒早期（第 1 周以内），特征性表现尚未显露，应与病毒感染、疟疾、钩端螺旋体病、急性病毒性肝炎等相鉴别。

2. 伤寒的极期（第 2 周以后），多数患者无典型伤寒表现，需与败血症、粟粒性结核、布氏杆菌病、地方性斑疹伤寒、结核性脑膜炎等相鉴别。

【诊疗处方】

1. 传染病一般护理常规护理，消化道隔离。

2. 传染病报告。

3. 二级或一级护理。

4. 无渣流质饮食（避免过饱）。

5. 心电图，胸部 X 线检查。

6. 血常规，肝、肾功能，肥达反应，血嗜酸性粒细胞计数，血培养+药敏，抗-HCV，抗-HIV，TPPA，HBsAg。

7. 尿常规，粪常规+隐血试验+培养+药敏。

8. 骨髓培养+药敏（必要时）。

9. 氯霉素 0.15~0.5g，口服，qid。

10. 复合维生素 B 3 片，口服，tid。

11. 维生素 C 0.1g，口服，tid。

12. 阿米卡星 0.1g，肌内注射，bid。

13. 开塞露 1 支，口服（必要时）。

14. 25% 葡萄糖氯化钠注射液 500ml+10% 氯化钾注射液 20ml+维生素 B_6 0.1g，静脉滴注，qd。

【注意事项】

伤寒杆菌耐药现象较普遍，不同地区伤寒杆菌耐药不同。因此，在治疗时应尽量坚持对伤寒、副伤寒杆菌感染菌型和耐药性的监测，以便于指导临床用药，避免耐药菌株的产生和流行。

【健康生活方式指导】

1. 做好隔离；患者用具、排泄物要严格消毒。

2. 注意饮食卫生，不生吃或半生吃海产品，不喝生水，不到卫生条件差的地方就餐。

3. 养成良好的卫生习惯，饭前便后要洗手。

4. 注意维持水、电解质平衡，以高热量、高维生素、流质易消化的无渣饮食为主。退热后，即使食欲增强，仍应继续一段时间的无渣饮食。

5. 卧床休息，避免劳累。

6. 高危人群预防接种。

【转诊】

对疑似病例、需要确诊；或年老体弱、婴幼儿、严重基础疾病患者；或重症患者、合并严重并发症患者，耐药患者，及时转诊。

第三节　螺旋体与立克次体感染

一、钩端螺旋体病

【初诊依据】

1. 流行病学　当地有钩体病流行，有与疫水接触史或有到过疫区等。

2. 临床特点　急起发热，部分伴有畏寒或寒战，呈稽留或弛张热型；乏力，头痛明显，全身肌肉酸痛，以腓肠肌和腰背肌疼痛较突出；眼结膜充血、疼痛或畏光；浅表淋巴结肿大与疼痛，以双侧腹股沟淋巴结为主，其次为腋窝淋巴结肿大，轻度肿大，疼痛与压痛，肝脾轻度肿大。若患者同时出现血痰或咯血、黄疸、肾功能损害、脑膜脑炎等表现，或在青霉素治疗过程中出现赫氏反应，临床诊断可成立。

3. 辅助检查 ①显微凝集试验和补体结合试验，双份血清效价呈4倍增长可确诊。单份血清显微凝集试验效价达1：400以上或补体结合试验1：40以上有诊断价值。②血常规：白细胞和中性粒细胞轻度增高或正常。③尿常规：有蛋白尿、红白细胞和管型。④血沉持续增快。⑤黄疸出血型肝功能明显异常，肾功能衰竭型血尿素氮、肌酐等升高。⑥肺出血型胸部X线检查有异常改变。

【并发症】

发生于疾病早期和中期者称为并发症，发生于晚期者称为后发症。本症的并发症仍以眼部和神经系统为主。

【鉴别诊断】

1. 发热 应与其他急性发热性疾病鉴别的有伤寒、流行性感冒、上呼吸道感染、疟疾、急性血吸虫病、恙虫病、肺炎、流行性出血热、败血症等。除依靠临床特点外，流行病学病史、蛋白尿以及氮质血症的出现，往往对鉴别诊断提供重要的线索。

2. 黄疸 应与黄疸型肝炎鉴别。流行病学史和血清学试验可助鉴别。

3. 肾炎 有肾脏损害而无黄疸的钩体病患者需与肾炎相鉴别。钩体病具有急性传染性热性发病过程，有结合膜充血、肌痛明显，血压多正常，无浮肿。

4. 肌痛 应与急性风湿热相鉴别。急性风湿热的疼痛多为游走性的关节疼痛，而钩体病的肌痛以腓肠肌为甚。

5. 出血 应与上消化道出血、血尿、白血病、血小板减少及再生不良性贫血等鉴别，可通过周围血象及骨髓检查、胃肠钡餐（GI）检查等手段与出血性疾病相鉴别。咯血应与肺结核、支气管扩张、肿瘤等鉴别，通过肺部X线检查或CT等检查加以区分。

6. 咳嗽、咯血 应与肺结核、支气管扩张、严重急性呼吸综合征（SARS）、肿瘤等鉴别，通过肺部X线检查或CT等检查可以区别。

7. 肺炎 钩体病的肺出血型常被误诊为肺炎休克型。因此临床应从流行病学、病史及短期内动态观察症状和肺部湿啰音的发展加以区别。若肺部X线动态检查发现其阴影迅速扩展、融合，对本病诊断具重要价值。

8. 脑膜脑炎 脑膜脑炎型钩体病与流行性乙型脑炎都在夏、秋季流行，都无疫水接触史，亦无全身酸痛、腓肠肌压痛、结膜充血及淋巴结肿大等。流行性乙型脑炎病情凶险，抽搐、昏迷等脑部症状比钩体病明显，尿常规、肝功能多正常。

【诊疗处方】

普通型

（1）传染病隔离护理常规（就地治疗）。

（2）一级护理（严格卧床，避免搬动）。

（3）接触隔离。

（4）传染病报告。

（5）半流质饮食

（6）尿常规，粪常规+隐血。

（7）血涂片或荧光抗体染色检测钩体病原体。

（8）血常规，血电解质，血沉，肝、肾功能，凝血酶原时间测定，血气分析，钩体IgM抗体检测，血清钩端螺旋体显凝试验，HBsAg，抗-HCV，抗-HEV（IgG、IgM），抗-HIV，TPPA。

（9）脑脊液常规+生化（必要时）。

（10）胸部X线检查（必要时）。

（11）心电图（床边）。

（12）眼部护理。

（13）复合维生素B 2片，口服，tid。

（14）维生素C 0.1g，口服，tid。

（15）多西环素0.1g，qd or bid（首次0.1g）。

（16）氯丙嗪50mg+异丙嗪50mg，肌内注射，立即。

（17）5%葡萄糖注射液250ml+氢化可的松200～300mg，静脉滴注，立即。

（18）青霉素皮试，立即。

（19）青霉素40万U，肌内注射，q6h or q8h。

（20）5%葡萄糖氯化钠注射液500ml+维生素B$_6$ 0.1g，静脉滴注，qd。

（21）10%葡萄糖注射液500ml+10%氯化钾10ml，静脉滴注，qd。

【注意事项】

1.病原治疗疗程为7天，或至退热后3天。为预防发生赫氏反应，首次使用青霉素主张以小剂量肌内注射开始，首剂5万U，4小时后10万U，逐渐过渡到每次40万U，或在应用青霉素的同时静脉滴注氢化可的松200mg。为预防肺大出血，应严格卧床，精神紧张者给予镇静剂。

2.咯血多者注意引流，保持呼吸道通畅。

3.严密观察神志、血压、出血、尿量改变等。

【健康生活方式指导】

1.做好个人防护；避免不必要的疫水接触。

2.卧床休息，避免劳累。

3.以易消化、高热量饮食为主，及时补充水电解质；保持饮水清洁卫生，不饮用卫生条件差的水源。

4.高危人群预防接种、预防用药。

【转诊】

对疑似病例、需要确诊；或年老体弱、婴幼儿、严重基础疾病患者；或重症患者、合并严重并发症患者，及时转诊。

二、斑疹伤寒

【初诊依据】

1.**临床特点**　流行性斑疹伤寒，发热起病多急骤，体温多在39℃左右，可为稽留热，亦可为张弛热，伴发冷、剧烈头痛、全身疼痛及结膜充血。约90%患者有皮疹、脾大。极期可有烦躁不安、谵妄、昏睡及意识障碍。地方性斑疹伤寒与流行性斑疹伤寒临床表现相似，但病情轻，皮疹少。

2. 实验室检查 白细胞计数多正常，中性粒细胞常升高，嗜酸性粒细胞减少或消失，血小板常减少。尿蛋白常阳性。补体结合试验，血清抗体滴度≥1∶32，双份血清恢复期高于急性期4倍以上，可确诊。外斐试验（变形杆菌OXK凝集反应），单份血清OX19凝集效价达1∶160以上，或病程中有4倍增高者，有诊断价值。

【并发症】

1. 支气管肺炎是流行性斑疹伤寒的常见并发症。其他并发症有中耳炎、腮腺炎、心内膜炎、脑膜脑炎等，偶见趾、指、阴囊、耳垂、鼻尖等坏死或坏疽，走马疳、胃肠道出血、胸膜炎、流产、急性肾炎等。轻型和复发型斑疹伤寒很少有并发症。

2. 地方性斑疹伤寒并发症以支气管炎最多见，支气管肺炎偶有发生。其他并发症有肾功能衰竭等。

【鉴别诊断】

1. 流行性斑疹伤寒和地方性斑疹伤寒相鉴别。

2. 与伤寒、恙虫病、麻疹、流行性脑脊髓膜炎、回归热、钩端螺旋体病、流行性出血热等区别。

【诊疗处方】

1. 传染病护理常规隔离护理。

2. 昆虫隔离。

3. 二级或一级护理。

4. 高热量半流质饮食。

5. 物理降温（必要时）。

6. 外斐试验，立即，qw。

7. 血常规，白细胞计数及分类，血电解质，肝、肾功能，凝血酶原时间测定，补体结合试验，特异性IgG、IgM检测，血型（ABO+RH），血交叉配合试验，HBsAg，抗-HCV，抗-HEV（IgG、IgM），抗-HIV，TPPA。

8. 血涂片、血培养+药敏。

9. 心电图，胸部X线检查。

10. 地西泮 10mg，肌内注射，立即。

11. 5%葡萄糖氯化钠注射液 250ml+氢化可的松 200mg，静脉滴注，qd。

12. 5%葡萄糖注射液 20ml+毒毛花苷K 0.15mg，静脉注射（必要时）。

13. 米诺环素 0.4g，立即，后予 0.1g，口服，qd。

14. 10%葡萄糖注射液 500ml+维生素 B_6 0.1g+10%氯化钾 10ml，静脉滴注，qd。

【注意事项】

1. 抗立克次体药物 多西环素，成人 0.1~0.1g；四环素，成人 1~2g；氟喹诺酮类，氟罗沙星 0.4g/d；或氧氟沙星 0.4，bid。

2. 对症治疗 高热以物理降温为主，慎用退热剂。头痛剧烈时，可酌用止痛药。毒血症症状严重者，可应用肾上腺皮质激素。

【健康生活方式指导】

1. 做好隔离。

2. 做好个人卫生，勤沐浴更衣，居住环境卫生清洁，做好灭虱。

3. 注意休息，避免劳累；根据病情，适量活动。

4. 流行季节，避免在草地上躺卧或晾晒衣物；在流行区野外工作活动时，必须扎紧衣袖口和裤脚口，并可涂上防虫剂。

5. 患病期间，以高热量、半流质饮食为主，如各种营养丰富的粥类、汤类等；补充足量维生素及体液，多食新鲜蔬菜、水果等；避免辛辣刺激、煎炸烧烤、生冷油腻等饮食。

6. 保持口腔和皮肤清洁。

7. 高危人群预防接种。

【转诊】

对疑似病例、需要确诊；或年老体弱、婴幼儿、孕妇、心脑肾等严重基础疾病患者；或重症患者，或合并严重并发症患者，及时转诊。

第四节 原虫病

阿米巴痢疾

【初诊依据】

1. 流行病学 夏、秋季发病率较高。有不洁饮食史或与患者密切接触史。

2. 临床特点 起病常较缓慢，病程长，反复发作。无发热或低热、腹部不适、腹泻。典型表现为黏液血便，呈果酱样，每日3~10余次，便量中等，粪质较多，有腥臭，伴有腹胀或轻中度腹痛，无里急后重。盲肠与升结肠部位轻度压痛。暴发型呈急起发热，呈高热，毒血症状明显，出现剧烈肠绞痛，随之排出黏液血性或血水样大便，每日10余次，伴里急后重及明显腹部压痛，呕吐、失水，甚至虚脱或肠出血、肠穿孔或腹膜炎。轻型仅有轻度腹痛与稀便。慢性阿米巴痢疾则时轻时重，持续数月或数年。久病有营养不良及贫血。

3. 实验室检查 粪便呈暗红色果酱样，腥臭、粪质多，含血及黏液，可检到滋养体和包囊。粪便标本必须新鲜，因为滋养体在被排出后半小时就会丧失活动能力，发生形态改变。粪便做生理盐水涂片检查可见大量聚团状红细胞、少量白细胞和夏科-莱登晶体；检到伸展伪足活动、吞噬红细胞的阿米巴滋养体具有确诊意义。慢性期找到溶组织阿米巴包囊有助诊断。血沉升高。血清中抗溶组织阿米巴滋养体抗体阳性。

【并发症】

最常见的并发症是肠出血，其他还有肠穿孔、阑尾炎、结肠病变等；肠外并发症中最常见的是阿米巴肝脓肿。

【鉴别诊断】

本病应与细菌性痢疾相鉴别。

【诊疗处方】

1. 传染病护理常规隔离护理。

2. 消化道隔离。

3. 三级或二级护理。

4. 传染病报告。

5. 少渣高蛋白半流质饮食。

6. 尿常规，粪常规+培养。粪便阿米巴滋养体、包囊体检查。

7. 血常规，血沉，肝、肾功能，血清抗溶组织阿米巴滋养体抗体检测，HBsAg，抗-HCV，抗-HEV（IgG、IgM），抗-HIV，TPPA。

8. X线钡剂灌肠（必要时）。

9. 乙状结肠镜检查（慢性不典型患者）。

10. 心电图，胸部X线检查。

11. 测血压，qid。

12. 甲硝唑400mg，口服，tid（10天为1个疗程）。

13. 替硝唑2.0g，口服，qd（每日清晨顿服，5天为1个疗程）。

14. 双碘喹啉400~600mg，口服，tid（连服14~21天）。

【注意事项】

1. 双碘喹啉用药禁忌证 ①对碘过敏者；②甲状腺肿大患者；③严重肝、肾疾病患者；④神经紊乱的患者。

2. 替硝唑用药禁忌证 禁用于有血液病史者、器质性神经系统疾病者及哺乳期妇女。服用替硝唑期间应禁酒。

【健康生活方式指导】

1. 做好隔离；患者排泄物要严格消毒。

2. 注意饮食卫生，饮水须煮沸，不生吃食物，养成良好的卫生习惯，饭前便后要洗手。

3. 急性期患者以流质或半流质饮食为主。

4. 慢性期患者可适量食用水溶性纤维素含量高的食物，避免生冷油腻、辛辣刺激性饮食。

5.注意休息，避免劳累。病情允许时，适度锻炼。

【转诊】

对疑似患者、需要确诊患者；或年老体弱、婴幼儿、严重基础疾病患者；或爆发型患者、合并严重并发症患者，均应及时转诊。

第五节　蠕虫病

一、血吸虫病

【初诊依据】

1.**流行病学**　曾在流行区，有疫水接触史。多见于夏、秋季。

2.**急性期**　急性起病，出现发热、腹痛、腹泻或脓血便，每日排便3～10次不等，可有荨麻疹、血管神经性水肿、全身淋巴结肿大、肝脾肿大有压痛。

3.**慢性期**　部分患者可无明显临床症状，但腹痛、腹泻在大多数患者中较为常见。排便次数多为2～4次。肝脾肿大，可并发肠息肉、肠狭窄、贫血等。部分患者可有内分泌功能障碍。

4.**晚期**　出现食欲下降、体重减轻、腹胀、尿量减少、疲乏等。肝脾明显肿大、质硬，脾可肿大平脐、有腹水、腹壁静脉曲张、下肢水肿，可发生食管静脉破裂出血，肺、脑及其他部位损害等。幼年期患病可影响发育。

5.**血液检查**　急性期周围血液白细胞多升高，嗜酸性粒细胞显著增多；慢性期白细胞正常或轻度升高，嗜酸性粒细胞中度增多。晚期则红细胞、白细胞和血小板均减少。血清ALT升高，白蛋白下降，球蛋白升高。用酶联免疫吸附测定（ELISA）等免疫学方法可在患者血清中检出抗血吸虫抗体。

6.**粪便镜检**　可发现少量白细胞和红细胞。粪便发现血吸虫卵或孵出毛蚴。

7. B超、CT、MRI等检查　可提示肝脾肿大、门静脉扩张、食管静脉曲张和腹水等。

8. 直肠黏膜或肝组织活检　可找到血吸虫卵或虫卵肉芽肿。

【并发症】

1. 肝纤维化并发　以上消化道出血为最常见。晚期患者并发食管下段或胃底静脉曲张破裂出血，可反复多次发生。

2. 感染　原发性腹膜炎和革兰阴性杆菌败血症。

3. 肠道并发症　血吸虫病并发急性阑尾炎时，易引起阑尾穿孔、局限性脓肿或腹膜炎。血吸虫病结肠肉芽肿可并发结肠癌，多为腺癌，恶性程度较低、转移较晚，早期手术预后较好。

4. 乙型病毒性肝炎　血吸虫病患者，尤其是晚期患者，合并病毒性肝炎者较为常见。病理变化常呈混合性肝硬化。

5. 伤寒、副伤寒　伤寒合并血吸虫病时，临床表现特殊，患者长期发热，中毒症状不显著，血嗜酸性粒细胞一般不低，单用抗生素治疗效果不显著，需同时治疗血吸虫病才能控制病情。

【鉴别诊断】

1. 急性血吸虫病有时可与伤寒、副伤寒、阿米巴肝脓肿、粟粒性结核、结核性腹膜炎、败血症等混淆。

2. 慢性与晚期血吸虫病肝脾肿大型，应与慢性病毒性肝炎相鉴别，有时两者可同时存在。以腹泻、便血为主要表现者易与慢性菌痢、阿米巴痢疾、结肠癌等混淆，直肠镜检查对后者有重要意义。流行区的癫痫患者，应考虑脑型血吸虫病的可能。晚期患者应与其他原因引起的肝硬化鉴别。

【诊疗处方】

1. 传染病护理常规隔离护理。

2. 三级或二级护理。

3. 高蛋白高维生素半流质饮食。

4. 尿常规，粪常规，粪便涂片及沉淀找血吸虫卵，粪便孵化试验。

5. 血常规，肝、肾功能，血电解质，蛋白电泳，血尿素氮、肌酐，间接血凝试验，血型（ABO+RH），血交叉配合试验，HBsAg、抗-HCV、抗-HIV、TPPA。

6. 血吸虫环卵试验。

7. ELISA法查血吸虫循环抗原（必要时）。

8. 直肠黏膜或肝组织活检（必要时）。

9. 乙状结肠镜检查，腹部B超，腹部CT检查。

10. 胸部X线检查，食管钡餐检查。

11. 心电图检查。

12. 头颅CT或MRI（必要时）。

13. 维生素C 200mg，口服，tid。

14. 维生素B_1 10mg，口服，tid。

15. 吡喹酮400mg，口服，tid。

【注意事项】

1. 吡喹酮用药方法 ①急性血吸虫病：总量按120mg/kg，6天分次服完，其中50%必须前两天服完，体重大于60kg者以60kg计量。②慢性血吸虫病：成人总量按60mg/kg，2天内分4次服完，儿童体重在30kg以内者可按70mg/kg，30kg以上者与成人相同剂量。③晚期血吸虫病：如患者一般情况较好，肝功能代偿尚佳，总量可按40~60mg/kg，2天内分次服完，每天量分2~3次服。年老、体弱、有其他并发症者可按总量60mg/kg，3天内分次服完。感染严重者可按总量90mg/kg，分6天内服完。④预防性服药：在重疫区特定人群进行预防性服药，能有效预防血吸虫感染。青蒿素衍生物蒿甲醚和青蒿琥酯能杀5~21天的血吸虫童虫。在接触疫水后15天口服蒿甲醚，按6mg/kg，以后每15天一次，连服4~10次；或在接触疫水后7天口服青蒿琥酯，剂量为6mg/kg，顿服，以后每7天一次，连服8~15次。

2. 吡喹酮用药注意 ①在服首剂0.5~1小时后可出现头昏、头痛、乏力、腹痛、关节酸痛、腰酸、腹胀、恶心、腹泻、失眠、多汗、肌束震颤、早搏等，一般不需处理，于用药后数小时至1~2日内即消失。②成年患者服药后大多心率减慢，儿童则多数心率增快。③偶见心电图改变（房性或室性早搏、T波压低等），血清氨基转移酶升高，中毒性肝炎等，并诱发精神失常以及消化道出血，脑疝，过敏反应（皮疹，哮喘）等。严重心、肝、肾病患者及有精神病史慎用。

【健康生活方式指导】

1. 避免在疫水中游泳、洗涤、嬉水等，接触疫水时应穿防护服。

2. 注意休息，适量活动，避免劳累。

3. 饮食以清淡易消化、高热量、高蛋白、高维生素为主；合并肝硬化腹水者，低盐高蛋白饮食。戒烟戒酒，避免辛辣刺激、烧烤煎炸、生冷油腻等食物。

4. 预防性口服杀虫药物。

【转诊】

需要进一步检查，或全身中毒症状较重，或出现严重并发症，需及时转诊。

二、丝虫病

【初诊依据】

1. **临床特点**　急性期出现周期性发热，淋巴结炎与淋巴管炎，丹毒样皮疹，精索炎、附睾炎、睾丸炎等。慢性期可出现乳糜尿、下肢或阴囊象皮肿、睾丸鞘膜积液，腹股沟及股部出现淋巴结肿大等。晚期为淋巴管阻塞及其产生的系列症状，四肢、阴囊、乳房等部位可出现象皮肿。

2. **实验室检查**　血液白细胞计数与嗜酸性粒细胞增多。由夜间22时至翌日2时之间取患者新鲜血液用低倍镜检查，可发现运动活跃的微丝蚴。血液涂片用吉姆萨（Giemsa）染色后镜检，可发现微丝蚴。用ELISA等免疫学方法可在患者血清中检出抗丝虫成虫或微丝蚴IgG抗体。

【并发症】

盘尾丝虫病最常见的并发症为特征性的角膜炎、睫状体炎、青光眼、脉络膜炎和视神经萎缩，最终造成失明。

【鉴别诊断】

1. 丝虫病急性期的淋巴管炎和淋巴结炎应与细菌性感染者相区别。

2. 晚期腹股沟淋巴结肿大形成的肿块需与腹股沟疝区别。

3. 精索炎和附睾炎应与附睾结核相鉴别。

4. 乳糜尿虽多见于丝虫病，但也可由结核、肿瘤、包虫病以及其他因素造成的腹膜后淋巴系广泛破坏，使淋巴通路受阻而引起。

5. 盘尾丝虫病需与疥疮和肤癣相鉴别。

6. 链尾丝虫病易和麻风混淆，诊断依赖皮肤活检寻找成虫和微丝蚴。

【诊疗处方】

1. 传染病护理常规隔离护理。

2. 三级或二级护理。

3. 高蛋白普食。

4. 尿常规，粪常规。

5. 血常规，肝、肾功能，血电解质，白细胞计数及分类，嗜酸性粒细胞计数，IgG 抗体检测，夜间血液微丝蚴涂片，HBsAg，抗-HCV，抗-HIV，TPPA。

6. 阴囊鞘膜积液或淋巴管曲张处穿刺抽液做微丝蚴检查。

7. 淋巴结、精索结节活检（必要时）。

8. 心电图，胸部 X 线检查。

9. 盐酸左旋咪唑 100mg，口服，bid（10 天为 1 个疗程）。

10. 乙胺嗪 0.1g，口服，bid or tid（7~14 天为 1 个疗程）；或呋喃嘧酮 20~50mg/（kg·d）（6~7 天为 1 个疗程，每人剂量分 2~3 次，饭后 30~60 分钟服用）。

【注意事项】

1. 乙胺嗪用药注意 ①乙胺嗪可引起头痛、乏力、关节痛、恶心、呕吐等反应。此外由于消灭大量丝虫（尤其是马来丝虫）后释出异性蛋白，尚可引起畏寒、发热、皮疹、关节肌肉酸痛、哮喘等过敏反应，严重者可给予复方乙酰水杨酸片及抗过敏药；②几天后由于成虫死亡，尚可出现局部淋巴腺炎及淋巴管炎；③偶可引起脑病、盘尾丝虫病引起的失明等；④用药前，应先驱蛔，以免引起胆道蛔虫病；⑤肾功能不全和持续碱性尿的患者适当减少剂量。

2. 呋喃嘧酮 不良反应与乙胺嗪相仿，不良反应以发热和消化道症状较多。少数患者有四肢麻木、皮疹、心悸、胸闷，也有氨基转移酶轻微上升者，应予注意。个别患者心电图有T波变化。孕妇以及育龄妇女慎用，有严重心、肝、肾病和消化性溃疡患者禁用。

【健康生活方式指导】

1. 居处卫生清洁，防蚊灭蚊，养成良好的个人卫生习惯。

2. 注意休息，适度锻炼，避免劳累。

3. 出现淋巴水肿者，应注意局部护理，保持皮肤清洁卫生，预防感染发生；乳糜尿发作期间，应卧床休息，低脂饮食。

4. 高危人群可食用乙胺嗪药盐。

【转诊】

对疑似患者、需要确诊；或合并严重并发症者，及时转诊。

三、钩虫病

【初诊依据】

1. 临床特点为咳嗽、咳痰，重者痰中带血和低热，持续数日或数周。成虫可引起上腹部隐痛、消化不良、腹泻。严重者出现黑便、贫血、水肿，甚至腹水。在钩虫病流行地区，凡有贫血、好食易饥、异嗜癖者，应考虑本病。

2. 周围血常呈低色素小细胞性贫血，嗜酸性粒细胞增多。血清IgE明显升高。

3.粪便中检出虫体或虫卵可确定诊断。

【并发症】

并发症主要表现为上消化道出血、腹痛和贫血等。

【鉴别诊断】

钩虫贫血系小细胞性贫血，当患者贫血程度与粪便中虫卵计数不相称时，需与其他低色素性贫血相鉴别。

【诊疗处方】

1.传染病护理常规隔离护理。

2.三级或二级护理。

3.高蛋白半流或普食。

4.尿常规，粪常规+隐血，粪便孵化试验。

5.血常规，肝、肾功能，血电解质，血清IgE，血型（ABO+RH），血交叉配合试验，HBsAg，抗-HCV，抗-HIV，TPPA。

6.心电图，胸部X线检查。

7.硫酸亚铁300mg，口服，tid。

8.维生素C 200mg，口服，tid。

9.噻嘧啶10mg/kg，口服（睡前顿服，连服3天）。

10.甲苯咪唑200mg，口服，qd（空腹连服3天）。

【注意事项】

1. **噻嘧啶用药注意**　①服后有轻度恶心、眩晕、腹痛，偶有呕吐、腹泻、畏寒等，一般不需处理；②急性肝炎或肾炎、严重心脏病、发热患者应暂缓给药，孕妇、冠心病及有严重溃疡病史者慎用。

2. **甲苯咪唑用药注意**　严重的不良反应多发生于剂量过大、用药时间过长、间隔时间过短，应引起注意。动物实验表明甲苯咪唑可致畸胎，故孕妇和哺乳期禁用，肝肾功能不全患者及2岁以下小儿禁用。

【健康生活方式指导】

1.注意防护，避免赤裸手足在疫区劳作。

2.养成良好的个人卫生习惯，餐前便后勤洗手；不随地大便；对患者粪便做好消毒。

3. 居处清洁卫生，勤开窗通风。

4. 注意休息，劳逸结合。

5. 生食与熟食分开加工、存放；不生食瓜果蔬菜，避免辛辣刺激、煎炸烧烤、生冷油腻等饮食；贫血患者应注意补充铁剂，以高蛋白、丰富的维生素饮食为主。

6. 皮肤瘙痒剧烈时，避免用力频繁抓挠，防止破溃感染。

7. 可服用驱虫药。

【转诊】

对疑似患者、需要确诊；或重症患者如心功能不全、儿童发育障碍及孕妇流产等，可及时转诊。

第十一章 常见外科疾病

第一节 水、电解质及酸碱平衡失调

一、高渗性脱水

【初诊依据】

1. 有停止饮水或进食不足史，或体液严重丢失而摄入不足，或输入过量高渗盐水，鼻饲高浓度要素饮食或氨基酸型营养液。

2. 水分丢失过多，如高温大汗、肾性糖尿病、尿崩症或溶质性利尿剂使用不当。

3. 高热、缺氧、再灌注损伤、感染、应激及高分解代谢。

4. 口渴明显、尿少、尿比重升高，皮肤干燥，严重时可出现性格改变，幻觉、谵语、狂躁、高热或昏迷。

5. 血钠＞150mmol/L，晶体渗透压＞300mmol/L。血尿素氮和肌酐也可增高。

【并发症】

严重者可并发颅内出血、硬膜下血肿、大静脉窦血栓形成等。

【鉴别诊断】

机体高渗性脱水后，体液代谢及微循环发生严重变化，包括血容量减少，血浆渗透压增高，出现代谢性酸中毒及血液浓缩，血细胞比容及血的黏稠度增加等。机体代谢及微循环的紊乱可引起内脏器官的继发性损害，发生多器官功能衰竭等，故要注意鉴别。

【诊疗处方】

1. 外科疾病护理常规。

2.二级护理。

3.半流或普食(依原发病而定)。

4.吸氧,立即。

5.血常规,血电解质,血尿素氮、肌酐,血糖,血氯化物、血渗透压,HBsAg,HCV-RNA,抗-HIV,TPPA。

6.粪常规,尿常规,尿氯化物,尿渗透压,测尿比重。

7.心电图,胸部X线检查。

8.5%葡萄糖注射液或0.45%氯化钠注射液500ml,静脉滴注,立即。

9.5%葡萄糖氯化钠注射液1000ml,静脉滴注,立即。

10.10%葡萄糖注射液1000ml+10%氯化钾注射液20ml,静脉滴注,qd。

【注意事项】

1.尽可能治疗原发病,去除缺水或失液的原因。根据尿量(>40ml/h)及血钾值调整补钾量。

2.患者血清钠测定虽有增高,但因同时有缺水,血液浓缩,体内总钠量仍有减少,故应适当补钠,以纠正缺钠。

3.纠正糖尿病,停用高渗性利尿剂和钠盐,或给予髓袢利尿剂,如呋塞米、布美他尼等。

4.补液以公式法计算,补液量(ml)=[实测血钠值(mmol/L)-142mmol/L]×体重(kg)×4(女性×3)。

5.纠正高钠不宜过快,血钠水平应在48~72小时内恢复正常,以防引发急性脑水肿。

6.高渗性脱水的主要矛盾是缺水,早期仍应以补充足量的水分,限制钠的入量为主,可以很好地阻止高钠血症的进一步发展。当血钠降至145mmol/L以内时,再酌量补充含钠液体,可以弥补体内总体钠量不足。

【健康生活方式指导】

养成良好、健康的饮水习惯有助于防止高渗性脱水的发生。适当补充糖、盐等成分,尤其在强度较大的体育运动、工作劳动后,水分丢失常伴随钠等电解质的丧失、低血糖反应发生。

【转诊】

出现严重脱水性休克、意识障碍者需紧急转诊上级医院。

二、低渗性脱水

【初诊依据】

1. 临床特点 常因严重呕吐、腹泻及第三间隙丢失所致，而体液丢失后，输液用大量等渗葡萄糖注射液，以致盐的缺失多于水，或患者无节制饮水。主要表现为细胞水肿、血容量不足。轻度缺钠，表现为倦怠、头昏、嗜睡，一般无口渴，尿少；中度则表现为眼球下陷、静脉萎缩、皮肤干燥、血压偏低，或出现厌食、肌肉痉挛；严重者可发生休克，导致脑、肺水肿等。

2. 实验室检查 红细胞比容明显增高。血清钠 <135 mmol/L，晶体渗透压 <260 mmol/L，尿钠可降至0。血尿素氮和血肌酐可增高。

【并发症】

休克严重者可并发脑水肿、肺水肿等。

【鉴别诊断】

应与其他类型意识障碍相鉴别。

【诊疗处方】

1. 外科护理疾病常规。

2. 二级或一级护理。

3. 半流或普食（依原发病而定）。

4. 吸氧，立即。

5. 血常规，血电解质，血尿素氮、肌酐，血糖，血氯化物、血渗透压，HBsAg，HCV-RNA，抗-HIV，TPPA。

6. 尿常规，尿氯化物，测尿比重、尿渗透压。

7. 心电图，胸部X线检查。

8. 5%葡萄糖氯化钠注射液1000ml，静脉滴注，立即（轻、中度）。

9. 5%氯化钠注射液200～300ml，静脉滴注，立即（重度）。

10. 10%葡萄糖注射液1500ml+5%葡萄糖氯化钠注射液500ml+10%氯化钾注射液30～40ml，静脉滴注，qd。

【注意事项】

1. 查找及积极治疗原发病。

2. 补钠量计算法：补钠量（g）＝［142mmol/L-血钠测定值（mmol/L）］×体重（kg）×0.6（女性为0.5）。

3. 补液原则：①首日补总缺钠量1/2，余量第2日补给；②重度缺钠应补充血容量，改善微循环后，给予高渗盐水，并根据病情改为等渗盐水。由于休克，补液中应重视补给胶体溶液。

4. 立即给予禁水、利尿，使水代谢呈负平衡，并迅速补盐纠正低渗状态，控制病情发展，减少并发症非常重要。

【健康生活方式指导】

1. **注意饮水量**　多喝水是一种健康的生活方式，但饮水过量可致低钠血症，正常生理情况下，一般成年人每日需水量约2000ml，不同年龄段对水分的需要量各有不同。老年人每天饮水量可以控制在1500ml左右。在出汗多的情况下，应适当增加饮水量，同时，适量补充盐分（1000ml水加食盐2g）或瓜果，以维持体内水和电解质平衡。

2. **合理控制食盐**　在每天食物的基础上摄入3g食盐就基本达到人体钠的需要。长期严格限盐可出现低钠血症、低钠血症患者表现出身倦乏力、精神不振等。但过多的钠盐摄入同样不符合生理要求。对于肾脏病患者来说，适当地控制盐的摄入量显得更为重要。

【转诊】

出现严重脱水性休克、意识障碍者需紧急转诊上级医院。

三、低钾血症

【初诊依据】

1. 摄钾不足，全身或消化道疾病，不能摄取足量的钾，失钾过多（呕吐、胃肠减压、腹泻、创面渗出、尿量增多以及应激），钾进入细胞（如葡萄糖、胰岛素治疗，或补碱过多、过快）。

2. 软弱无力，腱反射减弱或消失，呼吸肌麻痹，食欲不振，恶心，腹胀，肠鸣音减弱，心率增快、心律失常等。

3. 血清钾＜3.5mmol/L，心电图示ST段降低，Q–T间期延长，QRS综合波变宽，T波低平、倒置，出现U波。

4. 血气pH升高，碱剩余（BE）增加，$PaCO_2$升高，尿pH呈酸性。

【并发症】

可导致室性早搏、室性心动过速、室颤、软瘫、呼吸困难、神经系统及肌肉的功能失调、代谢性碱中毒、肠蠕动减弱、麻痹性肠梗阻等。快速补钾要注意防止突然发生的高钾血症。

【鉴别诊断】

应与巴特（Bartter）综合征相鉴别。

【诊疗处方】

1. 外科疾病护理常规。

2. 二级或一级护理。

3. 定时翻身，防压疮。

4. 高钾饮食。

5. 血常规，血电解质，血尿素氮、肌酐，血糖，血氯化物，血渗透压，血气分析，HBsAg，HCV–RNA，抗–HIV，TPPA。

6. 尿常规、尿比重、尿渗透压、尿氯化物、尿pH检测。

7. 心电图，胸部X线检查。

8. 0.9%氯化钠注射液500ml+10%氯化钾注射液15ml，静脉滴注，立即。

9. 10%葡萄糖注射液1500ml+5%葡萄糖氯化钠注射液500ml+10%氯化钾注射液30～40ml，静脉滴注，qd。

10. 枸橼酸钾片2.0g，口服，tid。

【注意事项】

1. 查找引起缺钾的原因，治疗原发病。

2. 轻度缺钾口服补钾即可，3.0～6.0g/d。

3. 重度缺钾需静脉补给，总量9～12g/d，每1000ml液体加入10%氯化钾注射液30ml。

4. 根据血钾值及时调整用量。

5. 尿量＞40ml/h补钾较为安全。

6. 血清钾＜3.0mmol/L，并伴严重心律失常，特别有多发室早或室性心动过速或血清钾＜2.5mmol/L，伴心电图异常者，均应迅速静脉持续补钾。

7. 补钾时应边补边查，不可操之过急。血钾正常时，仍需补钾3～5天。

【健康生活方式指导】

1. 要保证摄入量，平时多吃一些钾含量高的食物，比如香蕉、桔子、橙子、草莓等水果。

2. 避免引起低钾血症的因素，一旦患者出现严重的恶心、呕吐和腹泻的症状，应该及时想到低钾血症发生的可能，预防性的提前给予补钾治疗，能口服可选择氯化钾缓释片、枸橼酸钾颗粒等药物服用，不能口服者要及时就医，避免低钾引起全身无力症状。

3. 在给予利尿剂的同时，可能需要加大补钾的力度，包括口服和静脉补充钾。另外如果患者存在糖尿病或者甲状腺功能亢进等疾病，也需要做电解质方面的检验，提前预防低钾血症的发生。

【转诊】

出现严重低钾血症伴有严重心律失常者。

四、高钾血症

【初诊依据】

1. 有肾功能不全、醛固酮缺乏、急性酸中毒、溶血、大量输入库存血、补钾过多过快等病史。

2. 表现特点为软弱无力、感觉异常、恶心、呕吐和腹痛，有肌肉无力、肢体麻痹、上行性瘫痪、心律失常。

3. 血清钾＞5.5mmol/L，心电图示T波高尖，Q-T间期缩短；重症者P波低，QRS波增宽；更重者QRS波和T波呈正弦波，甚至发生心室纤颤和心脏骤停。动脉血pH降低。

【并发症】

严重者可并发心室颤动和心脏骤停。

【鉴别诊断】

与假性高钾血症鉴别　急性心肌梗死、重症心肌炎、挤压伤和外科术后，由于细胞缺血、坏死、炎症细胞破坏等因素导致细胞内钾释放，而体内总钾不高，称假性高钾血症。慢性粒细胞白血病患者白细胞增多，血液凝固后白细胞释放出钾离子使血清钾升高而血浆钾并不高，造成高钾假象。心电图对假性高钾血症可与之鉴别。

【诊疗处方】

1. 外科疾病护理常规（建立特别护理记录单）。

2. 一级或特级护理。

3. 低钾饮食。

4. 持续心电监护。

5. 血常规，血电解质，血尿素氮、肌酐，血糖，血氯化物，血渗透压，血气分析，HBsAg，HCV-RNA，抗-HIV，TPPA。

6. 粪常规，尿常规、测尿比重、尿氯化物、尿渗透压。

7. 心电图（床边）。

8. 立即停止补钾（有补钾者）。

9. 呋塞米20mg，静脉注射，立即。

10. 5%碳酸氢钠注射液100ml，静脉滴注，立即。

11. 25%葡萄糖注射液200ml胰岛素12～16U，静脉滴注（必要时重复给药）。

12. 10%葡萄糖酸钙注射液20ml，静脉注射（心律失常时用）。

13. 10%葡萄糖注射液1500ml+5%葡萄糖氯化钠注射液500ml，静脉滴注，qd。

14. 腹膜透析或血液透析（必要时）。

【注意事项】

1. 立即停止摄入钾盐。查找引起高钾的原因，治疗原发病。

2. 治疗应在心电监护下进行。高钾血症有心脏突然停搏的危险，必要时可应用100%葡萄糖酸钙注射液静脉滴注。对抗钾对细胞膜的作用，用10%葡萄糖酸钙注射液20ml缓慢静脉注射；尚可用高渗盐水治疗。

【健康生活方式指导】

减少日常生活中钾的摄入和保持正常的肾脏代谢功能是预防高钾血症的关键因素。

1. 合理膳食，三餐规律，避免食用钾含量高的食物。

2. 忌吸烟、饮酒，避免对肾脏造成损害，避免对肝脏造成损害从而影响代谢。

3. 如疾病条件允许，应尽量避免食用使钾浓度升高的药物，比如螺内酯或非选择性的β受体拮抗剂，要在医生指导下定期监测血钾，如果身体出现不舒服要及时就诊。

【转诊】

出现严重高钾血症需紧急透析者。

五、高钙血症

【初诊依据】

1. 临床特点表现为软弱无力、厌食、便秘、恶心、呕吐、腹泻、轻瘫痪、意识障碍、肾功能不全或肾结石的症状。

2. 血清钙>2.7mmol/L。

3. 心电图ST段缩短。

4. X线检查示软组织可有钙化和尿路结石。

【并发症】

可引起代谢性碱中毒、氮质血症、心律失常、高血压、尿路结石、肾功能衰竭、病理性骨折等。

【鉴别诊断】

与假高钙血症鉴别　高钙血症是由于过多的钙进入细胞外液，超过了细胞外液钙浓度调节系统的调节能力，临床症状表现为疲倦、乏力、烦渴、尿频等。常见于原发性甲状旁腺功能亢进和恶性肿瘤，但临床上有的患者无高钙血症的临床症状，而血清钙测定却升高。

【诊疗处方】

1. 外科疾病护理常规。

2. 二级护理。

3. 低钙饮食。

4. 记24小时出入量。

5. 监测血和尿电解质，q6h。

6. 血常规，血电解质，血尿素氮、肌酐，血糖，血氯化物，血渗透压，血气分析，HBsAg，HCV-RNA，抗-HIV，TPPA。

7. 粪常规，尿常规、尿渗透压、测尿比重。

8. 心电图，胸部X线检查。

9. 西咪替丁200mg，口服，qid。

10. 0.9%氯化钠注射液500ml+呋塞米40mg，静脉滴注，tid。

11. 0.9%氯化钠注射液500ml+氢化可的松100mg，静脉滴注，qd。

12. 0.9%氯化钠注射液500ml+降钙素5～10IU/kg，静脉滴注（静脉滴注至少6小时）。

13. 腹膜透析或血液透析。

【注意事项】

1. 高钙血症治疗措施较多，可用0.45%氯化钠，含氯化钾10～15mmol/L，配合用呋塞米，以利于排钙和防止容量负荷过重；也可口服或静脉补充无机磷、等渗硫酸钠、肾上腺糖皮质激素；或服降钙素，每日100MRC。用抗癌药mithramycin抑制RNA合成以降低血清钙，剂量15～50μg/（kg·d），每周不得超过150μg/kg。尚可用磷酸纤维素、普萘洛尔、吲哚美辛和依地酸钙钠。

2. 针对病因治疗，如及时治疗甲状旁腺功能亢进或骨转移性癌。

【健康生活方式指导】

1. 忌长期大量服用维生素D以及其他维生素类药物，有人有服用维生素制品的习惯，但并不是越多越好。

2. 忌吃磷元素含量高的食物，对钙质的吸收具有辅助作用，可促进钙质在体内的蓄积，建议平时不吃鸡腿菇。

3. 忌吃维生素D元素含量高的食物，维生素D含量高的食物有非常好的促进钙质吸收的作用，可导致老人高钙血症的进行性加重。

4. 忌吃高钙食物，比如柠檬、冬瓜、可乐等，高动物性蛋白质的食物同时也有很高的钙质，不利于本病患者食用。可以多吃南瓜燕麦粥，多吃黄瓜、西红柿、西柚、苹果等富含维生素的新鲜水果蔬菜。

【转诊】

高钙血症病因复杂，建议上级医院进一步诊治。

六、低钙血症

【初诊依据】

1. 可出现手足抽搐、腕足痉挛、肌肉强直、喉头痉挛、指间发麻或刺痛，情绪紊乱，易兴奋以及精神错乱，颅内压增高，脱发，皮肤干燥，角膜及结膜炎和白内障等临床表现。

2. 血清钙＜2.1mmol/L。

3. 心电图可见Q-T间期延长，ST段延长。

【并发症】

可并发抽搐、心律失常、癫痫发作、呼吸衰竭等。

【鉴别诊断】

以呼吸暂停为主要表现的早产儿低钙血症应与早产儿原发性呼吸暂停相鉴别。

【诊疗处方】

1. 外科疾病护理常规。

2. 二级护理。

3. 高钙普食。

4. 血常规，血电解质，血尿素氮、肌酐，血糖，氯化物，HBsAg，HCV-RNA，抗-HIV，TPPA。

5. 尿常规，粪常规。

6. 心电图，胸部X线检查。

7. 5%葡萄糖注射液10ml+10%葡萄糖酸钙10ml，静脉注射（缓慢，每分钟不超过2ml）。

【注意事项】

1. 调节饮食，避免脂肪泻，必要时服用维生素D。

2. 有症状者缓慢静脉补钙。

3. 慢性患者或症状不明显者口服乳酸钙、葡萄糖酸钙或碳酸钙2.0～4.0g/d。

【健康生活方式指导】

1. 一日三餐按时吃。患者发生低钙血症后，一日三餐要按时吃，特别是早餐，一定要学会合理搭配，坚持"早餐吃得好、午餐吃得饱、晚餐吃得少"的原则。

2. 少吃含草酸的食物。发生低钙血症之后，要少吃菠菜、空心菜、雪菜以及竹笋这些含草酸较高的食物。

3. 补充钙物质。所谓的低钙血症主要是指血钙低于正常值，建议患者多补充钙元素，比如牛奶、虾皮、海带、芝麻酱。

4. 限制碳水化合物的摄入量。低钙血症的患者最好不要吃碳水化合物，比如腰果，否则会导致病情加重。

5. 多吃新鲜的蔬菜和水果。患者在发病期间可以多吃新鲜的蔬菜和水果，补充身体所需要的维生素和微量元素以及钙元素。

6. 病情稳定时，可以多参加体育运动，适当进行锻炼可以减少钙元素的流失，预防骨骼老化。另外患者在补钙期间也可以多晒太阳，因为紫外线可以促进钙元素的吸收。

【转诊】

病因不明者可转诊。

七、代谢性酸中毒

【初诊依据】

1. 有休克、缺氧等产乳酸过多；糖尿病、饥饿等产酮酸过多；腹泻、肠瘘等失碱过多。临床多有原发疾病的表现。软弱无力、恶心、呕吐、恍惚、嗜睡、昏迷，严重者出现呼吸深快，循环衰竭等。

2. 动脉血气分析 $pH < 7.35$，$HCO_3^- < 21mmol/L$，标准碳酸氢盐（SB）$< 22mmol/L$，缓冲碱（BB）$< 45mmol/L$，剩余碱（BE）$< -3mmol/L$，二氧化碳分压（$PaCO_2$）$< 30mmHg$，血肌酐和尿素氮增高，肾小球滤过率降低，为尿毒症性酸中毒。阴离子间隙正常时为高氯性酸中毒，增大时为正常氯性酸中毒。

3. 尿 $pH < 5.5$，呈酸性。

【并发症】

治疗不及时或不正确可并发休克、昏迷、循环衰竭等。

【鉴别诊断】

鉴别中注意构成复杂的代谢性酸碱失衡的要素。正常阴离子隙（AG）型代谢性酸中毒合并代谢性碱中毒诊断较困难，两种失衡并存时，酸碱程度相当，作用相互抵消，表现为大致正常的酸碱值、血气分析值和电解质值，这种混合性酸碱失衡诊断需要依靠病史和病情分析。

【诊疗处方】

1. 外科疾病护理常规。

2. 一级护理。

3. 半流或普食（或根据原发病而定）。

4. 血常规，血糖，血电解质，肝、肾功能，动脉血气分析，血乳酸检测，HBsAg，HCV-RNA，抗-HIV，TPPA。

5. 粪常规，尿常规、尿糖、酮体、尿pH。

6. 心电图，胸部X线检查。

7. 5%碳酸氢钠注射液200ml，静脉滴注，立即（pH＜7.1为给碱性药物指征）。

【注意事项】

1. 积极治疗原发病 代谢性酸中毒病因复杂，常合并其他代谢紊乱，应积极明确和治疗原发病，纠正缺水。

2. 碱性药物使用原则 ①一般常用5%碳酸氢钠注射液。②碱性药物补给量计算方法：HCO_3^- 量（mmol/L）=［（HCO_3^-）正常值 －（HCO_3^-）测定值］（mmol/L）× 体重（kg）× 0.4。③用量应根据血气分析结果随时调整用量。④一般先给计算量的1/2～2/3。⑤纠正酸中毒不应过快、过量。

【健康生活方式指导】

1. 饮食以清淡为主，多吃含有碱性的新鲜果蔬，比如香蕉、苹果、橘子、白菜、海带、圆白菜等食物，避免辛辣、油腻、肥肉类食物。可食瘦肉、鱼、奶、豆制品，有利于肠胃对营养物质的消化和吸收。

2. 宜吃番茄，其含有极为丰富的碱性离子，能有效中和体内的酸性代谢产物。此外，番茄主要成分中还含有大量的维生素C，能吸附重金属离子，患者可每周食用2～3次。

3. 宜食燕麦粥，其富含较为丰富的B族维生素，不仅能促进组织细胞的修复，还可改善人体微环境。患者每周可食3～4次，病情较为严重者，应少食多餐，以免造成肠胃不适。

4. 不宜饮酒，酒中含有酒精，如过量饮用会引发酒精中毒，导致体内的酸性物质逐渐增高，引起酸中毒的病情加重。

5. 加强体育锻炼，保持良好的体质，加强对疾病常识的了解，做好预防措施，特别是病发高峰期，应对疾病高度重视。

【转诊】

出现严重并发症，如休克、昏迷、循环衰竭等需紧急转诊。

八、代谢性碱中毒

【初诊依据】

1. 有呕吐、胃内吸引、利尿剂大量应用、碱性药物过量、大量用盐皮质激素、输入大量库存血以及缺钾等情况。临床上出现口周和四肢麻木，呼吸浅慢，可有抽搐、谵妄、嗜睡、恍惚、昏迷，甚至死亡。

2. 动脉血气分析 pH > 7.45，SB > 26mmol/L，BE > +3mmol/L，$PaCO_2$ > 45mmHg，可有血钾低。

3. 血浆 HCO_3^-、CO_2-CP 增加。

【并发症】

低钾血症时可出现各种心律失常。碱血症抑制呼吸中枢，可导致严重低氧血症。

【鉴别诊断】

鉴别诊断重点是尽快查找本病的病因：如患者有无神经精神症状、当前是否使用可导致碱中毒的药物、有无固定酸的丢失而导致代谢性碱中毒的危险因素等。

【诊疗处方】

1. 外科疾病护理常规。

2. 二级护理。

3. 半流或普食（或根据原发病而定）。

4. 血常规，血电解质，肝、肾功能，动脉血气分析，HBsAg，HCV-RNA，抗-HIV，TPPA。

5. 尿常规，粪常规。

6. 心电图，胸部X线检查。

7. 氯化钾缓释片1.0g，口服，tid（尿量 > 40ml/h）。

8. 0.9%氯化钠注射液1000ml + 10%氯化钾注射液20ml，静脉滴注，qd（慢）。

【注意事项】

1. 应积极治疗原发病。

2. 纠正碱中毒不宜过快，同时应注意低钙血症的发生。根据血气分析结果决定剩余量的补给。

3. 多数患者补给0.9%氯化钠注射液即可，伴低血钾可根据血钾测定值，适量补给。

4. 补氯量（ml）=［血氯正常值（mmol/L）－血氯实测值（mmol/L）］×体重（kg）×0.1。

【健康生活方式指导】

1. 注意补充维生素和矿物质，多吃新鲜水果和蔬菜。富含胡萝卜素的食物，如菠菜、芥蓝、番薯、南瓜。富含维生素C的食物，如青椒、橘子、绿菜花、菠菜。富含维生素E的食物，如谷物、松子、快乐果和杏仁。含锌的食物，如牡蛎、贝类、谷类。

2. 预防缺钾，适当摄入含钾高的食物。缺钾也是引起代谢性碱中毒的一个原因，在日常生活中要多吃含钾的食物，比如香蕉、菠萝、橘子等，但也需注意适量。

3. 代谢性碱中毒饮食禁忌。①强碱性食品：葡萄、茶叶、葡萄酒、海带、柑橘类、柿子、黄瓜、胡萝卜。②中碱性食品：大豆、番茄、香蕉、草莓、蛋白、梅干、柠檬、菠菜等。③弱碱性食品：红豆、苹果、甘蓝菜、豆腐、卷心菜、油菜、梨、马铃薯。

【转诊】

严重代谢碱中毒危及生命者需紧急转诊。

第二节　外科非特异性感染

一、急性淋巴结炎

【初诊依据】

1. 常继发于其他感染病灶，多见于颌下、腋窝及腹股沟部。

2. 浅表淋巴结肿大，疼痛、压痛明显，局部皮肤发红、发热，可发展成为脓肿。

3. 全身症状有头痛、乏力、食欲不振、全身不适、畏寒发热等。

4. 白细胞及中性粒细胞增多。

5. 诊断有困难时，应做淋巴结活检，以明确诊断。

【并发症】

如不及时控制其发展，可形成多腔性脓肿。

【鉴别诊断】

1. 淋巴结结核　常有低热、盗汗，淋巴结压痛较轻，发病年龄小，肿大淋巴结的数目多；病程较长，无急性感染病灶；血沉快、白细胞计数不高；穿刺抽吸脓液或取瘘道口处脓液做抗酸染色，可发现抗酸杆菌。抗结核药物试验治疗可使病变缩小。

2. 淋巴结转移癌　转移癌淋巴结肿大，质地坚硬、无压痛，推之不移动。

【诊疗处方】

1. 外科疾病护理常规。

2. 二级护理。

3. 半流或普食。

4. 尿常规，粪常规。

5. 血常规，血电解质，肝、肾功能，HBsAg，HCVRNA，抗–HIV，TPPA。

6. 心电图，胸部X线检查。

7. 淋巴系统造影X线检查或放射性核素检查（必要时）。

8. 热敷或超高频理疗，bid。

9. 鱼石脂软膏外敷患处（必要时）。

10. 0.9%氯化钠注射液100ml+头孢曲松钠2.0g，静脉滴注，bid。

【注意事项】

　　积极治疗原发病。必要时全身抗感染治疗。淋巴结硬肿时，不要轻易外敷药物或热敷，以免导致化脓溃破。

【健康生活方式指导】

　　1. 注意局部清洁卫生　绝不能随意用手部去搔抓患处，更不能接触生冷水，以免因为这种刺激和损害导致病情加重。

　　2. 合理饮食　多吃富含蛋白质的食物，避免进食过于辛辣、油腻、生冷的刺激性食物，比如辣椒、麻辣烫、冷饮等。还可以多吃新鲜的蔬菜和水果，例如白菜、樱桃等，补充大量维生素，有助于减少疾病的发生。

　　3. 注意休息　注意避免过于劳累，不要长期熬夜，养成良好的作息习惯，按时休息有助于疾病的治疗。

　　4. 及早治疗　各种原因造成淋巴结感染而诱发炎症，就有可能累及其他器官，从而造成肺炎、支气管炎、淋巴瘤等疾病，所以患者要注意及早进行治疗，并前往医院进行相关检查。

【转诊】

　　局部淋巴结炎并发蜂窝织炎，或慢性长期不愈、窦道形成，需转诊上级医院进一步行病原学检查和手术治疗。

二、脓性指头炎

【初诊依据】

　　1. 指头有损伤史。手指末节掌面肿胀，外观呈"蛇头状"，伴剧烈跳痛，手下垂时加重；指掌侧红肿、发硬及压痛，局部波动感不明显。可伴有发热、头痛等全身症状。

　　2. 重者X线检查可显示末节指骨骨髓炎或骨坏死。

【并发症】

　　治疗不及时可引起局部骨坏死、骨髓炎。

【鉴别诊断】

　　排除化脓性腱鞘炎及骨坏死。

【诊疗处方】

1. 外科疾病护理常规。

2. 二级护理。

3. 半流或普食。

4. 尿常规，粪常规。

5. 血常规，血电解质，血糖，肝、肾功能，凝血四项（PT+APTT+TT+FIB），HBsAg，HCV-RNA，抗-HIV，TPPA。

6. 心电图，胸部X线检查。

7. 瘘道口处分泌物涂片+细菌培养+药敏试验。

8. 悬吊前臂，平置患手。

9. TAT皮试（开放性损伤）。

10. TAT 1500U，肌内注射，立即（开放性损伤）。

11. 湿热敷20分钟，tid。

12. 超高频理疗，bid。

13. 金黄散糊剂外敷患处（必要时）。

14. 0.9%氯化钠注射液100ml+氨苄西林3.0g，静脉滴注，bid。

15. 5%葡萄糖注射液500ml+维生素C 2.0g，静脉滴注，qd。

【注意事项】

若患指剧烈疼痛，肿胀明显，伴有全身症状，应及时切开引流，以免感染侵入指骨。通常采用指神经阻滞麻醉，选用末节指侧面做纵切口，切口远侧不超过甲沟的1/2，近侧不超过指节横纹，将皮下纤维索分离切断，剪去突出的脂肪，使脓液引流通畅；脓腔较大则宜做对口引流，切口内放置橡皮片引流，有死骨片应当除去；切口不应做成鱼口形，以免术后瘢痕形成，影响手指感觉。

【健康生活方式指导】

1. 忌辛辣食品，这些易生燥热，使内脏热毒蕴结，从而使本病症状加重。

2. 忌海鲜、带鱼、虾、蟹等腥膻之品，这些会助长湿热，食后能使指端疼痛加重，不利于炎症的消退。

3. 忌烟、酒，这是由于烟草中的尼古丁可使动脉血与氧的结合力减弱，酒能助长湿热，含酒饮食，如酒酿、药酒等均不宜饮用。

4. 宜多食用含维生素B丰富的食物，比如小麦、高粱、芡实、蜂蜜、豆腐等，宜多食水果和新鲜蔬菜。

【转诊】

化脓需切开引流者，需转诊上级医院进一步诊疗。

三、手掌筋膜间隙感染

【初诊依据】

1. **病史**　常有手部损伤和手指化脓性腱鞘炎史。

2. **掌中间隙感染**　手掌肿胀，掌心凹消失，剧烈疼痛，压痛明显；尺侧三指呈屈曲状，被动伸直疼痛加剧；手背皮肤明显发红、肿胀。

3. **鱼际间隙感染**　鱼际部肿胀、隆起，压痛明显，拇指呈外展状，对掌及内收受限，示指半屈曲状，被动伸直疼痛加剧。

4. **全身症状**　全身感染性症状明显，有发热、头痛、脉搏快、白细胞计数增加。还可继发肘内或腋窝淋巴结肿大、触痛。严重者可发生脓毒血症。

【诊疗处方】

1. 外科疾病护理常规。

2. 二级护理。

3. 半流或普食。

4. 尿常规，粪常规。

5. 血常规，血电解质，血糖，肝、肾功能，HBsAg，HCV-RNA，抗-HIV，TPPA。

6. 心电图，胸部X线检查。

7. 患手X线检查（必要时）。

8. 患处切开引流（必要时）。

9. 悬吊抬高或平置患肢。

10. 复方新诺明2片，口服，bid（首剂4片，早饭及晚饭后服）。

11. 0.9%氯化钠注射液100ml+头孢曲松钠1.0～2.0g，静脉滴注，bid。

【注意事项】

1. 掌中间隙感染时纵行切开中指与无名指间的指蹼掌面，切口不应超过手掌远侧横纹，以免损伤掌浅动脉弓。亦可在无名指相对位置的掌远侧横纹处做一小横切口，进入掌中间隙。

2. 鱼际间隙感染，引流切口可直接在大鱼际最肿胀和波动最明显处；亦可在拇指、示指间指蹼处做切口，或在手背第2掌骨桡侧做纵行切口。

3. 术后手指置功能位，感染控制后即行关节主动或被动活动。

【健康生活方式指导】

1. 科学合理饮食是有效防治筋膜炎的一种重要方式。可多食用具有抑菌、促进血液循环功效的食物，比如鱼肉、纳豆以及茶等。忌辛辣、刺激性食物，忌油腻、油煎、烟熏食物。

2. 做好及时有效的防寒保暖工作。

【转诊】

感染部位积脓需转诊上级医院切开引流者。

四、急性化脓性腱鞘炎

【初诊依据】

1. 常有手部损伤或感染史。病情发展迅速，早期即有寒战、高热、恶心、呕吐等全身中毒症状。

2. 患部明显肿胀，剧烈疼痛，沿整个腱鞘压痛明显，张力高，无波动感。患指呈半屈曲状，被动伸直疼痛加剧。

3. 白细胞计数及中性粒细胞显著增高。

【并发症】

可并发手指功能障碍。

【鉴别诊断】

应与深部的间隙感染相鉴别。

【诊疗处方】

1. 外科疾病护理常规。

2. 二级护理。

3. 半流或普食。

4. 尿常规，粪常规。

5. 血常规，血电解质，血糖，肝、肾功能，HBsAg，HCV–RNA，抗–HIV，TPPA。

6. 心电图，胸部X线检查。

7. 患手X线检查（必要时）。

8. 复方新诺明2片，口服，bid（首剂4片，早饭及晚饭后服）。

9. 0.9%氯化钠注射液100ml+头孢曲松钠1.0～2.0g，静脉滴注，bid。

【注意事项】

鞘内积脓可致肌腱受压坏死，导致手指失去功能。炎症亦可蔓延到手掌深部间隙或经滑液囊扩散到腕部和前臂。治疗要及时切开减压。

【健康生活方式指导】

1. 做好日常饮食与护理，是预防和促进急性化脓性腱鞘炎恢复的有效方法。

（1）肢体运动与休息合理结合，平时及运动前应多多伸展肌肉，运动后应做肌肉放松动作，更换不适合身体的运动项目。

（2）洗按摩浴可帮助提高体温并促进血液循环。

（3）加强关节保护，戴护腕或护膝，可强化肌肉与肌腱。

2. 恢复期的饮食管理也十分重要。饮食宜清淡，摄入过多的盐分容易导致水钠潴留，引起下肢水肿，加重病情。不饮酒，尤其是白酒，酒精容易刺激炎症感染加重，不利于身体的恢复。多吃水果蔬菜，加强营养，提高机体免疫力。

（1）适宜进食的：①具有抗菌消炎作用的食物，如香椿。②具有消肿止痛作用的食物，如荔枝。荔枝对炎症感染引起的疼痛具有一定的辅助治疗的作用，有利于患者的恢复。每天100～200g为宜。两餐之间服用最佳。③富含优质蛋白质的食物：如鲫鱼汤。鲫鱼汤富含优质蛋白质和多种人体必需的矿物质元素，促进肠道营养物质的吸收，增强免疫力。可每天200～300g炖汤喝。

（2）不宜食用的：①腌制的食物，如咸蛋、咸鱼、咸肉；②刺激性的食物，如白酒、黄酒、胡椒；③不容易消化的食物：如年糕、粽子。

【转诊】

积脓时需转诊上级医院及时切开引流治疗。

第三节　颈部疾病

一、结节性甲状腺肿

【初诊依据】

1. 甲状腺内有单个或多个大小不等结节，一侧较明显，呈不对称性，与周围组织无粘连，吞咽时肿物可随喉和气管上下移动，一般生长缓慢。

2. 甲状腺肿大程度不等，一般甲状腺功能正常，无代谢亢进征象。

3. 病程长者，结节内发生退行性变，囊肿形成和局部的纤维化、钙化等。

4. 结节坏死，出血或囊性变者在短期迅速增大，出现疼痛。

5. 病程长或结节大者可有气管压迫、移位，食管或颈部大动脉、喉返神经等压迫的相应临床表现。

【并发症】

可并发甲状腺功能减退或亢进症。

【鉴别诊断】

区别结节为良或恶性，因为癌的发病率在单个结节性甲状腺肿远比多结节性甲状腺肿高。甲状腺细针抽吸细胞学检查有助单发甲状腺结节良、恶性的鉴别。

【诊疗处方】

1. 外科疾病护理常规。

2. 二级护理。

3. 普食或半流质。

4. 测基础代谢率。

5. 尿常规，粪常规。

6. 血常规，血沉，血生化全项，凝血四项（PT+APTT+TT+FIB），三碘甲状原氨酸（T_3）、甲状腺素（T_4）、游离 T_3（FT_3）、游离 T4（FT_4）、促甲状腺激素（TSH），血清钙测定，血型、血交叉配合试验，HBsAg，HCV-RNA，抗-HIV，TPPA。

7. 声带活动状况检查。

8. 甲状腺放射性核素扫描，甲状腺摄^{131}I率试验，甲状腺抑制试验（必要时）。

9. 胸部X线检查，心电图检查。

10. 甲状腺彩超检查。

11. 甲状腺CT（必要时）。

【注意事项】

1. **一般情况** 单纯性甲状腺肿无论是散发性还是地方性，均不宜外科手术治疗，但若是腺体过于肿大，特别是巨大结节性甲状腺肿，或有并发症引起压迫症状或疑有癌变且给予甲状腺素治疗无效者，宜手术治疗。

2. **手术适应证** ①凡结节型或混合型甲状腺肿合并坏死、囊性变、出血及其他退行性变者；②可能恶性变者；③X线检查证实甲状腺肿有继发钙化者；④有气管、食管、喉返神经受压的临床表现者；⑤胸骨后甲状腺肿；⑥影响美观或日常生活者；⑦合并继发性甲亢者。

3. 手术禁忌证 ①弥漫性甲状腺肿，除有明显并发症者，原则上不需手术；②儿童和青春期甲状腺肿，即使结节性和混合性甲状腺肿也尽可能先用药物治疗；③妊娠和月经期；④有严重慢性病者；⑤继发性甲亢未经术前严格准备者；⑥颈部有伤口、感染及皮肤病，尚未治愈者。

【健康生活方式指导】

1. 健康饮食 应尽量多摄入富含碘的食物，如海鲜、奶制品和全谷物等，因为碘是甲状腺激素的重要成分。同时，食物中的硒和锌也有助于甲状腺的正常运作，例如坚果、豆类、鸡肉和牛肉等。

2. 健康体重 维持健康的体重有助于改善身体整体健康状况，包括甲状腺功能。

3. 适度运动 适度的有氧运动有助于提高新陈代谢速率，改善甲状腺功能，同时也有助于保持健康的体重。

4. 充足休息 保证足够的睡眠，避免过度疲劳。

5. 避免烟酒 烟草和酒精可能会影响甲状腺功能，建议避免或尽量减少。

6. 定期检查 定期进行甲状腺功能检查和结节检测，以便早期发现可能出现的问题。

【转诊】

1. 结节大于1cm或正在快速增大。

2. 细针穿刺活检（FNA）结果显示可能有恶性结节。

3. 结节引起的症状，如呼吸困难、吞咽困难、声音嘶哑或疼痛。

4. 具有甲状腺癌高风险因素，如辐射暴露史或甲状腺癌家族史。

5. 影像学检查提示可能有恶性结节。

6. 出现甲状腺功能异常，如甲状腺功能亢进或减退。

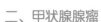

二、甲状腺腺瘤

【初诊依据】

1. 颈前部无痛性肿块，多为单个，较大者可以看到明显隆起，较小者仅能触及，触诊肿块表面光滑，随吞咽上下活动。

2. 患者多无不适，但个别患者因肿瘤较深或较大压迫气管或神经，可有呼吸紧迫、声音嘶哑等症状。

3. 放射性核素检查多为冷结节或温结节，个别高功能腺瘤者为热结节。

4. 病理检查确定诊断。

【并发症】

随着病情发展，患者可出现甲状腺功能亢进的表现。

【鉴别诊断】

甲状腺腺瘤应与结节性甲状腺肿、甲状腺癌相鉴别。

【诊疗处方】

1. 外科疾病护理常规。

2. 二级护理。

3. 普食或半流质。

4. 测基础代谢率。

5. 尿常规，粪常规。

6. 血常规，血沉，血生化全项，凝血四项（PT+APTT+TT+FIB），TT_3、TT_4、FT_3、FT_4、TSH，血清钙测定，抗甲状腺球蛋白抗体，抗微粒体抗体，血型、血交叉配合试验，HBsAg，HCV-RNA，抗-HIV，TPPA。

7. 声带活动状况检查。

8. 甲状腺放射性核素扫描，甲状腺摄^{131}I率试验，甲状腺抑制试验（必要时）。

9. 胸部X线检查，心电图检查。

10. 甲状腺彩超。

11. 甲状腺CT（必要时）。

【注意事项】

甲状腺腺瘤有继发甲状腺功能亢进症的可能，故应早期切除。一般应行患侧甲状腺大部切除（包括腺瘤在内），若腺瘤较小，亦可行单纯腺瘤切除。

【健康生活方式指导】

1. 健康饮食 保持均衡的饮食，摄入丰富的营养物质包括蛋白质、维生素、矿物质和纤维。尽量选择新鲜的水果、蔬菜、全谷物、健康脂肪和蛋白质来源。

2. 碘摄入 甲状腺腺瘤通常与碘摄入无直接关联，但保持适量的碘摄入对于甲状腺健康仍然重要。富含碘的食物如海鲜、海藻、牛奶和酸奶等。

3. 适度运动 保持适度的身体活动有助于维持身体健康和代谢功能。可根据个人情况选择适合自己的有氧运动，如散步、跑步、游泳或骑自行车。

4. 管理压力 学会应对压力，通过深呼吸、冥想、瑜伽等，放松和缓解压力，有助于维持身心健康。

5. 定期检查 定期进行甲状腺功能检查和超声检查，以监测腺瘤的大小和变化，及时发现任何异常情况。

【转诊】

1. 结节呈快速增长或体积较大。

2. 细针穿刺活检（FNA）结果提示恶性可能性较高。

3. 出现症状，如呼吸困难、吞咽困难、声音嘶哑等。

4. 存在甲状腺癌的高风险因素，如家族史或辐射暴露史。

5. 其他影像学检查显示结节可能为恶性。

三、甲状腺癌

【初诊依据】

1. 颈部甲状腺区出现单个结节，生长较快，形状不规则，质地较硬，边界不清楚。

2.肿块易与周围组织粘连、固定，不随吞咽上下活动。

3.容易产生压迫症状，如声音嘶哑或呼吸困难等。

4.颈部淋巴结肿大，质硬，不活动，无触痛。

5.细针穿刺活检可见到癌细胞（乳头状癌、滤泡状腺癌、髓样癌）。

【并发症】

在甲状腺切除术中，存在较高风险，术后并发症多，癌组织复发转移等情况各异。

【鉴别诊断】

凡是甲状腺出现结节，尤其是单个结节，必须考虑甲状腺癌的可能性。如结节质地坚硬，最近迅速长大，与邻近组织固定，不随吞咽移动，出现邻近器官的压迫症状，局部淋巴结肿大，甲状腺扫描显示冷结节等，提示甲状腺癌的可能性很大，必要时可做甲状腺活组织检查进行鉴别诊断。

【诊疗处方】

1.外科疾病护理常规。

2.二级护理。

3.普食或半流质。

4.测基础代谢率。

5.尿常规，粪常规。

6.血常规，血沉，血生化全项，凝血四项（PT+APTT+TT+FIB），T3、T4、TSH，血清钙测定，血清抗甲状腺球蛋白抗体、抗甲状腺微粒体抗体，血型、血交叉配合试验，HBsAg，HCV-RNA，抗-HIV，TPPA、降钙素检查（怀疑髓样癌时）。

7.甲状腺放射性核素扫描，甲状腺摄^{131}I率试验，甲状腺抑制试验。

8.声带活动状况检查。

9.胸部X线检查，心电图检查。

10.甲状腺彩超。

11.甲状腺CT。

【注意事项】

1. 乳头状腺癌 对尚局限于一侧腺体内、无颈部淋巴结转移者，应将患侧腺体及峡部全部切除，对侧腺体大部分切除；若癌肿已侵及左右两叶，应将两侧腺体及峡部全部切除；如已有颈部淋巴结转移，则除切除全部甲状腺外，同时清除患侧颈部淋巴结。注意尽量不损伤喉返神经，至少保留一侧甲状旁腺。

2. 滤泡状腺癌 即使肿瘤仍局限于一侧腺体内，也应行双侧腺体、峡部全部切除，若颈部淋巴结已有转移，不主张作颈部淋巴结清扫，局部可行放射治疗。

3. 髓样癌 应行双侧甲状腺包括峡部全都切除。同时行改良式颈淋巴结清扫，即不需要清除颌下、颏下淋巴结，不切除颈内静脉，保留胸锁乳突肌。

【健康生活方式指导】

1. 健康饮食 保持均衡的饮食，摄入丰富的营养物质，包括蛋白质、维生素、矿物质和纤维。食用新鲜水果、蔬菜、全谷物、低脂肪乳制品、健康脂肪和富含抗氧化物的食物。避免高糖、高盐和高饱和脂肪的食物。

2. 控制碘摄入 根据医生的建议，控制碘的摄入。某些甲状腺癌患者可能需要限制碘摄入量，因为过量的碘可能刺激甲状腺癌细胞的生长。

3. 适度运动 进行适度的有氧运动，如快走、游泳、骑自行车等，有助于增强心肺功能、提高免疫力和促进身体恢复。在进行运动前，请咨询医生的建议并遵循其指导。

4. 管理压力 学会应对和管理压力，通过放松技巧如深呼吸、冥想、瑜伽等来缓解压力。寻找适合自己的压力释放方式，如与亲友交流、参加支持团体等。

5. 规律作息 保持良好的睡眠习惯，每天保证充足的睡眠时间。建立规律的作息时间表，有助于提高身体的免疫力和整体健康。

6. 遵循医生建议 积极配合医生的治疗计划和随访安排。

按时服药，定期进行检查和影像学检验，及时向医生报告任何症状变化或不适。

【转诊】

1. 甲状腺癌的确诊或高度疑似。

2. 需要进一步的特殊检查或治疗，如手术、放射治疗或靶向治疗等。

3. 高风险类型的甲状腺癌，如髓样癌、未分化癌等。

4. 癌症扩散到其他部位或有淋巴结转移的迹象。

5. 治疗方案需要多学科团队的协作和专业治疗。

第四节　乳腺疾病

一、急性乳腺炎、乳腺脓肿

【初诊依据】

1. 多发于初产妇的授乳期，发病前常有乳头、乳晕皲裂或乳汁淤积等诱因。

2. 乳部红、肿、热、痛，触及浸润性硬块有压痛，脓肿形成后可有波动感。同侧腋下可能有淋巴结肿大、触痛。全身可有畏寒、发热症状。

3. 血白细胞及中性粒细胞计数增多，核左移。

4. B超或诊断性穿刺以助深部脓肿诊断和定位。

【并发症】

可并发乳漏，严重者可并发全身化脓性感染而发生败血症。

【鉴别诊断】

应与炎性乳腺癌、乳腺内积乳囊肿、乳腺皮肤丹毒、乳腺组织坏死、乳腺导管结核等相鉴别。

【诊疗处方】

1. 外科疾病护理常规。

2. 二级或三级护理。

3. 产后饮食或普食。

4. 血常规，肝、肾功能，血电解质，凝血三项（PT+APTT+TT），抗–HIV，TPPA。

5. 尿常规，粪常规。

6. 心电图。

7. 胸部X线透视。

8. 乳腺B彩超。

9. 患侧及时排空乳汁，未感染一侧可继续哺乳。

10. 吸乳器吸净乳汁、清洗乳头（早期）。

11. 局部理疗热敷（早期）。

12. 0.9%氯化钠注射液100ml+氨苄西林2.0g，静脉滴注，bid；或0.9%氯化钠注射液100ml+头孢唑林钠2.0g，静脉滴注，bid。

【注意事项】

1. 脓肿形成后，应及时切开引流。较深部脓肿，应先行穿刺。多房性脓肿须分开脓肿间隔，做多处切口，以保证引流通畅。放置的引流物应妥善固定，须准确记录其数目、部位，防止遗漏。

2. 脓液应常规送细菌培养和药敏试验，对反复发作的慢性脓肿，应切除部分脓腔壁做病理切片检查。

【健康生活方式指导】

1. **继续哺乳或泵奶** 对于哺乳期妇女，继续哺乳或泵奶有助于排空乳腺，减轻乳腺炎和乳腺脓肿的症状。确保正确的哺乳姿势和吸吮技巧，避免乳房堵塞。

2. **定期清洁和保持乳房卫生** 定期清洁乳房，使用温水和无刺激性的清洁剂，保持乳房干燥。

3. **适当的休息和减轻压力** 给予足够的休息和放松时间，避免过度疲劳和压力，有助于促进康复。

4. **健康饮食** 摄取丰富的营养物质，包括蛋白质、维生素和矿物质，以支持免疫系统的健康。食用新鲜水果、蔬菜、全谷物、低脂肪乳制品和健康脂肪。

5. 适度运动 适度的身体活动可以促进血液循环，增强免疫系统和身体的康复能力。避免剧烈运动，根据个人状况选择适合的运动方式。

6. 定期随访 根据医生的建议，定期复查和随访，确保病情得到适当管理和监测。

【转诊】

1. 病情严重或无法控制的乳腺炎或乳腺脓肿。

2. 可能需要进一步的检查，如乳腺超声、乳腺摄影或乳腺穿刺。

3. 如果出现化脓性感染的迹象，如高热、明显的红肿、剧烈的疼痛等。

4. 需要进行手术引流的乳腺脓肿。

二、乳腺纤维腺瘤

【初诊依据】

1. 乳房区可触及单个或多个圆形或椭圆形无痛性肿块，表面光滑，质地韧硬，边界清楚，极易被推动，无压痛、腋下淋巴结不肿大。

2. X线检查或彩超检查可协助诊断。活组织检查可确定诊断。

【并发症】

手术操作不当有并发乳管损伤的可能；单纯肿物切除会增加术后复发的机会。

【鉴别诊断】

一般腋窝淋巴结不肿大，如果静止多年后肿瘤突然迅速增大，出现疼痛及腋淋巴结肿大等表现，要高度怀疑已发生恶性变。临床鉴别应注意与乳腺增生症、乳腺囊肿及乳腺癌相鉴别。

【诊疗处方】

1. 外科疾病护理常规。

2. 三级护理。

3.普食。

4.血常规，凝血三项（PT+APTT+TT），CA19-9，CA125，CA15-3，HBsAg，抗-HCV，抗-HEV（IgG、IgM），抗-HIV，TPPA。

5.尿常规，粪常规。

6.胸部X线检查。

7.心电图。

8.乳腺红外线扫描。

9.乳腺钼靶检查。

10.乳腺彩超。

【注意事项】

药物治疗一般无效。乳腺纤维腺瘤虽是良性，但仍有少数发生恶变。确诊后原则上需手术切除。由于妊娠、哺乳期内分泌环境发生变化，纤维瘤会迅速增大，妊娠前应将肿瘤切除。

【健康生活方式指导】

1.规律自我检查 定期进行乳房自我检查，了解乳房的正常状态，以便及早发现异常。如果发现肿块或其他异常，请尽快咨询医生。

2.健康饮食 保持均衡的饮食，摄入丰富的营养物质，包括蛋白质、维生素和矿物质。食用新鲜水果、蔬菜、全谷物、低脂肪乳制品和健康脂肪。

3.控制体重 保持健康的体重范围有助于维护整体健康，降低乳腺纤维腺瘤的风险。

4.定期运动 进行适度的有氧运动，如快走、跑步、游泳等，有助于保持身体健康和心血管健康。

5.管理压力 学会应对和管理压力，通过放松技巧如深呼吸、冥想、瑜伽等来缓解压力，有助于维护整体健康。

6.定期随访 根据医生的建议，定期进行乳腺检查和随访，以确保乳腺纤维腺瘤的情况得到适当监测和管理。

【转诊】

1.疑似乳腺恶性肿瘤 如果医生怀疑乳腺肿块可能是恶

性的，可能需要进一步的乳腺检查和评估。

2. 病情进展或恶化 如果乳腺纤维腺瘤引起症状明显或病情进展，可能需要进一步的治疗或手术。

3. 不确定性 如果医生对乳腺肿块的性质有疑虑或不确定，可能会建议转诊给乳腺专科医生或外科医生进行进一步评估和处理。

三、乳腺纤维囊性病

【初诊依据】

1. 本病是女性乳腺良性病变，发生的高峰年龄是绝经期前后。疼痛程度可轻可重，可放射到肩部、背部，一般病程较长。

2. 乳房外形正常，多可扪及腺体增厚或结节，质韧不硬，分界不清，触痛，腋下淋巴结不肿大，偶有乳头溢液。

3. 红外线扫描、乳房X线检查可协助诊断。

4. 穿刺行细胞学检查或切片活检可明确诊断。

【并发症】

注意手术操作所产生的并发症。

【鉴别诊断】

本病应与乳管内乳头状瘤、乳腺癌、单纯乳腺小叶增生症、乳腺纤维腺瘤相鉴别。

【诊疗处方】

1. 外科疾病护理常规。

2. 三级护理。

3. 普食。

4. 血常规，肝、肾功能，血电解质，凝血三项（PT+APTT+TT），CA19-9，CA125，CA15-3，HBsAg，抗-HCV，抗-HEV（IgG、IgM），抗-HIV，TPPA。

5. 尿常规，粪常规。

6. 乳腺B彩超。

7. 乳腺钼靶检查。

8. 心电图。

9. 胸部 X 线摄片。

10. 乳腺红外线扫描。

11. 5% 碘化钾 5ml，口服，tid。

12. 乳癖消 3 片，口服，tid。

13. 维生素 E 100mg，口服，tid。

14. 维生素 B_6 10mg，口服，tid。

【注意事项】

本病主要对症治疗，对有乳腺癌高危因素或可疑癌变者，或活检示有导管上皮增生、上皮细胞重度异形者，应采用手术治疗。若活检证实有癌变时，应按乳腺癌处理。

【健康生活方式指导】

1. **规律自检**　定期进行乳房自检，了解自己的乳房变化，有助于及早发现任何异常情况。

2. **健康饮食**　保持均衡的饮食，摄入足够的蔬菜、水果、全谷物和低脂蛋白质，限制高脂肪食物和加工食品的摄入。

3. **控制咖啡因摄入**　咖啡因可能与乳腺纤维囊性病相关，减少咖啡因的摄入，如咖啡、茶和巧克力。

4. **管理压力**　积极应对压力和焦虑，通过适当的休息、运动、放松技巧等方式减轻压力对身体的负面影响。

5. **运动**　保持适度的身体活动，如散步、跑步、游泳等，有助于改善乳腺健康。

【转诊】

1. **异常肿块**　出现乳房中的异常肿块，尤其是固定不动、质地硬或有明显变化的肿块，可能需要进一步的评估和处理。

2. **异常分泌物**　乳房出现异常分泌物，如血液或浑浊的液体，可能需要进一步的检查和评估。

3. **疼痛严重或持续加重**　乳房疼痛严重或持续加重，且影响日常生活质量，可能需要进一步的评估和治疗。

4. **影像学异常**　通过乳腺超声、乳腺 MRI 或其他影像学检查发现异常结果，如肿块形状不规则、钙化等，可能需要进一步的检查和治疗。

5. 疑似恶性病变　如果在乳腺纤维囊性病的基础上出现恶性病变的疑虑，例如乳腺癌的可能性，应及时转诊给乳腺专科医生进行进一步的评估和处理。

四、乳腺管内乳头状瘤

【初诊依据】

1. 有自发性、间歇性乳头溢血，可为鲜红色、陈旧性或浆液血性，量少，无特殊不适感。当肿瘤增大，阻塞大导管时，可有乳头、乳晕区胀痛。

2. 检查乳晕区近乳头处有软性结节，挤压后乳头有血性液体流出，即可确诊。

3. 乳腺导管造影有助于诊断和定位。

4. 乳头溢液的细胞学检查可发现瘤细胞。

【鉴别诊断】

本病与纤维腺瘤、导管炎、乳腺增生、乳腺导管扩张症、乳腺内乳头状癌相鉴别。

【诊疗处方】

1. 外科疾病护理常规。

2. 三级护理。

3. 普食。

4. 血常规，肝、肾功能，血电解质，凝血三项（PT+APTT+TT），CA19-9，CA125，CA15-3，HBsAg，抗-HCV，抗-HEV（IgG、IgM），抗-HIV，TPPA。

5. 乳腺红外线扫描。

6. 乳腺钼靶检查。

7. 选择性乳腺导管造影。

8. 乳头溢液涂片细胞学检查。

9. 乳腺彩超。

10. 心电图。

11. 胸部X线检查。

【注意事项】

1. 尽管乳房乳管内乳头状瘤属于良性肿瘤，但很难与乳头状癌相鉴别，故主张早期手术切除。手术的关键在于病灶的准确定位。

2. 当冰冻切片不能确定时，可先做乳腺区段切除，待石蜡切片证实为恶性时，再行根治性手术。

【健康生活方式指导】

1. **规律自检**　定期进行乳房自检，了解自己的乳房变化，有助于及早发现任何异常情况。

2. **健康饮食**　保持均衡的饮食，摄入足够的蔬菜、水果、全谷物和低脂蛋白质，限制高脂肪食物和加工食品的摄入。

3. **控制体重**　保持健康的体重范围，因为肥胖与乳腺问题的风险增加有关。

4. **管理压力**　积极应对压力和焦虑，通过适当的休息、运动、放松技巧等方式减轻压力对身体的负面影响。

5. **定期随访**　与医生定期进行随访，按照医生的建议进行乳房检查和影像学检查。

【转诊】

1. **乳头溢液**　如果乳头出现异常溢液，特别是血液或浑浊的液体，可能需要进一步评估和治疗。

2. **异常肿块**　如果在乳房触诊中发现异常的肿块，特别是固定不动、质地硬或有明显变化的肿块，可能需要进一步的评估和处理。

3. **影像学异常**　通过乳腺超声、乳腺MRI或其他影像学检查发现乳腺管内乳头状瘤的异常结果，可能需要进一步的检查和治疗。

4. **症状严重或影响生活质量**　如果乳腺管内乳头状瘤的症状严重，如乳房疼痛剧烈或持续影响到生活质量，可能需要进一步的评估和处理。

第五节　腹外疝

一、腹股沟疝

【初诊依据】

1.腹股沟直疝

（1）腹股沟部出现半球形包块，可为双侧，老年男性多见。

（2）包块自赫氏三角区出现，压迫腹股沟管深环时包块仍可出现。

（3）平卧时包块可自行还纳，赫氏三角区可触及腹壁有缺损。

2.腹股沟斜疝

（1）腹股沟区发现可复性包块。

（2）包块自腹股沟管浅环突出，可达阴囊或大阴唇内。

（3）包块软、有弹性，压挤时可还纳入腹腔，压迫腹股沟管深环（腹环）可阻止包块出现。浅环扩大，患者咳嗽时有冲击感。

（4）包块嵌顿时，除局部疼痛外，有腹部疼痛伴呕吐。

【并发症】

1.嵌顿疝转为绞窄性疝重者，可并发感染性休克。

2.修补材料有关的并发症主要有感染、浆液肿、肠粘连、肠瘘和材料移位、材料皱缩等。

【鉴别诊断】

应与睾丸鞘膜积液、子宫圆韧带囊肿、精索囊肿或睾丸下降不全相鉴别。

【诊疗处方】

1.外科疾病护理常规。

2.三级或二级护理。

3.普食或半流。

4.血常规，空腹血糖，肝、肾功能，血电解质。凝血三项（PT+APTT+TT），HBsAg，抗-HCV，抗-HIV，TPPA。

5. 尿常规，粪常规。

6. 胸部X线检查。

7. 心电图。

【注意事项】

1. 对有明显诱发疝的病因尚未得到控制的患者，不宜行手术治疗，如前列腺肥大、直肠狭窄、尿道狭窄、慢性气管炎咳嗽较重者及各种原因引起腹水的患者等。

2. 对于复发性疝及老年人宜采用填充式无张力修补术。

【健康生活方式指导】

1. **控制体重** 保持健康的体重范围，避免肥胖，因为过重会增加腹股沟疝的风险。

2. **避免重体力劳动** 避免从事需要重体力劳动的工作或活动，以减少对腹股沟区的压力。

3. **加强腹股沟肌肉** 进行适度的锻炼，特别是加强腹股沟区域的肌肉，可以帮助预防和减少腹股沟疝的发生。

4. **避免用力过度** 避免长时间用力，如长时间站立、咳嗽或提重物，可能增加腹股沟疝的风险。

【转诊】

1. **疝囊嵌顿** 如果腹股沟疝发生嵌顿，即疝囊被困在腹股沟区无法复位，可能会引起严重的疼痛和并发症，应立即就医。

2. **持续不适或疼痛** 如果腹股沟疝引起持续不适或疼痛，影响到日常生活质量，可能需要进一步评估和处理。

3. **伴发并发症** 如果腹股沟疝引起并发症，如肠梗阻或疝嵌顿导致血液供应不足，可能需要紧急手术治疗。

二、股疝

【初诊依据】

1. 腹股沟韧带下方出现包块，位于大腿根部卵圆窝处，易嵌顿，嵌顿时有腹痛、呕吐等，并有肠梗阻症状，未嵌顿时可无不适。

2.肿块呈圆形或卵圆形，柔软。用手挤压内容物难以回纳。

【并发症】

股疝容易发生嵌顿和绞窄。

【鉴别诊断】

应与腹股沟疝、慢性淋巴结炎、圆韧带囊肿、腰大肌冷脓肿相鉴别。

【诊疗处方】

1.外科疾病护理常规。

2.三级或二级护理。

3.普食或半流。

4.血常规，肝、肾功能，血电解质，空腹血糖，血型（ABO+RH），血交叉配合试验。凝血三项（PT+APTT+TT），HBsAg，抗–HCV，抗–HIV，TPPA。

5.尿常规，粪常规。

6.胸部X线检查。

7.心电图。

【健康生活方式指导】

1.**保持健康体重**　肥胖是股疝的一个危险因素，因此保持健康的体重范围对预防股疝很重要。

2.**避免过度用力**　避免长时间用力，如长时间站立、咳嗽或提重物，这些活动可能增加股疝的风险。

3.**加强腹股沟肌肉**　进行适度的锻炼，特别是加强腹股沟区域的肌肉，可以帮助预防和减少股疝的发生。

【转诊】

1.**疝囊嵌顿**　如果股疝的组织被困在股部无法复位，引起严重疼痛和并发症，应该立即就医进行治疗。

2.**持续不适或疼痛**　如果股疝引起持续的不适或疼痛，影响到日常生活质量，可能需要进一步评估和处理。

3.**加重症状**　如果股疝的症状加重或出现其他并发症，

如肠梗阻，可能需要紧急处理。

4. 多发疝 如果患有多个疝或有其他复杂情况，可能需要转诊给外科专科医生进行更详细的评估和治疗。

三、腹部切口疝

【初诊依据】

1. 有腹部手术史，大多有切口感染，长期换药，多次搔刮或切口崩裂史。

2. 切口处膨隆，站立时加重，平卧时减轻或消失，伴有腹部不适。

3. 查体可见腹部切口瘢痕宽大，局部组织薄弱，站立时可见到隆起肿块，柔软，可推回缩小，听诊有肠鸣音。可触及明显腹壁缺损及疝环。

【并发症】

部分腹壁疝患者可合并肠梗阻、缺血坏死及穿孔等严重并发症，手术修补前给予多层螺旋CT检查，对部分因肥胖、瘢痕掩盖或疝囊较小、深部腹壁的缺损而不易察觉的患者，疝出的肠管或系膜扭转、粘连、嵌顿等情况给予准确、快速诊断其并发症非常重要。

【鉴别诊断】

注意与腹部血肿、脓肿及腹壁良性瘤相鉴别。

【诊疗处方】

1. 外科疾病护理常规。

2. 二级护理。

3. 普食或半流质。

4. 血常规，空腹血糖，肝、肾功能，血电解质，血型（ABO+RH），血交叉配合试验，凝血三项（PT+APTT+TT），HBsAg，抗-HCV，抗-HIV，TPPA。

5. 尿常规，粪常规。

6. 胸部X线检查。

7. 心电图。

【注意事项】

1. **一般治疗**　上腹部较小切口疝，症状不明显，生活无障碍，以及年老、体弱、腹压增高因素未能解除者，不宜手术，可用腹带束缚。

2. **手术适应证**　巨大疝、症状明显、妨碍生活质量，或疝口虽小但易发生嵌顿者。

【健康生活方式指导】

1. **避免过度用力**　避免进行过重的体力活动或举重，以减少对腹部切口的压力，降低切口疝的发生风险。

2. **逐渐恢复活动**　在腹部手术后的恢复期间，遵循医生的建议逐渐增加活动水平，避免突然剧烈活动。

3. **健康饮食**　保持均衡的饮食，摄入足够的纤维和水分，以预防便秘和过度用力排便，减少腹部压力。

【转诊】

1. **疝囊嵌顿**　如果腹部切口疝的组织被困在腹壁缺陷中无法复位，引起严重疼痛和并发症，应该立即就医进行治疗。

2. **持续不适或疼痛**　如果腹部切口疝引起持续的不适或疼痛，影响到日常生活质量，可能需要进一步评估和处理。

3. **加重症状**　如果腹部切口疝的症状加重或出现其他并发症，如肠梗阻，可能需要紧急处理。

4. **大型疝或复杂疝**　如果腹部切口疝的大小较大或伴有其他复杂情况，可能需要转诊给外科专科医生进行更详细的评估和治疗。

第六节　胃、肠道疾病

一、胃、十二指肠溃疡穿孔

【初诊依据】

1. 多有溃疡病史，近期加重或有暴饮、暴食。上腹部突发性剧痛，呈持续性、刀割样，渐波及全腹，疼痛可向肩背部放射。伴恶心、呕吐，可出现休克。

2. 腹膜刺激征，腹式呼吸减弱，腹部压痛、反跳痛，腹肌紧张，重者可为"板状腹"。可有肝浊音界缩小或消失的气腹征，肠鸣音消失。

3. 腹部X线检查可见膈下游离气体。腹穿可有黄色混浊液体，呈酸性反应。

4. 血白细胞计数升高，中性粒细胞百分比增加。

【并发症】

1. 胃和十二指肠溃疡均可并发出血、穿孔和幽门梗阻。胃溃疡可发生恶变，而十二指肠溃疡一般不会恶性变。

2. 处置不及时可出现中毒性休克、肠粘连等并发症，甚者导致死亡。

【鉴别诊断】

1. 与其他情况出血鉴别，如与食管静脉曲张破裂、食管裂孔病、食管黏膜撕裂症、胃癌、胆管病变等引起的出血相鉴别；有无合并症如胃十二指肠溃疡合并门静脉高压食管静脉曲张。

2. 应与急性胰腺炎、急性阑尾炎、急性胆囊炎和胆囊结石、肝破裂出血相鉴别。

【诊疗处方】

1. 普通外科护理常规。

2. 一级或特级护理。

3. 病重通知。

4. 禁食。

5. 留置胃管。

6. 胃肠减压。

7. 半卧位（无休克）。

8. 测血压、脉搏、呼吸，qh。

9. 鼻导管吸氧，3～5L/min。

10. 血常规，血电解质，肝、肾功能，血糖，血淀粉酶，血气分析，血型（ABO+RH），血交叉配合试验，凝血四项

（PT+APTT+TT+FIB），HBsAg，抗-HCV，抗-HIV，TPPA。

11. 尿常规，尿淀粉酶，粪常规。

12. 胸、腹部立位X线检查。

13. 心电图。

【注意事项】

1. 禁忌或慎重考虑行X线钡餐、胃镜检查。

2. 密切观察生命征及周围循环状况。

3. 溃疡急性穿孔，原则上应及早手术治疗。非手术治疗适应证：①腹膜炎症轻、局限；②年轻患者，一般情况良好，无休克；③单纯性，无出血、梗阻或癌变；④空腹穿孔。

4. 溃疡穿孔后手术患者三大危险因素：主要脏器严重疾病、术前休克和穿孔时间＞24小时。

【健康生活方式指导】

1. 饮食调整 避免辛辣、刺激性食物，如辣椒、咖啡、酒精等，以减少对消化道的刺激。采用规律饮食，避免暴饮暴食和过度饱胀。可选择易消化、软食或流质饮食，以减轻胃肠道的负担。

2. 戒烟限酒 烟草和酒精的摄入会增加溃疡穿孔的风险，应戒烟和限制饮酒，或遵医嘱减少烟酒的摄入量。

3. 减轻压力 长期或过度的精神压力可能对胃肠道产生不良影响，应采取减压措施，如适当休息、放松身心、进行适度的运动等，以维护心理健康。

4. 合理用药 如有需要，应按医生指导合理使用药物，尤其是非甾体类抗炎药物（NSAIDs）和激素类药物，因其可能增加溃疡的风险。

【转诊】

1. 急性症状 如果出现剧烈腹痛、恶心、呕吐、腹膜炎体征等急性症状，可能需要紧急转诊至外科专科进行紧急手术治疗。

2. 并发症 溃疡穿孔可能导致腹腔感染、腹膜炎、出血等严重并发症，需要及时转诊至相应专科进行综合治疗。

3. 复杂病例 某些特殊情况下，如穿孔范围广泛、合并其他胃肠道疾病、穿孔不易处理等，可能需要转诊至胃肠外科进行综合治疗。

二、胃癌

【初诊依据】

1. 早期可无症状和体征，或出现上腹部疼痛，饱胀不适、食欲减退，或原有溃疡症状加重，按溃疡病治疗症状不缓解，可出现呕血、黑便。

2. 晚期体重下降，进行性贫血，低热，上腹部可触及包块并有压痛，可有左锁骨上淋巴结肿大，腹水及恶病质。

3. 贲门部癌侵犯食管，可引起咽下困难。幽门部癌可出现幽门梗阻症状和体征。

4. X线钡剂检查证实胃部有癌变征象。

5. B超可见胃癌的征象。

6. 胃液脱落细胞学检查可查见癌细胞。

7. 晚期可有血沉快、低蛋白血症。癌胚抗原（CEA）水平升高。

8. 病理活检可确诊。

【并发症】

术后最常见的并发症是出血、吻合口瘘。

【鉴别诊断】

与胃良性疾病相鉴别：血清CA724是鉴别诊断胃癌与胃良性疾病的可靠指标。

【诊疗处方】

1. 外科疾病护理常规。

2. 二级护理。

3. 普食或半流质（术前1天改进流食）。

4. 血常规，血糖，血电解质，凝血四项（PT＋APTT＋TT＋FIB），CEA、AFP、CA19-9、CA125、CA50，HBsAg，

抗–HCV，抗–HEV（IgG、IgM），抗–HIV，TPPA，血型（ABO+Rh），血交叉配合试验。

5. 尿常规，粪常规+隐血。

6. 胃蛋白酶原Ⅰ，胃液中亮氨酸氨基肽酶，唾液酸（必要时）。

7. 腹部CT（必要时）。

8. 胸部X线检查，X线钡餐检查。

9. 心电图。

10. 腹部B超（肝、胆、胰）。

11. 电子胃镜+活检。

【健康生活方式指导】

1. **饮食调整** 采用健康的饮食习惯，包括摄入足够的蔬菜、水果和全谷物，适量摄入蛋白质，如鱼、禽肉、豆类等。限制高脂肪、高盐和加工食品的摄入。减少食用红肉和加工肉制品的量。

2. **健康体重** 保持适当的体重有助于预防疾病的发生和进展。通过合理的饮食和适度的运动来控制体重，避免肥胖。

3. **戒烟限酒** 吸烟和过量饮酒是胃癌的危险因素。应尽可能戒烟和限制饮酒，或遵循医生的建议减少烟酒的摄入量。

4. **避免致癌物质** 避免长期接触和暴露于致癌物质，如化学物质、致癌性食品添加剂和工业污染物。采取必要的防护措施，遵守相关的安全指导。

【转诊】

1. **疑似胃癌** 如果出现胃痛、消化不良、食欲减退、体重下降、呕血、黑便等胃癌的症状，可能需要转诊至肿瘤科或消化内科进行进一步评估和确诊。

2. **诊断和分期** 胃癌的确诊和分期通常需要通过胃镜检查、组织活检和影像学检查等进行，这些检查通常需要由肿瘤专科医生进行评估和处理。

3. **复杂病例** 某些特殊情况下，如肿瘤较大、浸润范围广泛、转移病灶等，可能需要转诊至肿瘤专科或胃肠外科进行综合治疗。

三、肠梗阻

【初诊依据】

1. 阵发性腹部绞痛，腹胀（低位性者明显），恶心呕吐（高位性者早而频），多无排便排气。绞窄性肠梗阻可继发于单纯性机械性肠梗阻或肠系膜血管栓塞等情况；麻痹性肠梗阻多继发于腹部外伤、手术、脊柱等损伤。

2. 腹部可见肠型及蠕动波（低位性者明显），单纯性机械性肠梗阻有局限性压痛，无反跳痛及肌紧张，肠鸣音阵发性亢进或有气过水声（低位性者多见）；绞窄性肠梗阻腹部压痛以病变部位明显，并有反跳痛及肌紧张；麻痹性肠梗阻肠鸣音消失。

3. X线检查可见肠胀气及气液面。麻痹性肠梗阻两侧膈肌升高，全肠袢胀气，有多个气液面。

4. 常有脱水、电解质及酸碱平衡紊乱。绞窄性肠梗阻可出现中毒性休克。

【并发症】

可并发水、电解质紊乱，肠管坏死，毒血症，腹膜炎，休克等。

【鉴别诊断】

1. **机械性肠梗阻与动力性肠梗阻鉴别**　动力性肠梗阻包括常见的麻痹性和少见的痉挛性肠梗阻。机械性肠梗阻的特征是阵发性肠绞痛、肠鸣音亢进和非对称性腹胀；麻痹性肠梗阻的特征为无绞痛、肠鸣音消失和全腹均匀膨胀；痉挛性肠梗阻可有剧烈腹痛突然发作和消失，间歇期不规则，肠鸣音减弱而不消失，但无腹胀。腹部X线检查有助于三者的鉴别：机械性梗阻的肠胀气局限于梗阻部位以上的肠段；麻痹性梗阻时，全部胃、小肠和结肠均有胀气，程度大致相同；痉挛性梗阻时，肠无明显胀气和扩张。每隔5分钟拍摄正、侧位腹部平片以观察小肠有无运动，常可鉴别机械性与麻痹性肠梗阻。

2. 单纯性肠梗阻与绞窄性肠梗阻鉴别 绞窄性肠梗阻可发生于单纯性机械性肠梗阻的基础上，单纯性肠梗阻因治疗不善而转变为绞窄性肠梗阻的占15%~43%。一般认为出现下列征象应疑有绞窄性肠梗阻：①急骤发生的剧烈腹痛持续不减，或由阵发性绞痛转变为持续性腹痛，疼痛的部位较为固定。若腹痛涉及背部提示肠系膜受到牵拉，更提示为绞窄性肠梗阻。②腹部有压痛、反跳痛和腹肌强直，腹胀与肠鸣音亢进则不明显。③呕吐物、胃肠减压引流物、腹腔穿刺液含血液，亦可有便血。④全身情况急剧恶化，毒血症表现明显，可出现休克。⑤腹部X线检查可见梗阻部位以上肠段扩张并充满液体，在扩张的肠管间常可见有腹水。

3. 小肠梗阻与结肠梗阻鉴别 高位小肠梗阻呕吐频繁而腹胀较轻。结肠梗阻的临床表现与低位小肠梗阻相似。但腹部X线检查可区别。小肠梗阻时充气的肠袢遍及全腹，液平较多，而结肠则不显示。若为结肠梗阻则在腹部周围可见扩张的结肠和袋形，小肠内积气则不明显。

4. 完全性肠梗阻与不完全性肠梗阻鉴别 完全性肠梗阻多为急性发作而且症状明显，不完全性肠梗阻多为慢性梗阻，症状不明显，往往为间歇性发作。完全性肠梗阻者腹部X线检查示肠袢充气扩张明显。

【诊疗处方】

1. 外科疾病护理常规。

2. 一级护理或特级护理。

3. 禁食。

4. 病重或病危。

5. 留置胃管，胃肠减压。

6. 记24小时出入量。

7. 血常规，血糖，血电解质，肝、肾功能，血气分析，血型（ABO+Rh），血交叉配合试验，凝血四项（PT+APTT+TT+FIB），AFP、CEA、CA125，HBsAg，抗-HCV，抗-HIV，

TPPA。

8. 尿常规，直肠指诊。

9. 心电图。

10. 胸部X线检查。

11. 测血压、脉搏、呼吸，qh。

12. 腹部立位平片。

13. 头孢拉定皮试。

14. 0.9%氯化钠注射液100ml+头孢拉定1.0g，静脉滴注，q6h。

15. 10%葡萄糖注射液1500ml+维生素C 3.0g+10%氯化钾注射液30ml，静脉滴注，qd。

16. 甲硝唑注射液100ml，静脉滴注，bid。

17. 0.9%氯化钠注射液48ml+生长抑素3～6mg，静脉泵入（2ml/h）。

18. 0.9%氯化钠注射液100ml+奥美拉唑40mg，静脉滴注，bid。

19. 复方氨基酸500ml，静脉滴注，qd。

【注意事项】

1. 注意肠梗阻的类型，尤其是绞窄性肠梗阻与单纯性肠梗阻的鉴别。

2. 粘连性肠梗阻经非手术治疗无效、出现腹膜炎症状、因肿瘤引起或有血运障碍的肠梗阻患者，应积极手术治疗。

3. 由恶性肿瘤引起者，术后应定期复查并转入肿瘤科正规化疗。

4. 由克罗恩病、肠结核等引起者，术后转入内科继续治疗。

【健康生活方式指导】

1. **饮食调整** 在肠梗阻的急性期间，一般需要禁食，以减少肠道内的压力和负担。在恢复期，根据医生建议逐渐恢复饮食，选择易消化、低纤维、低脂肪的食物，避免高纤维食物和难以消化的食物，如坚果、豆类、高脂肪食品等。

2. **充足饮水** 保持充足的水分摄入，有助于预防便秘和促进肠道蠕动。避免过度饮水或大量饮水，以免增加肠道负担。

3. **规律排便** 保持规律的排便习惯，避免憋便和过度用力，以减少对肠道的压力。

4. **适度运动** 适量的运动可以促进肠道蠕动和消化功能，但在急性期间应避免剧烈运动，以免加重症状。

【转诊】

1. **严重症状** 如果肠梗阻引起严重腹痛、呕吐、腹胀、高热等症状，可能需要紧急转诊至消化内科或外科专科进行进一步评估和治疗。

2. **并发症** 如肠坏死、腹膜炎、肠穿孔等严重并发症的发生，需要紧急转诊至相应专科进行治疗。

3. **需要手术干预** 对于无法解除的肠梗阻或需要手术治疗的患者，可能需要转诊至肠外科或消化内科中心进行综合治疗。

四、急性阑尾炎

【初诊依据】

1. 急性腹痛，早期为脐周围或上腹部疼痛，范围较广，部位不定，程度逐渐加重，数小时后转移至右下腹，部分患者初起时即为右下腹疼痛，伴食欲不振、恶心、呕吐。

2. 右下腹部局限性压痛，肌紧张反跳痛；后位阑尾炎腰大肌试验阳性，盆腔位阑尾炎闭孔内肌试验阳性。妊娠后期压痛点可能较高。

3. 直肠指诊有触压痛。

4. 阑尾穿孔后，可产生弥漫性腹膜炎，但在成人多形成局限性腹膜炎，上述症状加重2～3天后右下腹可触及有压痛的肿块。

【并发症】

1. 治疗不及时可出现阑尾化脓、坏疽、穿孔等造成急性腹膜炎，引起不良后果。

2. 术后可能出现的并发症有切口感染、肠粘连、肠梗阻、肠功能恢复不良、因肠粘连拔管时将大网膜带出体外、引流不当致肠坏死穿孔或因引流不当出现腹壁蜂窝织炎等。

【鉴别诊断】

鉴别诊断时，应注意首先要排除非外科急腹症，其次要与其他脏器病变引起的外科急腹症相鉴别。

1. **消化系疾病**　应与上腹空腔或实质脏器病变，如胃、十二指肠溃疡穿孔，急性胆囊炎坏疽穿孔或肝肿瘤破裂出血等相鉴别。梅克尔憩室炎临床表现与急性阑尾炎极为相似。肠系膜淋巴结炎、急性胃肠炎等注意鉴别。

2. **呼吸系疾病**　右侧肺下叶大叶性肺炎和右侧胸膜炎可出现牵涉性右侧腹痛。胸部X线检查即可确诊。

3. **泌尿系疾病**　右侧输尿管结石嵌顿可产生右下腹阵发性剧痛，并向外生殖器放射。右侧肾结石有时亦可出现右下腹痛。尿常规检查可见有红细胞，尿路X线检查可见结石阴影。

4. **女性生殖系疾病**　如右侧输卵管妊娠破裂、卵巢黄体破裂、卵巢囊肿扭转和急性附件炎等。最可靠的诊断方法是阴道检查，可见阴道积血、后穹窿饱满，穿刺有不凝血液。卵巢黄体破裂出血也有右下腹痛，破裂时疼痛可较剧烈，疼痛部位较低，腹痛通常均发生于经前排卵期。卵巢囊肿扭转起病急，腹痛剧，还可因囊肿坏死产生腹膜炎体征，阴道检查于盆腔右侧可扪到触痛性肿块。右侧急性附件炎多见于已婚妇女，通常先有发热，后有腹痛。

5. **血液系统疾病**　过敏性紫癜患者有脐周和下腹疼痛，但痛点不如急性阑尾炎确切和局限。血管脆性试验阳性，嗜酸性粒细胞增多，尿常规提示有血尿。

【诊疗处方】

1. 外科疾病护理常规。

2. 普食或半流质（慢性）。

3. 禁食（急性）。

4.平卧位（急性）。

5.血常规，血糖，血电解质，肝、肾功能，凝血三项（PT+APTT+TT），HBsAg，抗-HCV，抗-HEV（IgG、IgM），抗-HIV，TPPA。

6.尿常规，粪常规。

7.心电图。

8.胸部X线检查。

9.肝胆或右下腹B超、泌尿系B超（女性加检子宫附件）。

【注意事项】

1.急性单纯性阑尾炎和轻型化脓性阑尾炎均可采用非手术疗法；化脓性、坏疽性阑尾炎及复发性阑尾炎均应手术治疗。

2.特殊类型阑尾炎的处理原则。①小儿急性阑尾炎应及早手术；②妊娠期阑尾炎治疗原则同急性阑尾炎，术后适当予以镇静及安胎治疗；③老年人阑尾炎应早期手术治疗，但术前、术后应注意心、肺、肾、糖尿病等的检查和治疗；④异位阑尾炎较难诊断，可根据心、肝、盲肠的位置及症状和体征予以诊断，必要时剖腹探查。

【健康生活方式指导】

1.**饮食调整**　在急性期间，一般需要禁食，以减少肠道负担和炎症刺激。随着症状缓解，可以逐渐恢复饮食，建议选择易消化、低脂肪、低纤维的食物，如米汤、面条、煮蔬菜等。避免高脂肪、油炸食物和粗糙纤维食物的摄入，以减少对肠道的刺激。

2.**充足饮水**　保持充足的水分摄入，有助于稀释粪便和促进排便，避免便秘的发生。避免过度饮水，以免增加腹部压力。

3.**适度休息**　在急性期间，应给予足够的休息时间，可减轻炎症和恢复身体。避免剧烈运动和过度劳累。

【转诊】

1.**严重症状**　如果急性阑尾炎症状严重且无法缓解，持续剧烈腹痛、高热、呕吐等，可能需要紧急转诊至外科专科进行进一步评估和治疗。

2. 并发症　如阑尾穿孔、腹膜炎、腹腔脓肿等严重并发症的发生，需要紧急转诊至外科或消化内科进行治疗。

3. 高风险患者　对于高龄、免疫功能低下、妊娠或有其他重要合并症的患者，可能需要转诊至外科或内科专科进行综合治疗。

第七节　肛肠疾病

一、痔

【初诊依据】

1. 大便带血，色鲜红，出血量不多，常附在粪便表面。便秘、粪便干结，饮酒或食刺激性食物常诱发出血，出血量大或时间长者，可有贫血表现。

2. 当黏膜糜烂、感染或血栓形成时，可有肛门疼痛，且常伴有肛门下坠、发胀及粪便不尽感，尤其痔脱出嵌顿，出现水肿、感染时，局部疼痛剧烈。

3. 排便时痔块脱出，严重时呈环形脱出或需用手推回肛门内。

【并发症】

少数可并发出现出血、脱垂、血栓形成及嵌顿。

【鉴别诊断】

应与直肠癌、直肠息肉肛管、直肠脱垂相鉴别。

【诊疗处方】

1. 外科疾病护理常规。

2. 二级护理。

3. 少渣饮食。

4. 0.02%高锰酸钾溶液，坐浴，qd。

5. 血常规，空腹血糖，肝、肾功能，甲胎蛋白（AFP），血型（ABO+Rh），凝血三项（PT+APTT+TT），HBsAg，抗-HCV，抗-HIV，TPPA。

6. 尿常规，粪常规。

7. 心电图，胸部X线检查。

8. 直肠指诊。

9. 结肠镜检查（必要时）。

【注意事项】

Ⅰ期或Ⅱ期合并出血、较小的痔块，可用注射硬化疗法、胶圈套扎或微波热凝，无须住院。更大的孤立痔，可行痔梭形切除术；严重的环形痔，应行痔环形切除术。疼痛严重的血栓性外痔，可行外痔血栓剥离术。

【健康生活方式指导】

1. **饮食调节**　避免食用过于油腻、辛辣、刺激性食物，多摄入富含膳食纤维的食物，如糙米、全麦面包、蔬菜和水果，以增加粪便的柔软度，降低排便困难。

2. **保持良好的排便习惯**　尽量规律地排便，避免长时间用力排便。建议在早晨起床后进行排便，养成定时定点的习惯。

3. **积极治疗便秘**　对于存在便秘问题的患者，应积极采取措施治疗，例如增加膳食纤维摄入、多喝水、运动等。

4. **增加运动量**　适当增加运动量有助于改善肛肠功能。可以进行散步、慢跑、游泳等有氧运动。

5. **控制体重**　过重会加大肛门静脉的压力，容易引起痔疮。应合理调整饮食，增加运动量，以保持健康的体重。

6. **避免长时间站立或坐姿**　长时间保持同一姿势会加大肛门静脉的压力，应适当休息和活动，减轻静脉压力。

7. **注意个人卫生**　保持肛门清洁干燥，定期更换内裤，避免局部潮湿，降低感染的风险。

8. **控制情绪**　保持心情舒畅，避免精神紧张和焦虑，以免加重痔疮症状。

通过以上健康生活方式指导，痔疮患者可以减轻症状，预防复发，提高生活质量。如症状持续恶化或没有改善，应及时就医。

【转诊】

1.**出血量较大或持续出血** 如果痔疮出血量大或持续不止，可能导致贫血或其他并发症，需及时就诊并进行相应治疗。

2.**治疗无效或症状加重** 如果在初级医疗机构进行治疗后，症状未得到缓解或者加重，应及时转诊以获得更专业的诊断和治疗。

3.**并发其他肛肠疾病** 如果痔疮患者同时患有其他肛肠疾病，如肛裂、肛瘘等，可能需要由肛肠科专家进行诊断和治疗。

4.**疑似肛肠恶性肿瘤** 若痔疮伴有进行性疼痛、质地坚硬、与周围组织粘连等表现，可能存在肛肠恶性肿瘤的风险，应尽快转诊至专科医院进行进一步检查和治疗。

5.**痔疮合并其他疾病** 如痔疮患者合并有严重心脏病、肝病、肾病等疾病，可能需要专科医生的诊断和治疗。

6.**手术治疗需求** 对于需要进行手术治疗的痔疮患者，如注射硬化疗法无效、痔疮反复发作或者痔疮严重脱出等情况，应转诊至具备手术条件的医疗机构。

7.**出现并发症** 如果治疗过程中出现严重并发症，如痔疮嵌顿、感染等，需及时转诊以获得专业治疗。

二、肛瘘

【初诊依据】

1.常有反复肛周感染或脓肿病史。肛周疼痛、肿胀、瘙痒、湿疹，时有分泌物流出，当外口闭合后局部可有炎症反应，肛门排气或腹泻时，有气体或稀便从外口排出。

2.肛周可见外口（1个或多个），挤压时可有分泌物或脓液溢出。外口向肛门方向可触及条索状皮下瘘管；指诊有时可触及中央凹陷、呈硬结样内口。

3.探针和瘘管造影可协助寻找内口。

【并发症】

1.可并发感染，甚至发生脓毒血症。

2.尿潴留是手术治疗后最常见的并发症。

【鉴别诊断】

在肛门周围和骶尾部其他瘘管，常有分泌物从外口排出，容易与肛瘘混淆，故需加以鉴别，如与会阴尿道瘘、骶尾部畸胎瘤瘘、晚期肛管直肠癌、骶尾部骨结核、肛门周围毛囊炎和疖肿、化脓性汗腺炎等。

【诊疗处方】

1.外科疾病护理常规。

2.二级护理。

3.少渣饮食。

4.血常规，空腹血糖，肝、肾功能，癌胚抗原（CEA），凝血四项（PT+APTT+TT+FIB），HBsAg，抗-HCV，抗-HIV，TPPA。

5.尿常规，粪常规。

6.心电图，胸部X线检查。

7.直肠指诊。

8.肛门镜检查。

9.结肠镜检查（必要时）。

【健康生活方式指导】

1.**饮食调整** 保持饮食清淡，避免油腻、辛辣、刺激性食物，以免刺激肛门部位，加重病情。多摄入富含膳食纤维的食物，如糙米、全麦面包、蔬菜和水果，有助于缓解便秘，降低排便困难。

2.**规律作息** 养成良好的作息习惯，保证充足的睡眠，避免熬夜、劳累过度，以减少疾病复发的风险。

3.**增加运动** 适当增加运动量，如散步、慢跑、游泳等有氧运动，有助于提高身体免疫力，促进肛肠功能的改善。

4.**保持良好的排便习惯** 避免长时间用力排便，以减少肛门部位的压力，降低肛瘘复发风险。建议在早晨起床后进行排便，养成定时定点的习惯。

5. **控制体重**　过重会加大肛门部位的压力，容易导致肛瘘的发生或加重病情。应合理调整饮食，增加运动量，以保持健康的体重。

6. **局部护理**　注意保持肛门部位的清洁，避免局部感染。如有手术伤口，需按照医嘱进行伤口护理。

7. **疼痛缓解**　在医生指导下，适当使用镇痛药物来缓解疼痛。避免滥用止痛药，长期使用需在医生指导下进行。

8. **心理调适**　保持积极乐观的心态，避免因疾病带来的压力和焦虑。如有需要，可寻求心理咨询帮助。

【转诊】

1. **治疗无效或症状加重**　若在初级医疗机构治疗后，症状未得到缓解或者加重，应及时转诊以获得更专业的诊断和治疗。

2. **合并其他肛肠疾病**　若肛瘘患者同时患有其他肛肠疾病，如痔疮、肛裂等，可能需要由肛肠科专家进行诊断和治疗。

3. **疑似并发恶性肿瘤**　如果肛瘘部位疼痛进行性加重，质地坚硬，与周围组织粘连等，应尽快转诊至专科医院进行进一步检查和治疗。

4. **手术治疗需求**　对于需要手术治疗的肛瘘患者，应转诊至具备手术条件的医疗机构。

5. **出现并发症**　治疗过程中出现严重并发症，如严重感染、穿孔、出血等，应尽快转诊至专科医院进行救治。

6. **疾病复发**　若肛瘘经治疗后复发，应及时转诊至具有丰富经验的肛肠科专家进行诊断和治疗。

7. **诊断不明确**　如在初级医疗机构就诊后，诊断仍不明确，建议转诊至专科医院以获得准确的诊断。

8. **其他需要特殊治疗的情况**　如免疫力低下的患者、孕妇等特殊情况，可能需要专科医院的治疗方案。

三、肛管、直肠周围脓肿

【初诊依据】

1. 肛周红肿、疼痛，或有波动感，步行、坐下受压和排便时加重，少数伴有排尿困难。

2. 可伴有畏寒、发热、乏力、头痛、全身不适等症状。

3. 位于肛提肌以上的脓肿，直肠指诊可触及压痛性肿块，穿刺可抽出脓液。

4. B超检查可探及脓腔。

【并发症】

引流不彻底或损伤肛管括约肌易造成肛瘘发生。感染来源于肛腺，继发肛瘘的概率较高。

【鉴别诊断】

1. 手术前应穿刺定位，将抽得的脓液做微生物学检查，鉴别菌种和来源，以警惕肛瘘发生。

2. 术前做直肠指检或肛门镜检查，也可借助直肠内超声鉴别各种脓肿类型；术后定期做直肠指检或肛门镜检查，鉴别引流是否通畅。

【诊疗处方】

1. 外科疾病护理常规。

2. 二级护理。

3. 少渣半流质饮食。

4. 血常规，空腹血糖，CEA，肝、肾功能，凝血四项（PT+APTT+TT+FIB），HBsAg，抗-HCV，抗-HIV，TPPA。

5. 尿常规，粪常规。

6. 心电图，胸部X线检查。

7. 直肠指诊。

8. 直肠肛周B超或CT检查（深部脓肿）。

9. 结肠镜检查（必要时）。

【健康生活方式指导】

1. **保持局部卫生** 肛门周围的清洁卫生对于肛管、直肠周围脓肿的治疗和预防非常重要。建议每天用温水清洗肛门周围的皮肤，并避免使用肥皂或化学清洁剂，以免刺激皮肤。每次大便后也应该使用温水清洗，然后用柔软的毛巾或纸巾轻轻擦干，避免过度摩擦或搓揉。

2. 饮食调理　饮食中的纤维素含量是影响肠道健康的重要因素之一。建议患者增加膳食中的纤维素含量，如蔬菜、水果、全麦面包等。这些食物可以促进肠道蠕动，预防便秘和痔疮等疾病的发生。此外，患者还应避免食用刺激性食物，如辛辣食品、咖啡、酒精等，以免加重疾病的症状。

3. 适当运动　适当的运动可以促进身体的新陈代谢和血液循环，有助于恢复肛门周围脓肿的健康。建议患者进行适量的有氧运动，如散步、慢跑、游泳等。这些运动可以促进肠道蠕动，缓解便秘，减少肛门周围的疼痛和不适。

4. 避免久坐　久坐会增加肛门周围的压力，加重疼痛和不适。患者应该尽量避免久坐，可以间隔一段时间站起来走动或做一些简单的伸展运动，以缓解肛门周围的压力。

5. 改善排便习惯　排便是影响肛管、直肠周围脓肿康复的另一个关键因素。患者应该保持规律的排便习惯，避免便秘和腹泻。建议患者在每天固定的时间排便，避免过度用力，以免加重肛门周围的疼痛和不适。

6. 不吸烟、少喝酒　烟草和酒精都会对肛管、直肠周围脓肿的恢复造成影响。吸烟会影响血液循环，加重疼痛和不适，同时也会增加感染的风险。酒精会对肠胃产生刺激，使肛门周围的疼痛加重。

7. 保持良好的心理状态　肛管、直肠周围脓肿常常会给患者带来痛苦和不适，容易引起焦虑、抑郁等心理问题。因此，患者需要保持良好的心理状态，积极面对疾病，减轻心理压力。建议患者通过阅读、听音乐、进行休闲活动等方式缓解压力和不适情绪，以促进身体的康复和健康。

【转诊】

1. 感染部位广泛或深层感染　如果肛管、直肠周围脓肿的感染部位广泛或深层，治疗难度大，需要手术干预，此时需要转诊至肛肠外科医院。

2. 疼痛无法缓解　如果患者的疼痛无法缓解，即使在药物和其他治疗方法的帮助下，也需要进行进一步的检查和治疗。

3. 疼痛加重或伴有发热、畏寒等症状　如果患者的疼痛加重或伴随其他症状，如发热、畏寒等，这可能表明肛管、直肠周围脓肿已经引起了感染，需要进行进一步的检查和治疗。

4. 多次反复发作　如果患者的肛管、直肠周围脓肿多次反复发作，治疗效果不佳，需要进行更加深入的检查和治疗。

5. 合并其他疾病　如果患者同时患有其他疾病，如糖尿病等，可能需要进一步的治疗和管理，也需要转诊至专科医院。

四、直肠脱垂

【初诊依据】

1. 排便时直肠黏膜或肿块脱出肛门外，轻者可自行回纳，重者需用手帮助托回。便后有肛门下坠和排不尽感。

2. 反复脱垂，黏膜分泌黏液，致使肛周皮肤瘙痒。

3. 令患者下蹲做排便动作时，可见直肠黏膜呈"放射状"或"环状"脱出肛门外，黏膜表面充血、水肿、糜烂和溃疡等。

4. 直肠指诊示肛管括约肌松弛，黏膜光滑。

【并发症】

术后可出现吻合口裂开出血、顽固性疼痛、尿潴留、粪便嵌塞、术后复发等并发症。开腹直肠固定手术治疗直肠脱垂的男性患者，直肠切除可能损伤神经，导致术后性功能障碍。

【鉴别诊断】

本病与环状内痔、直肠黏膜内脱垂、盆底肌痉挛、肛管狭窄、内括约肌痉挛等相鉴别。

【诊疗处方】

　　1.外科疾病护理常规。

　　2.二级护理。

　　3.无渣半流质饮食。

　　4.会阴部清洗，qd。

　　5.血常规，肝、肾功能，CEA，凝血四项（PT+APTT+ TT+FIB），HBsAg，抗–HCV，抗–HIV，TPPA。

　　6.尿常规，粪常规。

　　7.心电图，胸部X线检查。

　　8.直肠指诊。

　　9.结肠镜检查（必要时）。

【注意事项】

　　术后卧床休息，前3天流质饮食，放置肛管排气；3天后服石蜡油，保持粪便通畅，并在床上排便；2周后开始离床活动，继续做提肛运动，3个月内不参加重体力劳动。

【健康生活方式指导】

　　1.保持肠道通畅　便秘和腹泻都会加重直肠脱垂的症状。因此，保持肠道通畅非常重要。患者可以通过饮食调整、适量运动、喝足够的水等方式缓解便秘，减少腹泻。建议患者每天喝足够的水，增加饮食中的膳食纤维含量，如水果、蔬菜和全麦面包等，以帮助消化和肠道蠕动。

　　2.饮食调理　饮食调理对于直肠脱垂的治疗和预防非常重要。患者应避免食用刺激性食物，如辛辣食品、咖啡、酒精等，以免加重症状。建议患者选择清淡、易消化的食物，如米粥、煮鸡蛋、蒸鱼等，以减轻肠道负担。

　　3.适当运动　适当的运动可以帮助恢复直肠脱垂的健康。建议患者进行适量的有氧运动，如散步、慢跑、游泳等。这些运动可以促进肠道蠕动，减轻便秘和腹泻的症状。

　　4.注意卫生　保持局部卫生是预防感染和加重症状的关键。患者应保持肛门和外阴的清洁和干燥，避免使用肥皂和化

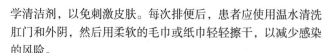

学清洁剂，以免刺激皮肤。每次排便后，患者应使用温水清洗肛门和外阴，然后用柔软的毛巾或纸巾轻轻擦干，以减少感染的风险。

5. 避免长时间站立或坐着　长时间站立或坐着会加重直肠脱垂的症状。可以使用特制的坐垫，减轻肛门和直肠的压力。建议患者在长时间站立或坐着后适当休息，如走动一会儿，或者做一些简单的伸展运动，以缓解症状。

6. 不要过度用力排便　过度用力排便会增加直肠脱垂的症状，甚至可能导致直肠黏膜脱垂。建议患者保持良好的排便习惯，避免过度用力排便。如果排便困难，可以尝试用一些轻柔的方法帮助排便，如温水冲洗肛门、轻轻按摩腹部等。

7. 戒烟和限制酒精摄入　吸烟和酒精都会加重直肠脱垂的症状，因此建议患者戒烟和限制酒精的摄入。吸烟会影响血液循环，使肠道血流量减少，增加症状的发生。酒精会刺激肠胃，加重直肠脱垂的症状。

【转诊】

1. 症状严重影响生活质量　如果直肠脱垂的症状严重影响了患者的生活质量，如排便困难、疼痛不适等，即使在药物和其他治疗方法的帮助下，仍无法缓解，需要转诊至专科医院进行治疗。

2. 频繁复发　如果患者的直肠脱垂反复发作，多次治疗仍然不能彻底解决症状，需要转诊至专科医院进行进一步的检查和治疗。

3. 出现并发症　直肠脱垂如果导致肠道梗阻、肠套叠、肠扭转等并发症，需要转诊至专科医院紧急治疗。

4. 伴随其他疾病　如果患者同时患有其他肛肠疾病或全身性疾病，如糖尿病等，需要转诊至专科医院进行进一步治疗和管理。

五、肛管、直肠癌

【初诊依据】

1. 大便习惯改变，便意频繁、便次增加及便不尽感，便秘与腹泻交替出现，黏液血便或脓血便。肿瘤较大可引起肠腔狭窄，表现为排便困难、腹痛、腹胀、粪便变细等。直肠指诊可触及肿块，指套可染脓血。

2. 直肠镜或乙状结肠镜检查可见肿瘤质脆、易出血，表面溃疡。

3. 钡灌肠检查显示黏膜破坏、充盈缺损或肠腔狭窄、僵硬等。

【并发症】

1. **术中常见并发症** ①骶前静脉丛大出血：一旦损伤，具有出血凶猛、出血量大、止血困难、病死率高的特点，如处理不当可造成患者术中死亡。②输尿管损伤：在直肠癌根治术中，输尿管损伤部位以左侧输尿管腰段最为多见，其次是两侧输尿管的骨盆段。损伤常发生在剪开乙状结肠左侧腹膜或处理乙状结肠系膜及切断结扎肠系膜下动脉时，损伤左侧输尿管腰段。

2. **术后常见并发症** 盆腔感染、吻合口瘘、性功能及排尿功能障碍。

【鉴别诊断】

1. **回盲瓣** 有时比较大并突入盲肠，很像息肉样肿块，注意鉴别。

2. **痉挛** 结肠可发生一小段肠痉挛，很像肿瘤浸润。

3. **恶性淋巴瘤、平滑肌瘤、平滑肌肉瘤等** 应与大肠癌相鉴别。

4. **肠结核** 好发于回肠末段与盲肠。

5. **Crohn病** 发病部位主要以末段回肠、盲肠和升结肠为主，病变范围较大肠癌广，并呈节段性分布。

6. **溃疡性结肠炎** 好发于直肠和乙状结肠，病变范围较结直肠癌广泛，呈连续性分布。

7. **腺瘤** 绒毛状腺瘤表面呈乳头状，X线检查示肥皂泡状小透明区，这是主要的鉴别点。

【诊疗处方】

1. 外科疾病护理常规。

2. 二级护理。

3. 半流质或无渣饮食。

4. 肥皂水灌肠，qd。

5. 血常规，血糖，血电解质，肝、肾功能，血型（ABO+RH），血交叉配合试验。CEA，CA19-9，CA125，CA50，抗-HIV，TPPA，凝血四项（PT+APTT+TT+FIB），HBsAg，抗-HCV，抗-HEV（IgG、IgM）。

6. 尿常规，粪常规。

7. 胸部X线检查，心电图。

8. 肝、胆彩超。

9. 腹部、盆腔CT。

10. 直肠指诊。

【健康生活方式指导】

1. **饮食调理** 饮食调理是预防和治疗肛管、直肠癌的重要手段。建议患者多食用富含膳食纤维和维生素的食物，如水果、蔬菜、全麦面包等，同时减少摄入高脂肪、高热量、高盐、高糖等食品的量，避免食用烤制、烟熏、煎炸等加工食品。此外，保持充足的水分摄入。

2. **维持健康的体重** 过重或肥胖是肛管、直肠癌的危险因素之一，因此患者应该注意保持健康的体重。建议患者进行适当的运动和饮食调整，控制每日摄入的热量，维持身体健康。

3. **不吸烟，限制酒精摄入** 吸烟和过度饮酒都是肛管、直肠癌的危险因素之一，建议患者不吸烟，限制酒精的摄入量。这可以有效降低患癌的风险。

4. 注意个人卫生 保持良好的个人卫生对于预防和治疗肛管、直肠癌非常重要。患者应注意肛门、外阴、会阴等部位的清洁卫生，避免感染的发生。

5. 定期体检和筛查 定期体检和筛查是预防和早期发现肛管、直肠癌的重要措施。建议患者定期进行肛门指诊、乙状结肠镜检查、FIT粪便潜血检查等筛查，及时发现并治疗肛管、直肠癌。

6. 接受规范治疗 如果被确诊为肛管、直肠癌，患者需要接受规范的治疗。治疗方案会根据患者的具体情况而定，可能包括手术、化疗、放疗等多种治疗方式。患者应密切配合医生的治疗方案，遵守治疗计划和医嘱，注意饮食调理、休息和运动等方面，促进身体的康复和健康。

7. 积极应对精神问题 肛管、直肠癌的治疗过程可能会对患者的身心健康造成一定的影响，如焦虑、抑郁等精神问题。因此，建议患者积极应对精神问题，可以寻求心理咨询或者参加相关的心理疏导活动，以提高心理适应能力。

【转诊】

1. 疑难病例 如果患者的病情比较复杂，临床表现难以明确，需要进行更深入的检查和诊断，需要转诊至肿瘤专科医院或其他医疗机构进行进一步治疗。

2. 需要手术治疗的患者 对于需要手术治疗的肛管、直肠癌患者，建议转诊至有专业技术和设备的医疗机构进行手术治疗，以提高手术的安全性和治疗效果。

3. 化疗和放疗治疗的患者 如果患者需要接受化疗和放疗等综合治疗，建议转诊至有专业技术和设备的医疗机构进行治疗，以提高治疗效果和降低不良反应的风险。

4. 需要进一步筛查和诊断的患者 如果患者需要进行更深入的筛查和诊断，如经直肠镜检查、核磁共振（MRI）等高级检查手段，建议转诊至有专业技术和设备的医疗机构进行检查。

5. 其他特殊情况 如果患者同时合并其他严重疾病或并

发症，或需要进行其他特殊治疗或管理，建议转诊至有相关专业技术和设备的医疗机构进行治疗。

第八节　肝脏疾病

非寄生虫性肝囊肿

【初诊依据】

1. 多数患者无明显症状。当囊肿较大，可出现上腹部闷胀不适、隐痛。如合并感染或出现囊肿破裂，可以有急腹症表现。若囊肿较小，可无体征。若囊肿较大或多囊肝，右上腹可扪及肿块。

2. B超和CT检查可以确定囊肿的大小、部位及数量。

【鉴别诊断】

本病应与肝囊性包虫病、肝海绵状血管瘤、幼儿先天性肝囊肿、肝囊性肿瘤及肝内胆管囊性扩张症等疾病相鉴别。

【诊疗处方】

1. 肝胆外科疾病护理常规。

2. 三级护理。

3. 低脂饮食。

4. 测体温、血压、脉搏，qid。

5. 血常规，血糖，血电解质，肝、肾功能，AFP，血型（ABO+Rh），血交叉配合试验。凝血四项（PT+APTT+TT+FIB），HBsAg，抗–HCV，抗–HIV，TPPA。

6. 尿常规，粪常规。

7. 双肾、肝脏B超或CT、MRI检查。

8. 胸部、腹部X线检查。

9. 心电图。

【注意事项】

手术适应证　①孤立性肝囊肿，直径＞10cm；②有明显症状，直径＞5cm的孤立性肝囊肿；③伴有明显症状的多囊肝；④肝囊肿出现感染、囊内出血、破裂等合并症；⑤不能排除肿瘤性囊肿。

【健康生活方式指导】

1. 观察和监测 对于小型、无症状的非寄生虫性肝囊肿，可以选择观察和监测其大小和病情变化。定期进行影像学检查，如超声、CT或MRI等，以评估囊肿的生长情况。

2. 健康饮食 保持均衡的饮食，摄入足够的营养，避免过度饱胀和摄入过多的脂肪。膳食中应包括新鲜的蔬菜、水果、全谷物和适量的蛋白质。

3. 避免肝损伤因素 避免酒精滥用和不合理的药物使用，这些因素可能对肝脏产生损害。遵医嘱合理用药，减少对肝脏的负担。

4. 良好的生活习惯 保持规律的作息时间，避免长时间的疲劳和过度劳累，有助于维持整体健康和免疫功能。

【转诊】

1. 症状明显 若非寄生虫性肝囊肿导致的症状明显，如腹痛、腹胀、消化不良等，可能需要转诊至消化内科或肝胆外科进行进一步评估和治疗。

2. 复杂囊肿 某些情况下，如囊肿较大、位置特殊、囊肿感染等，可能需要转诊至相应专科进行综合治疗，如肝胆外科或放射治疗科。

3. 囊肿破裂或出血 如果囊肿破裂或出血引起严重症状，如剧烈腹痛、内出血等，可能需要紧急转诊至相关专科进行治疗。

第九节 胆道疾病

一、急性胆囊炎

【初诊依据】

1. 突然发作右上腹区持续疼痛，阵发性加重，并向右肩或右背部放射痛，可伴恶心、呕吐、畏寒、发热、体温

38 ~ 39℃。

2．右上腹区有明显压痛、反跳痛和肌紧张，墨菲征阳性，有时可触及肿大的胆囊，有压痛。

3．B超示胆囊增大，壁厚，胆汁透声差，可见强回声光团。

4.CT检查可显示胆囊增大、壁厚或有结石。

【并发症】

1．**胆囊积脓**　白细胞计数显著增高。因胆囊积脓易引起脓毒败血症和胆囊穿孔等危险，故胆囊积脓一经诊断，应立即行胆囊切除术，并积极抗感染治疗。

2．**气肿性胆囊炎**　是急性胆囊炎罕见而严重的并发症。常与产气细菌感染有关，病原菌大多数为梭状芽孢杆菌，其次为大肠埃希杆菌、厌氧链球菌及其他肠源菌群，病情严重，除积极抗感染治疗外，应立即行胆囊切除术。

3．**胆囊穿孔**　在病程中出现腹痛加重、胆囊显著肿大、高热和血白细胞计数显著增高时，应高度警示有胆囊壁坏疽、穿孔可能。

4．**胆源性胰腺炎**　胆囊结石未排出，嵌顿于胆总管下段（胆总管与胰管汇合处），从而诱发胰腺炎，因此合并胆囊结石伴急性胆囊炎，应谨慎。入院后行血清淀粉酶测定，必要时行磁共振胰胆管成像（MRCP）检查，若明确诊断可行经内镜逆行性胰胆管造影（ERCP）+取石体。

【鉴别诊断】

应与急性病毒性肝炎、急性酒精性肝炎、急性胰腺炎、右下肺炎、肾盂肾炎、急性右心衰竭、消化性溃疡并发急性穿孔等疾病鉴别。一般结合病史、体格检查及有关的辅助检查，进行鉴别诊断。青年女性患者应与淋球菌性肝周围炎相鉴别。妇科检查时有附件压痛，宫颈涂片可发现淋病双球菌。如鉴别诊断有困难时，可行腹腔镜检查。

【诊疗处方】

1．肝胆外科疾病护理常规。

2. 一级护理。

3. 低脂流质饮食（急诊手术时禁食）。

4. 半卧位。

5. 血常规，血淀粉酶，肝、肾功能，血电解质，血糖，血型（ABO+Rh），血交叉配合试验，凝血四项（PT+APTT+TT+FIB），AFP，HBsAg，抗-HCV，抗-HIV，TPPA。

6. 尿常规，粪常规。

7. 心电图，胸腹部X线检查。

8. 腹部B超（肝、胆、胰、脾）。

9. 肝、胆CT（必要时）。

【注意事项】

1. **手术指征** ①发病72小时以内的有明确手术指征的急性胆囊炎（化脓性、坏疽性、梗阻性胆囊炎）；②有症状的慢性胆囊炎，经全面检查并排除能引起类似症状的其他上腹部疾病，B超提示胆囊壁增厚或胆囊造影证实已无功能；③有症状的胆囊结石；④胆囊隆起性病变，直径1cm以上的胆囊息肉或胆囊癌；⑤外伤性胆囊破裂。

2. **术后可能发生的并发症及处理** ①胆瘘：充分引流，防止胆汁潴留于腹腔，同时给予抗感染和全身支持治疗，随着腹内粘连，胆瘘可痊愈。②术后出血：小量出血用止血药后可自行停止，大量出血多需急诊手术止血。

【健康生活方式指导】

1. **饮食调整** 在急性期间，建议采用低脂饮食，避免油炸、辛辣、刺激性食物的摄入。选择易消化的食物，如清淡的汤类、煮熟的蔬菜和水果。避免暴饮暴食和过度饱胀。

2. **休息和舒适** 在急性期间，休息很重要，避免剧烈运动和过度劳累。保持舒适的体位可以有助于缓解疼痛。

3. **饮水** 保持足够的水分摄入，有助于稀释胆汁中的胆固醇和促进胆囊排空。

【转诊】

1. **严重症状** 若急性胆囊炎症状严重且难以缓解，如持续剧烈腹痛、高热、呕吐等，可能需要紧急转诊至消化内科或外科专科进行进一步评估和治疗。

2．并发症 如胆囊穿孔、胆囊脓肿、胆道梗阻等严重并发症，可能需要紧急转诊至相应专科进行治疗。

3．需要胆囊切除术 在某些情况下，如反复发作、严重疼痛无法缓解、胆囊壁钙化等，可能需要转诊至肝胆胰外科进行胆囊切除手术。

二、慢性胆囊炎胆石症

【初诊依据】

1．可有胆绞痛或反复发作史。上腹或右上腹阵发性隐痛、胀痛，或餐后饱胀、嗳气、消化不良，多在进食油腻食物后症状明显。

2．右上腹区可能有轻度压痛，有时触到肿大的胆囊，可有黄疸。

3．B超可提示胆囊大小、形态、功能及胆总管情况。

4．口服或静脉法胆囊造影示胆囊收缩功能差或胆囊不显影。

【并发症】

易并发胆囊炎、胆管炎和胰腺炎；最严重的并发症是胆囊坏疽和穿孔，穿孔可引起胆汁性和化脓性腹膜炎。

【鉴别诊断】

1．排除与其他疾患共存可能，如上消化道、结肠、肾脏和胰腺等疾病。一些腹腔外疾患如心绞痛、降主动脉瘤、脊髓神经痛、胸膜炎、心包炎及不常见的代谢性疾病如遗传性血管性水肿、急性间歇性卟啉病都能引起相似的临床表现，应注意鉴别。

2．急性胆囊炎患者常有局部炎症的症状和体征，注意与其他腹腔内的炎症和感染相鉴别。

3．低位胆囊炎和肝下的阑尾炎部位相近，鉴别有一定困难，B超和肝胆闪烁成像检查有助于鉴别。

4. 急性胰腺炎和胆囊炎的鉴别也较难，胰腺炎和胆囊炎可同时存在可能。

5. 注意继发性胆汁性肝硬化和原发性胆汁性肝硬化、结石所致的胆管炎与硬化性胆管炎的鉴别，因其治疗方案不同。

【诊疗处方】

1. 肝胆外科护理常规。

2. 三级护理。

3. 低脂饮食。

4. 阿托品 0.3mg，口服，tid。

5. 血常规，血型，AFP，肝、肾功能，血电解质，血糖，凝血四项（PT+APTT+TT+FIB），HBsAg，抗 –HCV，抗 –HIV，TPPA。

6. 尿常规，粪常规。

7. 胸部 X 线检查，心电图。

8. 腹部 B 超（肝、胆、胰、脾）。

【注意事项】

1. **手术适应证**　凡确诊慢性胆囊炎、胆石症、内瘘者，除不能耐受手术者外，皆可行手术治疗。

2. **术前准备**　①避免进食较油腻食物而引发症状；②并发胆囊炎症较明显者，应用广谱抗生素；③怀疑胆囊内瘘的患者，常规口服肠道抗生素，并做肠道准备。

【健康生活方式指导】

1. **饮食调整**　避免高脂、高胆固醇食物，如油炸食品、动物脏器、奶油等。选择低脂、高纤维的饮食，包括新鲜蔬菜、水果、全谷类食物等。避免暴饮暴食，保持适量进食，避免过度饱胀。

2. **控制体重**　保持适当的体重有助于预防和控制胆囊炎和胆石症的发生。建议通过合理饮食和适量运动来控制体重。

3. **饮水**　保持充足的水分摄入，有助于稀释胆汁中的胆固醇，减少结石形成的风险。

4. **规律饮食**　保持定时进食，避免长时间禁食，以维持胆汁的正常排出。

5. 避免过度用药　某些药物可能增加胆囊炎和胆石症的风险，如口服避孕药、某些抗生素等，应遵医嘱正确用药。

【转诊】

1. 严重疼痛　如果胆绞痛症状严重且频繁，无法通过药物缓解或控制，可能需要转诊至消化内科或外科专科进行进一步评估和治疗。

2. 并发症　如胆囊炎反复发作、胆囊积脓、胆囊穿孔等严重并发症，可能需要紧急转诊至相应专科进行治疗。

3. 复杂病例　某些特殊情况下，如结石较大、胆囊壁变厚、合并其他胆道疾病等，可能需要转诊至肝胆胰外科或胆道专科进行综合治疗。

三、肝胆管结石

【初诊依据】

1. 上腹部或右上腹部隐痛、钝痛、叩击痛或绞痛。部分患者可无明显体征，或仅表现为右季肋区和后背部胀痛。

2. B超、CT、经皮穿刺胆道造影或内镜逆行胰胆管造影等辅助检查可显示胆管扩张和结石。

【并发症】

肝胆管结石的常见并发症很多，如胆源性肝脓肿、急性化脓性梗阻性胆管炎、胆瘘、胆道出血、胆源性胰腺炎、肝形态比例失调（肝萎缩–肥大征）、继发性胆汁性肝硬化、门静脉高压、胆管壁静脉曲张、胆心综合征、肝性脑病、胆管细胞癌等，多而复杂，患者常以并发症就诊，不少患者死于肝胆管结石的并发症。

【鉴别诊断】

注意与是否合并肝、胆管癌相鉴别。

【诊疗处方】

1. 肝胆外科疾病护理常规。

2.二级护理。

3.低脂饮食。

4.血常规，肝、肾功能，血电解质，血糖，血型（ABO+Rh），血交叉配合试验，凝血四项（PT+APTT+TT+FIB），AFP，HBsAg，抗–HCV，抗–HIV，TPPA、肿瘤标志物（肝、胆管癌）。

5.尿常规，粪常规。

6.腹部B超（肝、胆、胰）。

7.腹部CT平扫+增强（明确结石大小、位置，并协助明确诊断）。

8.胸部X线检查，心电图。

【注意事项】

1.伴发急性胆管炎者，应尽可能先保守治疗，或采用鼻胆管引流、经皮肝穿刺胆道引流术等，度过急性期后再行择期手术。

2.一旦确诊且全身情况良好者，或急性发作，保守治疗病情稳定后，应尽早手术；病情危急，一般情况较差，可先行急诊胆管取石引流，术后用纤维胆道镜取石或二次手术。

【健康生活方式指导】

1.**饮食调整**　避免高脂、高胆固醇食物，如油炸食品、动物脏器、奶油等，尽量选择低脂、高纤维的饮食，包括新鲜蔬菜、水果、全谷类食物等。

2.**控制体重**　保持适当的体重有助于预防和控制结石形成，如果存在肥胖问题，建议采取健康的减重方法，如合理饮食和适量的运动。

3.**饮水**　保持充足的水分摄入，有助于稀释胆汁中的胆固醇，减少结石形成的风险。

4.**规律饮食**　保持定时进食，避免暴饮暴食或长时间禁食，以维持胆汁的正常排出。

5.**避免过度用药**　长期或滥用某些药物可能增加结石形成的风险，应遵医嘱正确用药。

【转诊】

1. 严重疼痛 如果胆绞痛症状严重且频繁，无法通过药物缓解或控制，可能需要转诊至消化内科或外科专科进行进一步评估和治疗。

2. 并发症 如果出现胆囊炎、胆管炎、胆管结石梗阻等严重并发症，可能需要紧急转诊至相应专科进行治疗。

3. 复杂病例 某些特殊情况下，如结石较大、位置特殊或伴有其他胆道疾病，可能需要转诊至肝胆胰外科或胆道专科进行综合治疗。

四、胆总管结石

【初诊依据】

1. 反复发作性剑突下或右上腹绞痛，伴恶心、呕吐、寒战、发热等症状，呈波动状态，发作间歇期可无任何症状。

2. 可有不同程度的皮肤、巩膜黄染，多有剑突下或右上腹压痛、肌紧张，可能有胆囊肿大、肿大并有触痛。

3. 伴急性炎症时，血白细胞计数及中性粒细胞增高、核左移，血总胆红素、碱性磷酸酶、转肽酶可以明显升高。

4. B超、CT、经皮穿刺胆道造影、内镜逆行胰胆管造影检查显示胆总管扩张，有结石影。

【并发症】

1. 继发革兰阴性杆菌感染。

2. 壶腹部的结石比较容易造成胆管完全梗阻。

3. 梗阻性化脓性胆管炎，可引起中毒性休克。

4. 梗阻和感染均可造成肝细胞损害、胆汁性肝硬化。

5. 继发胆石性胰腺炎。

【鉴别诊断】

1. 与肿瘤或肝内胆汁淤积症所致的梗阻性黄疸相鉴别。

2. 与肝病或肝炎等所致的肝细胞性黄疸相鉴别。

3. 与胰头癌或壶腹癌相鉴别。

【诊疗处方】

1. 肝胆外科疾病护理常规。

2. 二级护理。

3. 低脂饮食。

4. 血常规，肝、肾功能，血电解质，血糖，血型（ABO+Rh），血交叉配合试验，AFP，凝血四项（PT+APTT+TT+FIB），HBsAg，抗-HCV，抗-HEV（IgG、IgM），抗-HIV，TPPA。

5. 尿常规，粪常规。

6. 心电图。

7. 胸部X线检查。

8. 肝、胆、胰彩超。

9. 0.9%氯化钠注射液100ml+头孢曲松钠2.0g。

【注意事项】

1. 胆总管结石诊断明确后即有手术指征，急性发作期应尽可能采取内科治疗控制症状，择期手术。

2. 内镜外科治疗可部分取代手术治疗。一般需先行内镜下十二指肠乳头切开，然后经内镜治疗孔，利用取石网篮进行取石；对于较大的结石，可先行机械、激光等进行碎石，取石后可冲洗或经鼻胆引流管进行引流。

3. 腹腔镜外科治疗，一般与纤维胆道镜联合使用进行胆总管取石。胆总管切口在取尽结石后可以一期缝合关闭，也可放置胆道引流管进行引流，但对于伴胆管狭窄、壶腹部结石嵌顿的患者尚不适用。

【健康生活方式指导】

1. **饮食调整**　避免高脂、高胆固醇食物，如油炸食品、动物脏器、奶油等，尽量选择低脂、高纤维的饮食，包括新鲜蔬菜、水果、全谷类食物等。避免暴饮暴食，注意进食的规律性。

2. **饮水**　保持充足的水分摄入，有助于稀释胆汁中的胆固醇，减少结石形成的风险。

3. **规律饮食** 保持定时进食，避免长时间禁食，以维持胆汁的正常排出。

4. **避免过度用药** 某些药物可能增加结石形成的风险，如长期使用某些降脂药物，因此应遵医嘱正确用药。

5. **控制体重** 保持适当的体重有助于预防和控制结石形成，如果存在肥胖问题，建议采取健康的减重方法，如合理饮食和适量的运动。

【转诊】

1. **严重疼痛** 如果胆绞痛症状严重且频繁，无法通过药物缓解或控制，可能需要转诊至消化内科或外科专科进行进一步评估和治疗。

2. **并发症** 如果出现黄疸、胆管炎、胆管梗阻等严重并发症，可能需要紧急转诊至相应专科进行治疗。

3. **复杂病例** 某些特殊情况下，如结石较大、位置特殊或伴有其他胆道疾病，可能需要转诊至肝胆胰外科或胆道专科进行综合治疗。

五、胆道蛔虫症

【初诊依据】

1. 农村青少年多见，常有肠蛔虫病史。剑突下突发剧烈绞痛，呈"钻顶样"疼痛，向右肩背部放射，患者辗转不安，可以突然缓解，间歇期完全不痛，或仅轻微疼痛。常伴恶心、呕吐，有时伴轻度黄疸。

2. 体征少，除剑突下有触痛外，无其他阳性体征，腹肌不紧张。合并胆道感染时压痛明显，有肝区叩击痛。

3. B超可显示胆管内蛔虫体。

【并发症】

1. 引起胆道感染、胰腺炎等，疾病后期蛔虫可成为结石。

2. 蛔虫钻入肝内胆小管时，可引起肝脓肿。

【鉴别诊断】

应与蛔虫性肠梗阻、肠穿孔相鉴别。

【诊疗处方】

1. 肝胆外科疾病护理常规。

2. 一级护理。

3. 低脂饮食。

4. 硫酸镁5~10g或硝酸甘油0.5mg，口服，tid。

5. 米醋30ml，口服，qid。

6. 0.9%氯化钠注射液50ml+哌拉西林钠他唑巴坦2.25~4.5g，静脉滴注，q6h。

7. 血常规，肝、肾功能，血电解质，血糖，血淀粉酶，AFP，CEA，CA19-9，CA125，血型（ABO+Rh），血交叉配合试验，凝血四项（PT+APTT+TT+FIB），HBsAg，抗-HCV，抗-HEV（IgG、IgM），抗-HIV，TPPA。

8. 尿常规，粪常规。

9. 心电图，胸部X线检查。

10. 腹部B超（肝、胆、胰）。

11. 5%葡萄糖注射液500ml+山莨菪碱20mg，静脉滴注，立即。

12. 盐酸哌替啶100mg+阿托品0.5mg，肌内注射（必要时）。

【注意事项】

1. 单纯性胆道蛔虫症，十二指肠镜检查如发现蛔虫尚有部分在肠腔内，可用圈套器取出，如造影发现蛔虫在胆管内，可切开奥迪（Oddi）括约肌后取出。有急性胆管炎者，可放置鼻胆引流管。

2. 也可手术探查，手术中应注意探查有无伴发肝脓肿、胰腺炎，必要时取虫后再用胆道镜探查或术中逆行胆道造影；对于胆囊蛔虫并感染者，应施行胆囊切除术。

【健康生活方式指导】

1. 卫生习惯　保持良好的个人卫生习惯，特别是饭前便后要洗手，避免口部接触污染的物品。

2. **饮用安全水源**　尽量饮用经过安全处理的水源，避免饮用未经消毒的生水或不洁水源。

3. **食品处理**　确保食物煮熟煮透，尤其是肉类和鱼类，避免生食或未煮熟的食物，以减少蛔虫感染的风险。

4. **食物卫生**　保持食物的清洁卫生，避免食用过期或变质的食物。

5. **避免接触污染物**　避免接触和摄入污染的土壤、粪便或生鲜蔬果，以预防蛔虫病的传播。

【转诊】

1. **严重症状**　如果出现严重腹痛、呕吐、黄疸等症状，可能需要转诊至消化内科或胆道专科进行进一步评估和治疗。

2. **并发症**　胆道蛔虫症在极少数情况下可能引发并发症，如胆道梗阻、胆囊炎等，需要专科医生进行综合治疗。

3. **复杂病例**　某些特殊情况下，如多个蛔虫寄生、合并其他胆道疾病等，可能需要转诊至相应的胆道专科或外科进行治疗。

六、胆管癌

【初诊依据】

1. 有胆管结石、胆管炎、先天性胆管囊肿、慢性溃疡性结肠炎或肝吸虫感染的病史。

2. 上腹不适、隐痛，腰背部放射痛。

3. 进行性黄疸，皮肤瘙痒，部分黄疸可出现波动。

4. 部分患者可出现发热、急性梗阻性胆管炎表现。

5. 肝大，胆总管以下肿瘤，胆囊可能增大，肝、胆B超及上腹部CT检查可见梗阻部位及肿物。

6. 血胆红素升高，以结合胆红素升高为主，碱性磷酸酶（AKP）及转氨酶升高。

7. 经皮穿刺胆道造影、内镜逆型胰胆管造影、PTC检查可明确肿瘤部位。

【并发症】

注意防范术后并发症，如胆瘘、出血、电解质紊乱、肺部感染、腹膜炎等。

【鉴别诊断】

1. 胆管慢性炎症和胆囊癌变在临床上很难区别，必须通过病理检查确诊。

2. 本病应与肝内胆管结石、肝细胞癌、肝囊肿、化脓性胆管炎相鉴别。

【诊疗处方】

1. 肝胆外科疾病护理常规。

2. 二级护理。

3. 低脂饮食。

4. 血常规，肝、肾功能，血电解质，血糖，AFP、CEA、CA19-9、CA125。血型（ABO+Rh），血交叉配合试验，凝血四项（PT+APTT+TT+FIB），HBsAg，抗-HCV，抗-HEV（IgG、IgM），抗-HIV，TPPA。

5. 尿常规，粪常规。

6. 腹部B超、CT或MRI（肝、胆、胰）。

7. 碘过敏试验。

8. PTC或ERCP胆道造影。

9. 选择性门静脉和肝动脉造影。

10. 心电图，胸、腹部X检查。

【健康生活方式指导】

1. **饮食调整**　采用健康的饮食习惯，包括摄入足够的蔬菜、水果和全谷物，限制高脂肪、高胆固醇和加工食品的摄入。遵循医生或营养师的建议，制定适合个体情况的饮食计划。

2. **维持健康体重**　保持适当的体重有助于预防疾病的发生和进展。通过合理的饮食和适度的运动来控制体重，避免肥胖。

3. 戒烟限酒　长期吸烟和过量饮酒与胆管癌的发生有关。戒烟和限制酒精摄入有助于减少癌症风险和改善整体健康。

4. 定期体检　定期进行体检，包括肝功能和胆囊、胆管的影像学检查，有助于早期发现和诊断胆管癌。

【转诊】

1. 确诊和分期　胆管癌的确诊和分期通常需要通过各种影像学和病理学检查进行，一般需要由肿瘤专科医生进行评估和处理。

2. 复杂病例　某些特殊情况下，如肿瘤较大、浸润范围广泛、伴有其他重要器官的受累等，可能需要转诊至肿瘤专科或肝胆外科进行综合治疗。

3. 手术干预　对于可手术切除的早期胆管癌，可能需要转诊至肝胆外科进行手术治疗。

第十节　胰腺疾病

一、胰腺假性囊肿

【初诊依据】

1. 多数有急、慢性胰腺炎病史或明显外伤史。患者多有中上腹部钝痛、胀痛，常伴有向背部放射，低热、消瘦、乏力、黄疸、恶心及呕吐等症状，可出现邻近脏器受压症状。上腹部包块呈球状，表面光滑，有波动感，移动度差，压痛。可有邻近器官受压出现相应的体征。

2. X线胃肠钡透检查按囊肿大小和部位可显示胃、十二指肠或横结肠受压、移位、钡影缺损等表现。

3. B超或CT检查可明确囊肿。逆行胰胆管造影可观察囊肿与胰管是否相通。

4. 剖腹探查、病理检查可确定诊断。

【并发症】

1.继发感染　是最常见、最严重的并发症，死亡率高。

2.胰性腹水　由于胰性腹水时纤维素渗出，纤维组织增生，炎性细胞浸润和弹性纤维变性等病变，液体不能大量地被吸收，而积聚于腹腔内。

3.胰性胸水　囊肿内胰液通过横膈的淋巴管，弥散入胸腔，刺激胸膜或囊肿与胸腔之间形成瘘管，即可引起胸水。胸水多在左侧。

4.出血　出血是假性囊肿罕见的但最危险的并发症。

5.压迫症状　胰假性囊肿可以压迫附近的内脏或血管引起相应的压迫症状。

6.囊肿破裂和穿孔　胰假性囊肿可自发穿孔或破入邻近的内脏，如破入腹腔和胸腔可引起胰性腹水和胰性胸水；也可破入纵隔、主动脉、支气管、门静脉而引起相应的症状。

【鉴别诊断】

本病应与胆总管囊肿、胰腺肿瘤、胆囊炎、髂窝脓肿等相鉴别。

【诊疗处方】

1.肝胆外科疾病护理常规。

2.二级护理。

3.低脂饮食。

4.血常规，血型（ABO+Rh），血交叉配合试验，AFP，CEA、CA19-9、CA125，肝、肾功能，血电解质，血糖，脂血，血淀粉酶，凝血四项（PT+APTT+TT+FIB），HBsAg，抗-HCV，抗-HEV（IgG、IgM），抗-HIV，TPPA。

5.尿常规，尿淀粉酶，粪常规。

6.心电图，胸部X线检查。

7.腹部B超、CT或MRI（肝、胆、胰）。

【注意事项】

1.除紧急情况外，胰腺假性囊肿应在发病3个月后施行手术治疗。

2.除位于胰腺尾部的假性囊肿可以连同脾脏一并切除外，一般不作囊肿切除术。

3.除囊肿破裂、出血或病情危重，囊肿合并严重感染或脓肿形成需要做囊肿外引流外，一般胰腺假性囊肿应做内引流而不做外引流术。

4.术中注意事项。①先行囊肿穿刺，抽取部分囊液送淀粉酶测定。②对囊腔应做全面探查，发现赘生物应做冰冻切片检查，同时切取部分囊壁作冰冻切片，确定是否囊腺瘤和有无恶变，并排除腹膜后肿瘤或恶性肿瘤坏死后囊性变。③如发现囊内有分隔，应将其分开，变成单囊后再做引流术。④做囊肿空肠Y型吻合时，吻合口的位置应处于囊肿的最低位，吻合口应够大，旷置的空肠长度以50~60cm为宜。

【健康生活方式指导】

1.饮食调整　在胰腺假性囊肿的管理中，饮食的调整很重要。建议遵循低脂、低刺激性的饮食，避免高脂肪、油炸食物和辛辣食物的摄入，以减少对胰腺的刺激。选择消化较容易的食物，如煮熟的蔬菜、瘦肉、鱼类和水果。饮食应分为多餐少量，避免暴饮暴食和过度饱胀。

2.戒烟限酒　吸烟和过量饮酒可能对胰腺假性囊肿的管理产生负面影响。建议戒烟或减少吸烟量，并限制饮酒量，或者遵循医生的建议进行调整。

3.控制体重　保持适当的体重有助于减轻胰腺的负担。可通过健康的饮食和适度的运动来控制体重。

【转诊】

1.复杂的胰腺假性囊肿　若胰腺假性囊肿复杂，如囊肿较大、囊壁有增厚、合并其他胰腺疾病或有囊肿内部结石等情况，可能需要专科医生进行进一步评估和治疗。

2.恶性变化疑虑　若存在胰腺假性囊肿恶性变化的疑虑，如囊肿增大快速、囊肿壁不规则、囊液中存在恶性细胞等征象，需转诊至肿瘤科或胰腺专科进行评估和治疗。

3.囊肿破裂或感染　当胰腺假性囊肿破裂、感染、引起腹膜炎或腹腔内脓肿时，可能需要紧急转诊至相应的专科进行治疗。

4. 严重症状 如果胰腺假性囊肿引起严重症状，如剧烈腹痛、呕吐、黄疸等，无法通过保守治疗控制，可能需要转诊至专科进行进一步评估和管理。

5. 手术治疗需求 若有囊肿较大、引起持续症状、伴有并发症等情况，可能需要转诊至胰腺外科进行手术治疗。

二、胰腺癌

【初诊依据】

1. 不明原因乏力、食欲不佳、消瘦，进行性加重的中腹或左上腹饱胀与疼痛，并向腰背部放射。仰卧与侧卧时疼痛加重，坐位时疼痛可减轻。可有进行性梗阻性黄疸，偶可触及肿大的胆囊。

2. 血清胆红素升高，血清癌胚抗原（CEA）阳性。

3. B超可显示胰腺占位性病变。CT、MRI检查可显示胰腺肿物的部位及周围关系。内镜逆行胰胆管造影、经皮穿刺胆道造影检查可直接显示病变部位。

4. 手术探查，活组织病理检查可确定诊断。

【并发症】

肺炎、胸腔积液、胰瘘是最主要的三大术后并发症。

【鉴别诊断】

应与胆石症相鉴别。临床报道易误诊的病种有胃炎、胃溃疡、十二指肠炎、十二指肠溃疡、胆囊炎、胆石症、病毒性肝炎、慢性胰腺、急性胰腺炎、糖尿病、上消化道出血、结肠炎、血栓性静脉炎、肺炎、便秘、胰石症、膀胱炎、肝硬化、肠梗阻、胰腺良性肿瘤、壶腹癌、胆管癌、十二指肠癌、胃癌、肝癌、结肠癌、淋巴瘤、胃平滑肌肉瘤、肠系膜肉瘤、腰肌劳损、腰椎退行性变、上呼吸道感染、胃下垂、胆总管炎性狭窄、硬化性胆管炎、十二指肠郁滞症、十二指肠内瘘、脂肪肝、肝脓肿、食管炎、肠结核、克罗恩病、细菌性痢疾、腹水待查、结核性腹膜、肠易激综合征、肠系膜上动脉压迫综合征、风湿热、肾积水、尿路感染、泌尿系结石、脑梗死、神经官能症、精神病。其误诊最多的病种为胃十二指肠炎、消化性溃疡、病毒性肝炎、胆囊炎胆石症及慢性胰腺炎。

【诊疗处方】

1. 肝胆外科疾病护理常规。

2. 二级护理。

3. 低脂饮食。

4. 血常规，肝、肾功能，血电解质，血糖，葡萄糖耐量试验，血清淀粉酶，AFP、CEA、CA19-9、胰胎瘤抗原（POA），血型（ABO+Rh），血交叉配合试验，凝血四项（PT+APTT+TT+FIB），HBsAg，抗-HCV，抗-HEV（IgG、IgM），抗-HIV，TPPA。

5. 尿常规，尿淀粉酶，粪常规。

6. 胸部X线检查，心电图。

7. 腹部B超、CT或MRI检查。

【注意事项】

1. 凡诊断明确，一般情况较好，无远处转移，可以耐受手术者，或临床症状明显，不能排除胰腺癌者，均应进行手术探查。

2. 术前准备。①加强营养，改善患者营养状况，纠正低蛋白血症和贫血；②护肝治疗常用极化液加肌苷、维生素C静脉滴注，同时补充维生素K，改善凝血机制；③合并糖尿病者应用胰岛素控制血糖在7.1~8.9mmol/L；④术前2天行肠道准备。

3. 术后处理。①严密监测生命体征，监测肝肾功能、血电解质、血糖变化。②密切观察腹部情况和各引流管引流液的性状，记录引流量，定期监测腹腔引流液的淀粉酶活性，腹腔引流管于术后5~7天进食后无胰瘘拔除。③补液，维持水、电解质平衡，早期行营养支持，或经空肠造口肠道营养。④应用广谱抗菌药物防治感染，如头孢唑林钠1.0g，静脉注射，q6h or q8h，或头孢呋辛钠0.75g，静脉注射，q6h or q8h。⑤必要时应用胰腺外分泌抑制剂和制酸剂，如奥曲肽、生长抑素或西咪替丁、雷尼替丁等。

【健康生活方式指导】

1. **饮食调整** 采用均衡、营养丰富的饮食对于胰腺癌患者非常重要。建议选择高纤维、低脂肪、低盐的饮食，增加新鲜的水果、蔬菜和全谷物的摄入。避免食用加工食品、高脂肪食物和高糖食品。在饮食方面，最好咨询专业的营养师或医生以获取个性化的饮食指导。

2. **保持健康体重** 维持适当的体重对于胰腺癌患者的康复和生活质量至关重要。保持适度的体重可以减少肿瘤复发的风险。如果有需要，咨询营养师或医生，制定适合自身情况的体重管理计划。

3. **适度运动** 根据医生的建议，进行适度的身体活动和运动有助于增强体力和改善整体健康。选择适合自己的运动方式，如散步、游泳、瑜伽等，并避免过度疲劳。

4. **戒烟限酒** 吸烟和饮酒是胰腺癌的危险因素。尽量戒烟，并限制饮酒，或遵循医生的建议减少饮酒量。如果需要戒烟或限制饮酒，可以寻求医生或专业机构的帮助和支持。

5. **管理精神状态** 胰腺癌的治疗过程可能对患者的心理健康造成影响。积极面对治疗和康复过程，与亲友进行交流和支持，寻求心理支持和咨询，有助于改善心理状态和应对压力。

【转诊】

1. **确诊胰腺癌** 若存在胰腺癌的临床症状和体征，如进行性腹痛、黄疸、体重减轻、消化不良等，并经过初步检查提示胰腺癌的可能性，需转诊至肿瘤科或胰腺专科进行进一步评估和确诊。

2. **确定治疗方案** 胰腺癌的治疗涉及多学科合作，包括外科、放疗、化疗等。转诊至肿瘤科或胰腺专科可以确保患者接受全面的评估和制定适合自身情况的治疗方案。

3. 手术治疗需求　对于可手术切除的胰腺癌患者，可能需要转诊至胰腺外科进行手术治疗评估和手术规划。

4. 进一步评估和诊断　如果初步诊断存在不确定性或需要进一步的特殊检查，如胰腺超声、CT扫描、MRI、内镜检查等，可能需要转诊至专科医生进行详细评估和诊断。

5. 复杂病例　对于胰腺癌伴有严重症状、合并其他重要合并症、转移病灶或需要综合治疗的患者，可能需要转诊至专科医生进行综合治疗和管理。

第十一节　周围血管疾病

一、血栓闭塞性脉管炎

【初诊依据】

1. 早期患肢发凉，怕冷麻木，疼痛，间歇性跛行，可持续数年，以后静息痛逐渐加重，严重时可出现皮肤溃疡及肢端坏疽。

2. 患肢皮肤苍白、潮红、紫红或青紫；足部及小腿反复发作游走性、血栓性浅静脉炎，患肢动脉搏动减弱或消失。

3. 电阻抗血流图测定峰值幅度降低，降支下降速度减慢。

4. 多普勒超声检查可确定病变部位及程度。

5. 动脉造影示受累段动脉处于狭窄或闭塞状态，周围有侧支血管等（动脉造影可加重患肢缺血，应慎用）。

【并发症】

可并发局部组织缺血、坏死。

【鉴别诊断】

本病应与动脉硬化闭塞症、急性动脉栓塞、多发性大动脉炎、糖尿病性坏疽、雷诺病、CREST综合征、硬皮病相鉴别。

【诊疗处方】

1. 普外科护理常规。

2.二级护理。

3.普食。

4.禁止吸烟。

5. 血常规，肝、肾功能，血电解质，血糖，血型，全血黏度、血浆黏度检测，血沉，凝血四项（PT+APTT+TT+FIB），HBsAg，抗-HCV，抗-HIV，TPPA。

6.尿常规，粪常规。

7.胸部X线检查，心电图。

8.活动平板运动试验。

9.电阻抗血流图。

10.甲皱微循环。

11.多普勒超声血管检查。

12. 0.9%氯化钠注射液250ml+蝮蛇抗栓酶1U，静脉滴注，qd。

【注意事项】

1. 严格戒烟，防止受冷、受潮和外伤，但不应热疗，以免组织需氧量增加而加重症状。患肢应进行适度锻炼。

2. 手术治疗目的是增加肢体血供和重建动脉血流通道，改善缺血引起的后果。可选用腰交感神经切除术、动脉重建术等。

3. 干性坏疽创面，应予消毒包扎，预防继发感染。感染创面可做湿敷处理。组织坏死已有明确界限者，或严重感染引起的毒血症者，需做截肢（趾、指）术。

【健康生活方式指导】

1.绝对戒烟。

2.注意保暖，但需注意禁止热疗。

3.睡觉或休息时抬高患肢。

4.避免患肢受压。

5.缓解疼痛。

6.适当的休息和运动，如伯格运动和行走治疗。

7.预防组织损伤与感染。

【转诊】

　　1.初诊血栓闭塞性脉管炎患者，需转诊上级医院进一步检查。

　　2.血栓闭塞性脉管炎，需手术或介入治疗者。

二、下肢深静脉血栓形成

【初诊依据】

　　1.患肢突然发生肿胀发硬、胀痛，活动后加重，浅静脉扩张，重者皮肤呈青紫色，皮温降低。血栓脱落可致肺栓塞。

　　2.超声多普勒检查及下肢静脉顺行造影可助诊断。

【并发症】

　　若未得到及时诊治可导致下肢致残性下肢深静脉血栓形成后综合征，严重者血栓脱落可继发致死性肺栓塞。

【鉴别诊断】

　　注意与心功能不全、肾功能不全、淋巴水肿、下肢蜂窝织炎等易误诊的疾病相鉴别，误诊率为28.7%。

【诊疗处方】

　　1.普外科护理常规。

　　2.一级护理。

　　3.普食。

　　4.半卧位，抬高患肢。

　　5.血常规，肝、肾功能，血电解质，血糖，血脂，凝血四项（PT+APTT+TT+FIB），全血黏度，HBsAg，抗−HCV，抗−HIV，TPPA。

　　6.尿常规，粪常规。

　　7.心电图。

　　8.胸部X线检查。

　　9.床边患肢静脉多普勒超声。

　　10.阿司匹林肠溶片0.06g，口服，qd。

【注意事项】

1. 非手术治疗

（1）一般治疗：急性深静脉血栓患者需卧床休息10天，使血栓紧黏附于静脉内膜，减轻局部疼痛，促使炎症反应消退。在此期间，避免用力排便，以防血栓脱落导致肺栓塞。患肢抬高需高于心脏水平，离床20°～30°，膝关节处安置于稍屈曲位。注意保暖，避免血管痉挛。

（2）抗凝血疗法：凡肝、肾功能不全及有出血倾向者，禁用抗凝血疗法。抗凝血疗法一般选用肝素4～5天，停肝素前 天起口服香豆素类衍化物，疗程应根据病变部位及有无肺栓塞而定。

（3）溶血栓疗法：急性深静脉血栓形成或并发肺栓塞在发病1周内的患者，可应用纤维蛋白溶解剂（包括链激酶及尿激酶）治疗。

（4）祛聚疗法：低分子右旋糖酐、阿司匹林、双嘧达莫和丹参等，能扩充血容量、稀释血液及黏稠度，防止血小板凝聚。

2. 手术疗法　Fogarty导管取栓术。

【健康生活方式指导】

1. 绝对禁烟。

2. 建议使用弹力袜3个月以上。根据患肢情况，逐步恢复正常工作及生活，避免长距离行走及久站，当患肢肿胀不适时及时卧床休息，并抬高患肢高于心脏水平20～30cm。

3. 进低脂、富含维生素的饮食，保持大便通畅，多饮水，可促进循环，增进废物排泄，降低血液黏稠度，防止血栓形成。

4. 严格遵医嘱口服抗凝药物，用药期间观察大小便颜色、皮肤黏膜情况，每周重复检查1次血常规及出凝血时间。

5. 若出现下肢肿胀，平卧或抬高患肢仍无明显消退时应及时就诊。

【转诊】

1. 初诊下肢深静脉血栓形成者，需转诊上级医院进一步检查。

2. 下肢深静脉血栓形成需手术或介入治疗者。

三、单纯性下肢静脉曲张

【初诊依据】

1. 有长期站立和使腹压升高的病史。久站后患肢沉重、酸胀、麻木等。

2. 立位可见下肢静脉明显扩张、伸长、迂曲，以大隐静脉多见。如病情进展，可出现踝部轻度肿胀和足靴区皮肤萎缩、脱屑、瘙痒、色素沉着、皮肤和皮下硬结、湿疹和溃疡等。

3. 下肢静脉造影、彩超有助于排除原发性下肢深静脉瓣膜功能不全、下肢深静脉血栓及动静脉瘘。

【并发症】

治疗不及时可并发血栓性静脉炎、慢性溃疡、湿疹、急性出血。

【鉴别诊断】

与原发性下肢深静脉瓣膜功能不全、下肢深静脉血栓、动静脉瘘相鉴别。

【诊疗处方】

1. 普外科疾病护理常规。

2. 二级护理。

3. 普食。

4. 抬高患肢。

5. 患肢弹力绷带包扎压迫。

6. 血常规，肝、肾功能，血电解质，血型，凝血四项（PT+APTT+TT+FIB），HBsAg，抗-HCV，抗-HIV，TPPA。

7. 尿常规，粪常规。

8. 胸部X线检查，心电图。

9. 患肢静脉多普勒超声检查。

10. 碘过敏试验（必要时）。

11. 患肢静脉造影（必要时）。

【注意事项】

1. 单纯性下肢静脉曲张的治疗方法有多种，如单纯穿弹力袜、注射硬化剂及高位结扎加分段剥脱术，每种疗法都有其相应的适应证，应严格掌握适应证。

2. 术后1~2天，每12小时下床活动1次，每次5~15分钟，以后逐步增加活动量。避免双足下垂不动或久立及过度活动。穿弹力袜，以防复发。

【健康生活方式指导】

1. 当加强锻炼。尽量避免久站、久蹲、久坐等减缓血液回流的动作。活动后适当抬高下肢20°~30°，做踝泵运动；穿弹力袜或用弹力绷带，以促进静脉回流。

2. 尽可能多穿平底鞋，少穿高跟鞋。

3. 不能热水泡脚。

4. 要多吃些低脂肪、低热量、清淡、易消化而富有营养的食物，如新鲜蔬菜、水果、杂粮。适量摄入瘦肉、海带、紫菜、木耳等。少吃高脂肪、高糖等难消化、易引起便秘、影响血液流通的食物。

5. 戒烟限制饮酒。

6. 对于有慢性咳嗽及习惯性便秘的患者要及时治疗原发病。

【转诊】

1. 初诊单纯性下肢静脉曲张者，需转诊上级医院进一步检查。

2. 单纯性下肢静脉曲张需手术或硬化剂治疗者。

第十二节 膝部损伤

一、半月板损伤

【初诊依据】

1. 急性期膝关节间隙有疼痛、肿胀，可有关节内积液或积血，关节屈伸活动障碍。急性期后，肿胀和积液可消退，活动时仍有疼痛，可有绞锁和弹响。

2. 股四头肌可有萎缩；膝关节屈伸范围受限，强力伸屈时可发生疼痛；膝关节间隙处有固定性压痛点。麦氏征、研磨试验、重力试验、单腿下蹲试验等可为阳性。

3. 注意有无内外侧副韧带和前后交叉韧带损伤。

4. X线检查可排除膝部骨折、关节的游离体或其他病变。

5. 关节腔造影、MRI检查可以协助诊断。关节镜检查可观察半月板损伤的部位和类型。

【并发症】

关节镜下手术治疗膝半月板损伤常见的并发症有滑膜炎、关节软骨损伤、滑膜皱襞综合征、前交叉韧带损伤。

【鉴别诊断】

应与内侧副韧带损伤、关节腔内游离体、半月板囊肿、滑膜皱襞综合征等相鉴别。

【诊疗处方】

1. 骨科疾病护理常规。

2. 二级护理。

3. 普食。

4. 血常规，肝、肾功能，凝血三项（PT+APTT+TT），HBsAg，抗-HCV，抗-HIV，TPPA。

5. 尿常规，粪常规。

6. 膝关节MRI，膝关节正侧位、胸部X线检查。

7. 心电图。

8. 盐酸氨基葡萄糖胶囊0.75g，口服，bid（饭后服）。

【注意事项】

1. 急性期以治疗创伤后所致的急性滑膜炎为主，主要包括制动、股四头肌锻炼、穿刺抽液等，有绞锁征时，多系半月板撕裂所致，可于关节镜下将半月板部分切除或者修补。

2. 慢性期轻症使用护膝、股四头肌锻炼及理疗等，大多可愈合。症状持续影响生活者，在关节镜下切除罹患半月板部分或全部，或半月板修补。注意术后股四头肌功能锻炼。

3. 急性或慢性期均可口服盐酸氨基葡萄糖胶囊，每次1粒，早晚各一次，饭后服，6周为1个疗程。用药1个疗程后，症状未缓解者，根据症状严重程度选择手术治疗。

【健康生活方式指导】

膝关节屈伸活动时，避免同时存在快速的旋转动作。

【转诊】

凡需手术治疗者，应立即转诊上级医院进一步检查。

二、半月板囊肿

【初诊依据】

1. 可有膝关节外伤史。多在膝关节间隙外侧有疼痛性肿物，有压痛，伸膝时隆起，屈膝时隐现。

2. X线检查可见病变关节间隙增宽。

【诊疗处方】

1. 骨科疾病护理常规。

2. 二级护理。

3. 普食。

4. 血常规，血型，AFP，肝、肾功能，血糖，凝血三项（PT+APTT+TT），HBsAg，抗-HCV，抗-HIV，TPPA。

5. 尿常规，粪常规。

6. 膝关节MRI，膝关节正侧位、胸部X线检查。

7. 心电图。

【注意事项】

在关节镜下确诊无合并半月板损伤者，只行肿物局部切除。仅行半月板囊肿切除，而半月板结合部未损伤者，术后1周可下地活动；手术涉及半月板结合部者，应用石膏固定2~3周，其间进行股四头肌锻炼。

【健康生活方式指导】

有膝关节劳损病史，激烈运动时佩戴护膝。

【转诊】

凡需手术治疗者，应立即转诊上级医院进一步检查。

三、侧副韧带损伤

【初诊依据】

1. 内侧副韧带损伤　有膝部外展受伤史。膝关节痛，不能负重，内侧可有皮下瘀血斑、压痛，外展应力试验阳性。X线检查可见膝关节内侧有撕脱骨片，外展应力摄片见内侧关节间隙增宽，不超过5~10mm为内侧副韧带部分损伤，内侧间隙明显增宽为完全损伤。

2. 外侧副韧带损伤　有膝关节强度内翻外伤史。膝外侧肿胀，以腓骨小头附近明显，膝关节内收应力试验阳性。双膝X线小腿内收应力正位片示患膝外侧间隙明显增宽。

【并发症】

内侧副韧带损伤会引起膝关节内侧松弛、膝关节外翻不稳定，远期并发症可发生创伤性关节炎，引起长期疼痛、膝关节退变等。内侧副韧带损伤合并前交叉韧带损伤保守治疗后，可能会导致慢性膝关节不稳。

【鉴别诊断】

与合并伤相鉴别，如膝关节交叉韧带损伤，半月板、软骨、滑膜损伤等。

【诊疗处方】

1. 骨伤科护理常规。

2. 二级护理。

3. 平卧位。

4.普食或半流饮食。

5.患肢弹力绷带包扎或石膏功能位固定（部分撕裂）。

6.膝关节正侧位、胸部X线检查，膝关节MRI。

7.尿常规，粪常规。

8.血常规，血电解质，肝、肾功能，血糖，抗–HIV，TPPA。

9.心电图。

10.哌替啶50～100mg，肌内注射（必要时）。

【注意事项】

1.非手术治疗 部分撕裂，关节轻度不稳定，用弹力绷带包扎或石膏固定于功能位4～6周，固定后早期开始股四头肌功能锻炼，解除固定后锻炼膝关节屈伸功能。中、后期患膝仍疼痛者可做局部封闭注射。

2.手术治疗 对韧带断裂及破坏的关节囊进行修补，半月板撕裂可同时修补，腓骨小头骨折应注意维持骨片与韧带的关系，将骨片复位固定。无条件修补者可行韧带重建术。

【健康生活方式指导】

先热身，再做激烈运动，必要时佩戴护膝。

【转诊】

凡需手术治疗者，应立即转诊上级医院进一步检查。

四、膝关节内游离体

【初诊依据】

1.关节内游离体以膝关节最多见。表现为活动时突然关节剧痛，可突然锁住，关节不能伸屈，有时可使患者跌倒。

2.X线检查可发现骨软骨性游离体。

3.关节空气造影可提高诊断率。

4.关节镜检查可明确诊断。

【并发症】

术后可能发生切口感染、关节粘连等并发症。

【鉴别诊断】

1. 痛性绞锁应与半月板损伤、骨性关节炎、病理性内侧滑膜皱襞、陈旧性前交叉韧带损伤相鉴别。

2. 滑膜骨软骨瘤病，关节腔内抽液为棕色或血性液体。

3. 胫骨髁间棘陈旧骨折、胫骨髁间棘骨质增生、髌骨上缘骨质增生、小豆骨变性、滑膜结节性肿块、脂肪垫肥大均有误诊报道，注意鉴别。

【诊疗处方】

1. 骨科疾病护理常规。

2. 二级护理。

3. 平卧位。

4. 普食或半流饮食。

5. 膝关节正侧位、胸部X线检查。

6. 尿常规，粪常规。

7. 血常规，血电解质，肝、肾功能，血糖，抗-HIV，TPPA。

8. 心电图。

9. 膝关节镜检查（必要时）。

【注意事项】

1. 正确处理休息与活动的关系。在积液未消退前，应暂停主动与被动活动。严重者应适当制动。过早活动可导致慢性滑膜炎。在休息与制动阶段，应立即开始积极锻炼股四头肌（等长收缩），积液消退后，开始膝关节活动及行走。强调股四头肌锻炼是治疗中的关键。

2. 关节内积液过多，可使关节腔内压力增加，刺激神经末梢使疼痛加剧，反射性肌痉挛。晚期关节内形成粘连，导致功能障碍，故应穿刺抽液。

3. 局部可做理疗、热敷，使用消肿化瘀中草药。

【健康生活方式指导】

膝部避免受凉；可靠墙蹲马步，锻炼股四头肌及膝关节韧带耐力。

【转诊】

需手术治疗者，应及时转诊上级医院进一步检查。

第十三节　脊柱和脊髓损伤

一、单纯性脊柱骨折和脱位

【初诊依据】

1. 有明确外伤史。局部疼痛、肿胀、压痛明显，不能站立，翻身困难，多有腰背部畸形。

2. 脊柱X线检查可确定骨折、脱位的部位、类型和移位情况。

3. 多排螺旋CT检查+三维重建、MRI检查可以明确诊断。

【并发症】

应注意预防肺炎、压疮、便秘、泌尿系感染和结石、肢体畸形等。

【鉴别诊断】

非相邻多节段脊柱骨折具有致病机制复杂、脊髓损伤严重、易于漏诊误诊等特点，要注意鉴别。

【诊疗处方】

以颈椎为例，无脊髓损伤。

1. 上颈椎骨折、脱位骨科护理常规。

2. 二级或一级护理。

3. 普食或半流饮食。

4. 颅骨牵引。

5. 绝对卧硬板床，垫气垫。

6. "一"字型翻身。

7. 血常规，肝、肾功能，血电解质，血糖，血型，血交叉配合试验，凝血四项（PT+APTT+TT+FIB），HBsAg，抗-HCV，抗-HIV，TPPA。

8. 尿常规，粪常规。

9.胸部、颈椎正侧位X线检查+张口位片。

10.上颈椎CT、MRI。

11.心电图。

12.伤科接骨片4片，口服，tid。

13.对乙酰氨基酚0.5g，口服，bid。

14.盐酸氨基葡萄糖胶囊0.75g，口服，bid（饭后服）。

【注意事项】

1.根据脊柱的稳定性来决定保守治疗或手术治疗，稳定性骨折采用保守治疗。手术治疗的主要目的是纠正畸形恢复脊柱的稳定性，解除神经压迫。

2.患者卧硬板床4～8周，1周后进行腰背肌锻炼；有腹胀者要禁食，可用新斯的明0.5mg肌内注射，排气后方可进食；脊椎压缩性骨折可采用垫枕疗法。

3.手术适应证。①有关节错位，保守治疗不能复位者；②不稳定型脊柱骨折。

4.术后处理。①应用抗生素治疗7天（术前2天时，术后24小时内），②负压引流48小时，引流液少于50ml即可拔管；③防止压疮，2～3小时翻身1次；④如内固定牢靠，腰围保护3个月；⑤1～3个月复查X线检查。

【健康生活方式指导】

支具固定。

【转诊】

凡需手术治疗者，应立即转诊上级医院进一步检查。

二、脊髓损伤

【初诊依据】

1.有外伤史，多为车祸或坠落伤所致。脊髓损伤平面以下（包括会阴及肛门周围）感觉减退或消失。脊髓休克期，脊髓损伤节段以下为软瘫，反射消失；脊髓损伤后，如为硬瘫，损伤平面以下肌张力增高、痉挛，不自主运动；晚期有关节挛缩，腱反射亢进，出现病理反射。

2. 不能自解小便，大便秘结、失禁。

3. 高位截瘫时肋间肌瘫痪，仅靠膈肌运动维持呼吸，颈4以上脊髓以上损伤者，呼吸肌完全瘫痪。

4. 高位截瘫因体表不能排汗，散热困难，常有高热。皮肤粗糙，肌肉萎缩，骨隆突部位易发生压疮。

5. 脊柱X线检查可明确骨折及脱位情况，必要时作CT或MRI检查。

【并发症】

可并发呼吸障碍和呼吸道感染、泌尿道感染和结石、压疮、体温失调出现高热、异位骨化。

【鉴别诊断】

注意鉴别无骨折脱位型脊髓损伤，特别是儿童的脊髓损伤，对有明确的外伤史，起病急骤，无脊柱骨折、脱位等表现，缺乏特异性的检查指标，特别是轻微外伤的患者，容易误诊。

【诊疗处方】

1. 脊髓损伤护理常规。

2. 二级或一级护理。

3. 普食或半流饮食，多饮水。

4. 气管切开护理（行气管切开）。

5. 绝对卧硬板床，垫气垫。

6. "一"字型翻身。

7. 防压疮护理，翻身q2h。

8. 留置导尿。

9. 血常规，肝、肾功能，血电解质，血糖，动脉血气分析，血型（ABO+Rh），血交叉配合试验，凝血四项（PT+APTT+TT+FIB），HBsAg，抗-HCV，抗-HIV，TPPA。

10. 尿常规，尿培养，粪常规。

11. 床边心电图，胸部X线检查。

12. 脊椎正侧位X线检查。

13. 脊椎CT或MRI。

14. 膀胱冲洗，bid。

15. 头孢呋辛酯0.5g，口服，bid。

16. 维生素B_1 20mg，口服，tid。

17. 三磷酸苷二钠片40mg，口服，tid。

【注意事项】

1. 不完全脊髓损伤可采用大剂量甲泼尼龙治疗，首剂（最好在伤后8小时以内）30mg/kg静脉注射或静脉滴注，以后40mg/d，静脉滴注。

2. 手术适应证。①椎管内有骨折块压迫脊髓；②患者不安全截瘫，估计脊髓无横断者；③腰椎严重骨折脱位，完全截瘫，估计马尾横断，需手术修复缝合者；④不完全截瘫，伴有严重神经根疼痛者；⑤不完全截瘫，已行复位，但截瘫无恢复者，需进一步检查及手术探查。

【健康生活方式指导】

稳定脊柱，避免加重脊髓损伤。

【转诊】

凡需手术治疗者，应立即转诊上级医院进一步检查。

三、颈椎过伸性损伤

【初诊依据】

1. 有外伤史，多来自面颌方向的暴力，常有颈部过度后伸史。上肢重于下肢的四肢瘫，感觉分离，颈部疼痛，活动受限。

2. X线检查示椎前阴影增宽，椎间隙增宽。大多数患者有椎管矢状径狭窄。

3. MRI检查可见髓核突出，部分患者可见脊髓内异常信号改变。

【并发症】

常见的并发症有关节僵硬、粘连、肌肉萎缩；老年人颈椎过伸性损伤伤后可发生深静脉血栓形成、坠积性肺炎、压疮等。

【鉴别诊断】

颈椎过伸性损伤患者均具有不同严重程度的脊髓损伤，可伴有颈椎间盘突出、前纵韧带断裂、椎体前缘撕脱骨折、髓内出血，出现不同程度的运动和感觉功能障碍；发生类似骨筋膜室综合征的病理改变，导致肌肉和神经发生缺血性坏死。

【诊疗处方】

1. 颈椎过伸性损伤骨科护理常规。

2. 二级或一级护理。

3. 普食或半流饮食。

4. 颅骨牵引。

5. 气管切开（必要时）。

6. 吸氧（必要时）。

7. 绝对卧硬板床，垫气垫。

8. "一"字型翻身。

9. 吸痰（必要时）。

10. 血常规，肝、肾功能，血型，血糖，凝血四项（PT+APTT+TT+FIB），HBsAg，抗-HCV，抗-HIV，TPPA。

11. 尿常规，粪常规。

12. 血交叉配合试验（必要时）。

13. 胸部、颈椎正侧位X线检查+张口位片。

14. 心电图。

15. 上颈椎CT、MRI。

16. 防压疮护理，翻身q2h。

17. 5%葡萄糖注射液250ml+地塞米松10mg，静脉滴注，qd（连用3天）。

18. 5%葡萄糖注射液250ml+七叶皂苷钠10mg，静脉滴注，qd。

19. 甲钴胺500μg，口服，tid。

20. 维生素B_1 20mg，口服，tid。

21. 对乙酰氨基酚0.5g，口服，bid。

【注意事项】

1. 急性期治疗 ①颈部的制动与固定应及早采用颅骨或枕颈带(Glisson)行持续牵引。牵引力线略向前屈，一般为5°~10°，切勿仰伸。牵引重量不宜过重，1.0~1.5kg即可。②保持呼吸道通畅，尤其是对损伤平面较高者，应酌情吸入氧气或气管切开。③脊髓脱水疗法以地塞米松及高渗葡萄糖注射液为主。④预防并发症及肢体功能锻炼，应注意预防坠积性肺炎及压疮，加强以手部为主的双上肢功能锻炼与康复。

2. 手术治疗 手术适应证者，仍需手术切除致压物及扩大椎管矢状径。

【健康生活方式指导】

坐位、站立时需佩戴颈托，平卧位休息可去除。

【转诊】

凡需手术治疗者，应立即转诊上级医院进一步检查。

第十四节　脊柱疾病

一、急性颈椎间盘突出症

【初诊依据】

1. 有明显的头颈部外伤史。急性起病，发病前无症状，起病后出现颈髓或神经根受压的表现。侧方型主要表现为一侧上肢疼痛、麻木，头颈部处于僵直位，头顶加压及上肢牵拉试验阳性；中央型主要表现为四肢出现不完全性或完全性瘫痪，大小便异常，四肢腱反射亢进，病理反射阳性。

2. CT和MRI检查可见颈椎间盘突出，压迫脊髓或神经根。

3. 颈椎管造影可见颈椎间盘对应处脊髓受压或造影剂中断。

4. 体感诱发电位示潜伏期延长及波幅降低。

【并发症】

注意预防手术并发症，如术后感染、骨不连及假关节、畸形愈合、食管损伤、气管损伤等，以及内固定断裂、松动等意外事件。

【鉴别诊断】

本病应与脊髓型和神经根型颈椎病以及椎管内肿瘤相鉴别。

【诊疗处方】

1. 急性颈椎间盘突出症骨科护理常规。

2. 二级或一级护理。

3. 普食或半流饮食。

4. 颈部牵引。

5. 颈围保护。

6. 绝对卧硬板床，垫气垫。

7. 血常规，肝、肾功能，血型，血糖，凝血四项（PT+APTT+TT+FIB），HBsAg，抗–HCV，抗–HIV，TPPA。

8. 尿常规，粪常规。

9. 血交叉配合试验（必要时）。

10. 胸部、颈椎正侧位X线检查+张口位片。

11. 心电图。

12. 上颈椎CT、MRI。

13. 5%葡萄糖注射液250ml+地塞米松10mg，静脉滴注，bid（连用5天）。

14. 50%葡萄糖注射液50ml，静脉注射，bid（连用5天）。

15. 对乙酰氨基酚0.5g，口服，bid。

16. 盐酸氨基葡萄糖胶囊0.75g，口服，bid（饭后服）。

【注意事项】

1. 本病以非手术治疗为主　①颈部牵引，可以卧位或坐位，枕颌带牵引，开始重量为2~3kg，以后逐渐加大至4~5kg，每次1~2小时，bid，牵引过程中如症状突然加重，应立即暂停牵引；②颈围保护；③理疗和按摩，按摩时手法要轻；④药物治疗用以消炎止痛药，如双氯芬酸、布洛芬等；也可用50%葡萄糖注射液50ml，静脉注射，bid，5%葡萄糖注射液250ml+地塞米松10mg，静脉滴注，bid，连用5天。

2. **手术适应证** 保守治疗无效，脊髓压迫或神经根压迫症状明显，无明显手术禁忌证者。

【健康生活方式指导】

减少头颈活动，必要时佩戴颈托。

【转诊】

凡需手术治疗者，应立即转诊上级医院进一步检查。

二、特发性脊柱侧弯

【初诊依据】

1. 原因不明的脊柱侧弯。有3个发病高峰期，即1岁、5~6岁、11岁至生长停止。

2. 腰背部钝痛，易疲劳，约45%的患者肺活量低于正常值的85%。主侧弯在胸段时，易引起肺功能损害。主侧弯在脊柱下段时，主要症状为疼痛、疲劳，有截瘫的可能。髂嵴完全骨化后，弯度平均增加15°。

3. 全脊柱X线检查可明确侧弯情况，并可排除先天性脊柱畸形。

【并发症】

较常见的脊柱畸形手术并发症有伤口感染、神经损伤、呼吸系统并发症、消化系统并发症、深静脉血栓、植入物相关及其他并发症，总的并发症发生率为5%~15%。其中神经损伤最为严重，其损伤的机制主要是矫形手术所致的直接损伤及手术造成的神经血供障碍导致。而术后出现肺功能损害，则后果极其严重，轻则发生肺部感染，重则直接导致患者呼吸衰竭而死亡。

【鉴别诊断】

脊柱手术并发症较多，注意术后并发症的鉴别。

【诊疗处方】

1. 特发性脊柱侧弯骨科护理常规。

2. 二级或一级护理。

3. 普食或半流饮食。

4. 血常规，肝、肾功能，血型，血糖，凝血四项（PT+APTT+TT+FIB），HBsAg，抗–HCV，抗–HIV，TPPA。

5. 尿常规，粪常规。

6. 血交叉配合试验（必要时）。

7. 胸部、全脊柱正侧位X线检查。

8. 心电图。

9. 全脊柱三维CT、MRI。

【注意事项】

1. **婴儿型脊柱侧突**　85%左右的患儿无需治疗便能自动消失。无进展的脊柱侧弯无需治疗；进行性的脊柱侧弯，Cobb角＞30°～35°者宜积极治疗；支具治疗最低年龄为6个月；进行性脊柱侧弯，保守治疗无效时，可做皮下非融合脊柱内固定术，术后支具保护，每6～12个月后调节金属棒长度，到青春期前，才行脊柱融合术。

2. **少年型脊柱侧弯**　①Cobb角＜20°者，暂观察，定期行X线检查；②Cobb角为20°～40°者，有5°以上进展时，需用支具治疗；支具或其他保护治疗后，脊柱侧弯每年有进展＞5°且Cobb角＞4°，应行脊柱内固定术。

3. **青年型脊柱侧弯**　①Cobb角＜20°，可单纯观察；②Cobb角在20°～30°之间，证明有5°以上进展者，或＞30°的侧弯患者，均应用支具；③Cobb角＞40°宜手术矫形及脊柱融合术。

4. **成年人的特殊性脊柱侧弯**　背部疼痛时，用止痛药及抗生素，也可做小关节封闭，塑料、石膏背心制动或理疗；持续背痛，畸形发展，肺功能进一步受损及矫正畸形均为手术治疗的指征。但成年人术后并发症较多，假关节发生率较高。

【健康生活方式指导】

青少年发育之前到医院行脊柱健康查体，争取做到早发现、早治疗。

【转诊】

凡需手术治疗者，应立即转诊上级医院进一步检查。

三、强直性脊柱炎

【初诊依据】

1. 发病年龄 20～40 岁，男性多见。表现为无明显诱因的腰背僵硬和疼痛，僵硬以晨起较明显（晨僵），活动后有所缓解，轻微的体力劳动即出现腰背疼痛，休息也不能缓解。随病情发展，胸廓活动消失，并逐渐出现胸腰椎后凸的典型驼背畸形。头前伸，颈强直，双眼不能直视前方，还可出现消化不良、消瘦、贫血貌等。

2. 血沉明显增快，HLA-B27 阳性。

3. X 线检查示椎体方形改变、脊柱竹节样改变，脊柱后凸畸形。

【并发症】

围手术期并发症有螺钉松动、硬脊膜撕裂、神经根灼伤、麻痹性肠梗阻等。

【鉴别诊断】

本病误诊率为 6.4%，常见误诊病症有与风湿热相关的关节炎、腰肌劳损、腰椎间盘突出、坐骨神经痛、类风湿关节炎、腰椎退行性病变、骨关节炎。

【诊疗处方】

以强直性脊柱炎驼背畸形为例。

1. 骨科护理常规。

2. 一级护理（训练床上排便）。

3. 普食。

4. 血常规，抗"O"试验，血沉，类风湿因子，血清蛋白电泳，免疫球蛋白电泳，抗核抗体，循环免疫复合物，HLA-B27，CRP，血型，肝、肾功能，血电解质，凝血四项（PT+APTT+TT+FIB），HBsAg，抗-HCV，抗-HIV，TPPA。

5. 尿常规，粪常规。

6. 心电图。

7. 全脊柱正侧位、胸部X线检查。

8. 肺功能检查。

9. 骶髂关节、脊柱CT或MRI检查。

10. 阿司匹林肠溶片0.9~1.1g，口服，tid。

11. 维生素B_1 10mg，口服，tid。

12. 维生素E 10mg，口服，tid。

13. 双氯芬酸50mg，口服，tid。

【注意事项】

本病以保守治疗为主。手术治疗适应证为脊柱后凸明显，患者本人要求，无手术禁忌证者。

【健康生活方式指导】

日常活动需缓慢，避免发生意外跌伤造成骨折。

【转诊】

凡需手术治疗者，应及时转诊上级医院进一步检查。

第十五节 腰 痛

一、腰椎间盘突出症

【初诊依据】

1. 常有外伤或慢性腰痛病史。重体力劳动者、运动员多发，好发于青壮年。

2. 腰痛向单侧或双侧下肢放射至小腿或足背外侧，活动或腹压增加时加重，卧床则减轻；可有保护性脊柱侧弯畸形，腰部活动受限。棘突旁区痛及叩击痛，并放射到患肢；直腿抬高试验阳性；多有小腿前外或后外、足背或足外侧感觉障碍；

伸、伸趾肌力减弱。骶1神经根受压，跟腱反射减弱或消失；腰5神经根受压，跟腱反射正常或减弱；腰4神经根受压，膝腱反射减弱。如为高位腰椎间盘突出（腰3、4以上），则有相应的症状与体征。

3. 中央型椎间盘突出：双侧或一侧下肢放射痛，可有大小便、性功能及鞍区感觉障碍。马尾受压严重者可有双下肢感觉丧失及瘫痪。

4. X线检查可显示有脊柱侧弯，腰椎生理弧度减小或消失，可有椎间隙变窄或椎体骨质增生。

5. CT检查有助于椎管狭窄症的诊断及定位，必要时可做椎管造影。

【并发症】

显微内镜腰椎间盘摘除术的手术并发症有脑脊液外漏、硬膜损伤、感染、神经根损伤等，有报道亦可出现脑静脉窦血栓并发症。

【鉴别诊断】

1. 腰骶神经节异位嵌压所引起的腰腿痛易误诊为腰椎间盘突出症。

2. 强直性脊柱炎易误诊为腰椎间盘突出症。

【诊疗处方】

1. 腰椎间盘突出症骨科护理常规。

2. 二级或一级护理。

3. 普食或半流饮食。

4. 绝对卧硬板床，垫气垫。

5. 血常规，肝、肾功能，血型，凝血四项（PT+APTT+TT+FIB），HBsAg，抗-HCV，抗-HIV，TPPA。

6. 尿常规，粪常规。

7. 血交叉配合试验（必要时）。

8. 胸部、腰椎正侧位X线检查。

9. 下腰椎CT、MRI。

10. 心电图。

11. 甲钴胺 500μg，口服，tid。

12. 维生素 B_1 20mg，口服，tid。

13. 对乙酰氨基酚 0.5g，口服，bid。

14. 盐酸氨基葡萄糖胶囊 0.75g，口服，bid（饭后服）。

【注意事项】

1. 非手术治疗 ①牵引、推拿、按摩、理疗；②硬膜外封闭；③一般药物治疗，以消炎止痛药物为主；④髓核化学溶解法。

2. 手术治疗适应证 ①病史超过半年，经严格保守治疗无效，或虽有效但经常复发，且疼痛较重者；②首次发作的腰椎间盘突出症，疼痛剧烈，尤以下肢症状为主，严重影响日常生活者；③出现单根神经根麻痹或马尾神经受压麻痹；④椎间盘突出合并有腰椎椎管狭窄者。

【健康生活方式指导】

坐姿端正；避免弯腰劳作；避免久坐、久站；腰背肌力量锻炼。

【转诊】

凡需手术治疗者，应及时转诊上级医院进一步检查。

二、腰椎椎管狭窄

【初诊依据】

1. 多发生于 40 岁以上，发展较缓慢，无明确的诱因，有长期下腰痛、臀部及大腿后部疼痛史，间歇性跛行，常伴有下肢外侧麻木，少数患者有性功能、膀胱及直肠功能障碍。

2. 腰椎椎管狭窄症的症状与体征多不一致，一般症状重而体征较轻。常见体征有脊柱侧弯、病变处压痛，椎旁肌可有痉挛，后伸受限。伸、伸趾肌力减弱，腱反射减弱或消失，也有的亢进，受压神经支配区皮肤感觉减弱或消失。部分患者有下肢肌肉萎缩、无力，鞍区麻木，少数患者有病理征阳性。

3. X 线检查示脊柱生理前凸改变，椎间隙变窄，关节突关节骨赘增生，假性脊柱滑脱，椎体后缘增生，神经根管狭窄。

4.椎管造影可见明显狭窄，可了解狭窄范围、部位。

5.CT检查可清楚地显示椎管横断面的骨性结构，可见关节突肥大、增生、侧隐窝狭窄（前后径＜3mm），黄韧带肥厚（4mm）等改变。

6.MRI示椎管狭窄，椎体后缘骨赘，后纵韧带肥厚及黄韧带肥厚，关节突肥大等改变。

【并发症】

脑脊液漏是脊柱手术后常见并发症，伤口久不愈合，椎管内并发感染、硬脊膜囊肿、头痛等。术中硬脊膜损伤，术后患者用力咳嗽、打喷嚏、用力排便、排便时间过长、过早坐起或站立等均可诱发术后发生脑脊液漏。

【鉴别诊断】

下腰痛尽管在临床上属于一种常见症状，诸多疾病可以引起下腰痛症状，如腰椎间盘突出、强直性脊柱炎、腰椎间盘突出、腰椎骨质退变增生等，注意鉴别。

【诊疗处方】

1.腰椎椎管狭窄骨科护理常规。

2.二级或一级护理（训练床上排便）。

3.普食。

4.卧硬板床，垫气垫。

5.血常规，肝、肾功能，血沉，血电解质，血糖，血型，凝血四项（PT+APTT+TT+FIB），HBsAg，抗-HCV，抗-HIV，TPPA。

6.尿常规，粪常规。

7.心电图。

8.腰骶椎正侧位、胸部X线检查。

9.腰椎CT。

10.腰椎MRI（必要时）。

11.下肢肌电图。

12.维生素C 0.1g，口服，tid。

13.维生素B$_1$ 20mg，口服，tid。

【注意事项】

1.非手术治疗 ①卧床休息；②消炎止痛药物治疗；③推拿治疗；④物理治疗；⑤牵引治疗；⑥腰背肌锻炼及腰围保护。

2.手术治疗适应证 ①症状严重，经系统保守治疗3个月以上无明显效果；②神经根和马尾神经广泛被压受损或瘫痪者；③腰椎间盘突出合并腰椎椎管狭窄者；④椎管狭窄合并腰椎峡部不连与滑脱；⑤经椎管造影、CT或MRI检查证实有局部明显狭窄并伴有相应的临床症状者。

【健康生活方式指导】

减少身体后伸动作，不宜长久步行。

【转诊】

凡需手术治疗者，应立即转诊上级医院进一步检查。

第十六节　关节脱位

一、肩关节脱位

【初诊依据】

1.病史及典型临床表现 有肩部外伤史。局部肿胀、疼痛、功能障碍。

2.肩关节前脱位 头部常倾向伤侧，方肩畸形，肩峰下空虚，常于喙突下、腋窝处或锁骨下触到脱位的肱骨头，杜加试验(Dugas征)阳性。

3.肩关节后脱位 肩前方变平，肩后较为突出，喙突和肩峰较正常明显，上臂处于旋转中立位或内旋、内收位。

4.肩关节下脱位 上臂高举过头，肘关节自然屈曲位，前臂靠于头上或头后。

5.肩关节上脱位 上臂内收位靠胸侧，上臂变短，肱骨头上移，常合并血管、神经损伤。

6. **X线检查**　可以诊断脱位的类型及明确是否合并有骨折。

7. **CT**　对了解肩关节脱位合并的关节内骨折移位、骨折块大小等有帮助。

8. **肩关节造影**　对观察有无肩袖损伤、肱二头肌长头腱滑脱、关节囊撕脱、关节盂缘软骨损伤有帮助。

9. **MRI**　对诊断肩袖损伤、肱二头肌长头腱滑脱、关节囊损伤、肌肉萎缩等有帮助。

【并发症】

复位不当容易造成严重并发症。暴力复位可出现血管损伤、肱骨解剖颈骨折、肱骨头坏死，喙突下脱位暴力复位可出现臂丛神经损伤。

【鉴别诊断】

肩关节脱位伴肩胛盂骨折首次X线检查的误诊、漏诊率高达43%，CT检查可助鉴别。

【诊疗处方】

1. 肩关节脱位骨科护理常规。

2. 二级或一级护理。

3. 普食或半流饮食。

4. 血常规，肝、肾功能，血糖，血电解质，HBsAg，抗-HCV，抗-HIV，TPPA。

5. 尿常规，粪常规。

6. 肩关节正侧位、胸部X线检查。

7. 心电图。

【注意事项】

1. 非手术治疗

（1）肩关节轻度扭伤时，只需吊带保护患肢3～7天即可，2周后恢复正常活动。

（2）中度扭伤时肩关节已发生暂时性半脱位，应按新鲜肩脱位复位后治疗。患者以吊带制动3～4周，制动期间限制做肩外展、外旋活动。

（3）新鲜肩关节脱位应尽早复位：①肩关节前脱位复位方法：足蹬法（Hippocratas法）、四步法（Kocher法）、悬吊复位法（Sitmson法）、牵引推拿法；②肩关节后脱位复位方法：首先沿肱骨轴线纵向牵引，同时内旋上臂以解除肱骨头前缘与肩盂后缘的咬合，此时术者以一手自后方向前推挤肱骨头，同时外旋上臂，即可复位成功；③肩关节下脱位复位方法：首先沿畸形方向向外上方牵引，同时用折叠的布单绕过患肩向下做反牵拉，术者向外上推挤肱骨头同时逐渐内收上臂，一般即可复位。

2. 手术适应证

（1）新鲜肩关节脱位：①手法复位不成功；②肩关节骨折脱位骨折复位不理想或肩袖完全断裂需要修补；③合并血管、神经损伤者。

（2）肩关节陈旧性脱位：①适于脱位半年以内的青壮年者，或脱位时间虽短，但合并有肱骨大结节、肱骨颈骨折或腋部神经损伤的患者以及闭合复位不成功者；②肱骨解剖颈骨折合并肱骨头脱位。

【健康生活方式】

合理的功能锻炼是预防骨化性肌炎、废用综合征及关节僵硬的重点。

【转诊】

凡需手术治疗者，应立即转诊上级医院。

二、髋关节骨折及脱位

【初诊依据】

1. 有明确外伤史，常由挤压伤、撞车及塌方等强大致伤暴力引起。

2. 外伤后髋部疼痛，明显肿胀，不能活动。后脱位者呈屈曲、内收、内旋畸形，患肢短缩，大粗隆上移，患侧臀部隆起可触及股骨头；前脱位者呈外展、外旋、轻度屈曲畸形，在闭孔或腹股沟附近可见局部隆起或触到脱位的股骨头。中心脱位轻者体征不明显，严重者可出现骨擦感（音），患肢短缩，大粗隆内移，臀部、腹股沟部广泛血肿。

3.X线检查可以明确脱位位置、类型以及有无骨折情况。

4.CT检查可了解关节内骨折块大小和移位状况。

【并发症】

1.常见的并发症有骨化性肌炎、坐骨神经损伤、髋关节脱位后引起髋关节损伤性骨关节炎和股骨头无菌性坏死、复发性脱位、未整复的髋关节后脱位。

2.骨折后患处骨块会对神经造成压迫，引起神经缺血现象，长时间不治疗会发生神经坏死，丧失原本的神经功能。

【鉴别诊断】

尽早行髋关节三维CT检查，以避免造成误诊和漏诊。

【诊疗处方】

1.髋关节脱位

（1）髋关节脱位骨科护理常规。

（2）二级或一级护理。

（3）普食或半流饮食。

（4）血常规，肝、肾功能，血型，血糖，凝血四项（PT+APTT+TT+FIB），HBsAg，抗–HCV，抗–HIV，TPPA。

（5）尿常规，粪常规。

（6）髋关节正侧位、胸部X线检查。

（7）心电图。

2.髋臼骨折

（1）髋臼骨折护理常规。

（2）二级或一级护理。

（3）普食或半流饮食。

（4）患肢股骨髁上骨牵引。

（5）观察患肢末梢血运。

（6）血常规，肝、肾功能，血型，血糖，凝血四项（PT+APTT+TT+FIB），HBsAg，抗–HCV，抗–HIV，TPPA。

（7）尿常规，粪常规。

（8）胸部X线检查，骨盆正位片＋患肢髋关节正侧位片＋骨盆Judets 15°斜位片。

（9）患肢髋关节CT三维重建。

（10）心电图。

（11）对乙酰氨基酚0.5g，口服，bid。

【注意事项】

1. 一般治疗

（1）髋关节前后脱位闭合复位方法：Allis法、Stimson法、Bigelow法。

（2）手法复位后处理：立即行双侧髋关节正侧位X线检查，观察是否复位，并仔细比较双侧髋关节间隙是否一致；复位后予皮肤牵引固定于患肢轻度外展位3周，避免屈曲、内收、内旋动作，3周后扶双拐下地活动，2～3个月内不负重，每2个月行X线检查一次，证实股骨头血供良好方可逐渐负重。

（3）髋关节中心脱位：轻度脱位采用皮肤牵引或胫骨结节牵引；重度脱位采用纵向与侧向双向牵引，重量6～12kg，牵引8～12周，3个月逐渐负重。

2. 手术适应证

（1）髋关节前、后脱位：①手法复位失败者或复位后再次脱位者；②股骨头或髋臼骨折块较大，复位后稳定性差或骨折片复位不理想者；③合并髋臼或股骨头负重区骨折者；④合并同侧股骨颈或粗隆间骨折者；⑤伴有骨盆耻骨体骨折或耻骨联合分离者；⑥关节内存在较大游离骨折片者；⑦合并血管、神经损伤，需要手术探查者。

（2）髋关节中心脱位：①闭合复位失败者；②同侧存在股骨干骨折，不能用牵引治疗者。

（3）陈旧性髋关节脱位：一般均应手术治疗，3个月以内原位手术，3～6个月以后可行异位手术。

【健康生活方式】

合理的功能锻炼是预防骨化性肌炎、废用综合征及关节僵硬的重点。

【转诊】

凡需手术治疗者，应立即转诊上级医院。

第十七节　周围神经损伤

一、臂丛神经损伤

【初诊依据】

1. 有出生时受到牵拉和压迫史，头颈、肩部受到撞击的交通事故或外伤史，颈部、腋部的刀伤、枪伤史。

2. 伤后出现的一侧上肢完全性或部分性感觉运动功能减弱或丧失（部分性是指上肢五大神经任何两组的联合损伤表现），以及伤侧上肢肌、肩带肌明显萎缩，锁骨上窝蒂内尔（Tinel）征阳性，伤侧霍纳（Horner）征阳性。

3. 椎管造影、CT检查显示颈神经根部的假性脊膜膨出影像。MRI检查显示臂丛根、干、股、束部的影像增粗、密度不均匀或连续性中断等改变。

【并发症】

术后易并发血管栓塞、切口感染、伤口血肿、皮瓣局部坏死、压疮及坠积性肺炎等。

【鉴别诊断】

合并颅脑及胸腹等多发伤，特别是伤后昏迷的患者，伴上肢骨折及软组织损伤时，多忽略臂丛神经损伤，即便发现神经损伤，也常诊断为上肢神经干损伤，甚至会将臂丛神经损伤误认为脑外伤后遗症。

【诊疗处方】

1. 术前医嘱

（1）臂丛神经损伤骨科护理常规。

（2）二级护理。

（3）普食。

（4）血常规，血型，肝、肾功能，血电解质，血糖，凝血四项（PT+APTT+TT+FIB），HBsAg，抗-HIV，TPPA。

（5）尿常规，粪常规。

（6）心电图，胸部X线检查。

（7）患肢臂丛神经MRI。

（8）肌电图检查。

（9）复合维生素B 2片，口服，tid。

（10）维生素B_1 100mg，口服，qd。

（11）甲钴胺500μg，口服，tid

（12）肌苷0.1g，口服，tid

（13）与患者或家属签署必要的知情同意书和告知同意书及手术同意书。

（14）拟行臂丛神经探查、腓肠神经移植、膈神经转位代肌皮神经术。

（15）术前备皮。

（16）术前禁食水。

（17）0.9%氯化钠注射液100ml+头孢呋辛钠1.5g，静脉滴注（术前30分钟）。

（18）苯巴比妥0.1g+阿托品0.5mg，肌内注射（术前30分钟）。

2. 术后医嘱

（1）臂丛神经探查术后护理常规。

（2）一级护理。

（3）禁食（8小时后改半流质饮食）。

（4）观察患肢末梢血运。

（5）留置创面引流管护理计量。

（6）肩内收位绷带固定。

（7）0.9%氯化钠注射液100ml+头孢呋辛钠1.5g，静脉滴注，bid。

（8）乳酸钠林格氏液500ml，静脉滴注。

（9）10%葡萄糖注射液1000ml+维生素C 2.0g，静脉滴注。

（10）复合维生素B 2片，口服，tid。

（11）维生素B_1 100mg，口服，qd。

（12）甲钴胺500μg，口服，tid。

（13）肌苷0.1g，口服，tid。

（14）神经妥乐平2片，口服，bid。

【注意事项】

手术适应证：①诊断明确，无手术禁忌证；②保守治疗3个月无明显恢复；③产伤所致臂丛损伤保守治疗6个月无效者；④保守治疗功能恢复过程中，中断恢复3个月无进展者；⑤病程两年以上，未经治疗亦无功能恢复，或虽经手术治疗，两年后功能无明显恢复者。

【健康生活方式】

（1）周围神经损伤患者首选基本治疗，包括物理治疗、作业治疗、矫形器及辅助器具配置。

（2）水疗法能减少运动损伤发生，缓解肌肉紧张，有助于运动恢复。

（3）居家康复教育及指导能积极引导患者及家人进行居家康复改善功能，疏导不良心理情绪，防止各类并发症，解除患者心理情绪障碍、减轻疼痛至关重要。

【转诊】

凡需保守治疗效果不佳或手术治疗者，可转诊上级医院进一步诊治。

二、腓总神经损伤

【初诊依据】

1. 有外伤或局部受压史。外伤后出现踝背伸、趾伸和足外翻的功能障碍或"垂足"征，走路出现跨越步态。小腿前外侧和足背浅感觉障碍。

2. 肌电图检查有助诊断。

【诊疗处方】

1. 腓总神经损伤护理常规。

2. 二级护理。

3. 普食。

4. 血常规，血型，肝、肾功能，血电解质，凝血四项（PT+APTT+TT+FIB），HBsAg，抗-HIV，TPPA。

5. 尿常规，粪常规。

6. 心电图，胸部X线检查。

7. 患肢腓总神经MRI。

8. 肌电图检查。

9. 复合维生素B 2片，口服，tid。

10. 维生素B_1 100mg，口服，qd。

11. 甲钴胺500μg，口服，tid。

12. 肌苷0.1g，口服，tid。

【注意事项】

手术适应证 ①诊断明确，无手术禁忌证；②开放性损伤者或闭合性损伤经保守治疗3个月无明显恢复者；③神经损伤后具有灼性神经痛者；④虽经手术治疗，但超过预估时间无功能恢复者；⑤晚期损伤者。

【转诊】

凡需保守治疗效果不佳或手术治疗者，可转诊上级医院进一步诊治。

三、神经卡压综合征

【初诊依据】

1. 病程逐渐进展，多为不完全性神经功能障碍的表现。

2. 症状多为间歇性，多无外伤史。

3. 诱发试验和蒂内尔（Tinel）征阳性。

4. 神经电生理检查多有阳性改变，但多为不完全损伤改变。

5. 无病理征。

【并发症】

手术可并发神经损伤、血管损伤、皮下气肿、血肿等。

【鉴别诊断】

1. 胸廓下口卡压综合征应与进行性肌肉萎缩症，颈椎肥大、椎间盘突出症等颈椎病，腕管综合征、椎动脉综合征、脊髓空洞症、麻风病等相鉴别。

2. 肘管综合征应与颈椎间盘突出、胸廓出口综合征、腕尺综合征等相鉴别。

3. 梨状肌卡压综合征与腰椎间盘突出症均以下肢坐骨神经痛为主要临床表现。CT、MRI 可帮助鉴别。

【诊疗处方】

1. 神经卡压综合征骨科护理常规。

2. 二级护理。

3. 普食。

4. 血常规，肝、肾功能，血电解质，血型，抗 –HIV，TPPA。

5. 尿常规，粪常规。

6. 心电图，胸部 X 线检查。

7. 复合维生素 B 2 片，口服，tid。

8. 维生素 B_1 100mg，口服，qd。

9. 甲钴胺 500μg，口服，tid。

10. 肌苷 0.1g，口服，tid。

【注意事项】

1. **手术适应证** ①诊断明确，无手术禁忌证；②保守治疗 4 周无效者；③尺神经卡压者宜尽早进行手术；④受压因素为瘢痕、骨性结构、肿瘤者。

2. **手术方式** ①神经内、外松解术；②神经前移术。

3. **手术要点** ①彻底松解，切除所有压迫神经的因素，如瘢痕、条索物、骨性突起、肌间隔等，切除增厚的神经外膜和束间瘢痕组织；②重建神经组织床，将神经置于健康柔软的组织之上。

【转诊】

凡需保守治疗效果不佳或手术治疗者，可转诊上级医院进一步诊治。

第十八节 骨与关节结核

一、脊柱结核

【初诊依据】

1. 有肺结核病史或与结核患者接触史。有低热、盗汗、食欲不振、消瘦等结核中毒症状。

2. 脊柱病变处疼痛、压痛和叩击痛，可出现脊柱后凸成角畸形，脊柱活动受限，拾物试验阳性。

3. 可有寒性脓肿形成。颈椎结核常在咽后壁；胸椎结核多在椎旁；腰椎结核除有腰大肌脓肿外，还可在腹股沟、股内侧、腰三角或臀部出现。如寒性脓肿破溃，可形成窦道，长期不愈。

4. 脊柱结核合并截瘫者，在脊髓受压平面以下出现不全或完全截瘫。

5. 结核病变活动期血沉加快。

6. 脊柱正侧位X线检查显示椎体不规则骨质破坏，或有椎体塌陷、空洞、死骨形成，椎间隙变窄或消失，椎旁有寒性脓肿阴影。

7. CT或MRI检查可显示病变范围、椎管内病变及脊髓受压情况。

【并发症】

术后常见的并发症有术后伤口感染，内固定物松动、断裂，便秘，肺不张，低热，下肢静脉栓，胃肠反应，气胸，压疮，脑脊液漏等。

【鉴别诊断】

本病应与化脓性椎间盘炎、转移瘤、多发性骨髓瘤、化脓性脊椎炎、椎体压缩性骨折、椎体巨细胞瘤、老年性骨质疏松、布鲁氏菌病、脊柱炎相鉴别。

【诊疗处方】

　　1.脊柱结核骨科护理常规。

　　2.二级或一级护理。

　　3.普食或半流饮食。

　　4.绝对卧硬板床，垫气垫。

　　5."一"字型翻身。

　　6.防压疮护理，翻身q2h。

　　7.血常规，肝、肾功能，血型，血糖，血沉，凝血四项（PT+APTT+TT+FIB），HBsAg，抗-HCV，抗-HIV，TPPA。

　　8.尿常规，粪常规。

　　9.血交叉配合试验（必要时）。

　　10.床边心电图，胸部X线检查。

　　11.脊椎正侧位X线检查。

　　12.脊椎CT或MRI。

　　13.异烟肼0.1g，口服，tid。

　　14.利福平0.3g，口服，bid。

　　15.链霉素0.75g，肌内注射，qd。

　　16.维生素B_6 20mg，口服，tid。

【注意事项】

　　1. 非手术治疗　治疗期间每周查血常规、肝肾功能，观察有无口周麻木、耳鸣、听力障碍等，并同时给予护肝、神经营养药物。发现药物毒副反应，应给予相应处理。①全身治疗：卧硬板床休息；加强营养；贫血者补充铁剂，必要时输红细胞悬液，混合感染者使用敏感抗生素。②局部制动：适用于脊柱不稳、病灶清除术后及植骨融合术后，可用颈托、石膏腰围、石膏背心或塑料腰围、塑料背心。

　　2. 抗结核治疗　一般选用链霉素、异烟肼、利福平，三药联合应用，疗程1～1.5年，其中链霉素总剂量达45g即停药。

3. 手术适应证　①病灶内有较大或较多的死骨，不易自行吸收者；②病灶内或其周围有较大脓肿，不易自行吸收者；③流脓窦道经久不愈者；④有脊髓压迫症状者。

【健康生活方式】

1. 日常饮食无绝对禁忌，每天至少补充2000～3000kcal热量，同时注意营养均衡。

2. 戒烟限酒，保证每日足够、规律的休息，忌过劳、熬夜。

3. 抗结核治疗是一个长期过程（1～2年），需要做好心理准备，必须坚持规律，全程按医嘱服药，不得松懈。

【转诊】

凡需保守治疗效果不佳或需手术治疗者，可转诊上级医院进一步诊治。

二、骨关节结核

【初诊依据】

1. 髋关节结核有结核病史或与结核患者有接触史。有低热、盗汗、食欲差、消瘦等全身中毒症状；髋关节部位有疼痛、压痛、叩击痛，活动障碍，畸形，托马斯征阳性，病理性脱位等。可有寒性脓肿，破溃后形成窦道。

2. 膝关节结核除有上述全身中毒症状外，膝关节部位有疼痛、肿胀、压痛、活动障碍，跛行及屈曲畸形，晚期可有僵硬或强直。浮髌试验阳性。

3. 结核活动期血沉增快。

4. 髋关节结核X线检查显示髋臼或股骨头有骨质破坏，关节间隙变窄。

5. 膝关节结核X线检查可见软组织肿胀，骨质疏松，关节间隙增宽。晚期有骨质破坏、关节间隙狭窄、关节脱位等。

【并发症】

治愈后关节功能遭受不同程度的损害，常遗留有畸形或残废。

【鉴别诊断】

本病应与慢性化脓性骨髓炎、化脓性关节炎、类风湿关节炎、强直性脊柱炎、骨肿瘤、嗜酸性肉芽肿相鉴别；另外，还应将干酪样坏死物与正常骨髓组织相鉴别。

【诊疗处方】

1. 骨关节结核骨科护理常规。

2. 二级或一级护理。

3. 普食或半流饮食。

4. 患肢皮牵引。

5. 血常规，肝、肾功能，血糖，血型，凝血四项（PT+APTT+TT+FIB），HBsAg，抗-HIV，TPPA。

6. 尿常规，粪常规。

7. 血交叉配合试验（必要时）。

8. 床边心电图，胸部X线检查。

9. 骨盆正位、患侧骨盆正侧位X线检查（髋关节结核）。

10. 患侧膝关节正侧位X线检查（膝关节结核）。

11. 髋或膝关节穿刺术。

12. 关节穿刺液找抗酸杆菌。

13. 异烟肼0.3g，口服，qd（晨顿服）。

14. 利福平0.45g，口服，bid（晨顿服）。

15. 链霉素0.75g，肌内注射，qd。

16. 维生素B_6 20mg，口服，tid。

17. 葡醛内酯0.1g，口服，tid。

【注意事项】

1. 非手术治疗　①加强营养；②下肢皮牵引或胫骨结节骨牵引；③抗结核治疗。

2. 手术治疗适应证　①病灶较大，或死骨较多、较大不易自行吸收；②病灶内或病灶周围有较大脓肿，不易自行吸收；③单纯滑膜结核经非手术治疗无效，单纯骨结核有破入关节危险，或早期全关节结核。

【转诊】

凡需保守治疗效果不佳或需手术治疗者，可转诊上级医院进一步诊治。

第十九节　骨与关节感染

一、急性化脓性骨髓炎

【初诊依据】

1. 起病急剧，有寒战、高热等全身中毒症状。局部持续性剧烈疼痛。

2. 血常规示白细胞计数和中性粒细胞计数增多。

3. 早期局部分层穿刺，抽出液培养出致病菌，对明确诊断有重要意义。

4. X线检查早期可见软组织肿胀阴影，10～14天后可见骨膜反应及骨质破坏征象。

【并发症】

1. 治疗不及时、不恰当可转化为慢性骨髓炎，使病程迁延，造成严重后果。

2. 新生儿及婴幼儿可发生病理性髋脱位。

3. 关节面破坏造成关节功能障碍。

4. 扁平髋、髋内翻畸形，肢体不等长。

【鉴别诊断】

1. 急性血源性骨髓炎应注意与急性化脓性关节炎进行鉴别。

2. 髋关节结核早期髋部疼痛，常有关节肿胀、活动受限等症状，应与之鉴别。

3. 与软组织炎症、化脓性关节炎、风湿性关节炎、肿瘤、暂时性髋关节滑膜炎等相鉴别。

【诊疗处方】

以股骨下段患者为例。

1. 急性化脓性骨髓炎骨科护理常规。

2. 二级或一级护理。

3. 普食或半流饮食。

4. 患肢皮牵引。

5. 血常规，肝、肾功能，血型，血糖，凝血四项（PT+APTT+TT+FIB），HBsAg，抗–HIV，TPPA。

6. 尿常规，粪常规。

7. 血交叉配合试验（必要时）。

8. 床边心电图，胸部X线检查。

9. 患肢股骨下段正侧位X线检查。

10. 患处穿刺抽脓，脓液细菌培养及药敏。

11. 血培养+药敏。

12. 5% 葡萄糖注射液 250ml+ 头孢拉定 2.0g，静脉滴注，bid。

13. 5% 葡萄糖注射液 500ml+ 克林霉素 1.1g，静脉滴注，qd。

14. 10% 葡萄糖注射液 1000ml+ 维生素 C 2.0g+ 维生素 B_6 0.1g，静脉滴注，qd。

15. 对乙酰氨基酚 0.5g，口服，bid。

【注意事项】

1. 非手术治疗

（1）一般治疗：降温，补液，纠正酸中毒，补充营养，补充维生素。

（2）局部固定：早期可用皮牵引或石膏托固定于功能位，急性炎症消退后可用石膏管型固定；如有窦道或伤口，可开窗换药，固定 2～3 个月后复查。

（3）早期联合应用大剂量有效抗菌药物，直至体温正常和局部炎症消退后 2 周。

2. 手术治疗

（1）适应证：诊断明确，用大剂量抗菌药物治疗 2～3 天不能控制症状，或诊断穿刺时在骨膜下或骨髓内吸到脓液。

（2）术后处理：①继续静脉应用抗菌药物；②每日自近端管滴入抗菌药物溶液，抗菌药物剂量相当于全身剂量的1~2倍，24小时持续滴注，连续约2周；③脓液不多，未放引流管者，于细硅胶管每日滴入少量抗菌药物溶液，可不冲洗。

【健康生活方式】

急性期需卧床休息，恢复期要避免着凉、避免剧烈运动，适当锻炼，增加关节的稳定性。

【转诊】

凡需保守治疗效果不佳或需手术治疗者，可转诊上级医院进一步诊治。

二、慢性化脓性骨髓炎

【初诊依据】

1. 有急性骨髓炎病史或开放性骨折史。病程长，局部反复急性发作和破溃流脓，可有死骨排出，并可有1个或数个窦道或瘢痕存在，色素沉着。

2. X线检查显示骨质破坏及骨质增生并存，有病灶和死骨形成。

【并发症】

若创面局部出现红、肿、热、痛，则提示已发生感染。

【鉴别诊断】

对症状、体征不典型，X线改变无特异性的非典型慢性化脓性骨髓炎要注意鉴别诊断。据报道，本病误诊率达50%，常见误诊疾病为脊柱结核、脊柱肿瘤、软组织炎症、类风湿关节炎，特别是恶性骨肿瘤，尤其是尤文氏肉瘤鉴别比较困难。

【诊疗处方】

以胫骨慢性化脓性骨髓炎患者为例。

1. 胫骨慢性化脓性骨髓炎骨科护理常规。

2. 二级或一级护理。

3. 普食或半流饮食。

4. 患肢皮牵引。

5. 血常规，肝、肾功能，血型，血糖，血电解质，凝血四项（PT+APTT+TT+FIB），HBsAg，抗–HIV，TPPA。

6. 尿常规，粪常规。

7. 血交叉配合试验（必要时）。

8. 床边心电图，胸部X线检查。

9. 患肢胫骨正侧位X线检查。

10. 0.9%氯化钠注射液100ml+头孢哌酮+舒巴坦1.0g，静脉滴注，bid。

11. 乳酸钠林格氏液1000ml，静脉滴注。

12. 对乙酰氨基酚0.5g，口服，bid。

【转诊】

凡需手术治疗者，应立即转诊上级医院进一步检查。

【注意事项】

1. 非手术治疗。①局部制动，用石膏托或管型；②全身使用敏感抗生素治疗。

2. 手术适应证。凡有死骨并已分离清除，有无效腔伴窦道流脓，而包壳已充分形成。能代替原来的骨干者，均应手术治疗。

3. 术前、术中和术后都要使用足量敏感抗生素；术后要复查X线检查，确定死骨是否摘除干净，术后须用石膏固定。

4. 火器伤遗留的慢性骨髓炎急性发作，须切开引流或行死骨摘除，术前应注意检查有无外伤性假性动脉瘤。

【转诊】

凡需保守治疗效果不佳或需手术治疗者，可转诊上级医院进一步诊治。

三、急性化脓性关节炎

【初诊依据】

1. 发病急，有寒战、高热等全身中毒症状，关节有明显急性炎症表现。

2. 血白细胞计数和中性粒细胞计数增多，血培养可有化脓性菌，关节穿刺抽出脓性分泌物，涂片可见脓球，培养有化脓性菌。

3. X线检查早期对诊断帮助不大，晚期可见关节间隙变窄，可有骨质破坏或病理性脱位。

【并发症】

1. 脓性渗出期炎症波及关节囊纤维层，关节腔内有大量脓液，脓液吸收后产生全身中毒症状，严重者可引起菌血症。

2. 关节面破坏，骨端骨质疏松，引起关节周围软组织炎症，使其发生粘连，可出现关节脱位、关节僵直、关节畸形、关节功能丧失、化脓性骨髓炎等后遗症和并发症。

【鉴别诊断】

1. 与痛风、风湿性关节炎和其他炎症性关节病相鉴别。

2. 注意婴幼儿特别是新生儿的鉴别诊断，尤其是近期有败血症病史的早产儿、低体重儿，表现为发热、肢瘫、关节部位肿胀触痛，关节穿刺抽出脓液者，要注意以下特点：①病变局部肿胀轻微：需双侧仔细对比方能确定；②局部疼痛轻微：轻度压痛，可以被哺乳掩盖；③关节活动受限轻微：关节大幅度活动，患儿方有痛苦或拒绝表示；④全身症状轻微：低热等；⑤血白细胞、中性粒细胞及红细胞沉降率轻中度增高。这些特点与稍大儿童及成人明显不同。

【诊疗处方】

以膝关节患者为例。

1. 急性化脓性膝关节炎骨科护理常规。

2. 二级或一级护理。

3. 普食或半流饮食。

4.患肢牵引（或石膏托固定）。

5.尿常规，粪常规。

6.血常规，肝、肾功能，血型，凝血四项（PT+APTT+TT+FIB），HBsAg，抗-HIV，TPPA。

7.血交叉配合试验（必要时）。

8.床边心电图，胸部X线检查。

9.抽取关节液做细菌培养及药敏。

10.血培养+药敏。

11.患肢关节正侧位X线检查。

12.关节腔穿刺液查抗核抗体（必要时）。

13.关节穿刺后注入抗菌药物。

14.0.9%氯化钠注射液100ml+头孢曲松钠1.0g，静脉滴注，bid。

15.5%葡萄糖注射液500ml+克林霉素1.1g，静脉滴注，qd。

【注意事项】

1.局部制动可用持续皮牵引或石膏托固定于功能位，晚期关节面有破坏增生时，表明关节强直已不可避免，可用石膏管型固定于功能位。

2.早期使用足量有效抗生素，尽量根据关节液细菌和药物敏感试验的结果选用抗菌药物。

3.注意降温，补液，纠正水、电解质紊乱，增加营养。

4.对于小而浅的关节，每日做一次关节穿刺，抽出关节腔内液体，用0.9%氯化钠溶液反复冲洗，注入青霉素溶液80万U、链霉素0.5g，或其他敏感抗生素，直至不再有渗出液为止。

5.对大关节，经关节腔穿刺证实有关节积液或积脓后，可选择两个穿刺点，用粗的套管针穿刺，插入硅胶管，其中一根作冲洗用，每日滴入抗生素溶液，或0.9%氯化钠溶液2000~3000ml；另一根作吸出管，负压吸引，连续冲洗吸引，直至炎症控制。

6. 对于膝关节，一经确诊，即应早期急诊切开。切开关节囊，吸尽关节腔内液体，用大量0.9%氯化钠溶液反复冲洗，留两根硅胶管，分别用抗菌药物溶液冲洗和吸引。

7. 急性炎症消退后，如关节无明显破坏，一般在起病后3周左右，逐渐开始锻炼关节功能，同时做理疗或热敷。

8. 对于关节非功能位强直者或陈旧性病理性脱位者，在炎症完全消退至少6个月后，考虑行矫形手术。

【健康生活方式】

同本章第一节。

【转诊】

凡需保守治疗效果不佳或需手术治疗者，可转诊上级医院进一步诊治。

第二十节　骨肿瘤

一、骨软骨瘤

【初诊依据】

1. 多见于青少年，好发于长骨干骺端，单发或多发。局部隆起、畸形，发展缓慢，多无疼痛，瘤体较大时可出现神经压迫症状或妨碍关节活动，局部可扪及固定性质硬肿块，无明显压痛。

2. X线检查结合临床特点及病理检查可明确诊断。

【并发症】

因其肿瘤位置、体积、形状各异，可引发多种并发症，如压迫血管，压迫或刺激神经，妨碍关节或肌腱活动或引起局部摩擦性滑囊炎，关节畸形，个别可发生恶变。

【鉴别诊断】

胸骨骨软骨瘤易被误诊为结核；腰椎管内骨软骨瘤、滑膜骨软骨瘤等生长在扁骨、不规则骨、短管状骨骨软骨瘤，因部位隐蔽，常易引起误诊，注意鉴别。

【诊疗处方】

1. 骨软骨瘤护理常规。

2. 二级护理。

3. 普食。

4. 血常规，血型，肝、肾功能，血电解质，血碱性和酸性磷酸酶，AFP，凝血四项（PT+APTT+TT+FIB），HBsAg，抗–HCV，抗–HIV，TPPA。

5. 尿常规，粪常规。

6. 心电图，胸部正侧位X线检查。

7. 患部正侧位X线检查。

8. 患部CT检查（必要时）。

【注意事项】

1. 无症状者，可定期观察。

2. 有压迫症状、滑膜炎、肢体功能障碍或恶变可疑时，须手术彻底切除。

3. 术后很少复发，恶变为软骨肉瘤者极少，无需放疗或化疗。

【健康生活方式指导】

骨软骨瘤为良性肿物，一般不须治疗，但应平时注意复查，若肿瘤增大，生长较快，或影响局部功能，引发疼痛麻木等症状，则应考虑手术行骨软骨瘤切除术。

【转诊】

疑似骨软骨瘤者，应立即转诊上级医院进一步检查。

二、软骨瘤

【初诊依据】

1. 多见于20~30岁成年人。好发于手、足短管状骨，也见于骨盆骨、肩胛骨、肋骨、脊椎及四肢长管状骨。局部隆起，疼痛多不明显，局部硬性肿块，多无压痛，部分可出现肢体畸形及功能障碍，有时可发生病理性骨折。

2. 分类及X线检查表观。①单发性内生软骨瘤：椭圆形透明区，边缘整齐，周围多有一环行硬化带，骨皮质膨胀变薄，瘤内散在有砂砾样钙化斑点。②多发性内生软骨瘤：发生于短骨者与单发性内生软骨瘤相似，位于长骨者主要表现干骺端变形，弯曲缩短。肿瘤内有斑片状钙化。有的肿瘤突入软组织内，且有广泛钙化及骨化。③外生软骨瘤（也称皮质旁软骨瘤）：骨旁有模糊的软组织阴影，此阴影可压迫邻近骨质，形成浅凹性压迹，边缘有骨硬化缘。肿瘤内有散在的钙化或骨化。④奥利尔（Ollier）病：长骨短缩，弯曲畸形。干骺部膨大，骨纹理模糊，骨骺区呈暴风雪样不规则增宽，可见囊性改变，囊性透亮区内常见圆形或不规则钙化斑块。短骨表现与内生软骨瘤相似。⑤马富奇（Maffucci）综合征：手、足或其他部位有典型的内生软骨瘤表现及软组织广泛大小不等的圆形静脉石影。⑥骨外软骨瘤：肿瘤为骨外软组织内肿块，与骨不相连，呈圆形或椭圆形，内有不同密度的环形钙化或大量散在不规则钙化。

3. 病理检查可确诊。

【并发症】

病程较长者可出现肌肉萎缩和关节僵硬。

【鉴别诊断】

单发趾骨内生软骨瘤合并病理性骨折易与骨囊肿致病理性骨折误诊，影像学表现不典型时注意鉴别。

【诊疗处方】

1. 骨科疾病护理常规。

2. 二级护理。

3. 普食。

4. 血常规，肝、肾功能，血电解质，血型，血糖，血碱性和酸性磷酸酶，凝血四项（PT+APTT+TT+FIB），HBsAg，抗-HCV，抗-HIV，TPPA。

5. 尿常规，粪常规。

6. 心电图。

7. 患部、胸部正侧位 X 线检查。

8. 患部 CT 检查（必要时）。

【注意事项】

单发者宜手术切除治疗；多发者宜选择性手术切除；有恶变者应彻底的手术切除，必要时可截肢；肢体畸形严重者行矫形手术。术后定期复查（特别是多发者）。

【健康生活方式指导】

1. 限制腌制、熏制、含亚硝酸盐类食品的摄入　腌制食品在制作过程中，会添加防腐剂、增色剂，保色剂等，且含有大量亚硝酸盐，长期食用会增加人体器官的负担，引发机体钙质吸收障碍。

2. 维持理想的体重　超重和肥胖容易导致人体代谢异常，也会加重患侧骨骼的压力，容易加重病变，甚至发生骨折。最有效的减重措施是控制能量摄入和增加体力活动，适当控制主食（碳水化合物）。在运动方面，规律的中等强度的有氧运动是控制体重的有效方法。

3. 均衡的营养饮食，摄入多种食物　①每天饮食中包括多种蔬菜和水果；②摄取更多的高纤维食物（如全谷麦片、豆类）；③减少脂肪总摄入量。

4. 限制酒精类饮料的摄取　长期大量饮酒可导致血压升高，限制饮酒量则可显著降低高血压的发病风险。不提倡高血压患者饮酒。若饮酒，应控制量，白酒、葡萄酒（或米酒）与啤酒的量分别少于 50ml、100ml、300ml。

【转诊】

凡需手术治疗者，应立即转诊上级医院进一步检查。

三、骨囊肿

【初诊依据】

1. 患者多为青少年，也可为中年人。好发于长管骨干骺端或骨干。无症状或仅有轻微疼痛及压痛，病理性骨折为早期症状。发生于下肢者可有跛行。

2.X线检查和病理检查可确诊。

【并发症】

可并发病理性骨折和生长抑制。

【鉴别诊断】

本病应与单纯腱鞘结核、滑膜肉瘤、动脉瘤样骨囊肿相鉴别。

【诊疗处方】

1.骨囊肿骨科护理常规。

2.二级护理。

3.普食。

4.血常规，血型，肝、肾功能，血电解质，血碱性和酸性磷酸酶，凝血三项（PT+APTT+TT），HBsAg，抗-HCV，抗-HIV，TPPA。

5.尿常规，粪常规。

6.胸部、患部正侧位X线检查。

7.心电图。

8.患部CT检查（必要时）。

【注意事项】

骨囊肿虽为良性肿瘤，但其病损常造成较大的骨缺损，使骨骼稳定性和坚固性降低，因此，治疗目的是彻底清除病灶，消灭囊腔，恢复骨的坚固性，防止病理性骨折。骨囊肿治疗分非手术治疗和手术治疗。多采用手术治疗，只有在有手术禁忌证时采用保守治疗。

【健康生活方式指导】

1.应均衡饮食，富含钙、低盐和适量蛋白质，每天饮食中包括多种蔬菜和水果；摄取更多的高纤维食物（如全谷麦片、豆类）；减少脂肪总摄入量；多吃含钙质丰富的食物（如牛奶、虾皮、海鲜等食物）。

2.注意适当户外运动、适量的运动，有助于增强骨骼质量，也能够缩短骨囊肿术后的修复时间。

3. 避免嗜烟、酗酒；慎用影响骨代谢的药物；以免加重病情。

4. 采取防止跌倒的各种措施，骨囊肿部位骨质较差，跌倒后容易发生骨折。

【转诊】

凡需手术治疗者，应立即转诊上级医院进一步检查。

四、骨巨细胞瘤

【初诊依据】

1. 多见于20～40岁，好发于四肢长骨骨骺部，尤其是股骨下端，胫骨上端，桡骨远端。肿瘤部可肿大、疼痛和压痛，局部皮肤温度升高，可发生病理性骨折。

2. 根据临床特点、X线检查和病理检查可以确诊。

【并发症】

常见并发症为切口内感染、切口延迟愈合、术后复发。

【鉴别诊断】

骨巨细胞瘤影像诊断的易误诊部位有肱骨近端、胫骨远端和近端、腰椎、髋臼、跟骨、肋骨、骶骨翼、股骨粗隆、指骨。误诊患者中X线检查、CT、MRI集中显示以下4个征象：①病灶边缘局限性硬化：X线检查和CT显示病灶边缘局限性骨质密度增高、变白。硬化增高的密度和厚度高于正常的骨皮质，不同于病灶膨胀，边界清楚而形成的"骨包壳"。②病灶内的钙化。③骨膜反应。④突破骨包壳的软组织肿块。影像检查出现以上4个征象时，应该否定或高度怀疑骨巨细胞瘤的诊断。

【诊疗处方】

1. 骨巨细胞瘤护理常规。

2. 二级护理。

3. 普食。

4. 血常规，血型，肝、肾功能，血电解质，碱性磷酸酶，酸性磷酸酶，AFP，凝血四项（PT+APTT+TT+FIB），HBsAg，抗-HCV，抗-HIV，TPPA。

5.尿常规，粪常规。

6.胸部、患部正侧位X线检查。

7.患部MRI检查。

8.心电图。

【注意事项】

1.放射治疗 适用于手术进路较困难的解剖部位的肿瘤，但容易产生肉瘤变。

2.手术适应证 凡诊断为骨巨细胞瘤，全身情况允许者，均应尽可能地进行手术治疗。

【健康生活方式指导】

同骨囊肿。

【转诊】

疑似骨巨细胞瘤者，应立即转诊上级医院进一步检查。

五、骨肉瘤

【初诊依据】

1.患者多为10~25岁青少年，男性多于女性，好发部位为长管状骨干骺端，尤其以股骨下端及胫骨上端最多见。

2.早期出现局部疼痛，日渐加重，夜间尤甚，应用一般止痛剂无效。局部肿胀、压痛，肿块表面皮温高，静脉充盈或有血管杂音；肢体活动可受限，后期出现恶液质。

3.贫血，血沉增快，白细胞计数增高或正常，血碱性磷酸酶升高。

4.X线检查和病理检查可确诊。

【并发症】

1.手术并发症有假体排异、假体周围感染及无菌性松动等。假体感染可导致截肢。

2.可并发病理骨折，瘤体近关节时常合并关节功能障碍，晚期常出现肺转移。

【鉴别诊断】

本病影像学表现多种多样，常与炎症、外伤性疾病相混淆。常见误诊的疾病有骨软骨瘤、内生软骨瘤、骨囊肿、腰椎间盘突出症、滑膜炎、筋膜炎、创伤性骨折，要注意鉴别诊断。

【诊疗处方】

以股骨远端骨肉瘤患者为例。

1. 股骨远端骨肉瘤护理常规。

2. 二级护理。

3. 半流质饮食。

4. 病重通知。

5. 血常规，血型，肝、肾功能，血电解质，碱性磷酸酶，酸性磷酸酶，AFP，凝血四项（PT+APTT+TT+FIB），HBsAg，抗–HCV，抗–HIV，TPPA。

6. 尿常规，粪常规。

7. 患部、胸部X线检查。

8. ECT检查（必要时）。

9. 患肢股骨中下段MRI。

10. 心电图。

【注意事项】

1. 大剂量化学药物治疗

（1）适应证：适用手术前化学药物治疗及术后化学药物治疗，也适用于无法手术治疗的患者。常用化疗药物有甲氨蝶呤$12g/m^2$、顺铂$120mg/m^2$、阿霉素$60mg/m^2$、异环磷酰胺$3g/（m^2 \cdot d）$。

（2）用药后注意事项：①全身反应（包括胃肠道反应、骨髓抑制、肝功能受损、心肌受损、感染、溃疡等），应给予对症、支持治疗，必要时少量输血，配合中药扶正固本；②注意患者的水化及碱化，液体量及尿量需充分保证（3000ml/d），及时检查肾功能，碱化尿液，每日应用5%碳酸氢钠250ml；③大剂量应用甲氨蝶呤时，应用亚叶酸钙（甲酰四氢叶酸钙）解毒，甲氨蝶呤静脉滴注6小时开始给予甲酰四氢叶酸钙9mg，肌内注射，q6h，连续3天，共12次；④阿霉素对心肌有一定损害，应注意心电图检查；⑤体质衰弱、恶液质严重的心、肝、肾疾患者，血常规不正常者（包括白细胞 $< 4 \times 10^9/L$，血红蛋白 $< 80g/L$，血小板 $< 100 \times 10^9/L$），不能使用大剂量化学药物治疗。

2. 热疗与放射治疗

（1）热疗：目前常用的是局部热疗，要点为手术显露刮除肉眼所见的肿瘤，消毒金属网将周围软组织全部遮盖，用2450Hz射频机，射头距肿瘤10cm处进行照射，照射范围应包括邻近10cm内的骨干，照射时间为20分钟，温度应超过50℃。照射后冲洗及缝合伤口，石膏外固定。

（2）放射治疗目前已不常用。

3. 手术治疗 适用于确诊后经或未经术前化疗，全身情况许可者。

【健康生活方式指导】

1. 营养均衡 骨肉瘤患者需要保持营养均衡的饮食，以提高身体的免疫力。建议遵循低脂、高纤维的饮食方案，并确保摄入足够的蛋白质、维生素和矿物质。

2. 锻炼身体 适量的身体运动有助于增强身体的免疫力和心肺功能。应该避免过度的体力活动，可以进行一些适合自己的轻度运动。

3. 控制体重 保持健康的体重可以减轻骨肉瘤患者的症状，改善生活质量。骨肉瘤患者应该根据自身状况，与医生一起制定合理的饮食和锻炼计划，以控制体重。

4. 放松心情 精神放松有助于缓解骨肉瘤患者的症状，减轻身体的压力和疲劳。患者可以通过冥想、阅读、听音乐等方式来放松自己的身心。

5. 管理药物治疗　骨肉瘤患者应该严格按照医生的指示服用药物，并注意药物的副作用。如果患者有任何不适或反应，请及时告知医生。

【 转诊 】

　　疑似骨肉瘤者，应立即转诊上级医院进一步检查。

六、软骨肉瘤

【 初诊依据 】

　　1.多见于青少年，常发生于四肢长骨及躯干各骨。表现为迅速生长的局部肿块及疼痛。继发者先有良性骨肿瘤病史，肿块突然增大，疼痛加剧。局部可扪及质硬如骨的表面光滑或凹凸不平的肿块，常有不同程度的肢体功能障碍。

　　2.X线检查和病理检查可确诊。

【 并发症 】

　　常见并发症为病理性骨折。术后并发症有切口感染、切口不愈、深部感染，局部复发等。

【 鉴别诊断 】

　　1.本病应与骨软骨瘤、成软骨细胞瘤、内生软骨瘤、软骨纤维样肉瘤相鉴别。据报道，软骨肉瘤有误诊为关节周围炎，要注意鉴别。

　　2.颅底软骨肉瘤应与三叉神经鞘瘤、脊索瘤、脑膜瘤相鉴别。

【 诊疗处方 】

　　1.软骨肉瘤护理常规。

　　2.二级护理。

　　3.半流质饮食。

　　4.病重通知。

　　5.血常规，血型，肝、肾功能，血电解质，血碱性和酸性磷酸酶，AFP，凝血四项（PT+APTT+TT+FIB），HBsAg，抗-HCV，抗-HIV，TPPA。

6. 尿常规，粪常规。

7. 患部、胸部正侧位X线检查。

8. ECT检查（必要时）。

9. 患肢股骨中下段MRI。

10. 心电图。

【注意事项】

1. 手术适应证 凡诊断为软骨肉瘤全身情况许可者，均应手术切除治疗。

2. 术后处理 手术后休息2周，按病理显示肿瘤组织坏死情况分别进行相应化疗。

【健康生活方式指导】

1. 营养均衡 软骨肉瘤患者需要保持营养均衡的饮食，以提高身体的免疫力。建议遵循低脂、高纤维的饮食方案，并确保摄入足够的蛋白质、维生素和矿物质。

2. 适量的身体运动 适量的身体运动有助于增强身体的免疫力和心肺功能。应该避免过度的体力活动，可以进行一些适合自己的轻度运动，或者在治疗师的指导下做一些功能锻炼。

3. 控制体重 保持健康的体重可以减轻软骨肉瘤患者的症状，改善生活质量。软骨肉瘤患者应该根据自身状况，与医生一起制定合理的饮食和锻炼计划，以控制体重。

4. 放松心情 精神放松有助于缓解软骨肉瘤患者的症状，减轻身体的压力和疲劳。患者可以通过冥想、阅读、听音乐等方式来放松自己的身心。

5. 管理药物治疗 软骨肉瘤患者应该严格按照医生的指示服用药物，并注意药物的副作用。如果患者有任何不适或反应，请及时告知医生。

【转诊】

疑似软骨肉瘤者，应立即转诊上级医院进一步检查。

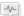

第二十一节 其他伤病

一、关节内骨折

【初诊依据】

1. 有明确的外伤史。关节压痛、肿胀，纵轴叩击痛，大关节可抽出积血和脂肪滴。注意有无韧带、软骨板及神经损伤。

2. X线检查可显示骨折程度及移位情况。

【诊疗处方】

1. 关节内骨折骨科护理常规。

2. 二级或一级护理。

3. 普食或半流饮食。

4. 血常规，血型，血糖，肝、肾功能，凝血四项（PT+APTT+TT+FIB），HBsAg，抗-HCV，抗-HIV，TPPA。

5. 尿常规，便常规。

6. 胸部和患肢X线检查、MRI。

7. 心电图。

【注意事项】

1. **非手术治疗** 无移位的关节内骨折采用外固定治疗；有轻度移位的关节内骨折，先试行手法复位，若复位后较为稳定者仍可行外固定治疗。外固定方法根据不同关节而不同，制动时间为4~6周。

2. **手术适应证** 关节内骨折合并有韧带损伤；关节内劈裂骨折或压缩骨折超过1cm；骨折超过关节面0.3~0.4cm或横向移位过大者。

3. **术后处理** 坚强内固定后又早期治疗关节，术后均须石膏外固定或牵引制动伤肢4~6周。

【健康生活方式指导】

1. **饮食健康** 摄入足够的蛋白质、维生素和矿物质，以促进骨骼的愈合和强化。

2. 保持足够的睡眠 每晚睡眠时间不少于7个小时，以支持身体的愈合和康复。

3. 避免烟草和酒精 烟草和酒精会影响骨骼健康和愈合，应该尽量避免。

4. 避免过度活动 在康复期间，应避免过度活动或剧烈运动，以避免引起再次受伤或延缓康复进程。

5. 遵循医嘱 遵循医生和物理治疗师的建议和指导，按照规定的康复计划进行训练和锻炼。

6. 保持乐观心态 积极乐观的心态可以帮助减轻疼痛和压力，促进康复进程。

7. 定期复查 定期到医院进行复查，及时发现和处理可能的并发症或问题。

【转诊】

凡需手术治疗者，应立即转诊上级医院进一步检查。

二、髌韧带断裂

【初诊依据】

1. 有髌韧带强力收缩时受猛然的拉伸暴力损伤病史或局部直接损伤史。髌韧带部的疼痛及伸膝功能障碍。髌骨上移，髌韧带部空虚及压痛，不能主动伸直膝关节。

2. 膝关节侧位X线检查可见髌韧带连续性中断，与健侧对比髌骨上移。

【诊疗处方】

1. 髌韧带断裂骨科护理常规。

2. 二级或一级护理。

3. 普食或半流饮食。

4. 长腿石膏固定（膝关节于伸直位）。

5. 血常规，肝、肾功能，血糖，凝血四项（PT+APTT+TT+FIB），抗-HIV，TPPA。

6. 尿常规，粪常规。

7.胸部和患肢X线检查、MRI。

8.心电图。

【注意事项】

1.非手术治疗 适用于不完全断裂者，长腿石膏固定膝关节于伸直位，固定时间为5~6周，去石膏后逐渐进行功能锻炼。

2.手术适应证 髌韧带完全断裂者，老年患者，全身情况无手术禁忌者。

3.术后处理 术后可继续髌骨牵引或长腿管形石膏外固定6周；去牵引或石膏后作膝关节30°伸屈活动，晚间继续石膏托保护2周，8周后扶拐杖行走。

【健康生活方式指导】

1.充分休息 在髌骨韧带损伤时，为避免加重伤势，必须下肢石膏固定休息或者佩戴支具并减少运动量，让髌骨韧带有机会康复。

2.冰敷 在受伤及手术后的前两天，应该使用冰袋敷在受伤部位，可以减轻肿胀和疼痛。

3.按摩 在休息期间进行轻柔的按摩可以刺激血液循环和恢复。

4.理疗 去理疗中心进行短期物理治疗也可以加速康复进程。

5.锻炼 经过医生允许后，可以进行适度的锻炼。但要注意避免运动过于剧烈或有冲击力的运动，例如篮球、足球等。合适的运动包括散步、慢跑、游泳等。

6.饮食 保持均衡的饮食有助于促进髌骨韧带的康复。应该多摄入富含蛋白质的食物，例如鸡肉、鱼肉、豆腐等。

7.控制体重 过重会加重受伤部位的压力，从而延迟康复时间。因此应该控制体重，保持健康的BMI。

【转诊】

疑似髌韧带断裂者，应立即转诊上级医院进一步检查。

三、跟腱断裂

【初诊依据】

1. 有锐器切割或钝器打击跟腱，或有剧烈跑跳运动，或在跟腱有病变的基础上受收缩暴力损伤后致跟部疼痛，不能做足踝运动、站立及行走。

2. 跟腱局部肿胀、压痛，可触及跟腱连续性中断，足屈力弱，汤普森（Thompson）试验阳性，陈旧性损伤时为跛行、平足行走，小腿肌肉萎缩，能触及跟腱凹陷，单足提踵试验阳性。

3. 患部MRI检查可显示损伤程度。

【并发症】

跟腱的术后并发症 严重并发症有跟腱再断裂、二次再断裂、跟腱感染、跟腱延长等；较轻并发症有跟腱粘连、表皮感染、皮肤感觉障碍等。

【鉴别诊断】

急性跟腱断裂损伤后由于断裂的凹陷被填充及跖肌的完整，易出现漏诊或误诊，通过MRI检查可确定诊断。

【诊疗处方】

1. 跟腱断裂骨科护理常规。

2. 二级或一级护理。

3. 普食或半流饮食。

4. 血常规，肝、肾功能，血糖，凝血四项（PT+APTT+TT+FIB），抗-HIV，TPPA。

5. 尿常规，粪常规。

6. 患部MRI。

7. 心电图，胸部X线检查。

8. 对乙酰氨基酚0.5g，口服，bid。

9. TAT皮试（开放性损伤）。

10. TAT 1500U，肌内注射，立即（开放性损伤）。

【注意事项】

1. 手术适应证　凡确诊跟腱损伤，不论新鲜或陈旧伤，只要无手术禁忌证均应手术治疗。

2. 手术方式　①新鲜横断及撕裂型可以直接用丝线Bunnell法缝合，撕脱型可用拔出钢丝缝合法，固定于跟骨。②陈旧性损伤行Abraham倒"V-Y"腱成形术，术中将断端间瘢痕切除，在腓肠肌的肌-腱移行部下方1.0cm向下，做腱的倒"V"形切开，"V"臂的长度约大于缺损段的1.5倍，将切开的肌腱向下拉使腱的断端接触，在无张力下直接行Bunnell法丝线缝合，然后缝合倒"V"部。

3. 手术要点　①尽量保留腱周组织，以防术后粘连。②保持踝关节屈位不变，防止张力过大致修复失败。③对断端不整的修整不可切除过多，以免因缺损而张力过大。④开放性伤口彻底清创，争取一期愈合。

4. 术后处理　长腿石膏托固定屈膝30°，踝屈30°，4周后可拔除钢丝，改用小腿石膏踝关节功能位固定3周后拆除固定，穿高跟鞋练习踝关节伸及小腿肌力，保护3个月，半年内避免剧烈活动。陈旧性跟腱损伤石膏固定时间适当延长，避免术后再断裂。

【健康生活方式指导】

1. 休息　跟腱断裂后需要适当休息，避免过度使用患侧脚部，防止疼痛加重和伤情恶化。

2. 使用支具或者石膏　医生可能会建议您佩戴足踝支具来保护和固定患侧足踝，预防跟腱断裂再次发生。

3. 按摩和热敷　跟腱断裂一段时间后，可以进行轻柔的按摩和热敷，有助于促进血液循环和恢复。

4. 物理治疗　去理疗中心进行短期物理治疗也可加速康复进程，例如电疗、超声波等。

5. 适当运动　经过医生允许后，可以进行适度的运动，例如脚踝的伸展、屈曲和旋转等，有助于恢复肌肉力量和柔韧性。

6. 饮食 保持均衡的饮食有助于促进跟腱的康复。应该多摄入富含蛋白质的食物，例如瘦肉、鱼肉、豆腐等。

7. 控制体重 过重会加重受伤部位的压力，从而延迟康复时间。因此应该控制体重，保持健康的BMI。

【转诊】

疑似跟腱断裂者，应立即转诊上级医院进一步检查。

四、小腿筋膜间隔区综合征

【初诊依据】

1. 小腿有明确的挤压伤，伤后小夹板或石膏固定过紧，时间过长。

2. 小腿进行性剧烈疼痛，活动功能障碍，足部发麻，肢体肿胀，明显压痛，足部皮肤苍白，感觉减退或消失，足背动脉搏动减弱或消失。趾牵拉试验阳性。

3. X线检查有时显示胫腓骨骨折。筋膜间区压力测定，正常为1.3kPa（10mmHg）以下，1.3～4.0kPa（10～30mmHg）为增高，4.0kPa（30mmHg）以上为明显增高。

【诊疗处方】

1. 小腿筋膜间隔综合征骨科护理常规。

2. 二级护理。

3. 普食。

4. 血常规，血型，血电解质，凝血四项（PT+APTT+TT+FIB），抗–HIV，TPPA。

5. 尿常规，粪常规。

6. 心电图，胸部X线检查。

7. 胫腓骨骨折X线检查。

8. 筋膜间区压力测定。

9. 0.9%氯化钠注射液100ml+头孢呋辛钠1.5g，静脉滴注。

【注意事项】

1. 诊断明确后应立即行筋膜切开减压术。注意减压要彻底，术后处理要恰当。

2.小腿筋膜间区综合征如累及4个间区，则4个间区均应切开减压；胫后深、浅筋膜间区二者受累，深、浅间隙筋膜多同时切开减压。术中发现坏死组织，应彻底切除。术后切口不缝合，视手术后情况行二期缝合。术后应用抗生素预防感染，注意预防并发症的发生。

【健康生活方式指导】

1.保持休息和运动的平衡。术后的前几周需要保持充足的休息，同时也要进行一些轻微的康复性运动，例如屈膝运动和踏步练习。在恢复期后逐渐增加运动强度和频率，但要避免疲劳和过度负荷。

2.保持小腿清洁和干燥。术后的伤口需要保持清洁和干燥，防止感染和湿疹。

3.控制体重。过重会增加小腿的负荷，增加康复期的时间。建议采取健康的饮食和适当的锻炼来控制体重。

4.避免长时间站立或久坐。长时间的站立或久坐会增加小腿的压力和负荷，增术后复发的风险。建议适当活动，避免长时间单一姿势。

5.康复训练是术后恢复的重要一环，按照医生的指导进行康复训练可以帮助加速恢复。

6.定期复查可以帮助医生及时发现并处理术后并发症，避免复发和恶化。

【转诊】

凡需手术治疗者，应立即转诊上级医院进一步检查。

第二十二节　肾疾病

一、肾周围炎与肾周围脓肿

【初诊依据】

1.多发生于20～50岁，男性较多，起病急，表现为畏冷、高热、腰部钝痛，肾周脓肿形成后症状加重。患侧下肢伸展受限。患侧肾区饱满，肌肉痉挛，腰部可触及痛性肿块。

2．血白细胞计数及中性粒细胞升高，血培养可阳性。尿白细胞增加，尿培养可阳性。

3．腹部X线检查可显示脊柱弯向患侧，肾轮廓不清，腰大肌阴影消失，患侧膈肌可抬高。

4．CT、B超检查有助诊断。脓肿形成时，穿刺可抽出脓液。

【并发症】

对侧肾周围脓肿、输尿管狭窄、肾积水、肾功能不全。

【诊疗处方】

1．全科医学科护理常规。

2．一级护理。

3．半流质或普食。

4．血常规，肝、肾功能，血糖，血电解质，血型（ABO+RH），血交叉配合试验，血细菌培养+药敏，凝血四项（PT+APTT+TT+FIB），HBsAg，抗-HCV，抗-HIV，TPPA。

5．尿常规，中段尿细菌培养+药敏，粪常规。

6．胸、腹部X线检查，心电图，泌尿系彩超。

7．下腹部CT检查。

8．脓肿切开引流或超声引导下穿刺置管引流。

9．脓液细菌培养+药敏。

10．未形成脓肿者，治疗首选敏感的抗生素及局部热敷，并加强全身支撑疗法。

11．如有脓肿形成，应做穿刺或切开引流。

【注意事项】

1．早期肾周围炎在脓肿未形成前，应及时应用敏感抗生素药物，病情较重或合并严重感染者，适当延长抗生素的使用时间，并可增加剂量。

2．一旦肾周脓肿形成，则应手术切开引流或在超声引导下穿刺置管引流，引流术后继续配合有效抗生素。

3.如脓肿继发于尿路结石、感染性肾积水，应及时处理原发病，如该侧肾功能丧失则切除患肾，彻底清创引流并抗感染治疗。

【健康生活方式】

1.加强自身营养，避免肾脏及腰部受到外力打击。

2.多饮水，多排尿，多运动，多锻炼，加强自身免疫力。

【转诊】

经内科保守处理无效或需外科手术治疗者。

二、肾结石

【初诊依据】

1.腰部、腹部持续性疼痛或绞痛，常放射至同侧腹股沟区或外阴。绞痛时可伴有恶心、呕吐、出冷汗。可出现血尿，结石致双侧输尿管梗阻时可致无尿。患侧肾区可有叩击痛、相应输尿管径路可有压痛。

2.肉眼或镜下可见血尿，绞痛发作时血尿加重。

3.腹部X线检查大多数可见结石阴影。

4.静脉尿路造影可确定结石部位、大小、有无梗阻，并能了解肾功能。

5.超声能显示结石的高回声影及后方的声影，也能显示肾积水及萎缩等，属于无创检查，应作为首选影像学检查。

6.放射性核素肾显像不能直接显示泌尿系结石，主要用于确定分侧肾功能。

【并发症】

肾结石可出现腰、腹部疼痛、黏膜损伤、梗阻，鹿角样结石压迫肾实质造成缺血而继发感染。感染造成肾盂、肾盏黏膜增生、增厚、纤维化、脓肿形成，肾盂积水重者造成肾小管变性、坏死，肾萎缩、肾功能下降或完全丧失功能。

【鉴别诊断】

本病应与引起上尿路梗阻的疾病、泌尿系结核相鉴别。

【诊疗处方】

1. 全科医学科护理常规。

2. 二级或一级护理。

3. 普食或半流质饮食（多饮水）。

4. 尿常规，粪常规。

5. 泌尿系彩超。

6. 血常规，血型，血糖，血电解质，肝、肾功能，凝血四项（PT+APTT+TT+FIB），HBsAg，抗-HCV，抗-HIV，TPPA。

7. 静脉尿路造影。

8. 心电图。

9. 胸、腹部X线检查。

10. 体外冲击波碎石（必要时）。

11. 碘过敏试验。

【注意事项】

1. 一般治疗患者要大量饮水，适当活动，饮食要低嘌呤、低钙、低磷、低草酸盐。小结石可采用针灸、中药排石汤等治疗；肾盂内结石（直径＜2cm）及输尿管结石，可行体外震波碎石；疼痛剧烈者酌情使用双氯芬酸、吲哚美辛、山莨菪碱、阿托品、黄体酮、罗通定、哌替啶、吗啡等解痉止痛。

2. 手术适应证。结石较大，患侧肾盂、输尿管连接部狭窄及输尿管狭窄并积水、肾功能受损者。

3. 微创治疗有条件者，可行经尿道或经皮内腔镜取石或碎石术。

【健康生活方式】

1. **增加饮水量**　最好保持尿量在2000ml以上。

2. **饮食调节**　在维持营养平衡的条件下，避免高蛋白、高嘌呤饮食的摄入。

3. **限制饮食中草酸的摄入**　不要吃菠菜、芹菜、苋菜等含草酸过高的食物；限制钠盐的摄入，正常人盐的摄入量不超过2g/d；限制蛋白质的摄入，低碳水化合物、高蛋白饮食与含钙结石的形成有关。

4. 减轻体重指数　增加纤维素的摄入，或多吃水果和蔬菜，限制嘌呤饮食。

【转诊】

有手术取石指征者，需转诊治疗。

三、肾癌

【初诊依据】

1. 早期多无临床症状，晚期可出现腰痛、肿块、血尿。少数患者可出现高血压、贫血、发热、体重减轻等症状。

2. 腹部超声可显示肾脏肿块，彩色多普勒可显示肿块周围血流。肾脏CT平扫+增强可显示肿块的具体位置、大小、与周围结构的关系。

【并发症】

30%患者有转移症状，如病理骨折、咳嗽、咯血、神经麻痹及转移部位疼痛。

【鉴别诊断】

1. 与肾囊肿、肾错构瘤、肾嗜酸细胞瘤、肾盂肿瘤、肾脏淋巴瘤相鉴别。

2. 与肾血管平滑肌脂肪瘤间的误诊率高，应注意鉴别。

3. 超声有助于囊性肾癌的诊断与鉴别诊断。

4. 小肾癌超声造影和增强CT诊断均有误诊的报道，可通过穿刺活检病理诊断。

【诊疗处方】

1. 全科医学科护理常规。

2. 二级护理。

3. 普通饮食。

4. 血常规，肝、肾功能，血电解质，碱性磷酸酶，乳酸脱氢酶，血型，凝血四项（PT+APTT+TT+FIB），AFP，CEA，CA19-9，CA125，HBsAg，抗-HCV，抗-HIV，TPPA。

5. 尿常规，粪常规。

6. 心电图。

7. 泌尿系彩超。

8. 胸、腹部X线检查。

9. 静脉肾盂造影。

10. 双肾、输尿管、膀胱CT平扫+增强。

11. 肾动脉彩超。

【注意事项】

1. 手术治疗　是肾癌的主要治疗方法。肾癌对放、化疗不敏感。不推荐对能够手术治疗的患者进行术前穿刺检查。晚期肾癌无法施行根治术者或肿瘤巨大切除困难者，肾动脉栓塞可行姑息治疗。

2. 分子靶向治疗药物　可作为转移性肾癌的一、二线治疗用药，如索拉非尼、舒尼替尼、西罗莫司、帕唑帕尼、依维莫司、阿昔替尼等。

【健康生活方式】

1. 规律生活，避免熬夜，戒烟忌酒，少吃高脂肪、高热量食物，多摄入蔬菜、水果，坚持运动，提高机体免疫力。

2. 控制体重，避免肥胖、高血压等。

【转诊】

考虑肾癌患者，应及时转诊治疗。

四、肾结核

【初诊依据】

1. 尿频、尿急、尿痛、脓尿或血尿，严重者可致尿失禁。可有消瘦、低热、盗汗、贫血等。

2. 尿常规检查为酸性尿，有少量蛋白，有红、白细胞或脓细胞，普通细菌培养阴性。24小时尿或晨尿查到抗酸杆菌。

3. 血沉增快。

4. 膀胱镜检查可在一侧输尿管口附近见黏膜充血，或结核结节、溃疡；严重者膀胱黏膜广泛充血，结构不清。

5. 静脉尿路造影可见肾盂、肾盏边缘如虫蚀状或有空洞形成，晚期患肾不显影，对侧肾和输尿管可有积水现象。

6. 放射性核素肾图检查示肾功能不全及上尿路梗阻。

【并发症】

可遗留输尿管狭窄，还可导致输尿管、膀胱、尿道及其他泌尿系统结核。

【鉴别诊断】

本病应与肾盂肾炎、急性膀胱炎、肾结石、肾肿瘤、急性前列腺炎、肾积水、肾积脓等相鉴别。

【诊疗处方】

1. 全科医学科护理常规。

2. 二级或一级护理。

3. 高蛋白普食。

4. 测血压、脉搏，qd。

5. 血常规，肝、肾功能，血型，血糖，血电解质，血沉，结核菌素试验，凝血四项（PT+APTT+TT+FIB），HBsAg，抗-HCV，抗-HIV，TPPA。

6. 尿常规，粪常规。

7. 心电图。

8. 胸、腹部X线检查。

9. 静脉尿路造影。

10. 肝、胆、泌尿系B超或CT。

11. 碘过敏试验。

12. 晨尿或24小时尿找抗酸杆菌，连续3天。

13. 放射性核素肾图。

14. 膀胱镜检查（必要时）。

15. 异烟肼300mg，顿服，qd。

16. 利福平0.45~0.6g，顿服，qd。

17. 吡嗪酰胺1.0~1.5g，顿服，qd。

18. 乙胺丁醇1.0g，顿服，qd。

【注意事项】

1. 抗结核治疗用药术前至少2周，术后继续用药半年以上，并定期复查肝肾功能、视野及辨色力。

2. 抗结核药物治疗原则为早期、适量、联合、规律、全程。

【健康生活方式】

1. 预防肾结核，重在提高自身抵抗能力和免疫能力，同时要防止肺结核，不去人流密集的场所，同肺结核患者接触时一定要小心，戴口罩。

2. 多饮水。

3. 采取健康的生活方式、合理的饮食结构，加强营养，多进食高蛋白质、高维生素食物，保持良好的心态。

【转诊】

具有手术切除肾指征患者，需转诊治疗。

第二十三节　输尿管疾病

输尿管结石

【初诊依据】

1. 疼痛多系绞痛，向会阴部放射，伴有尿急、尿频和便意。绞痛时伴有恶心、呕吐等。肾区有压痛、叩击痛。

2. 血尿多发生于绞痛之后，以镜下血尿为主。

3. 梗阻多伴有完全或不完全性输尿管梗阻，出现肾积水，上腹部可触及肾脏。孤立肾患者发生梗阻可突然出现少尿或无尿。

4. X线检查及超声检查可显示结石、输尿管扩张、肾积水程度。

【并发症】

可并发感染、梗阻、输尿管狭窄、肾功能损害。

【鉴别诊断】

应与消化道穿孔、急性阑尾炎、输尿管结核、急性胆囊炎胆石症、尿路肿瘤相鉴别；女性患者应与妇产科急腹症相鉴别。

【诊疗处方】

1. 全科医学科护理常规。

2. 二级或一级护理。

3. 普食（多饮水）。

4. 血常规，血型，血糖，血电解质，血钙、磷、肌酐、碱性磷酸酶，尿酸，肝、肾功能，凝血四项（PT+APTT+TT+FIB），抗-HIV，TPPA。

5. 尿常规，24小时尿钙，尿酸，尿肌酐，尿草酸含量，中段尿培养+药敏。

6. 粪常规。

7. 胸、腹部X线检查，心电图，静脉尿路造影，泌尿系彩超。

8. 碘过敏试验。

9. 肾绞痛的治疗以解痉止痛为主，常用药有非甾体抗炎药如双氯芬酸钠50mg，肌内注射；阿片类镇痛药如布桂嗪50~100mg，肌内注射；哌替啶50~100mg，肌内注射。

10. 解痉药如M胆碱受体拮抗剂山莨菪碱，黄体酮，钙通道阻滞剂等。

11. 结石直径≤0.6cm，表面光滑，可采用药物排石。

12. 输尿管镜取石（必要时）。

【注意事项】

1. **非手术治疗** 大多数直径＜0.5cm的输尿管结石常能自行排出。直径＜1.0cm的结石，无尿路梗阻或感染，嵌顿时间较短者，可采用大量饮水、解痉治疗、中医中药治疗；体外冲击波碎石术；输尿管镜取石、套石、电击碎石；经皮输尿管镜取石；输尿管结石并发肾结石，采用输尿管镜腔内气压弹道碎石与体外冲击波碎石，并配合内服中药排石补肾汤治疗。

2. 开放性手术治疗适应证 输尿管镜取石发生并发症者，如穿破输尿管或造成狭窄者；输尿管憩室并发结石者；结石嵌顿过久，输尿管发生严重梗阻及上尿路感染者。

【健康生活方式指导】

1. 多饮水，每天在3000ml以上。一般餐后3小时或剧烈运动后要多饮水，此外要养成午夜排尿后再饮水一杯及清晨起床后饮水的习惯。

2. 在饮食方面，尽量减少钙、磷含量多的食物，多吃蔬菜水果，饮食宜清淡，如玉米粉、麦片、藕粉、蛋、水果、甜菜、黄瓜、茄子等，严格限制鲜肉、鱼、禽类及肝、肾等动物内脏的摄入，尽可能少食牛奶、白菜、胡桃、花生、扁豆，禁红茶、可可、烈性酒、啤酒。

3. 长期卧床的患者，应多翻身，及时排尿，防止尿潴留。行保守治疗的尿石症，如无疼痛或呕吐等症状，可以做上下台阶、跳绳、跑步等，以促进自然排石，但以不致疲劳为限。如是术后出院者，应从轻度活动开始，逐渐增加活动量，活动时注意使切口部位均匀着力，勿扭伤肾部。

【转诊】

有开放性手术取石指征者，需转诊治疗。

第二十四节　膀胱疾病

一、膀胱结石

【初诊依据】

1. 排尿困难、尿流中断、尿末剧痛、血尿，结石刺激或合并感染时可出现膀胱刺激症状和脓尿。

2. X线检查可见膀胱区有结石影。结石引起梗阻，可出现肾积水、肾功能减退。

3. 膀胱镜及B超检查有助于诊断。

【并发症】

本病可并发膀胱炎、膀胱黏膜溃疡、膀胱感染、尿道狭窄、前列腺增生、膀胱憩室、肿瘤等，手术并发症可有切口感染、尿失禁等。

【鉴别诊断】

1. 输尿管口囊肿合并结石易误诊为膀胱结石及膀胱肿瘤，注意鉴别。

2. 膀胱肿瘤如表面有细小结石颗粒附着，易误诊为膀胱结石，临床应予以重视。

【诊疗处方】

1. 全科医学科护理常规。

2. 二级或一级护理。

3. 普食或半流质饮食。

4. 血常规，血型，血糖，血电解质，肝、肾功能，出凝血时间，HBsAg，抗-HCV，抗-HIV，TPPA。

5. 尿常规，粪常规。

6. 心电图。

7. 胸、腹部X线检查。

8. 静脉尿路造影。

9. 泌尿系B超。

10. 膀胱镜检查（必要时）。

【注意事项】

1. **手术适应证**　儿童膀胱结石、巨大膀胱结石，膀胱结石合并前列腺增生、尿道狭窄、膀胱憩室等。

2. **术后处理**　术后留置导尿管，如膀胱内有活动性渗血，可用0.9%氯化钠注射液持续冲洗膀胱，非开放性手术于1～3天拔除尿管，开放性手术可于皮肤缝线拆除，伤口愈合术后2周拔除尿管。伤口引流管如无液体引出，可拔除。

【健康生活方式指导】

同输尿管结石。

【转诊】

　　有手术适应证患者，应转专科进一步治疗。

二、膀胱恶性肿瘤

【初诊依据】

　　1. 间歇无痛性肉眼血尿或镜下血尿，晚期伴尿频、尿急、尿痛，下腹部可触及包块，可出现腰骶部、会阴部疼痛。

　　2. 晚期直肠指诊或经阴道双合诊可扪及包块。

　　3. B超、膀胱镜可见膀胱占位。

　　4. 尿细胞学可找到肿瘤细胞。

　　5. CT和MRI检查主要用于浸润性膀胱肿瘤的诊断，能提示肿瘤浸润的程度及临床分期。

　　6. 膀胱镜检查了解肿瘤位置、形态、大小，并可取活检明确诊断。

　　7. 静脉尿路造影可了解肾功能、肾积水及排除上尿路肿瘤。

【并发症】

　　1. 本病可并发膀胱穿孔、膀胱炎、肿瘤转移。

　　2. 手术治疗早期并发症为输尿管吻合口漏、粘连性肠梗阻、肠瘘、肠袢坏死等。

　　3. 手术治疗晚期并发症为输尿管肠段梗阻、皮肤造瘘口狭窄、退缩、切口周围疝、皮炎、电解质紊乱、排空不全、尿失禁、肾功能损害等。

【鉴别诊断】

　　1. 本病应与肾输尿管肿瘤、非特异性膀胱炎、泌尿系结核、泌尿系结石、前列腺增生等相鉴别。

　　2. 膀胱炎性肌纤维母细胞瘤（又称炎性假瘤）、炎性纤维肉瘤、结节性筋膜炎、假肉瘤性纤维黏液样瘤、浆细胞肉芽肿等，临床表现及术前影像学检查常提示膀胱恶性肿瘤，易误诊而导致膀胱全切，应注意鉴别。

【诊疗处方】

1. 全科医学科护理常规。

2. 二级护理。

3. 普通饮食。

4. 血常规，肝、肾功能，血电解质，凝血四项（PT+APTT+TT+FIB），血型，血交叉配合试验，HBsAg，抗-HCV，抗-HIV，TPPA。

5. 尿常规，粪常规。

6. 心电图。

7. 胸、腹部X线检查。

8. 静脉尿路造影。

9. 泌尿系B超。

10. 下腹部及盆腔CT平扫（必要时）。

11. 膀胱镜检查及活检。

12. 尿脱落细胞检查。

【注意事项】

1. 膀胱灌注治疗　表浅性膀胱癌一般在术后进行膀胱灌注治疗，方法为丝裂霉素20~40mg，卡介苗75~150mg，噻替哌30~60mg，加灭菌注射用水60ml，每周灌注1次，6~8次，后每月1次，10~12次，每3个月复查膀胱镜1次。

2. 浸润性膀胱癌　①膀胱全切除术；②根治性膀胱全切除术；③膀胱全切除术+术前、术后放疗、化疗；④放疗、化疗及生物治疗；⑤晚期膀胱癌，肾功能较差，可行尿流改道术。

3. 术后处理　①输液，必要时输血、输白蛋白支持治疗；②使用广谱抗生素抗感染；③术后3~5天拔除伤口引流管，尿流改道者4周后拔除输尿管支架管。

【健康生活方式指导】

1. 注意休息，加强营养，避免感染。

2. 观察排尿情况，需警惕出血、尿路梗阻等，如有颜色发红、尿量减少需及时泌尿外科就诊。

3. 做到食物多样化、饮食清淡化、营养均衡化，以提高机体抵抗力及对治疗的耐受力。避免高盐、高糖、高脂饮食，选择适量的优质蛋白。

【转诊】

疑似膀胱恶性肿瘤患者，需及时转诊治疗。

第二十五节　尿道疾病

尿道损伤

【初诊依据】

1. 伤处疼痛，排尿困难，可有尿道出血。伴有骨盆骨折者，可伴出血性休克。

2. 会阴部或耻骨上区肿胀、压痛、有尿外渗时，上述区域体征加重；膜部尿道断裂，肛门指诊时直肠前壁饱满，有触痛，前列腺上移，活动度加大。骑跨伤表现为会阴部出现血肿及瘀斑。

3. 尿道造影可见造影剂外渗。

【并发症】

若处理不当极易发生尿道狭窄、梗阻、尿瘘、假道形成或性功能障碍等。尿外渗可造成继发感染，导致组织坏死、化脓，严重者可引起败血症。男性尿道损伤可并发勃起功能障碍。

【鉴别诊断】

尿道损伤应与腹膜外膀胱破裂、肾损伤以及脊髓损伤相鉴别。

【诊疗处方】

1. 全科医学科常规护理。

2. 一级或二级护理。

3. 普食或半流质饮食或禁食。

4. 留置双腔尿管接引流袋或耻骨上膀胱造瘘接引流袋，记录引流计量。

5. 血常规，肝、肾功能，血电解质，血型（ABO+Rh），

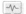

血交叉配合试验，凝血四项（PT+APTT+TT+FIB），HBsAg，抗-HCV，抗-HIV，TPPA。

6. 尿常规，粪常规。

7. 胸部X线检查。

8. 心电图。

9. 肾、输尿管、膀胱彩超。

10. 尿道造影（急性损伤时不能做）。

11. 排泄性尿路造影（IVP）（必要时）。

12. 骨盆正斜位片（必要时）。

【转诊】

明确尿道损伤尤其是尿道断裂者，应及早转诊。

【注意事项】

尿道损伤，特别是尿道断裂，常合并有骨盆骨折等创伤，常因出血过多，出现休克症状，此时应先予抗休克治疗，若全身状况差，不能耐受手术者，应行膀胱造瘘术，使尿流改道，3～6个月后再行手术治疗。

【健康生活方式指导】

1. 加强营养，给予易消化、刺激性小的食物，多喝开水，多吃蔬菜和水果，避免吃含激素类补品。

2. 避免剧烈活动及骑跨动作。

【转诊】

明确尿道损伤尤其是尿道断裂者，应及早转诊。

第二十六节 前列腺疾病

一、急性前列腺炎

【初诊依据】

1. 明显的尿频、尿急、尿痛、排尿困难，伴寒战、高热、全身不适、恶心、呕吐等。

2. 会阴部不适、沉重或坠痛，疼痛可涉及骶部。前列腺指诊示前列腺肿大、触痛。脓肿形成后局部有波动感。

3.尿红、白细胞计数增多；尿三杯试验，第1、3杯可见多数脓细胞；尿培养可发现致病菌。

【并发症】

急性精囊炎、前列腺脓肿等、急性尿潴留、急性附睾炎、输精管炎、急性膀胱炎等。

【鉴别诊断】

本病应与前列腺结石、肛管直肠周围脓肿、前列腺囊肿、前列腺精囊结核、淋菌性尿道炎和非淋菌性尿道炎相鉴别。

【诊疗处方】

1.全科医学科护理常规。

2.二级护理。

3.普食。

4.血常规，肝、肾功能，血电解质，HBsAg，抗-HCV，抗-HIV，TPPA。

5.尿常规，中段尿培养+药敏，尿三杯试验，粪常规。

6.胸部X线检查，心电图。

7.泌尿系B超。

8.前列腺液常规。

9.血培养+药敏（高热者）。

10.40~45℃温水坐浴，15~20分钟，bid。

11.行前列腺穿刺引流术（脓肿形成者）。

【注意事项】

1.选用头孢二、三代或氟哌诺酮类抗生素抗感染；根据药敏结果选用抗生素。

2.急性期禁忌行前列腺按摩，以免炎症扩散。

【健康生活方式指导】

1.卧床休息，适当饮水，禁忌饮酒和食用刺激性食物。可行热水坐浴或会阴部热敷，并保持大便通畅。禁忌性生活。

2.注意卫生。克服不良的性生活习惯，切忌性生活中断或频繁手淫。规律的性生活可使前列腺液定时排出，对疾病的治疗有重要作用。

3. 尽量减少对会阴部的压迫。不穿紧身裤，避免长期骑车、骑马或做骑跨动作。戒除烟酒，忌食辛辣食物，多饮开水，增加排尿量，积极参加体育锻炼，增强体质。

【转诊】

效果欠佳时适时转诊。

二、前列腺增生

【初诊依据】

1. 多见于老年男性，表现为进行性排尿困难、尿频、夜尿次数多、尿线细、尿流无力、尿滴沥，严重者可出现急性尿潴留。

2. 残余尿增加，可发生充溢性尿失禁。

3. 直肠指诊触及增大的前列腺。

4. 尿流动力学检查有膀胱出口梗阻表现，最大尿流率常 $< 15ml/min$，可有逼尿肌功能失调。B超示前列腺增大。

5. 膀胱镜检可见前列腺侧叶增大、中叶突入膀胱，可合并结石、肿瘤等。

【并发症】

可并发血尿、尿潴留、泌尿系感染、膀胱结石、肾功能损害、肾积水、尿毒症，伴发腹外疝、痔疮。

【鉴别诊断】

应与神经源性膀胱、膀胱颈挛缩、前列腺癌相鉴别。

【诊疗处方】

1. 全科医学科护理常规。

2. 二级护理。

3. 普食。

4. 血常规，肝、肾功能，血电解质，前列腺特异抗原（PSA），HBsAg，抗-HCV，抗-HIV，TPPA。

5. 尿常规，中段尿细菌培养+药敏，粪常规。

6. 心电图，胸部 X 线检查。

7. 泌尿系彩超。

8. 测残余尿，尿流动力学检查。

9. 直肠指诊。

10. 腹部 X 线检查、IVP（必要时）。

11. 非那雄胺片 5mg，口服，qd；坦索罗辛 0.2mg，口服，qd。

【注意事项】

1. 术前合并慢性尿潴留、肾功能不全者，需留置导尿或膀胱造瘘，充分引流尿液，纠正水、电解质、酸碱平衡紊乱，待全身情况好转后行手术治疗。

2. PSA 测定应在肛查或插尿管前进行，若数值明显升高，需行经直肠前列腺 B 超及穿刺活检，以排除前列腺癌。

【健康生活方式指导】

1. 不吸烟（吸烟者戒烟），避免接触二手烟。

2. 不饮酒或少饮酒。

3. 超重或肥胖的患者减轻体重。体重指数应控制在 $18.5 \sim 23.9 kg/m^2$ ［体重指数=体重（kg）/身高（m）^{2}］。

4. 少吃肥肉、动物内脏等高脂肪食物，多吃新鲜蔬菜等富含纤维素的食物，预防便秘。

5. 保证睡眠充足，避免过度劳累。保持心情舒畅，情绪稳定，减轻精神压力。

【转诊】

药物保守治疗无效或合并反复泌尿系感染、膀胱结石、继发上尿路积水者，需手术治疗应转诊治疗。

三、前列腺癌

【初诊依据】

1. 膀胱出口阻塞症状类似前列腺增生症，但病程进展明显，可有排尿困难、尿潴留、血尿等。侵犯尿道膜部时可出现尿失禁。直肠受累时可出现排便困难。癌肿局部蔓延，可导致输尿管梗阻，有时为双侧性梗阻，导致肾衰。

2. 晚期骨转移造成腰骶部及骨盆部位持续性疼痛或病理性骨折。

3. 直肠指诊可触及前列腺硬结节。

4. 前列腺特异性抗原（PSA）> 4μg/L。

5. CT、MRI检查可显示肿瘤范围及浸润程度。

6. 前列腺穿刺组织病理检查可确诊。

【并发症】

前列腺癌根治性手术的主要并发症是尿失禁和勃起功能障碍。

【鉴别诊断】

应与肉芽肿性前列腺炎、前列腺结石、前列腺增生症相鉴别。

【诊疗处方】

1. 全科医学科护理常规。

2. 二级护理。

3. 普食。

4. 血常规，肝、肾功能，血电解质，PSA，血型（ABO+Rh），血交叉配合试验，凝血四项（PT+APTT+TT+FIB），HBsAg，抗–HCV，抗–HIV，TPPA。

5. 尿常规，粪常规。

6. 心电图。

7. B超（肝、胆、胰、脾、双肾、输尿管、膀胱、前列腺）或腔内B超检查。

8. 直肠指诊。

9. 胸部X线检查。

10. 全身放射性核素骨扫描。

11. CT或MRI检查。

12. 前列腺穿刺抽吸或组织病理检查。

【注意事项】

1. 术后使用广谱抗生素；保持引流管通畅。

2. 内分泌治疗。①去势：包括手术去势和药物去势，药物去势如亮丙瑞林、戈舍瑞林、曲普瑞林等。②阻断雄激素与受体结合，如比卡鲁胺。③雄激素合成抑制剂，如阿比特龙等。

3. 放射治疗包括：①根治性治疗，适用于局限性或局部进展前列腺癌。②术后放疗。③转移前列腺癌姑息性放射治疗。

4. 化疗是去势抵抗性前列腺癌的重要治疗手段，常用化疗药有多西紫杉醇、米托蒽醌、雌二醇氮芥等。

【健康生活方式指导】

1. 多饮水，每日饮水量2000～3000ml，起到冲洗的作用。

2. 忌烟酒及辛辣刺激食物，多吃新鲜蔬菜和水果（碱性食品）。

3. 一旦出现肾功能损伤要限制蛋白质摄入，合并水肿要少吃盐，多吃动物肾脏、乌鱼、菠菜和红苋菜，也可多吃一些富含水分又有利尿作用的食品，如西瓜、黄瓜、冬瓜、丝瓜。

4. 避免高脂饮食，尤其是动物脂肪、红色肉类，进食低脂、易消化、含纤维素多的食物，保持大便通畅。

5. 适当身体锻炼。

【转诊】

明确前列腺癌者，需及时转诊进一步治疗。

第二十七节 肺部疾病

一、支气管扩张症

【初诊依据】

1. 在肺底部听到位置固定，持久存在的湿啰音，咳嗽、咳痰后湿啰音可暂时性的减少或消失。晚期可有肺气肿、肺心病的表现。

2. 胸部X线检查一般无异常或仅见病变区肺纹理增多、

粗乱，胸部CT检查可确诊。

【并发症】

支气管扩张症反复发生感染可以出现肺的纤维化、代偿性及阻塞性肺气肿，也可以并发肺脓肿、气胸、胸膜炎。病程晚期可出现肺源性心脏病和呼吸衰竭。

【鉴别诊断】

1. 应与肺结核、慢性支气管炎、肺脓肿、先天性肺囊肿、肺吸虫病等相鉴别。

2. 大动脉炎容易被误诊为支气管扩张；肺微瘤型类癌、肺癌、肺结核临床误诊较多。

【诊疗处方】

1. 全科医学科护理常规。

2. 二级或一级护理。

3. 高蛋白饮食。

4. 血常规，血气分析，肝、肾功能，血电解质，血型（ABO+Rh），血交叉配合试验，凝血四项（PT+APTT+TT+FIB），HBsAg，抗-HCV，抗-HIV，TPPA。

5. 尿常规，粪常规。

6. 体位引流排痰（咯血禁忌）。

7. 0.9%氯化钠注射液20ml+α-糜蛋白酶5mg+地塞米松5mg，超声雾化，tid。

8. 鼻导管吸氧。

9. 心电图检查。

10. 胸部X线检查。

11. 胸部CT检查。

12. 痰培养+药敏。痰涂片找抗酸杆菌3次以上。

13. 肺功能检查（必要时）。

14. 纤支镜检查（必要时）。

15. 结核菌素试验。

16. 祛痰灵10ml，口服，tid。

17. 维生素K_1 10～20mg，口服，tid。

18. 5%葡萄糖注射液 500ml+氨苄西林 6.0g，静脉滴注，qd。

19. 5%葡萄糖氯化钠注射液 250ml+丁胺卡那霉素 0.4g，静脉滴注，qd。

20. 甲硝唑注射液 100ml，静脉滴注，bid。

21. 5%葡萄糖注射液 500ml+垂体后叶素 10U，静脉滴注，qd（咯血时）。

22. 卡巴洛克 10mg，肌内注射，bid（咯血时）。

【注意事项】

1. 手术适应证 反复大量咯血或咳脓痰者。病变范围：①单侧一叶或邻近两叶病变；②单侧全肺有病变，对侧肺代偿功能良好者；③两侧均有病变，一侧病变范围小而且轻微者，可先切除病变严重的肺叶；④两侧均有病变，其范围各局限于一叶者，如患者年龄较轻，可先切除重病肺一侧，另一侧分期切除；⑤两侧广泛性病变，不适合手术治疗。

2. 术后处理 保持胸腔引流管引流通畅；加强呼吸道管理，鼓励咳嗽排痰；根据致病菌培养结果选用抗生素。

【健康生活方式指导】

1. 避免劳累及情绪波动，保持心情愉快。

2. 天冷应及时增减衣服，注意保暖，避免感冒。

3. 注意口腔卫生，定期更换牙刷。

4. 戒烟，避免接触烟雾及刺激性气体。

5. 体位引流，可促进痰液的排出。咯血时应轻轻将血咳出，切忌屏住咳嗽，以免窒息。

【转诊】

反复大量咯血或咳脓痰者，需外科手术治疗者应转诊治疗。

二、肺癌

【初诊依据】

1. 早期多无症状，高危人群出现刺激性咳嗽，痰中带血，胸痛，或同一部位反复发生肺炎，尤其是节段性肺炎。

2. 可有肺不张、肺炎、局限性哮鸣音或胸腔积液等胸部体征。有转移时可有锁骨上淋巴结肿大、霍纳综合征、上腔静脉阻塞综合征等。可有肺性骨关节病等肺外表现。

3. X线检查可示双肺弥散小结节或点片絮状影；转移时可见胸腔积液，胸廓骨性结构破坏或膈神经麻痹等。

4. 胸部CT有助于确定病变范围、数量及性质、中央型肿瘤，有条件时可做MRI检查，有助于判断肿瘤与心脏血管解剖关系。

5. 痰脱落细胞检查及胸水癌细胞检查阳性者可确诊。

6. 纤维支气管镜检查有助于诊断。

7. 病理活检可确诊。

【并发症】

1. 手术可能并发胸腔内出血、肺不张、支气管胸膜瘘，远期并发症有肺功能丧失和长期疼痛。

2. 放疗可能并发急性放射性肺损伤、放射性食管炎、心脏损害、放射性脊髓炎等。

【鉴别诊断】

本病应与肺结核、肺脓肿、肺部慢性炎症机化、肺部炎性假瘤、肺部良性肿瘤、副癌综合征等相鉴别。

【诊疗处方】

1. 全科医学科护理常规。

2. 二级或一级护理。

3. 流质或半流质饮食。

4. 呼吸功能锻炼（必要时吸氧）。

5. 血常规，肝、肾功能，血电解质，血气分析，血型（ABO+Rh），血交叉配合试验，凝血四项（PT+APTT+TT+FIB），AFP，CEA，CA50，CA19-9，CA125，HBsAg，抗-HCV，抗-HIV，TPPA。

6. 尿常规，粪常规。

7. 痰脱落细胞学检查。

8. 胸水 CEA 及胸水癌细胞检查。

9. 心电图。

10. 胸部 X 线检查，胸部 CT+增强。

11. 腹部 B 超（肝、胆、胰、双肾及腹腔淋巴结）。

12. 纤维支气管镜检查。

13. 转移性体表病灶或淋巴结穿刺取组织涂片或病理切片检查。

14. 肺功能检查（必要时）。

15. 头颅 CT（必要时）。

【注意事项】

1. 为提高肺癌的切除率及疗效，可于术前、术后行放疗和化疗。对未能彻底切除的转移灶，一般在术后 1 个月左右行放疗或化疗。对无手术指征及复发患者，也可行姑息性放疗和化疗，可收到减轻症状的效果。

2. 小细胞肺癌宜采用化疗、手术、再化疗的方案。

3. 有脑转移者，要注意降低脑压（地塞米松 4mg、呋塞米 20mg，肌内注射，q6h），选用能通过血-脑屏障的化疗方案。有癌性胸水者，每次抽胸水后，胸腔内注入顺铂 40 ~ 60mg。

4. 化疗、放疗、中医中药及免疫疗法，常作为肺癌术前术后的综合疗法。

【健康生活方式指导】

1. 不吸烟（吸烟者戒烟）。

2. 避免接触二手烟。

3. 不饮酒。

4. 烧柴草、煤炭、木炭做饭时，应注意通风；通风条件不好时需改善排烟设施。

5. 接触粉尘、烟雾及刺激性气体时，应戴口罩等个人防护用品，做好个人防护。

6. 雾霾天外出注意戴口罩。

7. 注意居室通风，注意保暖，防止受凉，避免呼吸道感染。

8. 食物多样，多吃新鲜蔬菜、水果、奶类、豆制品，适量吃鱼、禽、蛋、瘦肉。

9. 身体状况允许时可在医生指导下进行散步、慢跑等活动，以不引起明显的劳累和呼吸困难为宜。

10. 避免过度劳累，保证睡眠充足。

11. 保持心情舒畅、情绪稳定，减轻精神压力。

【转诊】

明确肺癌患者，需及时转诊治疗。

第二十八节　食管疾病

食管癌

【初诊依据】

1. 早期偶有进食不畅、下咽困难、呕吐、胸骨后疼痛或胸骨后堵塞感等症状；晚期出现进行性吞咽困难、背痛、呛咳、声音嘶哑，锁骨上淋巴结肿大、恶病质等。

2. 食管钡剂摄片可有梗阻及充盈缺损。

3. 食管镜检查可见病变处黏膜粗糙，溃疡或菜花样突起，活检可确诊。

4. 食管拉网脱落细胞可见癌细胞。

【并发症】

1. 术前合并症　多以系统性的多脏器疾病为主，以心肺疾病较为突出。

2. 术后并发症　吻合口瘘、脓胸、乳糜胸、肺部及喉返神经损伤等。

3. 化疗并发症　胃肠道反应、泌尿系统损伤、骨髓抑制、心脏毒性、黏膜炎症。

4. 放疗并发症　食管炎、气管反应、放射性肺炎、放射性脊髓炎、食管狭窄、食管溃疡等。

【鉴别诊断】

应与食管贲门失弛缓症、胃食管反流病、食管良性狭窄、食管良性肿瘤相鉴别。迷走右锁骨下动脉易误诊为食管癌。

【诊疗处方】

1. 全科医学科护理常规。

2. 一级护理。

3. 无渣软食或流质或半流质饮食。

4. 血常规，肝、肾功能，血电解质，血糖，血气分析，AFP，CEA，CA50，CA19-9，CA125，血型，血交叉配合试验，凝血四项（PT+APTT+TT+FIB），HBsAg，抗-HCV，抗-HIV，TPPA。

5. 尿常规，粪常规等。

6. 心电图。

7. 胸部X线检查及胸部CT。

8. 腹部B超（肝、胆、胰、双肾及腹腔淋巴结）。

9. 肺功能检查（必要时）。

10. 食管胃镜检查+病理活检。

【注意事项】

1. **手术适应证** 全身情况良好，有较好的心肺功能储备；一般颈段食管癌长度在3cm以下，上胸段4cm以下，下胸段5cm以下切除的机会较大。但长度是相对的，应予肿瘤的外侵程度综合考虑，只要肿瘤没有明显外侵，即使长度10cm以上的肿瘤也可切除；对较大的鳞癌，估计切除机会不大而全身状况良好者可先做术前放疗，后休息3~4周再行手术；已有锁骨上淋巴结转移但瘤体较小且全身情况良好者，亦可手术。

2. **化学药物治疗** 远处转移或局部病灶不能切除干净者，术后可选择化学药物治疗。

【健康生活方式指导】

1. 指导患者改变不良的饮食习惯，避免进食过热、过硬、刺激性的食物，避免进食过快、过量。饮食要以流质、半流质为主，逐渐过渡到软食，选用易消化、易咽下的高蛋白、高维生素类食物，多食新鲜的蔬菜和水果。

2．避免疲劳、重体力活动，一般不做上半身剧烈活动，也不要将头过于后屈或回旋。

3．实施结肠代食管的患者，因结肠段逆行蠕动，口腔常留粪味，告知患者无需着急，通常半年后可获改善。

4．戒烟酒，加强呼吸功能的锻炼。

【转诊】

考虑或明确食管癌者，需及时转诊治疗。

第十二章 儿科疾病

第一节 新生儿疾病

新生儿黄疸

【初诊依据】

1. 生理性黄疸 一般新生儿出生后2~3天出现，第4~5天达到高峰，血清胆红素高峰期一般不超过221μmol/L，6~7天开始消退，持续时间小于2周，增长速度每日小于85μmol/L，直接胆红素<34μmol/L。早产儿的生理性黄疸可出现较晚，程度较重（可达256μmol/L），消退也较晚（3~4周），在生理黄疸期间小儿一般情况好，不伴有其他症状。

2. 病理性黄疸 黄疸出现过早（生后24小时内），发展快（每天增加85μmol/L），程度过重（足月儿血清胆红素>221μmol/L，早产儿血清胆红素>256μmol/L），消退过晚或退而复现及伴其他症状，直接胆红素>34μmol/L。严重者可因脂溶性游离胆红素增加而透过血-脑屏障引起严重脑细胞损伤，即胆红素脑病，导致神经系统后遗症，甚至死亡。

【并发症】

病理性黄疸并发症多，严重的并发症为胆红素脑病。

【鉴别诊断】

主要是生理性黄疸与病理性黄疸的鉴别诊断。

【诊疗处方】

以3kg的新生儿为例。

1. 新生儿ABO溶血

（1）全科医学科护理常规（建立特别护理记录单）。

（2）一级护理。

（3）婴奶喂养。

（4）病重或病危通知。

（5）观测体温、脉搏、呼吸，30分钟一次。

（6）严格观察黄疸、水肿、嗜睡、拒乳情况。

（7）血常规，血糖，凝血时间，血电解质，血尿素氮、肌酐测定，肝功能，血网织红细胞计数，红细胞形态，母婴血型（ABO+Rh），血细胞压积，Coombs试验（库姆斯试验、抗球蛋白试验），高铁血红蛋白还原率。

（8）尿常规，粪常规+隐血试验。

（9）心电图。

（10）维生素K_1 1mg，静脉注射，立即。

（11）5%葡萄糖注射液50ml+维生素C 500mg，静脉滴注，qd。

（12）人血丙种球蛋白600～1000mg/kg，静脉滴注，1～2日一次。

（13）人血白蛋白1.0g/（kg·d），静脉滴注。

（14）光疗16小时，q8h。

（15）换血（必要时）。

2. 新生儿高结合胆红素血症

（1）全科医学科护理常规。

（2）一级护理。

（3）婴儿脱脂奶喂养。

（4）病重通知。

（5）血常规，血糖，出、凝血时间，血型，血尿素氮、肌酐，肝功能，血乙肝抗原抗体检测，EB病毒、柯萨奇病毒IgG和IgM测定，血甲胎球蛋白，TORCH抗体，丙型肝炎病毒DNA或HCV–IgM，血清蛋白电泳。

（6）血培养+药敏。

（7）尿常规，粪常规+隐血试验。

（8）肝、胆道彩超检查，腹部CT或MRI检查。

（9）白蛋白3g，静脉滴注。（必要时）

（10）5%葡萄糖注射液50ml+水乐维他1/3支+维生素C 500mg，静脉滴注，qd。

（11）维生素K_1 1mg，静脉注射，qd。

（12）维生素E片50mg，口服，2次/周。

（13）维生素D_3 30万U，肌内注射，1次/月（必要时）。

3. 新生儿高游离胆红素血症

（1）全科医学科护理常规。

（2）一级护理。

（3）婴奶喂养。

（4）病重通知。

（5）血常规，血糖，凝血时间，血型，血尿素氮、肌酐，肝功能，血红细胞形态涂片，红细胞抗体释放试验和血清中游离抗体测定，Coombs试验，血气分析。

（6）尿常规，粪常规+隐血试验。

（7）5%葡萄糖注射液50ml+水乐维他1/3支+维生素C 500mg，静脉滴注，qd。

（8）维生素K_1 1mg，静脉注射，qd。

（9）苯巴比妥5mg，口服，tid（必要时）。

（10）光疗6小时，q12h。

（11）血浆30ml，静脉滴注（必要时）。

（12）白蛋白3g，静脉滴注（必要时）。

（13）换血（必要时）。

【注意事项】

1. 注意保暖，供给足够热量，纠正酸中毒及低血糖，控制感染，避免应用引起溶血或抑制肝酶活性的药物（如乙酰水杨酸、奎宁、维生素K_3、蚕豆等）。

2. 光疗时应用蓝光照射24～48小时，必要时重复照射。光疗时注意补液、补充核黄素。若光源来自一侧应隔2～4小时翻身一次。

3. 有胆红素脑病症状者，可进行换血治疗。Rh血型不合者选用与母亲相同的Rh血型，ABO血型用与婴儿相同血型或

O型血。ABO血型不合者，母为O型，患儿为A型或B型者，最好采用O型红细胞及AB型血浆的混合血，或用抗A或抗B效价不高的O型血。换血总量约150~180ml/kg。

【健康生活方式指导】

1. 母乳喂养 尽早开奶，鼓励少量多次喂奶，最好在每天10次以上。

2. 预防感染 加强皮肤护理，着重脐部和臀部的护理，每日洗澡时要特别注意腋下及颈部有无脓包疮发生，脐部每天用75%的酒精涂擦，保持干燥；若出现尿布疹，尽量暴露臀部，尿布勤洗、勤换、勤暴晒，以阻断细菌的侵入。

3. 保持适宜的环境 保持室内适宜的温度（22~26℃）与湿度（50%~60%），每日开窗有效通风2~3次，每次20~30分钟，保持空气清新。

【转诊】

①出现胆红素脑病症状；②合并心力衰竭；③小早产儿或上一胎严重溶血者；④黄疸持续时间长（足月儿＞2周，早产儿＞4周）或进行性加重者。出现以上情况，需及时转诊。

第二节 呼吸系统疾病

一、急性上呼吸道感染

【初诊依据】

1. 有受凉，与本病患者接触史。

2. 年长儿童一般仅有鼻塞、流涕、咽痛，或有低热、恶心、呕吐、腹痛等。婴幼儿患者常突然高热，或高热惊厥。新生儿患者可因鼻塞而拒奶或呼吸急促。咽部充血，咽峡部可有痰液或分泌物，扁桃体充血、肿胀。

3. 病毒感染时白细胞计数减少或接近正常。并发细菌感染时白细胞计数及中型粒细胞百分数可增高。胸部X线检查未见异常。

【诊疗处方】

以1岁、10kg的儿童为例。

1.全科医学科护理常规，高热者按高热护理。

2.呼吸道隔离。

3.二级护理。

4.卧床休息。

5.婴儿饮食（多喂水）。

6.口腔护理。

7.吸氧+氧气雾化吸入（喉炎）。

8.血常规。

9.尿常规，粪常规+培养。

10.咽拭子培养。

11.鼻、咽部分泌物病毒分离。

12.胸部X线检查（必要时）。

13.耳镜检查（必要时）。

14.心电图。

15.奥司他韦30mg，口服，bid（必要时），只针对流感病毒。

16.维生素C 100mg，口服，tid。

17.小儿肺热咳喘口服液5ml，口服，tid；或异丙嗪糖浆1ml，口服，tid；或0.1%苯海拉明糖浆1ml，口服，tid。（必要时）

18.青霉素皮试（用青霉素前）。

19.青霉素25万U，肌内注射，q12h（必要时）。

【注意事项】

1.本病多为病毒感染引起，不应滥用抗生素。

2.板蓝根、大青叶或双黄连口服液应根据病情选用。

3.鼻塞用0.5%麻黄素滴鼻；流涕用马来酸氯苯那敏0.1~0.2mg/kg，tid；也可用麻黄素制剂滴鼻。

4.当细菌感染，或合并有中耳炎、化脓性扁桃体炎、淋巴结炎等，可选用复方新诺明、青霉素、氨苄西林或其他抗生素，青霉素过敏者可改用红霉素。

5. 有高热惊厥者，用苯巴比妥，每次 3～5mg/kg，肌内注射。

【健康生活方式指导】

1. 儿童居室应宽敞、整洁、采光好、室内经常开窗通气，成人应避免在儿童居室内吸烟，保持室内的空气新鲜。

2. 多进行户外活动，多晒太阳。加强体格锻炼，增强体质，加强呼吸肌的肌力与耐力，提高呼吸系统的抵抗力与适应环境的能力。

3. 保持口腔清洁，婴幼儿饭后喂少量的温开水以清洗口腔，年长儿饭后漱口。

4. 合理喂养儿童，婴儿提倡母乳喂养，及时添加换乳期食物，保证摄入足量的蛋白质及维生素，要营养平衡，纠正偏食。

5. 在上呼吸道感染的高发季节，避免带儿童去人多拥挤的公共场所。

6. 在气候骤变时，应及时增减衣服，既要注意保暖、避免着凉，又要避免过多出汗。

【转诊】

1. 持续高热，体温 ＞39℃，且经常规抗病毒抗感染治疗3日无效。

2. 短时间内出现呼吸或循环系统衰竭症状及体征者，需气管插管或气管切开，并给予血管活性药物，应紧急转诊。

二、支气管哮喘

【初诊依据】

1. **婴幼儿哮喘诊断标准**　①年龄 ＜3岁，喘息发作 ＞3次；②发作时双肺闻及以呼气相为主的哮鸣音，呼气相延长；③具有特应性体质，如湿疹、过敏性鼻炎等；④父母有哮喘病等过敏史；⑤排除其他引起喘息的疾病。凡具有以上第①、②、⑤条即可诊断哮喘。如喘息发作2次，并具有第②、⑤条诊断为可疑哮喘或喘息性支气管炎。如同时具有第③和（或）第④条时，可考虑哮喘治疗性诊断。

2.儿童哮喘诊断标准 ①年龄≥5岁，喘息呈反复发作者（或可追溯与某种变应原刺激因素有关）；②发作时双肺闻及以呼气相为主的哮鸣音，呼气相延长；③支气管舒张剂有明显疗效；④排除其他引起喘息、胸闷和咳嗽的疾病。

对各年龄组疑哮喘诊断的患者，肺部有哮鸣音，可用以下任何一项支气管舒张试验，若阳性可诊断为哮喘：①用 β_2 受体激动剂的气雾剂或溶液雾化吸入；②0.1%肾上腺素 0.01ml/kg 皮下注射。每次最大量不超过0.3ml。在做以上任何一项试验后15～30分钟内，如果喘息明显缓解及肺部哮鸣音明显减少为阳性。

3.咳嗽变异性哮喘诊断标准（儿童年龄不分大小） ①咳嗽持续或反复发作＞1个月，常在夜间和（或）清晨发作，运动后加重，痰少，临床无感染征象，或经较长期抗生素治疗无效；②气管舒张治疗可使咳嗽发作缓解（基本诊断条件）；③有个人过敏史或家族过敏史，变应原试验阳性，可作辅助诊断；④气道呈高反应性特征，支气管激发试验阳性，可作辅助诊断；⑤排除其他原因引起的慢性咳嗽。

〖诊疗处方〗

以6岁、20kg的儿童为例。

1.轻度发作

（1）按全科医学科护理常规。

（2）二级护理。

（3）普食或半流质。

（4）吸氧（必要时）。

（5）尿常规，粪常规。

（6）血常规，血IgE、ECP检测，血过敏原筛查。

（7）肺功能测定。

（8）胸部X线检查。

（9）心电图。

（10）丙酸倍氯米松气雾剂100μg，喷吸，bid or tid。

（11）沙丁胺醇4mg，bid（早晚服用）；或沙丁胺醇气雾剂100μg，喷吸，tid。

2.中度发作

（1）全科医学科护理常规。

（2）二级护理。

（3）普食或半流质饮食。

（4）吸氧。

（5）尿常规，粪常规。

（6）血常规，血钠、钾、氯测定，血IgE、ECP检测，血过敏原筛查，血气分析。

（7）肺功能测定。

（8）胸部X线检查。

（9）心电图。

（10）10%葡萄糖注射液500ml+氢化可的松100mg，静脉滴注，qd；或泼尼松10mg，口服，bid。

（11）沙丁胺醇4mg，bid（早晚服用）；或沙丁胺醇气雾剂100μg，喷吸，qid。

3.重度发作

（1）全科医学科护理常规。

（2）一级护理。

（3）半流质饮食。

（4）半卧位。

（5）病重或病危通知。

（6）心电、呼吸、血氧饱和度监测。

（7）吸氧（2～4L/min）。

（8）尿常规，粪常规。

（9）血常规，血钠、钾、氯测定，血IgE、嗜酸细胞阳离子蛋白（ECP），血过敏原筛查，血气分析。

（10）肺功能测定。

（11）胸部X线检查。

（12）床边心电图。

（13）10%葡萄糖注射液500ml+氢化可的松100mg，静脉滴注，q4h or q6h（慢）。

（14）0.5%沙丁胺醇溶液0.5ml+0.9%氯化钠注射液1.5ml，氧气雾化吸入，q4h or q6h。

（15）10%葡萄糖注射液5ml+溴己新4mg，静脉注射，bid。

（16）10%葡萄糖注射液100ml+头孢拉定0.5g，静脉滴注，bid；或10%葡萄糖注射液10ml+氨苄西林1.0g，静脉注射，bid。

【注意事项】

1. 轻度发作

（1）首先需去除和避免明确的变应原和刺激物。

（2）治疗必须遵循个体化，吸入治疗仍是治疗哮喘的最好方法。丙酸倍氯米松气雾剂用量按年龄酌减，一日最大量不超过400μg，症状缓解后逐渐减量。

（3）当反复呼吸道感染引起哮喘发作者，可酌情给予免疫增强剂。

（4）过敏性哮喘者，血清中IgE明显增高。肺功能检查，测定最大呼吸流量（PEF）及1秒用力呼气量（FEV1）对判断病情严重程度、预后及指导治疗有帮助。

2. 中度发作

（1）中度发作患儿说话时出现呼吸急促，说话成断句，喜坐位，呼吸、脉搏增快，有明显的吸气三凹征，听诊哮鸣音响亮。

（2）哮喘中度发作时，糖皮质激素治疗需全身给药，如口服泼尼松1~2mg/（kg·d）；或氢化可的松5~10mg/（kg·d），静脉滴注；或地塞米松2~5mg/（kg·d），肌内注射或静脉滴注。待症状好转后改为吸入治疗。

3. 重度发作

（1）哮喘持续状态：哮喘发作时出现严重呼吸困难，在合理应用拟交感神经药物和茶碱类药物仍不见缓解，为哮喘持续状态。由于此时支气管严重阻塞，威胁生命，故应该积极治疗。用面罩吸氧，浓度以40%为宜，4~5L/min；同时雾化吸入 β₂ 受体激动剂，严重者第1小时可每隔20分钟吸入1次，以后每隔4~6小时可重复吸入；注意维持水、电解质平衡，纠正酸碱紊乱；发生下呼吸道感染时选用病原体敏感的抗生素。

（2）肾上腺素的应用：哮喘严重发作时，由于气道阻塞，吸入用药效果较差，除了静脉滴注氨茶碱及糖皮质激素外，也可用0.1%肾上腺素皮下注射，每次最大剂量不超过0.3ml。

（3）辅助机械通气指征：①持续严重的呼吸困难；②呼吸音减低或几乎听不到呼吸音及哮鸣音；③因过度通气和呼吸肌疲劳而使胸廓运动受限；④意识障碍、烦躁或抑制，神志昏迷；⑤吸氧状态下发绀进行性加重；⑥$PaCO^2 \geqslant 65mmHg$。

【健康生活方式指导】

1. **脱离变应原**　部分患者能找到引起哮喘发作的变应原或其他非特异刺激因素，使患者立即脱离并长期避免接触变应原是防治哮喘最有效的方法。

2. **避免香烟暴露**　远离二手烟。

3. **体育运动**　建议哮喘患者进行规律的体育活动；为运动诱发哮喘发作的患者提供运动相关的建议。

4. **健康饮食**　建议哮喘患者多吃水果、蔬菜。

【转诊】

1. **紧急转诊**　当哮喘患者出现中度及以上程度急性发作，经过紧急处理后症状无明显缓解时。

2. **普通转诊**　因确诊或随访需求需要做肺功能检查（包括BDT、BPT、运动激发试验等）；为明确过敏原，需要做过敏原皮肤试验或血清学检查；经过规范化治疗哮喘仍然不能得到有效控制。

三、小儿急性支气管炎

【初诊依据】

1. 干咳或有痰，发热，有食欲缺乏、呕吐或腹泻等。

2. 喉部多有充血，肺部呼吸音粗或有干、湿啰音，其性质及部位易变。喘息性支气管炎患者咳嗽伴有喘息，肺部可闻及痰鸣音和喘鸣音，双肺听诊可不对称。

3. 血常规视感染源不同表现各异，胸部X线检查正常或见纹理增加。

【并发症】

常见并发症有肺炎、中耳炎、喉炎及副鼻窦炎等。

【鉴别诊断】

本病应与支气管肺炎、支气管哮喘、毛细支气管炎、支气管异物、肺结核相鉴别。

【诊疗处方】

以2岁、12kg的儿童为例。

1. 全科医学科护理常规。

2. 二级护理。

3. 小儿半流质饮食。

4. 胸部X线检查。

5. 尿常规，粪常规。

6. 血常规，血支原体抗体测定。

7. 咽喉部或下呼吸道分泌物培养+药物敏感试验。

8. 盐酸溴己新0.1mg/kg，口服，bid。

9. 头孢唑林0.15g，肌内注射，bid；或头孢拉定0.5g，肌内注射，bid。

【注意事项】

1. 经常给患儿变换体位，使呼吸道分泌物易于排出。若系病毒引起者，使用抗病毒药物如奥司他韦等。如为细菌或合并细菌感染者，可用头孢菌类抗生素。支原体感染者，用红霉素。有喘息者，可适当加用解痉平喘药，喘息较重者酌情加用糖皮质激素。

2. 止咳祛痰，目的是使痰液稀薄，易于排出。应尽量不用镇咳药或镇静剂，避免抑制咳嗽反射，使黏液难以排出，造成支气管阻塞，增加细菌感染机会。

【健康生活方式指导】

同本节急性上呼吸道感染。

【转诊】

同本节急性上呼吸道感染。

四、小儿肺炎

【初诊依据】

1. 临床特点发热、咳嗽、气促、呼吸困难。发热无定型，重症营养不良、新生儿患者体温不高或降低。咳嗽与病情严重程度不成正比。气促、呼吸快、表浅，鼻翼扇动，出现三凹征，口周、指（趾）末端发绀。肺部出现细湿啰音或捻发音。

2. 血常规、呼吸道病原抗体检测、咽拭子细菌培养或病毒分离、免疫荧光检查等，有助于区分病原体感染的类型。

3. 胸部X线检查可见两肺有斑片状阴影。

4. 重症肺炎诊断依据：①体温持续在39℃以上（稽留热或弛张热）或体温不升。②呼吸困难，三凹征明显，发绀、烦躁不安较重。③肺部细湿啰音广泛或实变范围大。④X线检查示一侧或双侧有大片阴影，或融合阴影。⑤除呼吸系统症状外，合并有心力衰竭、呼吸衰竭、肺水肿、DIC、中毒性肠麻痹、酸中毒或休克等。

【并发症】

可并发全身感染、肺部并发症、心力衰竭等。

【鉴别诊断】

本病应与新生儿呼吸窘迫综合征、缺氧缺血性脑病、先天性心脏病、横膈疝、巨细胞病毒引起的肺炎相鉴别。

【诊疗处方】

1.肺炎链球菌肺炎 以2岁、12kg的儿童为例。

（1）全科医学科护理常规，高热按高热护理。

（2）呼吸道隔离。

（3）二级或一级护理。

（4）卧床休息。

（5）小儿半流质饮食（进食、水时防呛咳）。

（6）口腔护理。

（7）吸氧+氧气雾化吸入。

（8）监测心率、呼吸，q2h～q4h。

（9）心电图（必要时定期监护）。

（10）血常规，血钠、钾、氯测定，血气分析。

（11）尿常规，粪常规。

（12）痰培养+药敏。

（13）胸部X线检查。

（14）小儿止咳糖浆3～5ml，口服，tid；或盐酸溴己新0.1mg/kg，口服，bid。

（15）沙丁胺醇（舒喘灵）气雾剂，气雾吸入，q4h（24小时内不宜超过8次）。

（16）10%葡萄糖注射液50ml+头孢拉定0.5g，静脉滴注，bid；或10%葡萄糖注射液250ml+红霉素0.15g，静脉滴注，bid。

2. 金黄色葡萄球菌肺炎　以6岁、20kg的儿童为例。

（1）儿科疾病常规护理。

（2）一级护理。

（3）卧床休息。

（4）小儿半流质饮食。

（5）病重或病危通知。

（6）吸氧。

（7）血常规，血钠、钾、氯测定，肝功能，血气分析。

（8）尿常规，粪常规。

（9）痰培养+药敏试验。

（10）血培养+药敏试验。

（11）胸腔穿刺（必要时）。

（12）胸腔穿刺液培养+药敏试验（必要时）。

（13）胸部X线检查。

（14）心电图。

（15）腹部B超（肝、胆、脾）。

（16）10%葡萄糖注射液10ml+苯唑西林1.0g，静脉注射，bid；或10%葡萄糖注射液50ml+头孢唑林0.5g，静脉滴注，bid；或10%葡萄糖注射液250ml+万古霉素0.1g，静脉滴注，bid。

（17）小儿止咳糖浆3~5ml，口服，tid。

3. 轻症病毒性肺炎（喘息性肺炎） 以1岁、10kg的儿童为例。

（1）全科医学科护理常规。

（2）呼吸道隔离。

（3）二级护理。

（4）卧床休息。

（5）小儿流质或婴粥饮食。

（6）吸氧（必要时）。

（7）血常规，血清病毒抗体测定。

（8）尿常规，粪常规。

（9）痰、鼻咽部分泌物病毒分离及呼吸道病毒快速检测。

（10）胸部X线检查。

（11）心电图。

（12）小儿止咳糖浆3~5ml，口服，tid。

（13）维生素C 0.1g，口服，tid。

（14）复合维生素B 1片，口服，tid。

（15）奥司他韦30mg，口服，bid。

4. 重症病毒性肺炎 以1岁、10kg的儿童为例。

（1）全科医学科护理常规。

（2）一级护理。

（3）呼吸道隔离。

（4）小儿流质或婴粥饮食。

（5）病重或病危通知。

（6）吸氧。

（7）0.9%氯化钠注射液2ml+布地奈德混悬液1mg，氧气雾化吸入，bid。

（8）血常规，血钠、钾、氯测定，心肌酶谱，血气分析。

（9）尿常规，粪常规。

（10）痰、鼻咽部分泌物病毒分离及呼吸道病毒快速检测。

（11）血清病毒抗体测定。

（12）胸部X线检查。

（13）青霉素皮试。

（14）心电图。

（15）维生素C 0.1g，口服，tid。

（16）复合维生素B 1片，口服，tid。

（17）小儿止咳糖浆3~5ml，口服，tid。

（18）奥司他韦30mg，口服，bid。

（19）10%葡萄糖注射液150ml+氢化可的松50mg，静脉滴注，bid（慢）。

（20）10%葡萄糖注射液50ml+青霉素80万U，静脉滴注，bid。

5.支原体肺炎　以6岁、20kg的儿童为例。

（1）全科医学科护理常规。

（2）二级护理。

（3）呼吸道隔离。

（4）小儿普食或半流质饮食。

（5）血常规，血沉，血冷凝集试验，血生化全项，血支原体IgM抗体测定，血支原体补体结合试验。

（6）尿常规，粪常规。

（7）痰支原体培养。

（8）胸部X线检查。

（9）心电图。

（10）小儿止咳糖浆3~5ml，口服，tid。

（11）10%葡萄糖注射液500ml+红霉素（20~30mg/kg，分2~3次）+维生素B_6 0.1g，静脉滴注。

【注意事项】

1. 保持室内空气流通，及时清除上呼吸道分泌物，定时更换体位，咳嗽时轻拍背部，以利痰液排出，不同病原体肺炎患儿宜分开居住，避免交叉感染。

2. 肺炎应注意水、电解质及酸碱平衡，并发代谢性酸中毒时，可用5%碳酸氢钠溶液，每次2~4ml/kg，以10%葡萄糖注射液稀释近于等渗液静脉滴注。并发心力衰竭时，加用洋地黄，首剂用半量，余量分为2份，q6h，肌内注射或静脉注射，可联合用利尿剂。并发脑病者，应及时治疗。有脑水肿者，用20%甘露醇注射液，每次2.5~5ml/kg，快速静脉滴注，q6h or q8h，并与利尿剂同时或交替使用。

3. 喘憋严重者可用糖皮质激素，如氢化可的松5~8mg/kg，qd，静脉滴注，用3~5天，症状缓解后停用。

4. 抗生素疗程需3~4周，或用至肺炎吸收、病情恢复为止。

【健康生活方式指导】

1. **遵守呼吸道礼仪** 咳嗽或打喷嚏时，用纸巾掩住口鼻，并且避免脏纸巾的二次使用。如果没有纸巾，可用上衣袖或肘部遮挡，但是不能用手直接遮挡。

2. **做好手卫生** 要经常用肥皂（洗手液）流水洗手，或使用含酒精的免洗洗手液擦拭双手。

3. **保持空气流通** 居家要经常开窗通风、外出尽量不去人员密集的场所，必须去时，务必戴好口罩。

【转诊】

经治疗无效或者转归重症肺炎者。

第三节 消化系统疾病

小儿腹泻

【初诊依据】

1. 病史 常急性起病，大多数为肠道感染所致，并有流行倾向。少数为胃肠道外感染，过敏性或与抗生素相关的腹泻。

2. 临床特点 轻者表现为无脱水及全身中毒症状。重者表现除有较重的胃肠道症状外，还有较明显的脱水，水、电解质紊乱和全身感染中毒症状，如发热、精神烦躁或萎靡、嗜睡，高热或体温不升，甚至昏迷、休克。腹泻伴脱水程度的判断：①轻度脱水：精神稍差，略有烦躁，皮肤稍干燥、弹性好，眼窝和前囟稍凹陷，哭时有泪，口唇黏膜略干，尿量无变化和稍减少。②中度脱水：精神萎靡和烦躁不安，皮肤苍白、干燥、弹性较差，眼窝和前囟明显凹陷，哭时泪少，口唇黏膜干燥，四肢稍凉，心脏再同步化治疗（CRT）延长，尿量明显减少。③重度脱水：患儿呈重病面容，精神极度萎靡，表情淡漠，昏睡甚至昏迷，皮肤发灰、有花纹、弹性极差，眼窝和前囟深凹陷，眼闭不合，两眼凝视，哭时无泪，口唇黏膜极干燥。因血容量明显减少出现休克症状，如心音低钝，脉搏细速，血压下降，四肢厥冷，CRT明显延长。尿极少甚至无尿。

3. 粪便检查 轮状病毒及急性腹泻镜检可见少量黏液，脂肪球；轮状病毒感染电镜检查病毒颗粒或酶联免疫吸附试验，可获阳性结果。感染性腹泻大便镜检有较多红细胞或白细胞，培养可有致病菌。

4. 血清学检查 空肠弯曲菌肠炎可在血中找到特异性抗体，轮状病毒肠炎可用微量补体结合试验测IgG、IgM抗体，双份血清IgG抗体4倍以上增高有诊断意义。

【并发症】

可并发脱水、电解质紊乱、臀部皮肤发红或糜烂。

【鉴别诊断】

小儿急性肠套叠，发病前有腹泻病史，故本病应注意与以腹泻病就诊的小儿肠套叠相鉴别。

【诊疗处方】

1. 中度脱水（等渗性脱水） 以6个月、8kg的儿童为例。

（1）全科医学科护理常规。

（2）床边隔离。

（3）二级护理

（4）母乳喂养或腹泻配方奶150ml，8次/日。

（5）记录粪便次数、性状、数量。

（6）臀部护理（便后温水洗臀部，臀红可涂10%鞣酸软膏）。

（7）血常规，血电解质，血气分析，血清IgG、IgM、IgE检测。

（8）粪常规+隐血试验，粪培养+药敏试验，粪轮状病毒检测。

（9）尿常规。

（10）蒙脱石散1g，口服，tid。

（11）10%葡萄糖注射液600ml+10%氯化钠注射液20ml+5%碳酸氢钠注射液20ml，6~8小时内静脉滴注。

2. 重度脱水 以1岁、10kg的儿童为例。

（1）全科医学科护理常规。

（2）床边隔离。

（3）一级护理。

（4）母乳或低脂半流质饮食。

（5）记录大便次数、性质、量。

（6）臀部护理（便后温水洗臀部，臀红可涂10%鞣酸软膏）。

（7）尿常规，粪常规+隐血试验、粪轮状病毒检测、便培养+药敏。

（8）口腔护理。

（9）血常规，血生化全项，血气分析。

（10）蒙脱石散1.5g，口服，tid。

（11）多酶片1片，口服，tid。

（12）复合维生素B 10mg，口服，tid。

（13）5%葡萄糖氯化钠注射液250ml+维生素C 0.5g，静脉滴注，立即。

（14）10%葡萄糖注射液200ml+5%碳酸氢钠19ml+10%氯化钠12ml，静脉滴注，立即。

（15）与患儿家属签署患者病情告知书和必要的知情同意书。

【注意事项】

1. 腹泻的治疗原则是预防脱水，及时纠正脱水、电解质紊乱和酸碱平衡失调，继续饮食及合理用药。婴儿继续母乳喂养，若为人工喂养，用等量米汤或水稀释牛奶或其他代乳品喂养2~3天，以后恢复正常饮食，鼓励患儿多进食。年龄超过6个月者，除给予已经习惯的饮食外，可另外补充一些新鲜水果汁或水果，以补充钾。

2. 腹泻急性期后，大便仍稀，可用次碳酸铋或鞣酸蛋白；严重水泻无腹胀，用复方樟脑酊；收敛用蒙脱石散（6岁以下儿童不建议用）；营养不良或腹泻日久，应补充多种维生素、复方氨基酸和少量输血。同时根据病情补充适量钙和镁，及时纠正酸中毒。营养不良或腹泻日久者，应补充维生素A、B、C、D和少量多次输血或血浆。

【健康生活方式指导】

1. 良好的卫生习惯（如厕后、换尿布后、处理食物前以及进食前都要用洗手液彻底清洁手部才能有效去除手部的病原菌）是预防感染性腹泻的重要方法。

2. 规律饮食，不食用生水，少吃生冷食物，避免食用路边摊等不卫生食物。

3. 给婴幼儿接种轮状病毒疫苗，预防轮状病毒引起的婴幼儿腹泻、呕吐，提倡整个婴儿期都采用母乳喂养。

【转诊】

1.腹泻剧烈，大便次数多或腹泻量大。

2.不能正常饮食。

3.频繁呕吐、无法口服给药。

4.发热（小于3月龄体温38℃以上，大于3月龄体温39℃以上）。

5.脱水明显，明显口渴、眼凹、烦躁、精神差。

6.便血。

7.年龄小于6月龄，有慢性病史，如先天性心脏病、慢性肺病、营养不良、免疫缺陷等。

第四节　泌尿系统疾病

一、急性肾小球肾炎

【初诊依据】

1.起病急，部分病例在感染1~4周后发病，预后良好，病程在1年以内。

2.血尿、管型尿、蛋白尿，可有高血压、短期氮质血症，少数患者兼有肾病综合征表现，且伴有血尿和（或）高血压，和（或）肾功能衰竭。

3.发病早期大部分患者有低补体血症及血清抗"O"升高。

4.B超检查双肾无缩小。

5.蛋白尿，早期见红、白细胞增多及颗粒管型或蜡样管型，尿比重多在1.120~1.320。

6.血沉增快，轻度贫血，血清白蛋白浓度轻度下降，血中总补体及C3都明显降低，50%~80%患儿抗"O"增高。

【并发症】

可并发全身衰竭、肾功能衰竭，严重者可导致死亡。

【鉴别诊断】

应与其他肾小球肾炎所表现的急性肾炎综合征相鉴别，肾组织活检可助诊断。

【诊疗处方】

以6岁、20kg的儿童为例。

1. 全科医学科护理常规。

2. 二级或一级护理。

3. 低盐、低蛋白普食。

4. 绝对卧床休息。

5. 病重通知。

6. 吸氧（必要时）。

7. 青霉素皮试。

8. 血常规，血沉，抗"O"试验，血清补体（CH50、C3、C4、血清免疫复合物）、C-反应蛋白、抗肾小球基膜抗体、抗中性粒细胞胞质抗体测定、血尿素氮、肌酐测定、血免疫球蛋白测定、血电解质测定，血气分析。

9. 粪常规，尿常规，24小时尿蛋白定量，尿渗透压，尿红细胞形态。

10. 心电图，双肾B超，胸部X线检查，眼底检查。

11. 肾穿活检（必要时）。

12. 咽拭子培养。

13. 口腔护理。

14. 记24小时出入量。

15. 呋塞米20mg，口服，tid。

16. 硝苯地平2.5mg，口服，tid。

17. 青霉素钠40万U，肌内注射，qn（与静脉滴注组错开）。

18. 10%葡萄糖注射液500ml+青霉素钠160万U，静脉滴注，bid。

19. 10%葡萄糖注射液100ml+硝普钠5mg，静脉滴注，0.4ml/min（必要时）。

20.透析疗法（必要时）。

【转诊】

患者出现肾功能不全、严重的循环充血、高血压脑病等表现时，需紧急转诊治疗。

【注意事项】

1.起病2周内卧床休息至肉眼血尿消失，利尿消肿，高血压和氮质血症恢复正常，可起床逐步增加活动，3个月内避免体力劳动。定期检查尿常规，直至完全正常。

2.饮食的控制主要根据水肿、高血压及肾功能损害而定，有明显水肿、高血压时，食盐以1~2g/d为限。严重水肿或无尿时，则应限制水分摄入。

3.降压药选用硝苯地平、阿替洛尔、卡托普利、米诺地尔。

4.控制心力衰竭，重点是限制水、钠摄入，利尿、降压以纠正水、钠潴留。经保守治疗仍难控制的循环充血状态，可用腹膜透析或血液滤过治疗。

【健康生活方式指导】

1.健康宣教，劳逸结合，起居规律。

2.适当锻炼、增强体质，提高抵抗力。

3.加强个人卫生，预防各种感染，易患感染性疾病应及时彻底治疗，建议于感染后2~3周随访尿常规。

4.预防或慎用肾毒性药物。

5.彻底清除呼吸道、皮肤、口腔、中耳等部位感染，水肿期应保持皮肤清洁。

6.急性期，尤其有水肿、尿量减少、氮质血症者，应限制蛋白质摄入量。

7.注意能量、矿物质、维生素的供给。

8.水肿期应每日准确记录24小时出入液量，急性期应每日监测血压，以预防高血压脑病的发生。

【转诊】

患者出现肾功能不全、严重的循环充血、高血压脑病、肉眼血尿或大量蛋白尿持续时间超过 2 周等表现时，需转诊治疗。

二、肾病综合征

【初诊依据】

①大量蛋白尿（24 小时尿蛋白定量 ≥ 50mg/kg，或 1 周内 3 次尿蛋白定性 ≥ +++）；②血浆白蛋白低于 30g/L；③血浆胆固醇高于 5.7mmol/L；④有一定程度的水肿。以上四项中以大量蛋白尿和低白蛋白血症为诊断的必要条件。

儿童以原发性肾病综合征为多见，我国依其临床表现分为两型，即单纯型肾病综合征和肾炎型肾病综合征。凡具有以下四项之一或多项者属于肾炎型肾病综合征：①2 周内 3 次以上离心尿检查 RBC ≥ 10 个 /HP。②反复或持续高血压（学龄儿童 ≥ 130/90mmHg，学龄前儿童 ≥ 120/80mmHg），并排除皮质激素类固醇所致者。③持续性氮质血症，血清非蛋白氮（NPN）> 35.7mmol/L，血尿素氮（BUN）> 10.7mmol/L，并排除由于血容量不足等所致。④血总补体或 C3 反复下降。⑤肾活检可有各型肾炎的病理改变，以膜性增殖型多见。

原发性肾病综合征按糖皮质激素反应又分为：①激素敏感型原发性肾病综合征：指以泼尼松足量治疗 ≤ 8 周，尿蛋白转阴者。②激素耐药型原发性肾病综合征：指以泼尼松足量治疗 8 周，尿蛋白仍阳性者。③激素依赖型原发性肾病综合征：指对激素敏感，但减量或停药 2 周内复发，重复 2 次以上者。

【鉴别诊断】

肾病综合征诊断成立后，应鉴别是原发还是继发性；两种病因各异，治疗方法不一，一般需先排除继发性才能考虑原发性。继发性肾病综合征常伴有全身症状、血沉增快、血 IgG 增高、血清蛋白电泳 γ 球蛋白增多、血清补体下降等征象。肾组织检查有助对病理类型诊断。

【诊疗处方】

1. 激素敏感型 以 4 岁、16kg 的儿童为例。

（1）全科医学科护理常规。

（2）保护性隔离。

（3）一级护理。

（4）小儿低盐饮食。

（5）记24小时出入量。

（6）血常规，血沉，血尿素氮，肌酐测定，血脂系列测定，血清蛋白电泳。

（7）便常规，尿常规，24小时尿蛋白定量，尿微量蛋白系列测定，尿蛋白电泳，尿纤维蛋白降解产物测定，尿溶菌酶，尿NAG。

（8）双肾彩超。

（9）测血压，qd。

（10）泼尼松10mg，口服，tid。

（11）碳酸钙维生素D_3 0.5g，口服，tid。

2. 难治型肾病　以10岁、30kg的儿童为例。

（1）全科医学科护理常规。

（2）二级护理。

（3）低盐普食。

（4）记24小时出入量。

（5）血常规，血沉，血尿素氮，肌酐测定，肝功能，血脂，补体系列，血电解质，DIC指标系列，乙肝抗体测定，血β_2-微球蛋白测定，血清蛋白电泳。

（6）粪常规，尿常规，24小时尿蛋白定量，尿微量蛋白系列测定，尿蛋白电泳，尿纤维蛋白降解产物测定，尿溶菌酶，尿NAG。

（7）双肾彩超。

（8）肾穿刺活检（必要时）。

（9）0.9%氯化钠注射液100ml+环磷酰胺0.3g，静脉滴注。

（10）10%葡萄糖注射液500ml+10%氯化钠液20ml+10%氯化钾注射液10ml，静脉滴注。

（11）泼尼松20mg，口服，tid。

（12）碳酸钙维生素 D_3 1.0g，口服，tid。

（13）卡托普利 12.5mg，口服，tid。

（14）双嘧达莫 50mg，口服，tid。

【注意事项】

1. 儿童肾病发作时常合并感染，用糖皮质激素前需控制感染。糖皮质激素治疗期间出现感染者，应积极用抗菌药物控制感染。

2. 轻度水肿一般用足量糖皮质激素 1~2 周自然会消肿，较严重水肿可用低分子右旋糖酐，滴完后给予呋塞米静脉注射。严重水肿者，每日可用 2 次。如血浆蛋白明显降低者，可给予输血浆或白蛋白。

【健康生活方式指导】

1. 除水肿显著或并发感染，或严重高血压外，一般不需要卧床休息，避免诱发血栓形成，病情缓解后逐渐增加活动量。

2. 显著水肿和严重高血压时应短期限制水、钠摄入，病情缓解后不必继续限盐。活动期病例供盐 1~2g/d，蛋白质摄入量 1.5~2g/（kg·d），以高生物效价的动物蛋白（乳、鱼、蛋、禽、牛肉等）为宜，在应用糖皮质激素过程中应每日给予维生素 D 400IU 及适量钙剂。

3. 防治感染、避免劳累或过敏。

4. 需要密切观察出入量、体重变化。激素治疗期间定期检查眼压、血压、身高等，注意不能突然停用激素，尤其激素用量较大时。

5. 应使父母及患儿很好地了解肾病的有关知识，积极配合随访和治疗。

【转诊】

患者出现肾功能不全、高血压脑病、严重水肿尤其大量腹水或胸腔积液、并发严重感染、低血容量性休克、血栓形成、急性肾上腺功能不全、严重电解质紊乱或酸碱平衡失调需转诊治疗。

第五节 血液系统疾病

一、缺铁性贫血

【初诊依据】

1. 贫血为小细胞低色素性。

2. 有明显的缺铁病因，如早产儿、多胎儿，铁供给不足、吸收障碍、需要量增多或慢性失血等。

3. 血清（浆）铁 $<10.7\mu mol/L$。

4. 总铁结合力 $>62.7\mu mol/L$，运铁蛋白饱和度 $<15\%$ 有参考意义，$<10\%$ 有确定意义。

5. 骨髓细胞外铁明显减少，铁粒幼细胞 $<15\%$。

6. 红细胞游离原卟啉 $>0.9\mu mol/L$。

7. 血清铁蛋白 $<16\mu g/L$。

8. 铁剂治疗有效。用铁剂治疗4周后，血红蛋白上升10g/L以上。

符合第1条和第2~8条中至少两条者，可诊断为缺铁性贫血。

影响上述检查结果的因素很多，除炎症等病理因素和技术操作因素外，年龄、取标本时间（昼、夜、上午、下午）等生理因素对其也有影响，故应对各种检查结果进行综合分析。

【并发症】

缺铁性贫血严重者可损害神经、消化、肌肉及免疫等器官的生理功能，诱发多种并发症。

【鉴别诊断】

应与铁粒幼红细胞性贫血、地中海贫血、慢性炎症及感染性贫血相鉴别。

【诊疗处方】

以1岁、10kg的儿童为例。

1. 全科医学科护理常规。

2. 二级护理。

3. 婴儿饮食。

4. 血常规，网织红细胞计数，平均红细胞体积、平均红细胞血红蛋白量、平均红细胞血红蛋白浓度，血清铁、血清铁蛋白、总铁结合力。

5. 血涂片观察红细胞形态。

6. 骨髓涂片、铁粒染色（必要时）。

7. 维生素 C 100mg，口服，tid。

8. 复合维生素 B 10mg，口服，tid。

9. 多糖铁复合物150mg，口服，qd。

【注意事项】

注意病因治疗，给予驱虫、控制慢性失血及感染、纠正不良饮食习惯、合理喂养、改善营养等治疗。服用铁剂最好在两餐之间，避免与牛奶同服。贫血纠正后，继续用铁剂治疗1～3个月，若口服3周仍无效，应考虑诊断错误或有其他影响疗效的因素存在。

【健康生活方式指导】

1. 6月龄前纯母乳喂养；混合喂养和人工喂养儿选择铁强化婴儿配方奶喂养。6月龄后及时添加辅食，首先添加肉泥、肝泥、强化铁的婴儿谷粉等富含铁的泥糊状食物，逐渐加入多种动物类食物及富含维生素C的食物。1岁内不选择蛋白粉、豆奶粉。培养儿童养成良好的饮食习惯，纠正偏食、挑食等。1～5岁儿童每天饮用的牛奶量应不超过600ml，并进食至少2～3种富含铁的食物。

2. 纠正不良饮食习惯，适当的休息与活动。

【转诊】

贫血病因不明或严重贫血难以纠正者。

二、营养不良性巨幼细胞贫血

【初诊依据】

1. 多见于6～24月龄婴幼儿。有缺乏叶酸或维生素 B_{12} 的病史，如摄入不足（偏食、营养不良），吸收或代谢障碍，需要补充摄入（某些肿瘤患者、两岁以内的婴幼儿）。

2. 除一般贫血症状外，尚有舌炎、食欲不振、腹泻等消化道症状。可有轻度黄疸。维生素 B_{12} 缺乏时可有神经系统症状，如下肢对称性深部感觉及振动感消失，反射减弱或消失，严重的可有步行障碍，亦可同时出现周围神经病变及精神忧郁。

3. 大细胞性贫血，多数红细胞呈大卵圆形，中心淡染区消失。白细胞和血小板常减少，中性粒细胞核分叶过多，还可见到巨大血小板。

4. 骨髓象示红系增生呈典型巨幼细胞生成，巨幼红细胞＞10%。粒系及巨核细胞系统亦有巨型变，如巨大的杆状核细胞及分叶过多的巨核细胞，血小板生成障碍。

5. 血清叶酸放射免疫法＜6.81nmol/L；红细胞叶酸测定≤227nmol/L。血清维生素 B_{12} ＜100ng/ml。

6. 经叶酸或维生素 B_{12} 治疗有效。

7. 须排除某些药物（如抗代谢类药物、对氨基水杨酸、苯妥英钠、巴比妥类药物）的影响、恶性贫血、白血病、铁粒幼细胞贫血、溶血性贫血及骨髓增生异常综合征等。

【并发症】

注意并发低钾血症引起猝死。

【鉴别诊断】

1. 与全血细胞减少疾病和消化道疾病相鉴别。

2. 排除先天性智力低下、脑发育不全所致痴呆。

3. 应与骨髓增生异常综合征相鉴别。

4. 巨幼细胞贫血伴溶血时，易误诊为溶血性贫血，注意鉴别。

【诊疗处方】

以1岁、10kg的儿童为例。

1. 全科医学科护理常规。

2. 二级护理。

3.高蛋白和富含叶酸、维生素婴儿饮食（必要时鼻饲）。

4.血常规，网织红细胞计数，平均红细胞体积、平均红细胞血红蛋白量、平均红细胞血红蛋白浓度，血清铁、血清铁蛋白、总铁结合力。

5.血涂片观察红细胞形态。

6.血清叶酸测定。

7.血清维生素 B_{12} 测定。

8.骨髓涂片、铁粒染色（必要时）。

9.口腔护理，tid。

10.叶酸 5mg，口服，tid。

11.维生素 C 100mg，口服，tid。

12.维生素 B_{12} 50～100μg，肌内注射，biw。

【注意事项】

1.注意治疗并发症及继发感染。伴有缺铁者，可加铁剂。有震颤者，可予少量镇静剂。

2.加强饮食治疗，纠正不合理喂养，增加多种富含造血物质的辅食。血常规及症状显著好转，周身情况改善，出院后半个月至1个月门诊随访，每2～3个月复查，共半年。

3.单纯缺乏维生素 B_{12} 者，不加用叶酸。

【健康生活方式指导】

1.改善饮食习惯，多吃含叶酸、维生素 B_{12} 的食物。婴幼儿及时添加辅食，孕妇多食新鲜蔬菜动物蛋白。

2.避免服用影响维生素 B_{12} 吸收的药物，长期服用苯妥英钠、避孕药者予预防性叶酸补充。

【转诊】

贫血病因不明或严重贫血难以纠正者。

三、特发性血小板减少性紫癜

【初诊依据】

1.多次化验血小板计数减少。

2.骨髓巨核细胞增多或正常，有成熟障碍。

3. 皮肤有出血点、瘀斑和（或）黏膜出血等表现。

4. 脾脏不肿大或仅轻度肿大。

5. 具有以下5项中任何1项。①肾上腺皮质激素治疗有效；②脾切除有效；③PAIgG增高；④PAC3增高；⑤血小板寿命缩短。

6. 排除其他可引起血小板减少的疾病，如再生障碍性贫血、白血病、骨髓增生异常综合征（MDS）、其他免疫性疾病以及药物性因素等。

【并发症】

可并发缺铁性贫血、内脏出血，并发颅内出血者有3%～4%，因颅内出血死亡者占1%。

【鉴别诊断】

本病应与再生障碍性贫血、急性白血病、过敏性紫癜、红斑性狼疮、威斯科特-奥尔德里奇（Wiskott-Aldrich）综合征、血栓性血小板减少性紫癜、继发性血小板减少性紫癜相鉴别。

【诊疗处方】

以4岁、15kg的儿童为例。

1. 全科医学科护理常规。

2. 二级护理。

3. 小儿半流质饮食。

4. 血常规，血型、血交叉配合试验，出、凝血时间，血块退缩时间，凝血酶原消耗试验，血小板抗体测定。

5. 骨髓穿刺涂片检查。

6. 毛细血管脆性试验。

7. 尿常规，粪常规+隐血试验。

8. 10%葡萄糖注射液500ml+氢化可的松100mg+维生素C 2.0g+酚磺乙胺1.0g，静脉滴注，qd。

9. 输浓缩红细胞或新鲜全血或血小板悬液（必要时）。

10. 丙种球蛋白5.0～7.5g，静脉滴注，qd。

11. 维生素C 100mg，口服，tid。

12. 利血生 10mg，口服，tid。

13. 外科会诊（必要时行脾切除术）。

【注意事项】

1. 合并感染应针对病因给予抗生素治疗。

2. 慢性难治性血小板减少性紫癜宜采用免疫抑制治疗，可采用长春新碱、环磷酰胺、硫唑嘌呤、达那唑、环孢素A治疗。

3. 有可疑颅内出血者，需进行眼底检查及头颅CT检查。

【健康生活方式指导】

1. 规律饮食，进食易消化、富含营养的温凉饮食，可多食花生衣、黑芝麻、鸡蛋、猪蹄、大枣、枸杞；避免进食生冷、硬、辛辣刺激性食物，如烧烤、辣椒、酒等。

2. 避免人为损伤，诱发或加重出血。

3. 避免服用可能引起血小板减少或抑制其功能的药物。

4. 保证充足睡眠、情绪稳定和大便顺畅，有效控制血压等，避免引起颅内出血，必要时给予药物进行镇静。

5. 注意预防各种感染。密切观察皮肤黏膜出血情况，有无瘀斑、牙龈出血、鼻出血、便血、呕血等。一旦发现应及时就医。

【转诊】

疗程1年以上，内科正规治疗无效，经常出血或明显依赖糖皮质激素，年龄＞5岁，需行脾切除术者应转诊治疗。

第六节 神经系统疾病

小儿惊厥

【初诊依据】

1. 母亲健康状况，明确有无遗传代谢病史，如糖尿病、甲状腺功能亢进症、围产史、用药史、近亲婚配史、家族癫痫病史等。

2. 体格检查正确判断胎龄及发育营养状况，如头颅大小、囟门张力及有无颅骨软化，黄疸，皮疹，肝脾肿大及神经系统体征。了解惊厥发生的时间，如出生后24小时内多为缺氧缺血性脑损伤、低血糖等，出生后24~72小时多为颅内出血、低血钙、低镁血症等，出生后72小时至1周常见于感染性疾病、氨基酸代谢异常、胆红素脑病（核黄疸）等。

3. 测定血糖、血电解质、血尿素氮、血气分析；发热伴中毒症状明显的应做脑脊液检查。

4. 头颅X线检查、头部CT或MRI检查、眼底检查以协助诊断。

【并发症】

可并发智力障碍、共济失调、癫痫、轻微脑功能障碍、惊厥复发等。

【鉴别诊断】

据报道，营养性巨幼细胞贫血可误诊为小儿惊厥，注意鉴别。

【诊疗处方】

以3岁、15kg的儿童为例。

1. 全科医学科护理常规（建立特别护理记录单）。

2. 一级护理。

3. 惊厥护理。

4. 暂禁食。

5. 病重通知。

6. 平卧头侧向一侧，齿间置牙垫。

7. 记录心率、呼吸、血压、经皮血氧饱和度监测，q2h。

8. 心电监护。

9. 吸氧。

10. 吸痰（必要时）。

11. 针刺人中、合谷、涌泉（必要时）。

12. 血常规，血钾、钠、氯化物、钙、镁，血糖，血气分析，CO_2-CP，尿素氮、肌酐，肝功能。

13. 尿常规，粪常规。

14. 血、尿、胃内容物毒物鉴定（必要时）。

15. 头颅CT、脑电图、腰穿脑脊液测压及检查（必要时）。

16. 心电图，胸部X线检查。

17. 记录抽搐次数。

18. 记24小时出入量。

19. 苯巴比妥钠100mg，静脉注射，立即。

20. 0.9%氯化钠注射液8ml+10%水合氯醛7.5ml，纳肛，立即。

21. 维生素C 0.1g，口服，tid。

22. 维生素B$_1$ 10mg，口服，tid。

23. 神经科会诊、眼科会诊。

【注意事项】

1. 由专人护理，保持安静，取头侧位，保持呼吸道通畅，放置牙垫，吸氧，保温，高热者给物理降温，补钙，纠正水、电解质紊乱，维持血气正常，抗感染等对症治疗。

2. 立即止惊。①苯巴比妥钠：首次10~15mg/kg，以每分钟0.5mg/kg的速度静脉注射。如果累积量达30mg/kg仍未止惊，可改用苯妥英钠。②地西泮：0.1~0.3mg/kg，最大剂量不超过10mg，注射用水稀释后缓慢静脉注射，必要时15~30分钟后重复用药一次。剂量过大可发生呼吸抑制，特别是地西泮与苯巴比妥合用时，可能发生呼吸暂停，故需进行呼吸、血压监测。③氯丙嗪：氯丙嗪每次1~2mg/kg，静脉注射或肌内注射。大剂量时可引起体位性低血压。④水合氯醛：10%水合氯醛0.5ml/kg稀释后纳肛。

【健康生活方式指导】

1. 加强家长教育，使家长了解绝大多数热性惊厥的良性预后，并教会家长如何应对急性发作，从而避免家长过度焦虑。

2. 热性惊厥患儿原则上无预防接种禁忌。

【转诊】

1. 惊厥持续时间长，尤其超过30分钟或发作间期神志不清。

2. 头痛、呕吐、瘫痪、神志不清，瞳孔对光反射迟钝、扩大、缩小或两侧不等大。

3. 血压、心率、呼吸等生命征不稳定或精神萎靡、反应差需转诊治疗。

第十三章　妇产科疾病

第一节　妊娠合并症

一、妊娠合并贫血

【初诊依据】

1. 诊断标准　①世界卫生组织诊断标准：妊娠期血红蛋白110g/L，或红细胞计数$< 3.5 \times 10^{12}$/L，或红细胞比容$< 35\%$。②中国诊断标准：妊娠期红细胞计数$< 3.5 \times 10^{12}$/L或血红蛋白< 100g/L，或红细胞比容$< 30\%$。

2. 分类　轻症者可仅见疲倦乏力，重度贫血则面色苍白、头晕、眼花、耳鸣、心慌、气短、食欲不振，可出现水肿，甚至有腹水。血红蛋白下降到$40 \sim 50$g/L时可并发贫血性心脏病及心力衰竭。①缺铁性贫血：为低色素小细胞性贫血，血清铁$< 6.5\mu mol$/L，血清铁蛋白$< 20\mu g$/L，转铁蛋白饱和度$< 15\%$；骨髓示红细胞系增生活跃，中、晚幼红细胞增多。②巨幼细胞贫血：为大细胞性贫血，是由叶酸或维生素B_{12}缺乏引起DNA合成障碍所致的贫血。消化道症状明显，如恶心、呕吐、腹泻及舌炎等，重症者常伴有白细胞及血小板减少，有时周围血可查见巨幼红细胞。骨髓红细胞系统明显增生，可见典型巨幼红细胞。血清叶酸值下降。叶酸治疗效果明显。

【并发症】

可并发孕妇先兆子痫、产后大出血、产褥感染、贫血性心脏病、胎儿宫内生长受限、足月低体质量儿、新生儿窒息、新生儿黄疸等。

【鉴别诊断】

1. 与肾性贫血、肝病所致的贫血，慢性感染和炎症所致的贫血，癌症所致的贫血，胃肠疾病所致的贫血相鉴别。

2. 与遗传性球形细胞增多症、葡萄糖 –6– 磷酸脱氢酶（G–6–PD）缺乏症相鉴别。

【诊疗处方】

1. 全科医学科护理常规。

2. 二级护理。

3. 普食。

4. 尿常规，粪常规。

5. 血常规，血生化全项，红细胞比容，网织红细胞计数，血清铁，总铁结合力，血清叶酸，维生素 B_{12} 含量测定，血清转铁蛋白饱和度，肝功能，血型（ABO+Rh），血交叉配合试验，HBsAg，抗 –HCV，抗 –HEV（IgG、IgM），抗 –HIV，TPPA。

6. 心电图。

7. 腹部B超。

8. 骨髓穿刺检查（必要时）。

9. 维生素C 0.1g，口服，tid。

10. 富马酸亚铁0.1 ~ 0.4g，口服，tid（饭后服用）。

【注意事项】

1. 当孕妇的血红蛋白＜70g/L，而且接近分娩，则可少量多次输注红细胞悬液。

2. 叶酸所致的巨幼细胞贫血，给予叶酸15mg/d，口服。少数叶酸缺乏者伴有维生素 B_{12} 缺乏，应同时加用维生素 B_{12} 100μg肌内注射，qd，2 ~ 3周后改为2次/周。

3. 中重度贫血产妇于临产时应配血备用，严密监护产程，防止产程过长，可使阴道助产缩短第二产程，但应避免发生产伤。积极预防产后出血，当胎儿前肩娩出后，肌内注射或静脉注射缩宫素10 ~ 20U。如无禁忌证，同时用缩宫素20U加于5%葡萄糖注射液中静脉滴注。若宫缩乏力或出血仍较多，可用卡前列素氨丁三醇0.15μg宫体注射。出血多应及时输血，严密观察出血情况。产程中严格无菌操作，产时及产后应用抗生素预防感染。

【健康生活方式指导】

　　1. 根据贫血程度进行活动指导：轻症贫血，可以适当活动；重度贫血，需要绝对休息。

　　2. 饮食方面注意给予富含维生素、优质蛋白、含铁丰富的食物，注意多样化，避免引起孕妇厌食。

　　3. 注意口腔卫生，预防口腔溃疡。

　　4. 做好心理护理，减少孕妇对疾病的恐惧。

　　5. 遵医嘱予铁剂治疗。

【转诊】

　　妊娠期贫血经治疗无效或者出现严重并发症者。

二、妊娠合并糖尿病

【初诊依据】

　　1. 有以下高危因素，如肥胖、糖尿病家族史、不明原因的羊水过多症、分娩过巨大儿或不良孕产史（胎儿畸形、反复流产、死胎）等，应做有关糖尿病检查。

　　2. 正常孕期可出现微量尿糖，孕妇糖尿病的诊断须做葡萄糖耐量试验，餐后 2 小时血糖，若血糖 ＞ 11.1mmol/L 为异常，或空腹血糖 ≥ 7.0mmol/L，糖化血红蛋白 ＞ 6.5%，伴有典型高血糖症状，同时随机血糖 ＞ 11.1mmol/L。

【并发症】

　　可并发妊娠期高血压疾病、羊水过多、难产、产后出血感染、巨大儿、死胎、死产、畸形、新生儿低血糖、呼吸窘迫综合征等。

【鉴别诊断】

　　与孕期生理性糖尿鉴别　暂时性肾糖阈降低而有糖尿，但血糖正常，可疑时测定空腹血糖和糖耐量试验确诊。

【诊疗处方】

　　1. 全科医学科护理常规。

2. 二级护理。

3. 糖尿病饮食。

4. 糖尿病教育。

5. 血常规，凝血四项（PT+APTT+TT+FIB），肝、肾功能、血电解质，血脂，心功能，空腹糖尿病指标（C肽、胰岛素），餐后2小时糖尿病指标（C肽、胰岛素），餐后2小时血糖，HBsAg，抗-HCV，抗-HEV（IgG、IgM），抗-HIV，TPPA。

6. 尿常规，尿沉渣流式定量分析，尿微量白蛋白测定，粪常规+隐血。

7. 心电图。

8. 眼底检查。

9. 糖耐量试验（必要时）。

10. 腹部B超（肝、胆、脾、胰、双肾）。

11. 胎儿电子监护。

12. 胎儿及附属物彩超。

13. 预混胰岛素笔芯，皮下分次注射，早餐前6U、中餐前6U、晚餐前4U。

14. 请内分泌科会诊。

【注意事项】

1. 孕期不宜口服降糖药物，应用不能通过胎盘的胰岛素。胰岛素治疗适用于经过饮食和运动管理血糖仍控制不理想，空腹血糖＞5.3mmol/L，餐后2小时血糖＞6.7mmol/L，或出现持续性酮尿症者。胰岛素用量应根据空腹及餐后2小时的血糖水平来调整用量。具体胰岛素用法及用量要与内分泌科专家协商处理。

2. 运动疗法可增加机体对胰岛素的敏感性，但运动量不宜过大，不可进行剧烈运动，有先兆早产及其他妊娠合并症者不宜进行。

3. 分娩时间仅有糖耐量异常者可孕38周入院，要在严密监护下行足月自然分娩；胰岛素治疗病情稳定无母婴并发症者，孕39周后分娩；有母婴并发症者，酌情孕34～36周分娩。

4. 分娩期胰岛素应用停用皮下注射，改为静脉滴注。胰岛素用量应根据产妇进食量的多少、产程进展快慢、是否手术、血糖值等情况决定。分娩后停静脉滴注，一般改为孕晚期用量的 1/3 ~ 1/2 皮下注射。产后 1 周左右，胰岛素用量恢复到孕前用药量。

5. 糖尿病者有胎位不正、产程延长、巨大胎儿等情况，宜选择剖宫产；若从阴道分娩，应尽量减少产妇体力消耗，缩短产程，并注意预防产后出血。

6. 患者娩出的新生儿因较非糖尿病者娩出新生儿脆弱，须置高危婴儿室，注意保暖、吸氧，严密观察病情变化，防止低血糖的发生。出生 1 小时后喂 10% 葡萄糖注射液 10 ~ 30ml，q4h，24 小时后改母乳喂养。注意监测血糖，根据血糖结果，调节口服糖水的量。

【健康生活方式指导】

1. 定期产前检查。

2. 合理的饮食控制，注意定量进餐，少食多餐。可每日三大餐三小餐，忌甜食，宜清淡，少油少盐，如少食红烧、糖醋食品。谷薯类宜选择粗粮类，如大麦、小麦、燕麦、荞麦、黑米、绿豆、红豆等。还可选择混合类的餐食，如饺子、包子、馄饨等。

3. 适当运动，正餐后半小时散步，每次 30 分钟左右。

4. 注意少食血糖生成指数较高的食品，如精制食物类、烙饼油条、精白面包；南瓜、胡萝卜；含糖分高的水果，如西瓜、荔枝、龙眼枣等。

【转诊】

出现糖尿病严重并发症者，如并发低血糖性昏迷或酮症酸中毒。

三、妊娠合并急性肾盂肾炎

【初诊依据】

1. 临床特点为妊娠中出现寒战、高热、尿频、尿痛、季肋部疼痛和腰痛等。也有表现无症状性菌尿症，仅有些腰酸。

2. 尿液检查示高倍视野中白细胞超过8个或聚集成团，中段尿培养菌落计数＞10^5次/ml。

【并发症】

并发症有肾脏脓肿、败血症、贫血、早产、流产；急性肾盂肾炎严重可发生中毒性休克。

【鉴别诊断】

1. 与膀胱炎、各种发热性疾病相鉴别。

2. 与胆囊炎、阑尾炎相鉴别。

【诊疗处方】

1. 全科医学科护理常规。

2. 二级或一级护理。

3. 普食（多饮水）。

4. 卧床休息。

5. 血常规，血培养，肝、肾功能，血电解质，血清肌酐，HIV，快速血浆反应素卡片试验（RPR），HBSAg，抗-HCV，抗-HEV（IgG、IgM），抗-HIV，TPPA。

6. 尿常规，尿肌酐，尿白细胞排泄率测定，尿沉渣涂片细菌学检查，中段尿培养（bid，连续3天）。

7. 双肾彩超。

8. 胎儿及附属物B超。

9. 心电图检查。

10. 头孢噻肟钠皮试。

11. 0.9%氯化钠注射液250ml+头孢噻肟钠2.0g，静脉滴注，bid。

12. 肾内科或泌尿科会诊（必要时）。

13. 与患者或家属签署患者病情告知书和必要的知情同意书。

【注意事项】

1. 卧床休息，左右轮流侧卧以减少子宫对输尿管的压迫，使尿液引流通畅。多饮水，使尿量保持在每日2000ml以上。

2. 根据中段尿培养结果及对药物敏感试验程度，应用抗生素，治疗后 7~10 天复查尿培养。

【健康生活方式指导】

1. 注意会阴部清洁卫生。避免劳累，增强抵抗力。

2. 局部有炎症应及时治疗。与性生活有关的尿路感染，应注意事后排尿，并口服有效抗生素预防。

3. 多摄入高热量、高蛋白饮食，多喝水，勤排尿，宜进食易消化食品，忌辛辣，避免喝咖啡、吸烟、喝酒，避免劳累、受凉、剧烈活动，保持心态平衡。

【转诊】

妊娠期肾盂肾炎治疗通常需住院治疗，若出现严重并发症而医院条件缺乏者需转诊。

第二节 卵巢肿瘤蒂扭转

【初诊依据】

1. 有盆腔或附件包块史。突发一侧下腹剧痛，若瘤壁血管破裂血液流入囊腔或腹腔内，患者全腹痛，伴有恶心、呕吐，重者休克。

2. 下腹部有压痛，肌紧张不明显，有时下腹可触到肿物。盆腔检查宫颈有举痛和摇摆痛。扭转程度轻时，可分清肿物与子宫的境界，扭转程度重时有明显压痛，但不易查清肿物与子宫的境界。扭转时间久，且有瘤内出血。继发感染时，体温达 39℃ 左右，采用多种抗炎治疗不易退热。

3. 扭转早期，末梢血白细胞轻度增高；B 超、CT 检查可探及肿瘤位置、大小和形态，以明确诊断。

【并发症】

1. 卵巢肿瘤可发生缺血坏死，甚至破裂。

2. 腹腔镜手术，术中、术后可能出现的并发症有下肢静脉栓塞、血栓，严重感染，卵巢坏死，术后短暂吸收热等。

【鉴别诊断】

应与急性阑尾炎、尿路结石、卵巢囊肿破裂、异位妊娠、盆腔炎等鉴别。

【诊疗处方】

1. 全科医学科护理常规。

2. 一级护理。

3. 禁食水。

4. 腹部B超、CT和MRI。

5. 血常规，电解质，肝、肾功能，CO_2-CP，血气分析，血糖，血沉，血交叉配合试验，凝血四项（PT+APTT+TT+FIB），LDH、FDP、HCG、AFP。

【转诊】

明确卵巢肿瘤蒂扭转者，需紧急转诊进行手术治疗。

【注意事项】

1. **立即急诊手术**　手术应在蒂扭转的下部正常组织处钳夹，切除肿瘤，钳夹前不可回复扭转，以免引起瘤蒂血管内栓子脱落，发生栓塞。

2. **术中探查**　根据瘤体的颜色，初步判断有无坏死。

3. **病理切片**　在切除肿瘤手术结束前，行病理快速冰冻切片检查，以确定病变性质（良性或恶性）。

【健康生活方式指导】

1. 卵巢肿瘤，体检很重要。30岁以上每年进行一次妇科检查，高危人群最好每半年检查一次。

2. 有痛经、不孕不育、月经失调、慢性盆腔痛的女性，应及时就医。

3. 高危女性，如发现卵巢实性肿块，应及时手术。

4. 乳腺癌、胃肠道肿瘤患者治疗后必须定期接受妇科检查，确定有无卵巢转移。

5. 遗传咨询和相关基因检测对高风险人群的卵巢癌预防有一定意义。建议有卵巢癌、输卵管癌、腹膜癌或者乳腺癌家族史的妇女进行遗传咨询，接受BRCA基因检测。

【转诊】

可疑或确诊卵巢肿瘤蒂扭转需紧急转诊。

第三节 急性女性盆腔炎

【初诊依据】

1. 临床特点 发热、下腹痛、腰痛、白带增多或膀胱、直肠刺激症状，下腹压痛，严重时出现腹肌紧张、反跳痛，两侧附件可有压痛或触及包块等。

2. 妇科检查 阴道可有充血，宫颈举痛，宫颈口可有脓性分泌物流出，子宫增大、有压痛，附件压痛明显等。盆腔脓肿时，后穹窿穿刺出脓液有助诊断。

3. B超、X线检查 对腹腔积液、盆腔脓肿、附件炎有一定的诊断意义。

4. 辅助检查 血常规、CRP、降钙素、病原体检查等。

【并发症】

1. 急性盆腔炎 可使机体发生急性子宫内膜炎及急性子宫肌炎、急性输卵管炎、输卵管积脓、输卵管卵巢脓肿、急性盆腔结缔组织炎、急性盆腔腹膜炎、败血症及脓毒血症等。

2. 慢性盆腔炎 使机体发生慢性输卵管炎与输卵管积水、输卵管卵巢炎、输卵管卵巢囊肿、慢性盆腔结缔组织炎、不孕、宫外孕等。

【鉴别诊断】

应与急性阑尾炎、异位妊娠、卵巢囊肿蒂扭转、卵巢囊肿破裂、输卵管妊娠破裂等相鉴别。

【诊疗处方】

1. 全科医学科护理常规。

2. 二级护理。

3. 普食。

4. 半卧位。

5. 血常规，血沉，HBsAg，抗-HCV，抗-HEV（IgG、

IgM），抗–HIV，TPPA，CRP，降钙素。

　　6. 血培养+药敏（必要时）。

　　7. 后穹窿穿刺抽液检查（必要时）。

　　8. 腹部X线检查，盆腔B超检查。

　　9. 白带常规检查，宫颈拭子培养+药敏。

　　10. 尿常规，粪常规。

　　11. 0.9%氯化钠注射液100ml+氟氧头孢钠1.0～2.0g，bid。

　　12. 甲硝唑注射液200ml，静脉滴注，bid。

【注意事项】

　　1. 根据药敏试验选用抗生素。在药敏试验结果出来前的治疗，可选联合应用抗生素，用药治疗2～3天后，如疗效显著，即使与药敏不符亦不必更换药物。若疗效不佳或病情加重，应即根据药敏用药。

　　2. 手术治疗可行局部切开或输卵管、卵巢切除术，必要时行全子宫及双侧附件切除。

【健康生活方式指导】

　　1. 急性盆腔炎治疗期间，忌辛辣油腻食品，少吃芒果、香蕉等湿热之品，清淡饮食，多吃富含维生素的食品，多食新鲜蔬菜水果，保证摄入足量的液体。

　　2. 急性期治疗必须及时彻底，注意卧床休息。

【转诊】

　　对于有脓肿形成，经抗生素治疗48～72小时无效，输卵管积液或输卵管卵巢脓肿以及脓肿破裂者宜及时转诊手术治疗。

第四节　女性生殖器官肿瘤

一、子宫颈癌

【初诊依据】

　　1. 早期可无症状或仅有接触性或不规则阴道流血，或阴道排液伴有腥臭味；年轻患者也可表现为经期延长、经量增多；晚期可有尿频、尿痛、血尿，或直肠坠痛、排便困难。

2. 宫颈糜烂外生型，宫颈可呈菜花样或溃疡，易脆易出血；内生型，宫颈肥大、质硬、宫颈管膨大。阴道壁受累时，阴道壁变硬可见赘生物。宫旁受累时，三合诊可扪及宫颈旁组织增厚、质硬、结节状。

3. 宫颈细胞学检查可见高度鳞状上皮细胞病变或癌细胞。多点活检或宫颈锥切或宫颈管搔刮组织病理检查可确诊。

【并发症】

本病可并发癌肿转移。手术并发症有邻近脏器损伤、血管损伤、尿潴留、淋巴囊肿、癌复发等相鉴别。

【鉴别诊断】

应与慢性宫颈炎、盆腔包块、子宫肌瘤、功能性子宫出血、宫颈糜烂等相鉴别。

【诊疗处方】

1. 全科医学科护理常规。

2. 二级或一级护理。

3. 高蛋白低脂普食。

4. 自动体位。

5. 血常规，血生化全项，凝血四项（PT+APTT+TT+FIB）、HCG、CEA、AFP、LDH、CA125、FCM、HBsAg，抗-HCV，抗-HEV（IgG、IgM），抗-HIV，TPPA。

6. 白带常规。

7. 尿常规，粪常规+隐血。

8. 胸部X线检查。

9. 心电图检查。

10. 彩超探查肝、肾、脾、胰及子宫附件。

11. 宫颈活检（必要时）。

12. 心脏彩超检查。

13. 全腹、盆腔CT和MRI检查。

14. 膀胱镜、直肠镜检查（必要时）。

15. 宫颈搔刮或宫颈组织病理检查。

【临床分期】

0期：原位癌或上皮内癌。

Ⅰ期：局限于子宫颈。Ⅰa临床前癌，即仅在显微镜下才能诊断；Ⅰa$_1$显微镜下见轻微间质浸润；Ⅰa$_2$显微镜下可测量的微小癌，其间质浸润的深度自上皮或腺体的基底膜向下不超过5mm，其水平播散范围不超过7mm；Ⅰb病变超过Ⅰa$_2$范围，但癌块的直径不超过4cm，Ⅰb$_2$肿瘤直径>4cm。

Ⅱ期：癌已超出宫颈，但未达盆壁。癌累及阴道，但未达阴道下1/3。Ⅱa无明显宫旁浸润；Ⅱb有明显宫旁浸润。

Ⅲ期：癌浸润达盆壁。直肠指诊时肿瘤与盆壁之间没有癌间隙。肿瘤累及阴道下1/3。凡有肾盂积水或肾无功能者均列入Ⅲ期，但非癌所致的肾盂积水及肾无功能者除外。Ⅲa宫旁浸润未达盆壁，但累及阴道下1/3。Ⅲb癌浸润达盆壁，或有肾盂积水或肾无功能。

Ⅳ期：癌扩散超出真骨盆或临床侵犯膀胱或直肠黏膜。Ⅳa癌扩散到邻近器官；Ⅳb癌扩散到远处器官。

【健康生活方式指导】

1. 合理膳食，适量运动，戒烟限酒，保持心理平衡。

2. 树立自我保护意识，安全性行为，正确使用避孕套，避免性传播疾病发生。

3. 接种HPV疫苗，定期宫颈癌筛查，包括HPV-DNA检测和细胞学检查。

4. 发现癌前病变应及时治疗，阻断病情，向宫颈癌发展。

【转诊】

考虑或明确子宫颈癌者，需及时转诊治疗。

二、子宫肌瘤

【初诊依据】

1. 月经过多，经期延长或周期缩短，或不规则出血，可引起继发性贫血，少数有疼痛或压迫症状；查体子宫增大、质硬。

2. B超检查显示为实质性包块。诊刮时宫腔内可触及凸起面。宫腔镜检查可发现肿物向子宫内膜突出。

【注意事项】

1. 肌瘤小、无症状者一般不需治疗，特别是近绝经期妇女。绝经后肌瘤多可萎缩或逐渐消失。建议每3~6个月随访一次，若肌瘤明显增大或出现症状，可考虑进一步治疗。

2. 肌瘤＜2个月妊娠子宫大小，症状轻，近绝经年龄或全身情况不宜手术者，可给予药物对症治疗。

3. 子宫＞10周妊娠大小，月经过多，继发贫血，有膀胱、直肠压迫症状或肌瘤生长较快，保守治疗失败，不孕或反复流产排除其他原因者宜手术治疗。手术方式，视患者年龄、肌瘤数量、肌瘤部位、有无生育要求、有无恶性等决定。

【并发症】

较大的子宫肌瘤容易引起妊娠孕妇先兆流产、早产、胎位异常、羊水异常、前置胎盘、胎盘早剥、脐带绕颈。子宫肌瘤可致蜕膜发育不良，胎盘前置或早剥，较大肌瘤的机械性压迫。使胎儿活动受限引起胎位异常，并且妨碍子宫的收缩而致产后出血。

【鉴别诊断】

本病应与卵巢肿瘤、宫内妊娠、子宫腺肌病、子宫内翻、子宫肥大症、盆腔炎性包块、子宫畸形、子宫颈癌或子宫内膜癌等相鉴别。

【诊疗处方】

1. 全科医学科护理常规。

2. 二级或三级护理。

3. 普食。

4. 血常规，血生化全项，凝血四项（PT+APTT+TT+FIB），TCT，HBsAg，抗-HCV，抗-HEV（IgG、IgM），抗-HIV，TPPA，AFP，CA19-9，CA125，CA15-3。

5. 尿常规，粪常规。

6. 白带检查。

7. 诊断性刮宫。

8. 宫颈筛查。

9. 宫腔镜检查（必要时）。

10. 心电图。

11. 盆腔 B 超。

12. 胸部 X 线检查。

13. 阴道冲洗，qd。

【健康生活方式指导】

1. 培养健康的生活习惯，合理饮食，多吃五谷杂粮水果蔬菜，增加营养，纠正贫血。

2. 自我调节，保持乐观积极的心态，采取有效避孕措施，注意月经期卫生保健。

3. 子宫肌瘤手术后 4 周要注意休息，避免重体力劳动和高强度的劳动，避免性生活、游泳、盆浴。

4. 术后每年定期体检，可发现子宫肌瘤复发。妊娠计划要根据子宫肌瘤的位置大小，严格避孕时限。

【转诊】

有手术指征患者需转诊专科进一步治疗。

三、卵巢恶性肿瘤

【初诊依据】

1. 目前缺乏早期诊断的手段。早期除可扪及腹部肿块外，多无其他症状，或可有胃肠道症状，如腹胀、腹痛、食欲不振、消化不良等。晚期可有腹水。

2. 卵巢上皮性恶性肿瘤的 3 个 70%。70% 发现时即晚期；70% 的死亡率；70% 的 3 年复发率。

3. 可有锁骨上淋巴结肿大，盆腔实质性固定包块，形状不规则，表面呈结节感，子宫直肠窝有种植结节而又不能用炎症和子宫内膜异位症解释，腹水征可阳性。

4.B超检查提示盆腔包块为实质性肿块，或有明显的乳头状突起，或为非实质性肿瘤者，均应高度怀疑。

5.血清中肿瘤标记物如甲胎蛋白（AFP）、癌胚抗原（CEA）、癌抗原（CA125、CA19-9）乳酸脱氢酶（LD）增高等。

【临床分期】

Ⅰ期：癌局限于卵巢。Ⅰa：单侧卵巢癌无腹水；Ⅰb：单侧或双侧卵巢癌有腹水，腹腔冲洗液中可见癌细胞。

Ⅱ期：单侧或双侧卵巢癌，有盆腔转移。Ⅱa：蔓延到子宫及（或）输卵管；Ⅱb：蔓延到其他盆腔组织。

Ⅲ期：单侧或双侧卵巢癌，有腹腔转移（腹膜、网膜、胃、肠、肝脏等）。

Ⅳ期：单侧或双侧卵巢癌，有腹腔以外的远处转移。

临床各期均以手术治疗为主，化疗、放疗为辅的综合治疗手段。Ⅱ期以上者术前3~5天进行肠道准备；术前阴道冲洗，放置妇炎平3~5天；术前1天无渣流质饮食。

【并发症】

可并发肿瘤蒂扭转、肿瘤破裂、感染、转移等。

【鉴别诊断】

应与盆腔结核、子宫肌瘤等相鉴别。

【诊疗处方】

1.全科医学科护理常规。

2.二级或一级护理。

3.高蛋白普食。

4.自动体位。

5.妇科双合诊、三合诊检查。

6.白带常规。

7.心电图。

8.胸部、盆腔X线检查、CT或MRI检查。

9.B超检查盆腔及肝、胆、脾、双肾。

10.全消化道钡餐、肠镜、膀胱镜，腹腔镜检查（必要时）。

11.阴道涂片。

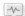

12.尿常规，粪常规。

13.血常规，血生化全项，凝血四项（PT+APTT+TT+FIB），TCT，D-二聚体检测，性激素全项，血型（ABO+Rh），血交叉配合试验，CEA，AFP，乳酸脱氢酶（LDH），HBsAg，抗-HCV，抗-HEV（IgG+IgM），抗-HIV，TPPA。

14.阴道冲洗，bid。

【健康生活方式指导】

1.生活中应该合理安排饮食，少吃高胆固醇食品。

2.不抽烟，定期体检，早发现，早治疗。

3.卵巢癌高危人群包括有卵巢癌或乳腺癌家族史、晚婚晚育、不孕、绝经晚的人群。

4.遗传咨询和BRCA基因检测，对有家族史的高危人群来说有意义。

5.接受手术或者是化疗的患者，生存期与其体质和精神状态也有关系，因此营养支持治疗和家庭支持也非常重要。

【转诊】

考虑或明确卵巢恶性肿瘤患者，需及时转诊治疗。

第五节　子宫内膜异位症

【初诊依据】

1.多发于高龄未孕女性，年龄30~45岁之间。表现为进行性痛经或持续下腹痛，常有月经失调、不孕、性交痛及粪便坠胀等。累及膀胱时可有周期性尿频、尿痛及血尿。

2.子宫大小正常或稍大，多后倾固定，子宫直肠陷凹及宫骶韧带增厚，可触及痛性结节，或单侧、双侧附件区扪及囊性包块，与周围组织多有黏连，活动差，有压痛，有时阴道后穹隆部可见紫蓝色痛性结节。盆腔可有广泛黏连及压痛。

3.应用孕激素或睾酮治疗后，痛经减轻。

4.腹腔镜检查是确诊子宫内膜异位症的标准方法。

【并发症】

可并发囊肿破裂、继发性不孕、泌尿系统及肠道并发症等。

【鉴别诊断】

1.与双侧附件炎症、囊腺瘤、功能性囊肿、多囊性病变相鉴别。

2.与卵巢恶性肿瘤、盆腔炎性包块、子宫腺肌病、直肠癌相鉴别。

【诊疗处方】

1.全科医学科护理常规。

2.二级或三级护理。

3.普食。

4.白带常规。

5.盆腔B超。

6.妇科双合诊、三合诊检查。

7.宫颈涂片检查。

8.腹腔镜检查。

9.血常规，肝、肾功能，血电解质，CA125，子宫内膜抗体（EM-Ab）测定，HBsAg，抗-HCV，抗-HEV（IgG、IgM），抗-HIV，TPPA。

10.胸部X线检查。

11.心电图检查。

12.CT及MRI（必要时）。

13.尿常规，粪常规。

14.安宫黄体酮20～30mg，qd（自月经第5天开始）。

【注意事项】

1.性激素治疗

（1）假孕疗法：甲地孕酮4mg或炔诺酮5～10mg，qd，同时每日加服炔雌醇0.03～0.05mg，以防出现突破性出血。自月经第5天开始，连服3～6个月。

（2）高效孕激素疗法：安宫黄体酮20～30mg，qd，自月经第5天开始，连服3～6个月。

（3）假绝经疗法：达那唑1.4g，qd，自月经第5天开始，连服6个月。

（4）雄激素治疗：甲睾酮5mg舌下含化，qd，连服3～6个月。

（5）孕三烯酮2.5mg，2次/周，自月经第5天开始，连服6个月。

（6）经济条件好，迫切要求生育者，可给予亮丙瑞林，每个月3.75mg；或戈舍瑞林，每个月3.6mg。初次给药于月经第1～5天皮下注射，连用6个月。

2. 手术治疗 经药物治疗无效或复发者，应手术治疗；病变重，Ⅱ期以上要求生育者，宜行保留生育能力手术；无生育要求的年轻患者，宜行保留卵巢功能手术；无生育要求的年长者，宜行根治性手术。

【健康生活方式指导】

1. 定期随访适用于盆腔病变不严重、无明显症状者，一般可每3～6个月随访并做盆腔检查一次，对希望生育的患者需要做不孕各项检查，促使尽早怀孕。

2. 药物治疗后症状不缓解，局部病变加重或者未能怀孕者，卵巢子宫内膜异位囊肿直径超过5～6cm，而且迫切希望生育的，应该手术治疗。

3. 术后应长期管理，以病情为中心，药物治疗为主，综合治疗。

【转诊】

经药物治疗无效或复发，有手术指征者需转诊。

第十四章　眼部疾病

第一节　眼睑疾病

一、睑腺炎

【初诊依据】

1. 外睑腺炎　①感染及炎症在睑缘的睫毛根部及附近，眼睑局部红肿、胀痛，扪之有明显触痛的硬结。②病变严重，可出现球结膜充血、水肿。③3～5天后感染局限，睑缘部出现黄色脓点，脓肿溃破后疼痛缓解，炎症减轻。④重症者同侧面部红肿，耳前或颌下淋巴结肿大，甚至引起发热、头痛、恶心、呕吐等全身中毒症状，甚至发展成眶隔前蜂窝织炎。

2. 内睑腺炎　①炎症浸润限制在睑板腺内。②肿胀较局限，有硬结、疼痛和触痛剧烈。③局限性结膜面充血、肿胀。④2～3天后形成黄色脓点，可溃破。

【并发症】

可并发睑蜂窝织炎、感染扩散、海绵窦脓栓等。

【鉴别诊断】

应与睑板腺囊肿、眼睑慢性肉芽肿、眼睑疖、眼睑蜂窝织炎、急性泪囊炎、急性泪腺炎、急性结膜炎相鉴别。

【诊疗处方】

1. 全科医学科护理常规。

2. 三级护理。

3. 普食。

4. 血常规，血糖，HBsAg，抗-HCV，抗-HIV，TPPA。

5. 尿常规，粪常规。

6. 视力检查。

7. 心电图，胸部X线检查。

8. 患眼湿热敷，tid。

9. 理疗，qd。

10. 0.15%氯霉素眼药水，滴患眼，qid。

11. 患处切开引流（脓肿成熟）。

【注意事项】

1. 早期局部热敷每次20~30分钟，bid or tid；或局部用超短波理疗。切忌挤压。

2. 局部红肿严重伴全身症状时，可给予抗生素口服或肌内注射，如琥乙红霉素0.15g，口服，qid；或复方新诺明1.0g，口服，bid。重症者可静脉滴注青霉素640万~800万U，静脉滴注，qd。局部用0.3%的诺氟沙星或氧氟沙星眼药水，每2小时滴眼1次，结膜囊内涂抗生素眼药膏，每晚1次。

3. 脓肿成熟后，切开引流，外睑腺炎从皮肤面切开，切口与睑缘平行；内睑腺炎从睑结膜面切开，切口与睑缘垂直。每日换药。

【健康生活方式指导】

1. 不过度疲劳和过度用眼，注意休息，充足睡眠。

2. 发病期间，不吃辛辣刺激的食物，少进食油炸油腻的食物，多喝水，多吃新鲜蔬菜水果。

3. 勤洗手，不搓揉眼睛。

4. 发病时不佩戴隐形眼镜。

5. 戒烟戒酒，保持乐观，开朗心情。

【转诊】

用药后眼部红肿等症状加重，或感染扩散，需转诊治疗。

二、眼睑带状疱疹

【初诊依据】

1. 沿三叉神经眼支支配区的皮肤有剧烈疼痛，患侧皮肤或眼睑、鼻部出现成簇的小水疱，疱疹的分布不超过鼻中线。

2. 疱疹出现前可有怕光、流泪、局部红肿，伴有结膜炎、角膜炎和虹膜睫状体炎。

3. 实验室检查可行病毒培养、电镜观察辨认病毒，或用免疫荧光法检测血清中的特异性病毒抗体确定病毒。

【并发症】

可并发浅层角膜炎、虹膜睫状体炎、深层角膜炎、青光眼等。

【鉴别诊断】

1. 本病应与眼睑单纯疱疹、眼睑湿疹相鉴别。

2. 本病发疱前以疼痒为主，眼部并发症多，有疼痛、瘢痕、瘙痒及视功能损害等后遗症，容易误诊，注意并发症鉴别，如一过性高眼压、角膜雾状水肿、虹膜萎缩、视力受损、虹膜炎、角膜炎、角膜溃疡、青光眼、病毒性脑炎等。

【诊疗处方】

1. 全科医学科护理常规。

2. 三级护理。

3. 普食。

4. 血常规，血糖，HBsAg，抗-HCV，抗-HEV（IgG、IgM），抗-HIV，TPPA。

5. 尿常规，粪常规。

6. 心电图，胸部X线检查。

7. 患眼滴0.5%碘苷或3%阿昔洛韦，tid。

8. 阿昔洛韦750mg，静脉滴注，bid。

9. 去痛片1片，口服，qd。

10. 更昔洛韦眼用凝胶，涂患处。

【注意事项】

1. 必要时予镇静剂和镇痛药。疱疹未破时局部不需用药。

2. 病原治疗结膜囊内滴阿昔洛韦滴眼液预防角膜受累。疱疹已破无继发感染，可涂0.5%碘苷或3%阿昔洛韦。有继发感染时加用0.5%新霉素溶液湿敷，bid or tid。对于重症患者，要全身应用阿昔洛韦、抗生素及皮质类固醇。

【健康生活方式指导】

1.增强体质，坚持适当的户外活动，提高机体抵御疾病的能力。

2.增进营养，注意饮食和营养均衡，荤素合理搭配。

3.勤洗手，注意眼睑周围的清洁。

4.不与他人共用餐具、洗漱用具或床上用品等。

5.不与发生疱疹感染的患者密切的身体接触和性接触。

【转诊】

用药后眼部症状在1～2周内仍无明显缓解，或病变累及角膜，需转诊治疗。

第二节 结膜疾病

一、急性卡他性结膜炎

【初诊依据】

1.发病急，多双眼同时或先后发病，常有接触史。

2.初期患眼部有异物感、灼热刺痛感、发痒、流泪，如角膜受累，则出现角膜刺激症状。

3.分泌物明显增多，呈黄色或脓性，可黏着睑缘及睫毛。

4.眼睑肿胀，结膜充血，以睑结膜及穹窿附近最明显。有时可见点状或片状结膜下出血。

5.乳头增生及滤泡形成，睑结膜面呈绒绒状增生外观。

6.结膜囊分泌物涂片或结膜刮片常规检查和细菌培养可证实。

【并发症】

合并有卡他性边缘性角膜浸润或溃疡，并发角膜基质炎等。

【鉴别诊断】

应与病毒性结膜炎、急性虹膜睫状体炎、急性闭角型青光眼相鉴别。

【诊疗处方】

　　1. 全科医学科护理常规。

　　2. 三级护理。

　　3. 普食(清淡饮食)。

　　4. 眼分泌物涂片,细菌培养+药敏。

　　5. 结膜囊刮片检查(必要时)。

　　6. 血常规,尿常规,粪常规,HBsAg,抗-HCV,抗-HIV,TPPA。

　　7. 视力检查。

　　8. 心电图,胸部X线检查。

　　9. 结膜囊冲洗,立即。

　　10. 配戴黑色防护眼镜。

　　11. 0.3%诺氟沙星或妥布霉素眼药水,滴眼,qh。

【注意事项】

　　1. 睑结膜表面有时有假膜形成,但易用镊子剥离。如若强行剥离后露出溃疡面,则考虑白喉杆菌引起的膜性结膜炎。

　　2. 积极寻找病因,去除致菌。

　　3. 用生理盐水或3%硼酸水冲洗结膜囊,以清除结膜囊内分泌物。

　　4. 局部应用抗菌药物眼药水,酌情选用0.15%氯霉素、0.3%诺氟沙星或氧氟沙星、10%磺胺醋酰钠等滴眼,qh。睡前涂抗菌药物眼药膏,如0.5%红霉素、氯霉素、妥布霉素等。

　　5. 急性期患者应隔离,防止传染,患者用过的手帕、洗脸用具和医疗器具应注意消毒。

【健康生活方式指导】

　　1. 要尽量避免前往人流密集、空气不流通的场所,不游泳,避免公共活动。

　　2. 应保证充足的睡眠,注意休息,避免用眼疲劳。

　　3. 均衡饮食,少吃辛辣食品,多吃蔬菜、水果,多喝水。

　　4. 注意个人卫生尤其是用手卫生,经常用肥皂洗手,尽量避免用手揉眼。

5. 不与他人共用毛巾、眼部化妆品和洗漱用具。

6. 若家中有急性结膜炎患者，其毛巾、脸盆等生活用品应进行单独使用且定期消毒，消毒方法为可用热水浸泡或者阳光下暴晒。

【转诊】

用药后眼部症状在 1~2 周内仍无明显缓解，或病变累及角膜，需转诊治疗。

二、淋菌性结膜炎

【初诊依据】

1. 患者同时患淋菌性尿道炎或新生儿母亲患有淋病。

2. 起病急，潜伏期短，仅数小时至 2~3 天。发展迅速，双眼常同时发病。

3. 症状明显，眼睑高度红肿，眼痛、烧灼感、畏光、流泪，有大量脓性分泌物溢出。

4. 球结膜高度充血、水肿，呈堤状环绕角膜，重者可突出于睑裂之外，睑结膜水肿、充血，有小出血点及伪膜。

5. 严重患者可出现角膜溃疡、角膜穿孔，甚至眼球萎缩。

6. 耳前淋巴结肿大、压痛。

7. 分泌物涂片或结膜刮片均可检出淋球菌。荧光抗体染色法检查可进行快速诊断。

【并发症】

轻者角膜出现点状上皮病变，周边角膜实质浅层发生部分或环形浸润，遗留角膜云翳或并发角膜环形溃疡、角膜中央部溃疡、角膜弥漫混浊、角膜穿孔、粘连性角膜白斑、角膜葡萄肿、继发青光眼、继发眼内炎。

【鉴别诊断】

据报道，新生儿非典型淋菌性结膜炎易误诊为新生儿泪囊炎，注意鉴别。

【诊疗处方】

1. 全科医学科常规。

2.三级护理。

3.普食。

4.眼分泌物涂片，细菌培养+药敏。

5.结膜囊刮片检查（必要时）。

6.血常规，HBsAg，抗-HCV，抗-HEV（IgG、IgM），抗-HIV，TPPA。

7.视力检查。

8.结膜囊冲洗，立即。

9.尿常规，粪常规。

10.心电图，胸部X线检查。

11.0.3%诺氟沙星或妥布霉素眼药水，滴眼，qh。

12.红霉素眼药膏，涂眼，qn。

13. 0.9%氯化钠注射液100ml+替卡西林3.0g，静脉滴注，q6h（0.5~1小时滴完）。

【注意事项】

1.用生理盐水或1：10000高锰酸钾溶液冲洗结膜囊，每10、15、30分钟一次，直至分泌物消失。

2.抗菌治疗：新生儿用青霉素、头孢曲松钠、氨苄西林、头孢噻肟等。成人用青霉素G 1000万U，静脉滴注，qd。疗程5~7天。

3.0.3%诺氟沙星或妥布霉素眼药水，滴眼，qh。睡前用红霉素或四环素眼药膏涂眼。

4.有角膜病变时，用阿托品扩瞳。角膜溃疡穿孔时，行穿透性角膜移植。同时对患者或患儿父母进行泌尿生殖系检查与治疗。

【健康生活方式指导】

1.出现症状应及时就医，不要自行选用药物治疗，如果治疗不及时或用药不当，会因延误病情导致严重后果。

2.新生儿淋菌性结膜炎，家人如果有相关传染性疾病，需要积极治疗，定期复查。治愈前尽量避免和新生儿接触。

3.孕妇在怀孕期间应积极进行产前检查，若产前检查发现淋球菌感染，应及时彻底治疗，同时伴侣也应进行彻底治疗。

4. 居家或住院治疗观察，不参加公共活动，直至治愈。

【转诊】

用药后眼部症状加重，或角膜出现病变，需及时转诊治疗。

三、流行性角膜结膜炎

【初诊依据】

1. 潜伏期5～12天，常为双眼，可先后发病，有时为大流行。

2. 患眼有异物感、水样分泌物，眼睑水肿，睑球结膜显著充血，球结膜水肿，睑结膜和穹窿部大量滤泡。

3. 耳前淋巴结肿大并有压痛。在发病1～2周后，急性结膜炎症状逐渐消退，出现怕光、流泪、刺痛及视力下降等症状。角膜中央区可发生较大圆点状浅在性浸润，最后留下不同程度的点状瘢痕性薄翳。

4. 1～3周后，炎症消退，数月后角膜混浊逐渐吸收，但亦有长期不退者。对视力影响不大。

5. 儿童一般不发生角膜炎，但结膜炎往往较重，且有假膜，多伴体温升高。

【并发症】

可并发角膜云翳。

【鉴别诊断】

本病应与干眼症、浆液性眼筋膜炎相鉴别。

【诊疗处方】

1. 全科医学科护理常规。

2. 三级护理。

3. 普食。

4. 眼分泌物涂片，细菌培养+药敏。

5. 血常规，HBsAg，抗-HCV，抗-HEV（IgG、IgM），抗-HIV，TPPA。

6. 视力检查。

7. 心电图，胸部X线检查。

8. 尿常规，粪常规。

9. 0.1%阿昔洛韦眼药水，滴眼，qh。

10. 氯霉素眼药水，滴眼，qid。

【注意事项】

以局部治疗为主，主要为支持治疗，无特效药物。常用的抗病毒眼药水有0.1%阿昔洛韦、0.5%利巴韦林等。为预防细菌感染，选择用抗生素眼药水，如氯霉素眼药水，qid，10天为1个疗程。发热者及全身症状重者给予输液治疗。

【健康生活方式指导】

1. 要尽量避免前往人流密集、空气不流通的场所，不游泳，避免公共活动。

2. 应保证充足的睡眠，注意休息，避免用眼疲劳。

3. 均衡饮食，少吃辛辣食品，多吃蔬菜、水果，多喝水。

4. 注意个人卫生尤其是用手卫生，经常用肥皂洗手，尽量避免用手揉眼。

5. 不与他人共用毛巾、眼部化妆品和洗漱用具。

【转诊】

用药后眼部症状在1~2周内仍无明显缓解，或眼部分泌物、眼红等症状缓解后出现畏光、干眼等症状，影响生活，需转诊治疗。

第三节　角膜疾病

一、细菌性角膜溃疡

【初诊依据】

1. 见于角膜上皮损伤或角膜异物剔除后。

2. 起病急，角膜刺激症状明显，如疼痛、怕光、流泪、分泌物增多。

3. 病变侵犯角膜中央时，视力下降。

4. 眼睑红肿，球结膜混合充血、水肿，角膜上可见灰黄色浸润灶，迅速扩大形成溃疡，溃疡区荧光素可染色。

5. 铜绿假单胞菌性角膜溃疡，进展快，1~2天内即可使整个角膜化脓、坏死、穿孔。前房内可有积脓。取溃疡区坏死组织培养或涂片，可发现致病菌。严重者可演变为狄氏膜膨出、角膜穿孔、虹膜脱出、眼内膜炎等。

【并发症】

若治疗不及时可导致角膜穿孔，引起眼内炎，甚至全眼球炎。

【鉴别诊断】

1. **病毒性角膜溃疡** 多有发热感冒史，起病缓，病程长，有复发倾向，以睫状充血为主，水样分泌物，极少有前房积液。

2. **真菌性角膜溃疡** 有植物性外伤史或配戴角膜接触镜，起病较慢，发展弛缓，病程较长，刺激症状相对较轻，分泌物呈黏液性，前房积脓较常见，脓多，色淡黄而黏稠，涂片及真菌培养可找到病原菌。

【诊疗处方】

1. 全科医学科护理常规。

2. 二级护理。

3. 普食。

4. 角膜病灶涂片检查，立即。

5. 角膜刮取物细菌培养+药敏，立即。

6. 血常规，血糖，肝、肾功能，HBsAg，抗–HCV，抗–HEV（IgG、IgM），抗–HIV，TPPA。

7. 视力检查。

8. 裂隙灯检查。

9. 尿常规，粪常规。

10. 心电图，胸部X线检查。

11. 0.3%氧氟沙星眼药水，滴患眼，30分钟一次（交替）。

12. 0.3%妥布霉素眼药水，滴患眼，30分钟一次（交替）。

13. 妥布霉素2万U，球结膜下注射，qd。

14. 1%阿托品眼药水，滴患眼，tid。

15. 0.2%环丙沙星100ml，静脉滴注，bid。

16. 10%葡萄糖注射液500ml+维生素C 2.0g+维生素B_1 10mg+ATP 40mg+辅酶A 100U，静脉滴注，qd。

【注意事项】

1. 结合临床表现与刮片检查的结果，尽早采用相应有效的抗生素治疗，尽可能促使溃疡早日愈合，防止角膜遗留瘢痕或出现穿孔，减少对视力的影响。

2. 葡萄球菌感染，用头孢唑林或万古霉素、苯唑西林。

3. 变形杆菌、大肠埃希菌、克雷伯杆菌、不动杆菌等感染，用阿米卡星、妥布霉素。

4. 铜绿假单胞菌感染，用妥布霉素、替卡西林或头孢他啶、头孢哌酮。

5. 未获细菌培养前，用广谱抗生素眼药水频滴眼，如妥布霉素等。球结膜下注射广谱抗生素，每天或隔天1次，阿托品散瞳，补充维生素等。

【健康生活方式指导】

1. 在日常生活中要养成良好的卫生习惯，尽量避免用手揉眼。眼睛若进了沙子，也不可用手揉眼，应当到医院请眼科医生取出，以防止角膜擦伤及细菌感染。

2. 坚持日常运动，提高机体免疫力，避免过度用眼，保证充足休息。

3. 均衡饮食，忌辛辣刺激食物，多进食蔬菜、水果，及优质蛋白。

4. 患有睑内翻、倒睫、慢性泪囊炎者，应及早治疗。

5. 注意保持大便通畅，避免用力排便及打喷嚏、咳嗽。

6. 因畏光、流泪，所以室内光线宜暗，避免光线照射。

【转诊】

药物控制不佳、病情进一步加重，或角膜即将穿孔或已经穿孔需要手术者，需及时转诊治疗。

二、真菌性角膜溃疡

【初诊依据】

1. 有植物性角膜外伤病史。常于植物性角膜外伤后迅速发病，但病情进展缓慢，病程长，易复发。

2. 眼部疼痛、畏光、流泪、眼睑痉挛等刺激症状相对较轻，视力明显下降，角膜上出现灰白色浸润灶或溃疡灶，溃疡边界较清楚，为不规则形，表面粗糙、干燥、微隆起，溃疡周围出现"卫星灶"。常伴有虹膜睫状体炎、多有黏稠的前房积脓，可发生后弹力层膨出，甚至角膜穿孔。

3. 坏死组织无粘连，易刮下，组织刮片可查到真菌菌丝，真菌培养有真菌生长。

【并发症】

可并发前房积脓、角膜混浊、角膜水肿、角膜薄翳、角膜斑翳、角膜白斑、角膜穿孔。

【鉴别诊断】

应与病毒性角膜炎和细菌性角膜炎相鉴别。

【诊疗处方】

1. 全科医学科护理常规。

2. 二级护理。

3. 普食。

4. 角膜病灶涂片检查、真菌培养，立即。

5. 视力检查。

6. 裂隙灯检查。

7. 血常规，血糖，肝、肾功能，HBsAg，抗-HCV，抗-HEV（IgG、IgM），抗-HIV，TPPA。

8. 尿常规，粪常规。

9. 心电图，胸部X线检查。

10. 0.3%两性霉素B，滴患眼，qh（交替）。

11. 2%氟康唑，滴患眼，qh（交替）。

12. 如溃疡面坏死物较多，清除坏死组织后用碘酒烧灼。

13. 1%硫酸阿托品滴眼液，滴患眼，tid。

【注意事项】

1. 抗真菌治疗，可选用0.3%两性霉素B、1%咪康唑、2%氟康唑、5%那他霉素滴眼液，qh；1%两性霉素眼膏涂眼，qid。重症患者可用咪康唑5~10mg或0.1%氟康唑0.4ml，每天或隔天结膜下注射1次；咪康唑400~600mg或0.1%氟康唑10ml，静脉滴注，qd。

2. 充分扩瞳，至溃疡愈合、前房反应完全消退后仍需继续维持一段时间的扩瞳。

3. 清除病灶，用5%碘酊或乙醚烧灼溃疡面，或刮除溃疡面的坏死组织，结膜囊内涂两性霉素B眼药膏后，加压包扎患眼。

4. 药物治疗无效而又有角膜穿孔危险者，可行治疗性角膜移植术或穿透性角膜移植术。

5. 有混合感染者，可联合应用抗生素或抗病毒药；有穿孔倾向者，可戴软性角膜接触镜或加压包扎。

【健康生活方式指导】

1. 应尽量避免植物性外伤，在户外工作时注意眼部防护。

2. 保持生活和环境的清洁、卫生。

3. 应控制好血糖和血压。

4. 避免长期使用激素/抗菌药物造成眼表免疫环境改变，应在医生指导下合理用药。

5. 均衡饮食，清淡饮食，忌辛辣刺激，多食蔬菜、水果，及优质蛋白。

6. 在日常生活中要养成良好的卫生习惯，尽量避免用手揉眼。

7. 注意保持大便通畅，避免用力排便及打喷嚏、咳嗽。

【转诊】

药物控制不佳、病情进一步加重，或角膜即将穿孔或已经穿孔需要手术者，需及时转诊治疗。

第四节 闭角型青光眼

【初诊依据】

1.多见于中年以上女性，有家族史，多为双侧，但可先后发病。

2.常有前房浅、房角狭窄、虹膜膨隆等表现。急性发作前，患者常感头部和眼眶周围胀痛，阵发性视力模糊，出现虹视。急性发作期眼压突然升高，可达50mmHg以上，扪之眼球坚硬如石，出现剧烈眼痛，恶心、呕吐，视力剧降等。由于血液回流障碍，眼睑及球结膜消肿，睫状体充血，角膜水肿，呈雾样混浊，瞳孔散大成竖椭圆形。

3.前房角镜检查示前房极浅、房角狭窄或关闭。

【并发症】

可并发角膜水肿、房角粘连、虹膜粘连、白内障。

【鉴别诊断】

1.与急性虹膜睫状体炎相鉴别。

2.临床常易误诊的疾病有高血压并发症、胃肠感冒、胃肠炎、脑出血等。

【诊疗处方】

1.全科医学科护理常规。

2.二级护理。

3.卧床休息。

4.半流饮食（少饮水）。

5.检查视力、视野、眼压、前房角镜检查。

6.裂隙灯检查、视觉电生理检查、眼底镜检查。

7.无创血压监测，bid。

8.血常规，血脂，血糖，HBsAg，抗-HCV，抗-HEV

（IgG、IgM），抗 –HIV，TPPA。

9. 尿常规，粪常规。

10. 心电图，胸部X线检查。

11. 乙酰唑胺500mg，立即。之后乙酰唑胺250mg，bid。

12. 1%匹罗卡品眼药水点患眼，5分钟一次（若瞳孔已缩小，点药间隔时间逐渐延长）。

13. 噻吗洛尔滴眼液，滴眼，bid。

14. 地西泮2.5mg，口服，tid。

15. 三溴合剂10ml，口服，bid。

16. 吲哚美辛25mg，口服，bid。

17. 醋氮酰胺250mg，口服，tid。

18. 20%甘露醇250ml，静脉滴注，bid（快速）。

【转诊】

药物控制不佳或病情进一步加重，需要手术介入治疗者应转诊治疗。

【注意事项】

1. **临床前期**　治疗目的是预防发作，主张及时做周边虹膜切除（或激光虹膜切开）术，解除瞳孔阻滞。对于暂时不能行手术治疗者，应给予预防性滴用缩瞳剂。

2. **先兆期**　用缩瞳剂点眼，q2h，2~3次后多可缩小瞳孔，降低眼压。

3. **急性发作期**　挽救视功能和保护房角功能是治疗的两个主要目的。应在最短时间内控制高眼压，常常是促进房水引流（缩瞳剂）、减少房水生成（β受体拮抗剂和碳酸酐酶抑制剂）和高渗脱水（甘露醇）3种手段联合应用；其次是及时应用保护视神经的药物。

4. **间歇期**　因房角完全或大部分开放，宜及时行周边虹膜切开术，阻止病情进展。暂时不愿意进行手术治疗者，应在滴用缩瞳剂的情况下加强随访。

5. **慢性期**　由于房角已大部分粘连或全部粘连，只能选择眼外引流术，通常选做小梁切除术。

6.绝对期 治疗的目的仅在于解除症状，多需手术治疗。应尽量避免眼球摘除给患者带来的精神痛苦，可选择睫状体光凝或冷冻术。

【健康生活方式指导】

1.应避免可能造成升高眼压的工作，例如航海、交通指挥、驾驶、野外考察。

2.避免过度劳累、熬夜、精神紧张、过分用眼等。

3.适量饮水，每日所需水分分次饮用，避免一次饮用大量水分。

4.戒烟，不过多饮用咖啡和茶。

5.避免情绪激动、紧张、生气，保持乐观心态。

6.避免在长时间黑暗环境下行动，避免领带过紧。

【转诊】

一旦确诊，需马上采取措施，降眼压治疗。药物控制不佳或病情进一步加重，需要手术介入治疗者应转诊治疗。

第五节 视网膜疾病

一、视网膜中央静脉阻塞

【初诊依据】

1.**临床表现** 视网膜中央静脉阻塞，常发的年龄段为中老年人，但年轻人出现本病，也并不罕见。本病初起时，患者多无明显症状。在病程进入出血期，突然发病，视力减退，若出血累及黄斑则视力锐减，可并发玻璃体积血，严重者看不清眼底。眼底检查见视网膜静脉各支或某一分支粗大扭曲（分支静脉阻塞），视网膜广泛大量火焰状出血、水肿、棉绒斑，出血分散遍布整个视网膜，重者可伴有视乳头水肿。病程晚期患眼不仅视力极差，并可出现虹膜红变、继发性青光眼、增殖性视网膜病变及牵引性视网膜脱离。并发青光眼时有明显患侧眼痛、头痛。眼底荧光血管造影对该病的诊断、治疗有很大的帮助。

2. 视网膜电生理检查 缺血型b波降低，a波峰潜时延长，振荡电位振幅降低。非缺血型电生理正常或轻度改变。

3. 眼底荧光血管造影 早期无荧光、充盈迟缓，静脉血管内荧光素渗漏。晚期由于视网膜毛细血管扩张，形成微血管瘤，造成广泛荧光素渗漏，部分被出血斑遮蔽。如有黄斑囊样水肿，可见荧光素渗漏呈花瓣状。

【并发症】

1. 各型视网膜静脉阻塞中，黄斑囊样水肿的发病率为最高；其次为视网膜新生血管、玻璃体积血和新生血管性青光眼，其中黄斑囊样水肿以总干阻塞的发病率为最高，视网膜新生血管以分支阻塞的发病率为最高。

2. 眼后节激光光凝术术后并发症有角膜水肿及损伤、疼痛、虹膜炎症、眼压升高、视野受损等。

【鉴别诊断】

应注意与视网膜静脉周围炎、糖尿病视网膜病变合并视网膜静脉阻塞等相鉴别。

【诊疗处方】

1. 全科医学科护理常规。

2. 二级护理。

3. 半流质低脂饮食。

4. 血常规，血糖，血脂、血电解质，肝、肾功能，凝血四项（PT+APTT+TT+FIB），HBsAg，HCV-RNA，抗-HIV，TPPA。

5. 尿常规，粪常规。

6. 视力、视野、瞳孔、眼压、眼底检查。

7. 视网膜电生理检查，眼底荧光血管造影。

8. 彩色多普勒成像检查眼动、静脉及颈内动脉。

9. 心电图。

10. 胸部X线检查。

11. 心理护理。

12. 阿司匹林肠溶片50mg，口服，tid。（出血期谨慎）

13. 乙酰唑胺0.15g，口服，bid。（肾功能障碍者谨慎）

14. 双嘧达莫25mg，口服，tid。（出血期谨慎）

15. 5%葡萄糖氯化钠注射液250ml+复方丹参注射液16ml，静脉滴注，qd。

16. 10%葡萄糖注射液250ml+ATP 40mg+辅酶A 100U+维生素B_1 100mg，静脉滴注，qd。

【注意事项】

1. **查体**　进行全身检查，发现可能的病因加以治疗，如高血压、高血脂、糖尿病等。

2. **治疗**　①全身病治疗：如合并高血压、糖尿病、高脂血症等。②中药或中成药，如复方血栓通胶囊。③皮质类固醇治疗：对明确有视网膜血管炎依据者，可用皮质类固醇口服或静脉滴注。④激光治疗：已出现大面积毛细血管无灌注区或新生血管者，采用视网膜激光治疗。

【健康生活方式指导】

保持健康的生活方式有助于明显降低视网膜中央静脉阻塞的发病率。

1. **主动调控日常饮食中脂肪的摄入种类与数量**　脂肪是人体的重要组成，饮食中适量的脂肪摄入有助于健康。脂肪有多种分类，从不饱和与饱和的角度看，动物脂肪含饱和脂肪酸较多，在室温中呈固态；植物油含不饱和脂肪酸较多，在室温下呈液态。植物油在多数情况下有利于人体健康，但经过高温烹调后，植物油的分子结构可发生重大改变，不利于人体健康。主动调控饮食中的脂肪种类与数量，可在保持饮食质量的基础上，改善生活质量，并减少相关疾病发生的机率。

2. **控制体重**　超重和肥胖是导致血流速度下降、增加静脉血流凝血机会的原因之一。衡量超重和肥胖最简便和常用的生理测量指标是体质指数［计算公式为：体重（公斤）÷身高（米）］和腰围。最有效的减重措施是控制能量摄入和增加体力活动。

3. **不吸烟** 吸烟对于血管内皮的损伤是慢性累加的，会增加血管内凝血发生的风险。

4. **限制近距离用眼** 长时间近距离用眼可导致眼内的睫状肌长期痉挛，减少眼内血流的速度与通畅度，增加视网膜静脉阻塞的发病机会。

5. **体育运动** 建议每天进行约30分钟适当的体育活动；有利于加速血流，清除体内代谢产物，并改善血液质量。运动形式和运动量应根据个人的兴趣、身体状况而定。

6. **减轻精神压力，保持心理平衡** 心理或精神压力引起心理应激（反应），对于视网膜微循环具有明显的影响。眼内结构生理功能的维护严重依赖于体内交感与副交感神经系统的平衡。所以，应减轻精神压力，保持良好心态。

【转诊】

1. **初诊患者转诊条件** 以视力为标准，视力有明显影响的患者必须转诊至眼科专科。在健康筛查中发现的视力未出现下降的患者，应给予积极的建议和详细的科普，鼓励转诊至眼科专科。

2. **随诊条件** 病情得到有效治疗和控制的患者，建议定期复查和随诊。

二、视网膜中央动脉阻塞

【初诊依据】

1. **病史** 有动脉粥样硬化、风湿性心内膜炎、颞动脉炎、血液黏度高等病史。曾有一时性黑矇。

2. **临床表现** 中央动脉阻塞时，视力突然丧失，瞳孔散大，直接对光反射迟钝或消失，间接对光反射存在，仅存光感或失明。如是某一分支阻塞，视力可部分存在，但相应部位的视野丧失。

3. **眼底表现** 视网膜呈青灰色水肿，动脉变细或呈银丝状，黄斑呈樱桃红点。眼底荧光血管造影可见视网膜动脉充盈时间延长，并可见荧光素充盈的前锋及阻塞的血管无荧光素灌注。

4. 视网膜电图检查　视网膜电图呈典型的负相波，β 波降低，α 波呈现负波型。

5. 眼底荧光血管造影　可显示动脉无荧光、充盈迟缓，动静脉血管内荧光素流变细或呈串珠状移动，视网膜动静脉循环时间延长。

【并发症】

应可合并颈内动脉狭窄、诱发新生血管、青光眼。

【鉴别诊断】

应与眼动脉阻塞、缺血性视乳头病变、急性视神经炎、视网膜中央静脉阻塞相鉴别。

【诊疗处方】

1. 全科医学科护理常规。

2. 二级护理。

3. 半流质低脂饮食。

4. 血常规，血糖，血脂，电解质，肝、肾功能，凝血四项（PT+APTT+TT+FIB），HBsAg，HCV-RNA，抗-HIV，TPPA。

5. 尿常规，粪常规。

6. 视力、视野、瞳孔、眼压、眼底检查。

7. 颈内动脉造影（必要时）。

8. 视网膜电图检查、眼底荧光血管造影。

9. 心电图。

10. 胸部X线检查。

11. 硝酸甘油0.3～0.6mg，舌下含服，立即。

12. 阿司匹林肠溶片50mg，口服，tid。

13. 地巴唑20mg，口服，tid。

14. 醋氮酰胺250mg，口服，q6h（肾功能障碍者谨慎）。

15. 碳酸氢钠0.5g，口服，q6h。

16. 妥拉苏林25mg，球后注射，qd。

17. 高压氧治疗，tid。

18. 心理护理。

19. 10%葡萄糖注射液250ml+罂粟碱30~60mg，静脉滴注，qd。

20. 低分子右旋糖酐500ml+山莨菪碱注射液20mg，静脉滴注，qd。

21. 10%葡萄糖注射液250ml+ATP 40mg+辅酶A 100U+维生素B_1 100mg+维生素B_{12} 250μg，静脉滴注，qd。

【注意事项】

1. 急性期溶栓可使用阿替普酶或尿激酶。

2. 用药禁忌证。①急性脑梗死或3个月前患脑梗死；②急性发作或已有颅内出血、血肿，蛛网膜下腔出血，血管瘤，颅内肿瘤；③动脉内有脓性血栓，或近期有过感染性心内膜炎；④2周内有手术史或3周内有脑挫伤史；⑤有严重全身性疾病、妊娠、颞动脉炎；⑥有出血性疾病和接受抗凝治疗者；⑦患者或其监护人不接受治疗。

【健康生活方式指导】

1. 严格控制内科相关性疾病，严格按内科治疗，获得长期稳定的控制效果，是减少视网膜动脉阻塞发生率的有效方案。

2. 不吸烟。

3. 限制饮酒。

4. 适当体育运动，根据自身情况进行适当体育运动，有利于改善整体状态。

【转诊】

1. 初诊患者转诊条件　视网膜中央动脉阻塞，属于突发的视功能严重受损的疾病，必需第一时间转诊至眼科专科，并由眼科与内科协同诊治。

2. 随诊条件　在完成急诊、急救，患者情况获得平稳后，可安排定期随访复查。

第六节　老年性白内障

【初诊依据】

1. 多见于50岁以上的中老年人，为双侧性，双眼可先后发生，从发病到成熟的时间，因人而异，可数月到数年不等，视力逐渐减退。

2. 老年性皮质性白内障的病程分期。①初发期：混浊先出现于晶状体周边部皮质层，呈扇形或楔形，灰白色。散瞳后裂隙灯检查示可见混浊在晶体赤道部呈辐射状或车轮状排列，瞳孔区透明，对视力无大影响，眼底可见。②膨胀期：晶体皮质混浊加重，体积变大，略显膨胀，虹膜被推向前，前房稍变浅，用斜照法检查可见半月状虹膜投影，裂隙灯检查皮质层可见水泡、水隙、板层分离等。视力显著减退加速。③成熟期：晶体完全混浊，膨胀消退，前房恢复正常，虹膜半月投影消失，视力可仅存手动或光感。④过熟期：晶体混浊纤维分解溶化，在前囊可见彩色的胆固醇结晶或白色的钙质沉着，黄色硬核下沉，前房加深，虹膜震颤。

3. 老年性核性白内障裂隙灯下，胚胎核呈黄色粉尘样混浊，对视力无影响。扩及成年核，呈棕黑色，视力减退。扩大瞳孔时，彻照法检查，红光背景下可见瞳孔中央有圆形黑影，周边透明区可见部分眼底。

【并发症】

手术并发症有角膜水肿、前房出血、前房渗出、虹膜炎等。

【鉴别诊断】

老年人眼睛除结构上的变化外，也发生各种功能性障碍，其中特别是调节及屈光的改变更为多见，常常被误诊为结构上的变化，要注意鉴别。

【诊疗处方】

1. 全科医学科护理常规。

2. 二级或一级护理。

3. 普食。

4. 血常规，血糖，肝、肾功能，血电解质，凝血三项（PT+APTT+TT）。TPPA，HBsAg，抗-HCV，抗-HIV。

5. 尿常规，粪常规。

6. 心电图，胸部X线检查。

7. 双眼前房深度检查。

8. 双眼浅表组织B超。

9. 双眼角膜内皮镜检查。

10. 双眼角膜曲率。

11. 裂隙灯检查。

12. 普通视力检查。

13. 眼底检查。

14. 双眼视诱发电位。

15. 双眼视网电流图。

16. 双眼光学相干断层成像（OCT）。

17. 双眼人工晶体度数测量。

18. 双眼非接触性眼压。

【注意事项】

目前无确切的有效药物治疗方法，手术治疗是唯一有效的方法。人工晶体植入要注意掌握适应证及禁忌证，术前查角膜表面曲率半径，A型超声测眼轴长度，计算人工晶体度数，严格选择合适的人工晶体度数。

【健康生活方式指导】

1. 限制近距离用眼。长时间近距离用眼可导致眼内的睫状肌长期痉挛，晶状体长期停留于最大曲率状态，会加速白内障的发展。

2. 控制或避免日光中的紫外线，可佩戴相应的墨镜减少紫外线的照射。

3. 提供饮食中的抗氧化组分，多数青菜、水果具有明显的抗氧化作用。

4. 适当体育运动有利于全身血流的加速，改善血液质量。

5.减轻精神压力，保持心理平衡。

【转诊】

1. 初诊患者转诊条件　因白内障造成生活视力下降的患者，应安排转诊至眼科专科尽早手术治疗。

2. 随诊条件　术前、术后，合并有各类内科疾病的患者，应按相应疾病随诊要求复查。眼底条件不好的患者，也应定期复查。

第十五章　耳鼻咽喉疾病

第一节　急性扁桃体炎

【初诊依据】

1. **症状**　发病急，咽部肿胀、疼痛，语言含糊，可有反射性耳痛，严重者畏寒高热、全身不适、头痛、四肢酸痛、食欲不振、疲乏无力。小儿可有呕吐、抽搐、吞咽困难。

2. **体征**　急性病容，面色潮红，口臭，舌有白苔，发热，咽黏膜呈弥漫性充血，腭扁桃体肿大，两腭弓红肿明显。

3. **急性隐窝性**　在双侧扁桃体隐窝有散在白点，晚期融成片状，形似假膜，不超过扁桃体范围，表面黏膜无粘连，易被拭脱，拭脱后无创面渗血。

4. **急性滤泡性**　主要病变在扁桃体淋巴滤泡，可化脓，形成散在小脓肿。颈下颌下淋巴结肿大压痛。白细胞计数升高，中性粒细胞增多。细菌检查有致病菌存在。

5. **急性卡他性**　除咽痛外，常有急性鼻炎各项症状。

【并发症】

本病并发症较多，有全身并发症和局部并发症，如颈深部感染扁桃体周围脓肿、咽后脓肿及咽旁脓肿、急性中耳炎、急性鼻窦炎、急性喉气管炎、急性支气管炎、急性关节炎、肾小球肾炎及IgA肾病、急性睾丸炎及附睾炎、风湿热、急性心包炎、急性心内膜炎、脓毒血症、亚急性甲状腺炎等。

【鉴别诊断】

本病应与上呼吸道感染、急性咽炎、急性喉炎、扁桃体周围脓肿、扁桃体肿瘤继发感染等鉴别。急性隐窝性扁桃体炎还须与某些全身性疾病引起的咽峡炎相鉴别，如咽白喉、白血病性咽峡炎、粒细胞缺乏症性咽峡炎等。

【诊疗处方】

1. 全科医学科护理常规。

2. 二级护理。

3. 呼吸道隔离。

4. 卧床休息。

5. 半流饮食（多饮水）。

6. 血常规，血电解质，EB病毒抗体，免疫球蛋白，肝、肾功能，血沉，HBsAg，抗–HIV，TPPA。

7. 尿常规，粪常规。

8. 胸部X线检查，心电图检查。

9. 咽拭子细胞涂片（必要时）。

10. 咽拭子细菌培养+药敏。

11. 口腔护理，bid。

12. 1∶5000呋喃西林溶液漱口，q2h。

13. 1%～2%碘甘油涂咽部，tid。

14. 复方草珊瑚含片2片，口服，q6d。

15. 应用抗生素，如青霉素类或头孢菌素类，成人可用拉氧头孢钠0.5～1.0g，肌内注射，bid（深部肌内注射）。

【注意事项】

1. 卧床休息、多饮水、通便、进软食、保持口腔清洁，进食前后用复方硼砂溶液或1∶5000呋喃西林液漱口。咽痛较剧或高热时，可口服解热镇痛药。

2. 抗生素治疗　如拉氧头孢钠肌内注射，疗程为4～7天。

3. 激素治疗　对高热者可短期使用地塞米松，成人10mg，加入葡萄糖注射液静脉滴注，有助于水肿的消退。

4. 手术治疗　如反复急性发作，待炎症消退后，可行扁桃体切除术。

【健康生活方式指导】

1. 养成良好的生活习惯

（1）保证充足良好的睡眠时间，不过度操劳，若劳累后应及时调整休息，随着温度变化及时加减衣物，避免感冒、受凉。

（2）注意环境卫生：空调房间与室外温差不可太大；卧床休息时，保持居室的温度和湿度，保持空气流通。

（3）有慢性鼻炎、鼻窦炎需尽早治疗，这些邻近部位的感染会导致扁桃体发炎。

（4）平时应遵循生物钟：按时休息吃饭，适当补充水分，保持大便通畅。

（5）注意口腔卫生，坚持做到每天睡前刷牙，进食前后漱口，减少口腔内细菌感染的机会。

（6）少抽烟少喝酒，若可以尽量忌烟酒。

（7）注意加强饮食营养，多吃蔬菜水果，如冰糖雪梨糖水、雪耳糖水等。

2. 饮食禁忌

（1）辛辣煎炸食物、烧烤烟熏食物。

（2）过补的药物或营养刺激的食物会让湿热内阻，加重火气，使扁桃体发炎加重。如人参、黄芪等。

（3）生冷冻食物、肥腻油炸食物。

3. 体育运动　建议每天进行约30分钟适当的体力活动；每周应有1次以上有氧体育锻炼，如步行、慢跑、骑车、游泳、做健美操、跳舞和非比赛性划船等。

4. 减轻精神压力，保持心理平衡。

【转诊】

需手术切除扁桃体患者，应转诊治疗。

第二节　急性化脓性中耳炎

【初诊依据】

1. 疼痛　初期耳内有堵塞感，在鼓膜穿孔前，耳深部搏动性跳痛或刺痛，可放射到枕部或颞部、顶部。打喷嚏、咳嗽、吞咽时加重。婴儿表现为哭闹不安、拒食。鼓膜穿孔后脓液排出，疼痛骤减。

2.耳聋、耳鸣 中耳炎期，传音部位受到影响，出现低调耳鸣及传导性耳聋。鼓膜穿孔后听力则有提高。

3.发热 在鼓膜穿孔前，患者恶寒、发热、体温达38~39℃，并伴头痛、食欲减退，重者有恶心、呕吐、疲乏。

4.耳镜检查 鼓膜穿孔前见鼓膜标志消失，因充血呈鲜红色，显著外凸，中心有小黄点，鼓膜穿孔之初仅有针尖大小，渗出物呈闪烁搏动的亮点，有脓液溢出。

5.听力检查 鼓膜穿孔前，听力曲线的变化呈传导性耳聋，听力损失可达40~50dB，穿孔后听力有所改善。

6.触诊 患耳乳突尖部可有压痛，在鼓膜穿孔后逐渐消失。

【并发症】

可并发急性乳突炎、耳后骨膜下脓肿、面瘫、脑膜炎等。

【鉴别诊断】

应与外耳道疖、分泌性中耳炎相鉴别。

【诊疗处方】

1.全科医学科护理常规。

2.二级或三级护理。

3.普食或半流饮食。

4.血常规，血电解质，肝、肾功能，HBsAg，抗-HIV，TPPA。

5.尿常规，粪常规。

6.耳分泌物细菌培养+药敏。

7.血培养（必要时）。

8.乳突、胸部X线检查。

9.耳镜检查，听力检查。

10.心电图检查。

11.颞骨CT检查（必要时）。

12.1%过氧化氢洗患耳，qid（脓多者）。

13.2%酚甘油滴患耳，qid（鼓膜未穿孔）。

14.氧氟沙星滴耳剂滴患耳，tid。

15．早期用足量抗生素，如青霉素类或头孢菌素类等药物。

16．理疗，qd。

【注意事项】

1．鼓膜穿孔前局部治疗　①滴耳：用2%酚甘油滴耳，3～5次/日，2～3滴/次，一般使用4～5天，当鼓膜穿孔流脓后即停用；②鼓膜切开：当治疗不能有效地控制炎症，鼓膜膨出明显，全身和局部症状严重，及鼓膜已穿孔但引流不畅时，用70%乙醇消毒外耳道，1%普鲁卡因行外耳道麻醉，行鼓膜切开术，以促使鼓室内脓液排出。

2．鼓膜穿孔后局部治疗　①滴耳：用0.3%氧氟沙星滴耳液6～10滴/次，滴耳，tid。滴耳后应进行10分钟的耳浴。脓液较多者可在滴药前先用3%过氧化氢清洁外耳道脓液，然后滴药；②干燥疗法：急性炎症末期，脓液减少，可用3%硼酸乙醇、3%硼酸乙醇甘油、5%氯霉素甘油等滴耳，禁止使用粉剂。

3．全身疗法　注意休息，多饮水，饮食宜清淡，排便宜通畅。用1%麻黄素液滴鼻，tid，每侧鼻腔3～4滴/次。口服青霉素或头孢菌素类抗生素。全身症状严重者可静脉大量给药。高热患者可视情况给予退热药。

【健康生活方式指导】

1．保持健康的生活方式有助于防止中耳炎的发生。①洗澡洗头时注意不让水进入耳内。②起居劳作有度，上网不要通宵达旦，保证充足良好的睡眠时间。③随着天气温度变化及时增减衣服，避免感冒、受凉。④平时有慢性鼻炎、鼻窦炎，应及时规范治疗。⑤预防感冒，感冒往往引起中耳炎复发。⑥少抽烟少喝酒，尽量做到不喝酒、不抽烟。⑦饮食多样化，多食含维生素较多的蔬菜、水果，如苹果、新鲜青菜、菠菜、胡萝卜等。

2．余同本章第一节"急性扁桃体炎"。

【转诊】

全身或局部症状较严重、治疗1周后效果不佳、可疑伴有颅脑并发症者，需转诊。

第三节　鼻出血

【初诊依据】

1. 由于局部原因，如外伤、溃疡、异物、肿瘤、鼻炎或全身性疾病，如血液病、心血管病、中毒、维生素缺乏、内分泌失调、急性传染病等引起。

2. 确定出血侧鼻腔或首先出血侧鼻腔，然后寻找出血点。重点检查鼻中隔前方情况，注意有无活动性出血、血管扩张、糜烂、溃疡及血痂附着等。鼻腔后方出血者，前鼻镜检查多不能发现出血部位，可做鼻内镜检查或电子鼻咽镜检查。确认出血源于鼻腔或相邻组织，排除咯血和呕血。

3. 鼻出血量可少或为鼻涕中带血，亦可为动脉性大量出血，甚至发生休克。鼻出血可为间歇反复出血，亦可持续出血。

4. 鼻出血大多数为一侧性，很少为两侧性。两侧性出血时，多为一侧出血后血经鼻咽部流到另一侧后鼻孔，然后从对侧前鼻孔流出。

5. 出血多发生在鼻腔前方，血从前鼻孔滴出。少数后方出血者，血可经鼻咽部从口吐出或咽下，患者可出现呕血或咯血。

6. 鼻窦X线检查、CT检查、MRI检查有助于鼻窦肿瘤等疾病的诊断。头部外伤后反复剧烈出血，应做血管造影，排除颈内动脉假性动脉瘤。

【并发症】

可并发失血性贫血、急性失血性休克、心血管系统并发症、脑血管意外、窒息等。

【鉴别诊断】

应与咯血、呕血相鉴别。

【诊疗处方】

1. 全科医学科护理常规。

2. 二级护理。

3. 半坐头前倾位或去枕侧卧位。

4. 半流质饮食。

5. 血常规，肝、肾功能，凝血四项（PT+APTT+TT+FIB），HBsAg，抗–HIV，TPPA，AFP。

6. 鼻内镜检查或电子鼻咽镜检查。

7. 鼻窦X线检查、CT检查、MRI检查（必要时）。

8. 观察并记录出血量。

9. 局部止血，立即。

10. 尿常规，粪常规。

【注意事项】

1. 出血不严重者，用拇指、示指捏住鼻翼两侧向鼻中隔方向进行局部加压止血，同时鼻额部冷敷。

2. 局部用1%麻黄素液棉片或肾上腺素液棉片压迫出血处，或明胶海绵或止血纤维素压迫出血区。

3. 卡巴克洛5mg肌内注射；或酚磺乙胺0.25~0.5g加入葡萄糖注射液或生理盐水中静脉滴注。

4. 用无菌凡士林纱条或碘仿纱条上撒云南白药，填塞出血部位或气囊压迫止血。

5. 根据出血量及血压情况，进行补液及血液代用品，改变全身状态，积极治疗原发病，如高血压、肾病、血液病、高热等病因治疗。当局部止血方法和全身治疗达不到止血目的时，可行血管栓塞术或动脉结扎止血。

【健康生活方式指导】

1. 老年人鼻出血的生活指导

（1）保持房间的安静、清洁，温度要适宜。室内保持空气清新，适当开窗通风换气，温度宜保持在18~20℃。因空气过于干燥可诱发鼻腔出血，所以空气湿度应≥60%。

（2）老年人平日活动时动作要慢，勿用力擤鼻，对症止咳。

（3）要进一些易消化软食，多吃水果、蔬菜，忌辛辣刺激饮食，并保持大便通畅，便秘者可给予缓泻剂。

（4）老年性鼻出血患者多伴有高血压、冠心病、支气管炎等，应定期防治原发病，必须针对病因进行相应的治疗，尤其是高血压病患者，必须尽快将血压控制到正常或接近正常的水平，观察病情变化，并及时到医院就诊。

（5）应同时治疗原发病的并发症，方能达到标本兼治的目的。

（6）有烟酒史的老人，应婉转告知不良嗜好对健康的影响，诱导其主动戒烟酒。

2. 儿童鼻出血的生活指导

（1）纠正患儿好动碰伤、挖鼻、揉鼻、好奇放置异物等极易发生黏膜损伤的不良习惯。

（2）教育患儿不要偏食，多吃蔬菜、水果，防止营养搭配失衡、多种维生素缺乏，避免血管脆性和通透性增加。

（3）如果反复鼻出血，可在鼻腔涂抹抗生素软膏。

（4）平时有慢性鼻炎、鼻窦炎，应及时规范治疗。

【转诊】

出血量大或止血无效、反复出血需手术治疗者，需转诊。

第四节　突发性耳聋

【初诊依据】

1. 病情发展迅速，在数分钟、数小时，最长不超过72小时内发生的耳聋。可有过度疲劳、较大精神刺激等诱因，发病前有上呼吸道感染、高血压、糖尿病、动脉硬化等病史。

2. 听力突然下降，多为单侧性，80%伴有耳鸣、耳阻塞感、耳周麻木感，约1/3患者伴有眩晕、恶心、呕吐等，耳内可有胀满感或压迫感，外耳及鼓膜检查无异常发现，无其他脑神经症状。感音性耳聋，听力检查＞50dB。

3. 音叉检查呈感音性聋改变。前庭功能测试可正常、减退、完全消失，此项检查不宜在急性期进行。

【并发症】

1. 高压氧治疗突发性耳聋并发症：中耳气压伤、氧中毒、减压病成为突发性耳聋患者治疗过程中常见的并发症。

2. 耳后注射治疗和鼓膜穿刺给药治疗可并发鼓膜穿孔不愈、中耳感染、头痛、眩晕、耳痛等并发症。

【鉴别诊断】

注意与鼓膜破裂、梅尼埃病、听神经瘤、自身免疫性耳聋、功能性耳聋、爆震聋、药物中毒性耳聋、颈椎病、头部外伤以及颅内原发或转移瘤等可致突发耳聋的病症相鉴别。

【诊疗处方】

1. 全科医学科护理常规。

2. 三级护理。

3. 普食。

4. 血常规，血糖，血沉，血免疫球蛋白检查，抗-HIV，TPPA。

5. 尿常规，粪常规。

6. 内耳MRI检查，颞骨薄层CT检查（必要时）。

7. 心电图。

8. 胸部X线检查。

9. 听力检查、纯音测听、声导抗。

10. 泼尼松，成人1mg/（kg·d），7天后逐渐减量，疗程2周，注意用药禁忌证。

11. 甲钴胺500mg，肌内注射，qod。

12. 巴曲酶、银杏叶提取物、倍他司汀、氟桂利嗪等酌情使用。

13. 10%右旋糖酐500ml+山莨菪碱注射液20～30mg，缓慢静脉滴注，qd（需皮试），疗程3～5天。

14. 5%葡萄糖注射液250ml+复方丹参注射液16ml，静脉滴注，qd。

15. 10%葡萄糖注射液250ml+ATP 40mg+辅酶A 100U，静脉滴注，qd。

【注意事项】

1. 扩张血管及改善微循环　低分子右旋糖酐500ml静脉滴注，qd，14天为1个疗程。5%葡萄糖注射液500ml+复方丹参注射液16ml静脉滴注，qd，山莨菪碱注射液20～30mg+葡萄糖注射液250ml静脉滴注，或罂粟碱90mg，稀释后静脉滴注，qd。口服地巴唑、盐酸氟桂利嗪等。

2. 维生素类药物治疗　维生素B_1注射液100mg、维生素B_{12}注射液250μg，肌内注射，qd。

3. 促进内耳细胞代谢　ATP注射液40mg、辅酶A注射液100U+葡萄糖注射液250ml，静脉滴注。

4. 激素治疗　泼尼松10mg，口服，tid；或地塞米松稀释后静脉滴注。配合高压氧治疗。

【健康生活方式指导】

1. 养成良好的生活习惯

（1）饮食规律，且以清淡、易消化、少油腻为基本原则，适当增加粗纤维的摄入，保持大便通畅。

（2）纠正过度劳累、通宵不睡觉等不良生活习惯，注意劳逸结合，保证充足的睡眠时间。

（3）预防感冒，有一部分突发性耳聋的患者可能与感冒有间接关系，故预防感冒可减少一个发病因素。

（4）不吸烟，不酗酒，忌食辛辣刺激食物，积极参加体育锻炼。

（5）避免长时间地使用耳机：如果必须持续使用耳机，应该每隔半小时拿掉耳机，让耳朵适当休息一下。

（6）避免酒吧等嘈杂环境的音响刺激，避免长时间高音量使用随身听耳机和长时间使用手机通话。

（7）避免使用耳毒性的药物：如阿司匹林类，某些抗生素如庆大霉素、链霉素等，不要因为随意用药而带来再次的听力损坏。

（8）如有合并高血压、糖尿病、动脉硬化者需要积极配合治疗。

2. 体育运动 建议积极参加体育锻炼，每天应进行约30分钟适当的体力活动；每周应有1次以上的有氧体育锻炼，运动形式和运动量均应根据个人的兴趣、身体状况而定。

3. 减轻精神压力，保持心理平衡

（1）保持情绪稳定，保持良好的心理状态。

（2）进行相应的减压，遇事勿过于激动。

（3）警惕突发性耳聋的先兆，当连续熬夜或处在身心疲惫、精神紧张的时候，如出现耳鸣、眩晕、恶心、呕吐等症状，应到医院及时就诊。

4. 听力康复指导

（1）告知患者家属，与患者交谈时，避免向患者喊叫，言语尽量缓慢、清晰，必要时借助手势、面目表情等让患者了解语意，重新建立听觉系统的敏感性。

（2）对于老年听力障碍者，助听器的试戴是最重要的一环。

（3）条件许可建议进行人工耳蜗植入术，以提高听力及生活质量。

对于既有听力障碍又有言语障碍的患者，康复的时间会因情况不同而有较大的差别，但只要坚持使用，最终都会取得成功。

【转诊】

治疗效果不佳、病因不明者，需转诊治疗。

第十六章　皮肤疾病

第一节　病毒性皮肤病

一、水痘

【初诊依据】

1. 多见于儿童，有与水痘患者接触史，或胎儿母亲分娩前不久感染过水痘。

2. 起病较急，发热等全身症状较轻。发病1~2天发疹，初为红色丘疹，渐发展为绿豆大小发亮的水疱，有红晕，随后干涸、结痂脱落，口腔黏膜、眼结膜亦可累及。可有瘙痒及邻近淋巴结肿大。皮疹呈向心性分布，躯干多，四肢较少，皮损分批出现，偶见大疱型、坏疽型和出血型水痘，可继发感染，极少数有系统性损害，如病毒性脑炎、肺炎等。

3. 取疱疹基底部刮取物染色镜检，有助诊断。

【并发症】

可并发败血症、皮肤继发性细菌感染、肺炎、脑炎、脊髓炎、神经根炎、心肌炎、肾炎等。

【鉴别诊断】

与弥漫性单纯疱疹、脓疱疮、带状疱疹、药疹、丘疹样荨麻疹等相鉴别。

【诊疗处方】

1. 全科医学科护理常规。

2. 二级或三级护理。

3. 呼吸道隔离。

4. 半流质饮食或普食（多饮水）。

5. 血常规，肝、肾功能，水痘抗体测定，抗–HIV，

TPPA。

6. 尿常规，粪常规。

7. 心电图，胸部X线检查。

8. 脑脊液检查（必要时）。

9. 伐昔洛韦0.3g，bid（儿童10~15mg/kg，5次/日）。

10. 板蓝根颗粒5g，冲服，tid。

11. 维生素C 0.1g，口服，tid。

【注意事项】

1. 早期注意隔离，直至全部皮疹结痂。与水痘接触过的儿童应隔离观察3周。

2. 全身症状明显、高热者卧床休息，加强护理，保持皮肤清洁，给予退热降温。

3. 治疗以止痒和预防感染为主，瘙痒明显者用抗组胺药；乳酸依沙吖啶溶液、阿昔洛韦滴眼液等外用。继发感染者可加用莫匹罗星软膏、头孢氨苄等治疗。

【健康生活方式指导】

1. 水痘预防

（1）接种水痘疫苗是目前最有效的预防措施，接种2次后保护效果可达95%以上，能够减轻症状、减少并发症。

（2）避免接触水痘患者。

（3）营养均衡，睡眠充足，适当锻炼，提高免疫力。

（4）勤洗手、开窗，保持环境清洁。

2. 水痘护理

（1）自主隔离至完全干燥结痂，避免去公共场所。

（2）防止抓破水痘，可外用止痒药物，继发感染用抗生素。

（3）保持衣物环境清洁，被褥、衣物、餐具应消毒。

（4）清淡饮食，多饮水。

（5）持续发热，食欲、精神差应及时就医。

【转诊】

免疫力低下者、6月龄以下患儿、出疹后1周体温不降者需转诊。

二、带状疱疹

【初诊依据】

1. 可有发热、倦怠及食欲不振等前驱症状。

2. 皮疹发于身体一侧，沿周围神经呈带状分布，以沿肋间神经和三叉神经分布多见。多为单侧，一般不超过中线，区域性淋巴结大，有压痛。

3. 神经痛为本病特征之一。先感局部皮肤灼热、感觉过敏或神经痛，继而出现皮肤潮红，在潮红区的基础上出现簇集性粟粒大小丘疹，迅速变为水疱，水疱壁紧张发亮，随后疱液可混浊或合并感染成脓疱，各群皮疹之间皮肤正常。数日后水疱干涸结痂。愈后有暂时性淡红色或色素沉着。皮疹偶为丘疹、大疱、血疱或坏疽。

4. 儿童可无疼痛，青少年疼痛轻，年老者重。当皮损完全消退后，可遗留神经疼痛，持续数月或更久（疱疹后神经痛）。

5. 特殊临床类型有眼带状疱疹、耳部带状疱疹、疱疹性脑膜炎、运动性麻痹及内脏带状疱疹等，并出现相应的临床症状。

【并发症】

神经痛为主要并发症。本病并发症较多且较严重，根据侵及部位不同所产生的并发症各异。如细菌感染眼部，可引起角膜炎、角膜溃疡、结膜炎、全眼球炎；发生在耳郭、耳道的带状疱疹，会出现内耳功能障碍；病毒性脑炎和脑膜炎时有后遗症危险等。

【鉴别诊断】

本病需与单纯疱疹、接触性皮炎、肋间神经痛、胸膜炎、急性阑尾炎等急腹症相鉴别。

【诊疗处方】

1. 全科医学科常规。

2．二级或三级护理。

3．普食。

4．血常规，肝、肾功能，抗–HIV，TPPA。

5．尿常规，粪常规。

6．心电图，胸部X线检查。

7．疱底刮取物涂片（必要时）。

8．阿昔洛韦800mg，口服，5次/日；或万乃洛韦0.3g，口服，bid；或泛昔洛韦0.15g，口服，bid or tid。

9．甲钴胺0.5mg，口服，tid。

10．治疗神经痛。普瑞巴林75mg，口服，bid，根据疼痛缓解情况递增剂量；或多塞平25mg，口服，bid or tid。

11．紫外线或红外线局部照射，qd。

【注意事项】

1．三叉神经带状疱疹若出现顽固后遗神经痛，可行神经节阻滞封闭治疗。

2．合并细菌感染时，用头孢氨苄0.15g，qid；或头孢呋辛酯0.15g，qid。

【健康生活方式指导】

1．带状疱疹预防

（1）营养均衡，适当锻炼，作息规律，提高免疫力。

（2）接种带状疱疹疫苗，预防总体疫苗效力≥50岁为97.2%，≥70岁为91.3%。

（3）避免过度劳累。

2．带状疱疹护理

（1）接触隔离直至完全结痂。

（2）避免接触未感染水痘或接种水痘疫苗的妊娠女性、儿童及免疫力低下个体。

（3）一旦发作及早就医治疗。

（4）保持皮损清洁干燥，避免搔抓，避免继发细菌感染。

（5）适当休息，保证营养支持。

【转诊】

免疫功能低下、肾功能不全患者，特殊类型疱疹如：眼带状疱疹可导致急性视网膜坏死，中枢神经系统带状疱疹可导致脑膜炎，播散型带状疱疹可致全身中毒症状，以及并发症带状疱疹后神经痛常规治疗效果不佳患者。

第二节　细菌性皮肤病

一、疖与疖病

【初诊依据】

1. 以毛囊及皮脂腺为核心的圆形硬结，红、肿、疼痛，顶端可有黄白色小点，破溃后有少量脓液，区域淋巴结可肿大。

2. 多见于头、面、颈、腋下、臀部等受摩擦和皮脂腺丰富的部位。

3. 全身多处同时或反复发生疖者称为疖病。

4. 单一疖肿一般无全身症状，疖病则常有发热、食欲不振等全身症状。

【并发症】

鼻周三角区疖肿如受挤压，可导致海绵窦血栓性静脉炎，甚至脑脓肿。

【鉴别诊断】

需与汗腺炎及痈相鉴别。

【诊疗处方】

1. 全科医学科护理常规。

2. 三级或二级护理。

3. 普食。

4. 血常规，血糖，肝、肾功能，抗-HIV，TPPA。

5. 尿常规，尿糖，粪常规。

6. 心电图，胸部X线检查。

7. 脓液细菌学检查和药敏试验（脓肿形成者）。

8. 热敷或理疗（早期）。

9. 20%鱼石脂软膏，贴患处（疖未破）。

10. 可使用β–内酰胺类抗生素，如头孢地尼0.1g，口服，tid；或大环内酯类抗生素，如罗红霉素0.15g，口服，bid。

【注意事项】

1. 疖以局部治疗为主，早期未溃破时切忌挤压，可热敷或外敷20%鱼石脂软膏。对已有脓头尚未溃破者，可做切开引流，面部疖应尽量避免切开。

2. 唇、鼻周围及耳部疖肿切忌挤压、挑刺，否则易引起海绵窦血栓形成和脑膜炎，如患者突然出现面及眼部进行性肿胀、头痛、眼角压痛、寒战、高热等症状，则应考虑上述可能，应按细菌性脑膜炎紧急抢救治疗。

3. 糖尿病患者并发疖和疖病者，应有效地控制血糖。

【健康生活方式指导】

1. 预防

（1）养成良好卫生习惯：经常洗澡或淋浴，保持皮肤干净，使用温和的抗菌皂清除皮肤上的细菌，穿干净、宽松衣物。

（2）保持健康生活方式：均衡营养清淡饮食，适当运动，提高免疫力，多饮水保持皮肤湿润弹性。

（3）避免感染：避免搔抓摩擦引起皮损，避免接触感染者皮肤或脓液或与其共用毛巾、衣物、床上用品、剃刀。

2. 护理

（1）酒精棉球或碘伏消毒，外用抗生素乳膏防止扩散。

（2）切忌挤压、挑刺，特别是唇、鼻周围危险三角区。

（3）保持周围清洁、干燥，局部热敷促进结痂愈合。

【转诊】

发生严重感染甚至败血症、海绵窦血栓性静脉炎、脑膜炎的患者需转诊。

二、皮肤痈

【初诊依据】

1. 为多个相邻毛囊和皮脂腺大片炎症浸润区，局部暗红、坚硬、水肿、剧痛，中心部位有多个尖粒状脓头及脓血性分泌物，皮肤组织坏死溃烂，似蜂窝状。

2. 好发于皮肤韧厚的颈、背腰部，常见于体质较弱和糖尿病患者。

3. 常伴有畏寒、发热、头痛、乏力、食欲不振等症状，区域淋巴结肿大、压痛。

4. 血白细胞及中性粒细胞增多。

【并发症】

反复发作，迁延难愈，容易诱发脏器感染，如肺脓肿、肝脓肿，有时可引起败血症或脓毒血症。

【鉴别诊断】

需与蜂窝织炎、脓癣相鉴别。

【诊疗处方】

1. 全科医学科护理常规。

2. 二级护理。

3. 普食。

4. 血常规，血糖，肝、肾功能，血电解质，HBsAg，HCV-RNA，抗-HIV，TPPA。

5. 尿常规，尿糖，粪常规。

6. 心电图，胸部X线检查。

7. 脓液细菌学检查和药敏试验（脓肿形成者）。

8. 可使用 β-内酰胺类抗生素，如头孢地尼0.1g，口服，tid；或大环内酯类抗生素，如罗红霉素0.15g，口服，bid。

9. 50%硫酸镁或高效碘湿敷，tid（早期）。

10. 脓肿切开引流术（脓肿形成者）。

11. 创面换药，bid。

【注意事项】

1. 早期可用50％硫酸镁或高效碘湿敷。少部分患者经上述处理，坏死组织脱落，伤口可逐渐愈合。大部分痈因病变范围较大，引流不畅而需切开引流，一般采用"十字"或"双十字"切开，长度要超过炎症范围，深达筋膜，将皮瓣向四周剥离，清除所有坏死组织。伤口可用高效碘溶液、3％过氧化氢溶液、含氯石灰硼酸溶液湿敷。若皮肤切除过多，待肉芽组织形成后进行植皮，以加速愈合。

2. 糖尿病患者并发痈者，应有效控制血糖。

3. 鼻、唇部痈并发海绵窦血栓或脑膜炎应按细菌性脑膜炎紧急救治。

【健康生活方式指导】

1. 预防

（1）卫生习惯：用温和的杀菌肥皂清洗，保持皮肤清洁，勤换内衣、洗澡。

（2）生活方式：健康饮食、睡眠、营养，增强免疫力，糖尿病患者控制好血糖。

（3）避免感染：避免搔抓、摩擦刺激。

2. 护理

（1）局部热敷促进愈合。

（2）积极对症治疗毛囊炎、疖等基础皮肤病防治感染。

（3）清洗患处并用无菌绷带或医用纱布覆盖该区域促进引流和愈合。

【转诊】

感染范围较大需植皮，严重感染如败血症、海绵窦血栓性静脉炎、脑膜炎等需转诊。

三、丹毒

【初诊依据】

1. 多见于下肢和面部的皮内网状淋巴管炎症，局部有烧灼感，伴有头痛、畏寒、发热。

2. 局部稍肿胀，呈鲜红色，界限清楚，边缘似"地图样"，指压褪色，去压复原，有时伴有水疱，病变向四周扩大迅速而逐渐褪色、脱屑。

3. 下肢丹毒反复发作应考虑有丝虫感染。丹毒反复发作可造成象皮肿。

4. 血白细胞及中性粒细胞增多。

【并发症】

可并发肾炎、心肌炎及海绵窦血栓形成。严重时可能出现化脓性淋巴管炎、败血症，甚至脓毒血症。日久可继发"象皮肿"。

【鉴别诊断】

1. 与接触性皮炎、类丹毒、蜂窝织炎相鉴别。

2. 与面部不典型复发性带状疱疹、急性发热性嗜中性粒细胞性皮肤病、成人风湿热、复发性多软骨炎、下肢动脉硬化性闭塞症相鉴别。

3. 还应与上呼吸道感染、痛风、化学性烧伤与接触性皮炎、环状红斑、手癣，药疹、湿疹等相鉴别。

【诊疗处方】

1. 全科医学科护理常规。

2. 接触隔离。

3. 二级或一级护理。

4. 普食或半流质饮食。

5. 血常规，肝、肾功能，血电解质，血糖，血沉，HBsAg，抗-HCV，抗-HIV，TPPA。

6. 尿常规，粪常规。

7. 心电图，胸部X线检查。

8. 微丝蚴检查（必要时）。

9. 青霉素480万U，静脉滴注，bid or tid；或 β-内酰胺类抗生素。

10. 50%硫酸镁，患外湿敷，qd。

11. He-Ne激光。

【注意事项】

注意休息，抬高患肢，局部用50%硫酸镁湿敷。对下肢丹毒，如有足癣者，应治好足癣。注意防止接触性传染。

【健康生活方式指导】

1. 预防

（1）注意个人卫生，保持皮肤清洁干燥。

（2）注意休息，保持营养均衡，避免过度劳累，提高免疫力。

（3）避免损伤皮肤，一旦出现破损应及时处理防止感染。

（4）纠正抠鼻孔、掏耳朵习惯。

（5）积极治疗足癣、足跟皲裂、小腿湿疹。

2. 护理

（1）保持皮肤清洁。

（2）抬高患肢，以利于淋巴回流，减轻肿胀疼痛。

（3）清淡饮食，避免饮酒、辛辣食物。

【转诊】

婴儿和免疫力低下老年或未能及时治疗患者并发肾炎、皮下脓肿和败血症应转诊。

第三节 血管性皮肤病

过敏性紫癜

【初诊依据】

1. 好发于双下肢，尤其双小腿。有时四肢甚至躯干也可发生，一般分布对称。

2. 皮疹为瘀点或瘀斑，密集分布，发红或鲜红，逐渐变暗红，消退时由淡红、淡黄到色素沉着，逐渐消退。皮疹成批出现，一批消退或未消退时可出现第二批。反复发作严重者可出现水疱、风团，甚至血疱。

3. 无内脏改变者称为单纯性紫癜；伴有腹痛、腹泻、便血者为腹型紫癜（胃肠型）；伴有关节肿胀和疼痛者为关节型紫癜；伴有血尿、蛋白尿、腰酸者为肾型紫癜。临床出现多型时称为混合性紫癜。

4. 大多数患者无自觉症状或偶有微痒，病程一般为4~6周，但易复发。

5. 发病初期血沉增快。束臂试验阳性。

【并发症】

本病可并发心血管系统受损、肝脏损害，重症患者可并发肠套叠、肠穿孔、急性肾损伤、中枢神经系统病变或肺出血而死亡。

【鉴别诊断】

1. 对少数以腹痛起病的患者，应与急腹症相鉴别。

2. 有便血者应与出血性肠炎相鉴别。

3. 有蛋白尿及肾功能变化时，应与其他肾小球肾炎及肾病综合征相鉴别。

【诊疗处方】

1. 全科医学科护理常规。

2. 二级或一级护理。

3. 普食。

4. 血常规，血沉，凝血因子Ⅰ，凝血酶原时间，血免疫球蛋白（IgG、IgA、IgM、IgE），蛋白电泳，补体C3、C4，HBsAg、抗-HCV、抗-HIV、TPPA。

5. 尿常规、尿蛋白，粪常规+隐血。

6. 束臂试验。

7. 心电图，胸部X线检查。

8. 10%葡萄糖注射液250ml+10%葡萄糖酸钙注射液20ml+维生素C 2.0g，静脉滴注，qd。

9. 10%葡萄糖注射液250ml+甘草酸二铵注射液40~80ml，静脉滴注，qd。

10. 泼尼松10~15mg，口服，tid；或10%葡萄糖注射液250~500ml+地塞米松5~10mg+维生素C 2.0~3.0g，静脉滴注，qd（必要时）。

11. 环磷酰胺2mg/（kg·d），或硫唑嘌呤2mg/（kg·d），口服，qd（肾型过敏性紫癜）。

【注意事项】

1. 尽可能寻找和去除病因（如感染性或药物性等）。避免服用可致敏的药物和食物。积极治疗呼吸道感染，注意防止外伤。

2. 为增进局部血液循环，促进瘀斑吸收，可用10%樟脑霜、10%鱼石脂软膏外搽；炎症明显，伴有瘙痒者，可选用皮质类固醇激素制剂外涂，如氢化可的松软膏、氟轻松软膏及地塞米松霜等。

【健康生活方式指导】

1. 预防

（1）防治感染，消除局部病灶（如扁桃体炎等）。

（2）避免可能致敏的食物及药物等。

（3）饭前便后洗手，预防寄生虫感染。

（4）多食用蔬菜、水果维持血管正常功能。

2. 护理

（1）急性期卧床休息，消化道出血禁食。

（2）驱除肠道寄生虫。

（3）清淡饮食，避免过敏及刺激性食物。

（4）保持皮肤清洁干燥，修剪指甲防抓伤。

（5）蛋白尿应限制钠摄入。

（6）观察尿液和粪便的颜色，血尿和血便及时就诊。

【转诊】

合并严重血管系统受损、肝肾损害等需及时转诊。

第四节　结缔组织病

红斑狼疮

【初诊依据】

1. 多发于青、中年妇女，对日光和紫外线照射有较高敏感性。

2. 关节痛或关节炎及肌痛，但无关节畸形，伴不规则、不定型发热。

3. 特征性皮损，如面部蝶形红斑、甲周皮肤红斑、指远端甲下弧形斑、指尖红斑和出血或盘状损害、雷诺现象等。

4. 黏膜红斑、糜烂及溃疡，或各种浆膜炎，尤其是胸膜炎、心包炎。

5. 多器官受累，尤以肾、心、脾等损害常见。肾脏损害可发生肾炎或肾病综合征；心脏损害可发生心包炎和心肌炎，严重时可致心力衰竭；肺脏损害可发生胸膜炎和间质性肺炎，严重时可致呼吸衰竭。

6. 全血细胞减少，血沉增快，丙种球蛋白增多，IgG增高，狼疮细胞阳性，抗核抗体阳性，抗双链DNA抗体及ENA抗体阳性，Sm抗体阳性，补体下降；尿检有蛋白、管型、红细胞及白细胞；肝、肾功能异常。

7. 肾组织病理活检结果。①可正常；②间质性狼疮性肾炎；③膜性狼疮性肾炎；④增殖性狼疮性肾炎；⑤肾硬化。

8. 直接免疫荧光检查皮肤狼疮带试验阳性，肾脏免疫荧光试验阳性。

【并发症】

1. 可并发光敏、弥漫性脱发、黏膜溃疡、雷诺现象、血管炎、紫癜、网状青斑、指端硬化。

2. 可有肾功能衰竭、中枢神经系统并发症；急性狼疮肺炎，可并发肺出血或发展为成人呼吸窘迫综合征；狼疮性腹膜炎和狼疮性肠系膜血管炎，可出现肠穿孔或肠麻痹、出血性回肠炎和肠套叠，重时还可有肠段坏死。

【鉴别诊断】

1. 本病应与类狼疮综合征、新生儿红斑狼疮综合征、皮肤型红斑狼疮与脂溢性皮炎鉴别。

2. 播散性盘状红斑狼疮（DLE）应与多中心网状组织细胞增生症鉴别。

3. 需与寻常型银屑病鉴别。

4. 冻疮样狼疮需与冻疮、多形红斑鉴别。

5. 系统性红斑狼疮应与浆膜炎、急腹症、全血细胞减少、肿瘤性疾病、风湿热、风湿性关节炎、类风湿关节炎、肾脏疾病、心包炎、心肌炎、胸膜炎、肺炎、肺结核、肝炎相鉴别。

【诊疗处方】

1. 全科医学科护理常规。

2. 二级或一级护理。

3. 低盐普食或半流质饮食。

4. 血常规，ESR，RF，CRP，ENA，ANA，ANCA，dsDNA、C3、C4、CH50，肝、肾功能，心肌酶学，HBsAg，抗 HAV–IgM、抗 HBc–IgM、HBV–DNA、抗 –HDV、HDVAg，抗 –HEV（IgG、IgM）检测，AFP，抗 –HCV，抗 –HIV，TPPA，PPD–IgG、IgM。

5. 尿常规，24 小时尿蛋白定量，尿肌酸、肌酐测定，粪常规。

6. 胸部 X 线检查，心电图检查。

7. 腹部 B 超（肝、胆、肾、脾、胰）。

8. 眼底检查（必要时）。

9. 羟氯喹 0.2 ~ 0.4g，口服，qd。

10. 泼尼松，轻者 30 ~ 40mg，中度者 50 ~ 80mg，重者 100 ~ 200mg，口服，qd。

11. 硫唑嘌呤 50 ~ 100mg，口服，bid。

12. 雷公藤 20mg，口服，tid。

【注意事项】

1. 避免日晒、过劳、受凉、感冒及精神刺激。解除思想顾虑，补充各种维生素，加强营养，多食新鲜蔬菜和水果，增强机体抵抗力。病情严重者应卧床休息。

2. 对易于诱发本病的药物，如青霉素、链霉素、磺胺及口服避孕药等均应避免使用；同时应避免长期外用有刺激性的药物，以防癌变。

【健康生活方式指导】

1. 避免接触染发剂和纹眉剂。

2. 注意防晒，减轻紫外线引起的皮肤炎症。

3. 食用富含维生素、优质蛋白、低脂肪、低糖、易消化食物，避免光敏、致敏性食物，补充维生素D，少食可以诱发疾病活动的食物，如蘑菇、香菇及烟熏食物。

4. 戒烟忌酒，保证充足的睡眠，避免过度劳累，防止感染。

5. 适当运动可缓解关节疼痛，改善关节功能，减轻抑郁和疲劳，调整心理积极治疗。

6. 规范化用药，不可擅自减量药物或停药，密切监测药物不良反应。

7. 定期复查。

【转诊】

建议红斑狼疮患者转诊至专科进一步治疗。

参考文献

［1］中华医学会，中华医学会杂志社，中华医学会全科医学分会，等．中国咳嗽基层诊疗与管理指南（2024年）［J］．中华全科医师杂志，2024，23（8）：793-812．

［2］中华医学会，中华医学会杂志社，中华医学会消化病学分会，等．消化性溃疡基层诊疗指南（2023年）［J］．中华全科医师杂志，2023，22（11）：1108-1117．

［3］王剑强．未分化疾病的全科诊疗思维与策略［J］．中华全科医学，2023，21（3）：485-489．

［4］中国高血压防治指南修订委员会，高血压联盟（中国），中国医疗保健国际交流促进会高血压病学分会，等．中国高血压防治指南（2024年修订版）［J］．中华高血压杂志（中英文），2024，32（7）：603-700．

［5］张健，张宇辉，周蕾．国家心力衰竭指南2023（精简版）［J］．中国循环杂志，2023，38（12）：1207-1238．

［6］中国抗癌协会乳腺癌专业委员会，中华医学会肿瘤学分会乳腺肿瘤学组．中国抗癌协会乳腺癌诊治指南与规范（2024年版）［J］．中国癌症杂志，2023，33（12）：1092-1187．

［7］中国抗癌协会，中国抗癌协会大肠癌专业委员会．中国恶性肿瘤整合诊治指南-结肠癌部分［J］．中华结直肠疾病电子杂志，2022，11（1）：1-16．

［8］倪小佳，林浩，罗旭飞，等．脑卒中中西医结合防治指南（2023版）［J］．中国全科医学，2025，28（5）：521-533．

［9］金静芬，封秀琴，周文华，等．呼吸道传染病预防控制急诊护理专家共识［J］．中华急危重症护理杂志，2020，1（4）：371-375．

［10］郑军华.泌尿外科疾病诊治的传承与创新［J］.上海医学，2019，42（3）：129-131.

［11］《中成药治疗优势病种临床应用指南》标准化项目组.中成药治疗膝骨关节炎临床应用指南（2020年）［J］.中国中西医结合杂志，2021，41（5）：522-533.

［12］何亚荣，姚鹏，向昕杰，等.2022年心肺复苏与心血管急救科学和治疗建议国际共识解读——成人心肺复苏［J］.华西医学，2023，38（11）：1632-1639.

［13］何黎.中国敏感性皮肤临床诊疗指南（2024版）［J］.中国皮肤性病学杂志，2024，38（5）：473-481.

［14］中华医学会，中华医学会杂志社，中华医学会全科医学分会，等.甲状腺功能减退症基层诊疗指南（2019年）［J］.中华全科医师杂志，2019，18（11）：1022-1028.

［15］中国2型糖尿病防治指南（2020年版）（上）［J］.中国实用内科杂志，2021，41（8）：668-695.

［16］中国2型糖尿病防治指南（2020年版）（下）［J］.中国实用内科杂志，2021，41（9）：757-784.

［17］吴秀文，任建安.中国腹腔感染诊治指南（2019版）［J］.中国实用外科杂志，2020，40（1）：1-16.

［19］万学红，卢雪峰.诊断学［M］.10版.北京：人民卫生出版社，2024.

［20］葛均波，王辰，王建安.内科学［M］.10版.北京：人民卫生出版社，2024.

［21］陈孝平，张英泽，兰平.外科学［M］.10版.北京：人民卫生出版社，2024.

［22］黄国英，孙锟，罗小平.儿科学［M］.10版.北京：人民卫生出版社，2024.

［23］孔北华，马丁，段涛.妇产学［M］.10版.北京：人民卫生出版社，2024.

［24］张欣，张罗.耳鼻咽喉头颈外科学［M］.10版.北京：人民卫生出版社，2024.

［25］范先群，颜华.眼科学［M］.10版.北京：人民卫生出版社，2024.

［26］崔勇，高兴华.皮肤性病学［M］.10版.北京：人民卫生出版社，2024.

［27］李兰娟.传染病学［M］.10版.北京：人民卫生出版社，2024.

［28］郝峻巍，罗本燕.神经病学［M］.9版.北京：人民卫生出版社，2024.

［29］张诚华，胡团敏，辛军.住院医师首诊手册［M］.北京：人民军医出版社，2013.

［30］祝墡珠.全科医生临床实践［M］.2版.北京：人民卫生出版社，2017.